O.

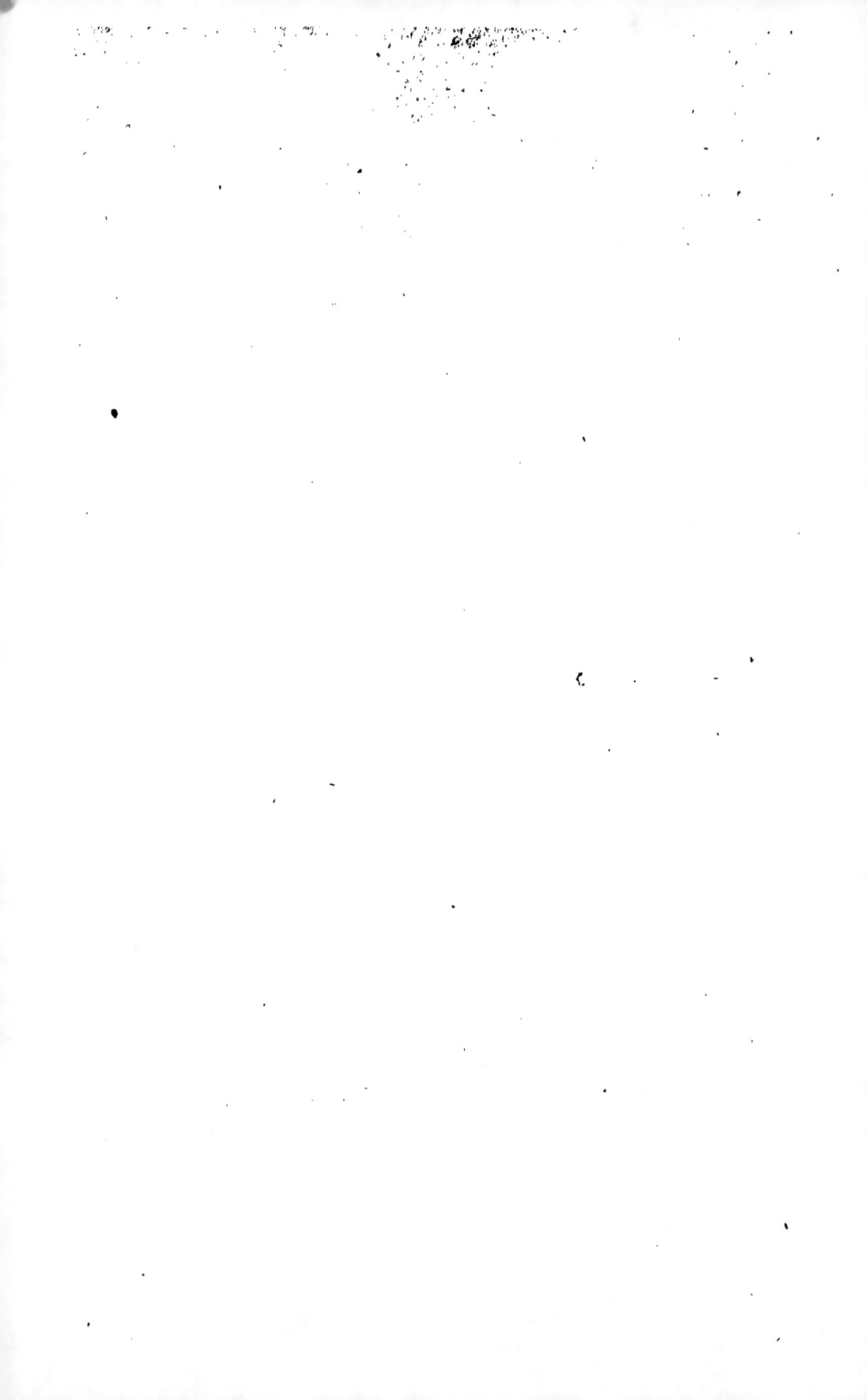

SYSTÉMATISATION

PRATIQUE

DE LA

MATIÈRE MÉDICALE

HOMOEOPATHIQUE.

Paris. — Imprimerie de L. Martinet, rue Mignon, 2.

SYSTÉMATISATION

PRATIQUE

DE LA

MATIÈRE MÉDICALE

HOMOEOPATHIQUE

PAR

A. TESTE

Docteur en médecine de la Faculté de Paris,
membre de la Société gallicane de médecine homœopathique, etc.

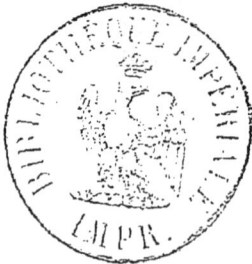

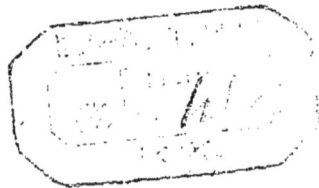

A PARIS,

CHEZ J.-B. BAILLIÈRE,

LIBRAIRE DE L'ACADÉMIE IMPÉRIALE DE MÉDECINE,
RUE HAUTEFEUILLE, 19;

A LONDRES, CHEZ H. BAILLIÈRE, 219, REGENT STREET;
A NEW-YORK, CHEZ H. BAILLIÈRE, 290, BROADWAY;
A MADRID, CHEZ C. BAILLY-BAILLIÈRE, CALLE DEL PRINCIPE, 11.

1853.

A

M. LE DOCTEUR PETROZ.

A vous l'humble hommage de ce livre, mon maître et mon ami ; à vous qui avez tant fait pour la propagation d'une doctrine dont vos succès, au lit du malade, ont si souvent et si hautement proclamé la vérité ; à vous, enfin, que je n'hésite point à considérer non seulement comme le plus expérimenté des homœopathes, mais encore comme un des plus habiles diagnosticiens qui existent, c'est-à-dire, en un mot, comme un des plus grands médecins de ce temps-ci.

Alphonse TESTE.

INTRODUCTION.

La matière médicale homœopathique diffère particulièrement en cela de l'ancienne matière médicale,
qu'elle est susceptible de constituer une science en
quelque sorte indépendante des autres branches de
l'art de guérir, c'est-à-dire ayant en elle-même ses
faits-principes, ses lois de développement et d'application, en un mot sa raison d'être.

Mais toute science impliquant nécessairement l'idée
de notions multiples et corrélatives, en d'autres termes
de propositions méthodiquement subordonnées les unes
aux autres, il est impossible de concevoir une science
sans système (1).

La matière médicale homœopathique ne saurait donc
devenir une science, dans la véritable acception de ce mot,
qu'à la condition expresse d'être systématisée; car à
défaut de cette condition elle n'est plus qu'un assemblage de faits disparates, s'adressant isolément et exclu-

(1) J'ai donné du mot *système* la définition suivante : « *Un ensemble
d'êtres ou de faits comparés entre eux par celles de leurs propriétés qui
leur sont communes, et disposés, soit dans un ordre invariable que leur
assigne la nature, soit de manière à former les termes d'une progression
dont le raisonnement peut suivre la marche au delà des limites où l'observation s'arrête.* » — (*Encyclopédie* du XIXᵉ siècle, article SYSTÈME.)

1

sivement à la mémoire; de telle sorte que le nombre de ces faits s'accroissant de jour en jour, la plupart d'entre eux échapperaient nécessairement, dans un temps donné, à la mémoire la plus fidèle, et demeureraient ainsi lettre morte dans les archives de la science.

Aussi bien, le besoin de coordonner leurs connaissances en thérapeutique fut-il senti par les médecins de toutes les époques, et la systématisation de la matière médicale fut-elle l'objet des efforts de tous les praticiens éminents.

Eux comme nous, entendaient d'ailleurs par systématisation de la matière médicale, la classification logique des médicaments. Mais avant la réforme opérée par le génie de Hahnemann, toute classification de cette nature était radicalement impraticable. Parmi les obstacles qui s'opposaient à sa réalisation, je signalerai principalement :

1° Notion vague et même fausse du médicament en général;

2° Ignorance de toute loi de corrélation des médicaments avec les maladies;

3° Ignorance, par la même raison, de toute loi de corrélation des médicaments entre eux ;

4° Enfin, subordination aveugle, fatale, absolue de la thérapeutique aux spéculations abstraites de la pathologie générale.

Ce dernier point eût suffi, à lui seul, pour ruiner incessamment et par sa base tout essai de systématisation de la matière médicale. Comment en effet concevoir un ordre durable dans la science des médications, lorsque chaque hypothèse qui engendrait un système nouveau devenait pour le pathologiste une source nouvelle d'indications ?

Quant à l'absence complète d'un terme fixe de comparaison capable de servir de base à une classification quelque peu satisfaisante des agents thérapeutiques, elle ressort clairement de tous les traités de matière médicale publiés depuis Dioscoride jusqu'à nos jours. Ici, les médicaments sont comparés entre eux par leurs propriétés physiques ; là, par leurs propriétés physiologiques dont on n'a presque aucune idée, ou bien encore par leurs propriétés thérapeutiques, sur lesquelles on ne possède le plus souvent que des notions erronées. Enfin, et comme en désespoir de cause, on renonce à les classer en tant que médicaments et l'on procède empiriquement à leur histoire médicinale, sans leur assigner d'autre ordre que celui du règne, de la classe, de la famille, du genre, en un mot de la catégorie à laquelle ils appartiennent en histoire naturelle.

Notons d'ailleurs que, si négatif que fût du point de vue thérapeutique ce dernier mode de classification, et par cela même, ajouterai-je, qu'il était négatif, il était encore et de beaucoup le moins défectueux qu'on eût suivi jusqu'alors. Mais par cela même qu'il était une protestation tacite contre les systèmes des pathologistes, aucune école ne pouvait l'adopter sans abjurer ses principes. Voilà pourquoi depuis l'*Apparatus medicaminum* de Murray (1), souverainement dédaigné par les novateurs modernes comme un compendium informe de recettes empiriques, l'esprit de classification a derechef prévalu dans la matière médicale. Il était impossible, en effet, que les hippocratistes modernes, Rasori et même Broussais (bien que sa doctrine rapportant à un fait

(1) Murray et Gmelin, *Apparatus medicaminum tam simplicium quam præparatorum et compositorum*, Goettinguæ, 1796. 8 vol. in-8.

unique, l'irritation, toutes les espèces d'état morbide, fût à la fois la négation de la pathologie et de la thérapeutique), n'eussent point en matière médicale leur systématisation respective, de même qu'autrefois les galénistes, Paracelse, Stahl, Brown, etc., avaient eu successivement la leur.

Dieu merci ! tout nous porte à penser que la matière médicale est aujourd'hui et pour jamais sortie de ces déplorables errements.

Idée nette du médicament, constamment chez l'homme sain, principe d'une maladie ;

Raison flagrante, incontestable, de sa virtualité dans la maladie ;

Détermination, par conséquent, d'un rapport fixe, immuable, entre les indications et les médications :

Voilà ce que nous devons à l'immortel fondateur de l'homœopathie ; voilà ce que les systèmes n'ébranleront jamais ; voilà, en un mot, ce qui est définitivement acquis à l'art de guérir.

Et cependant, malgré ces données si claires, si positives, et évidemment si fécondes, il est encore des homœopathes qui ne regardent point comme possible la systématisation de notre matière médicale. Je dirai plus : Hahnemann lui-même en eût probablement repoussé l'idée, comme incompatible avec les axiomes fondamentaux de sa doctrine. Mais cette détermination de sa part n'eût été que la conséquence extrême de ce qu'il y a certainement de trop absolu dans quelques uns des principes de sa philosophie médicale ; principes avec lesquels Hahnemann ne peut s'empêcher, quoi qu'il en ait, de se trouver de temps en temps en contradiction flagrante. C'est ce que je vais essayer de faire comprendre :

La doctrine de Hahnemann repose presque en entier sur un petit nombre de propositions que voici :

Les maladies sont des altérations virtuelles et dynamiques de la santé.

Les médicaments sont des modificateurs également virtuels et dynamiques de la santé et, en vertu du principe qui suit, des modificateurs dynamiques des maladies.

Les semblables guérissent par les semblables ou *similia similibus curantur.*

Toute maladie est nécessairement, rigoureusement individuelle.

Examinons le plus brièvement possible ces quatre propositions.

A. Hahnemann, qui était franchement spiritualiste en philosophie, était vitaliste en physiologie et partant en médecine. C'est-à-dire qu'au lieu de s'en tenir avec Descartes et Stahl à la dualité humaine, il distingue dans l'homme trois substances, à savoir : la matière, l'âme proprement dite, puis une autre substance immatérielle comme l'âme, sorte d'intermédiaire entre celle-ci et le corps et à laquelle il rapporte tous nos actes vitaux et toutes nos maladies. C'est cette troisième substance qu'il nomme *force vitale.*

L'idée générale de cette force hypothétique n'est au reste pas plus nouvelle en médecine qu'en philosophie. En effet, la doctrine d'Hippocrate et celles de tous les vitalistes, à l'exception de Stahl et des stahliens purs, supposent quelque chose de semblable. « Dans l'état de santé, dit Hahnemann, la force vitale, qui anime dynamiquement la partie matérielle du corps, exerce un pouvoir illimité. Elle entretient toutes les parties de l'organisme dans une admirable harmonie vitale, sous le rapport du sentiment et de l'activité, de manière que l'esprit doué de raison qui réside en nous, peut librement employer ces instruments vivants et sains pour atteindre au but élevé de notre existence (1). »

Ainsi, la force vitale, dont le rôle physiologique est ici déterminé aussi nettement qu'il peut l'être, nous représente à peu de chose près l'*âme sensitive* de Buffon et des contradicteurs spiritualistes de Descartes (2).

« Quand l'homme tombe malade, ajoute Hahnemann, cette force spirituelle, active par elle-même, et partout présente dans le corps, est au premier abord la seule qui ressente l'influence dynamique de l'agent hostile à la vie. Elle seule, après avoir été désaccordée

----

(1) *Exposition de la doctrine médicale homœopathique*, ou *Organon de l'art de guérir*, Paris, 1845, p. 108.

(2) Le vitalisme de Hahnemann diffère particulièrement de celui d'Hippocrate, et surtout de celui de Stahl, qui n'admettait en l'homme d'autre principe vital que l'*âme*, en cela que sa *force vitale*, loin d'être une substance intelligente et capable, abandonnée à elle-même, d'opérer dans les maladies des crises salutaires et de les guérir, n'est que « cette grossière nature qui ne peut pas, comme un chirurgien intelligent, rapprocher les lèvres béantes d'une plaie et les réunir par première intention ; qui, dans une fracture, est impuissante, quelque quantité de matière osseuse qu'elle fasse épancher, pour redresser et affronter les deux bouts de l'os ; qui, ne sachant pas lier une artère blessée, laisse un homme plein de vie et de force succomber à la perte de tout son sang ; qui ignore l'art de ramener à sa situation normale la tête d'un os déplacé par l'effet d'une luxation, et rend même en très peu de temps la réduction impossible à la chirurgie par le gonflement qu'elle excite dans les alentours ; qui, pour se débarrasser d'un corps étranger violemment introduit dans la cornée transparente, détruit l'œil entier par la suppuration ; qui, dans une hernie étranglée, ne sait briser l'obstacle que par la gangrène et la mort ; qui, enfin, dans les maladies dynamiques, rend souvent, par les changements de forme qu'elle leur imprime, la position du malade d'autant plus fâcheuse qu'elle ne l'était auparavant, etc. » (*Organon*, p. 31.) Ainsi, loin d'imposer au médecin un rôle d'expectation, comme le faisait le plus souvent le *naturisme*, qui, dans le traitement des maladies, n'osait se proposer d'autre but que celui (tout au plus) d'*aider la nature*, le vitalisme de Hahnemann exige impérieusement une thérapeutique active.

par cette perception, peut procurer à l'organisme les sensations désagréables qu'il éprouve et le pousser aux actions insolites que nous appelons maladies, etc. (1). » Et plus loin : « Il n'y a que la force vitale désaccordée, qui produise les maladies, etc., etc. »

. . . .

« D'où il suit que toute maladie inaccessible aux procédés mécaniques de la chirurgie n'est point, comme les allopathistes la dépeignent, une chose distincte du tout vivant, etc. (2). »

Cette théorie est-elle juste ou n'est-elle que spécieuse? C'est ce que Dieu seul pourrait dire. Mais au moins me paraît-il certain qu'il n'en existe point d'aussi plausible et qui se prête d'une manière aussi satisfaisante, tant à l'explication des faits pathologiques qu'aux plus abstraites combinaisons de la philosophie médicale. Hahnemann, pour la corroborer, et partant de ce principe irrécusable, sur lequel nous aurons d'ailleurs l'occasion de revenir, qu'une puissance dynamique ne saurait être modifiée que par une autre puissance dynamique comme elle et réciproquement, cite pour preuve de la nature dynamique de nos maladies, celles d'entre elles qu'on a vues si souvent résulter d'émotions purement morales, telles qu'une grande joie, un chagrin, la peur, etc., c'est-à-dire par conséquent, des causes évidemment immatérielles. Mais pour démontrer de la façon la plus péremptoire le rôle, si je n'ose dire nécessairement initial, tout au moins indispensable de la force vitale dans toutes nos maladies, ne suffit-il point de rappeler la complète inertie de tous les agents mor-

(1) *Organon, loc. cit.*
(2) *Id.*, p. 109.

bides sur l'homme devenu cadavre, c'est-à-dire lorsque cette force vitale a abandonné l'organisme?

Au surplus, Hahnemann s'abstient de définir la maladie en tant qu'être, ou, si l'on veut, en tant que mode absolu ; et en cela il a parfaitement raison ; car une définition absolue de la maladie ne saurait être qu'un paralogisme ou une erreur.

Aussi la doctrine de Hahnemann est-elle la condamnation de toutes les définitions de ce genre, données avant lui ou depuis lui par les faiseurs de systèmes. Ces derniers déduisent presque invariablement leur idée générale de la maladie de quelque vérité contingente, prise à tort pour vérité absolue. Considérer le *spasme ou l'atonie*, le *défaut ou l'excès d'excitabilité*, l'*hyposthénie ou l'hypersthénie*, ou bien les phénomènes physiologiques de l'*irritabilité et de la contractilité de la fibre musculaire* comme autant de principes absolus de la maladie est, selon moi, s'éloigner autant de la vérité que si, pour définir abstractivement la couleur, on s'avisait de dire : la couleur c'est le rouge, la couleur c'est le bleu, la couleur c'est le jaune, la couleur c'est le violet, etc. Assurément les homœopathes ne repoussent comme faits physiologiques ou pathologiques, ni le spasme, ni l'atonie, ni les degrés variables d'excitabilité, ni l'hyposthénie et l'hypersthénie, ni l'irritabilité et la contractilité fibrillaires. Mais ils se contentent de penser que Fréd. Hoffmann, Brown, Rasori et Broussais ont aveuglément pris chacun pour phénomène primordial et pour élément de leurs systèmes respectifs une manifestation particulière et purement contingente de la vitalité. Et c'est en cela qu'ils prétendent, à juste titre, que tous ces systèmes, plus ou moins spécieux, si on les juge relativement aux faits de même ordre que celui qu'a chacun d'eux pour principe, n'en sont pas moins totalement faux dans leur ensemble, absurdes s on les approfondit, désastreux si on les applique.

Mais si Hahnemann, pour éviter un oiseux paralogisme, ne s'arrête point à définir LA maladie, il nous donne DES maladies la définition si juste et si heureuse que nous avons citée comme une des pierres d'assises de sa doctrine. Oui, cette simple formule : les maladies sont des altérations dynamiques et virtuelles de la santé, renfermait en elle seule le programme d'une immense révolution dans la philosophie médicale.

Nous avons déjà vu comment Hahnemann comprend le dynamisme des maladies; il nous reste donc maintenant à nous fixer sur ce qu'il convient d'entendre par leur *virtualité*.

Or la virtualité des maladies consiste évidemment dans le mode spécial, *sui generis*, pour chacune d'elles, du trouble dynamique qui les constitue.

Comme il faut bien d'ailleurs admettre que les symptômes, seules manifestations sensibles des maladies, sont nécessairement subordonnés à la nature intime, c'est-à-dire justement à ce que nous venons de nommer la virtualité de ces dernières, il s'ensuit que chaque maladie donnée doit se révéler à l'observateur par un ensemble particulier [de symptômes. Mais n'est-il pas infiniment probable qu'en raison même de sa virtualité, chaque maladie doit, en se manifestant, en se matérialisant en quelque sorte, affecter certains organes ou certains appareils de préférence à d'autres? Au moins, est-il incontestable que l'observation des faits pathologiques, notamment celle des épidémies, semble journellement confirmer cette hypothèse. Tout en admettant donc qu'une maladie, si locale qu'elle puisse paraître, affecte toujours cependant l'organisme dans son ensemble, parce que le principe vital est un tout indivisible, je ne puis m'empêcher également de penser qu'une maladie ait, sans rien perdre ni de sa nature dynamique, ni par conséquent de son ubiquité dans l'économie, une tendance plus ou moins prononcée, et conséquente, je le répète, à sa virtualité même, à revêtir une forme sensible ici ou là plutôt qu'ailleurs.

Je me plais à penser, Dieu merci, qu'il ne viendra à l'idée de personne de confondre la théorie que j'expose avec celle des organiciens; car attribuer aux maladies une *sphère élective* non pas d'activité mais de manifestation, n'est assurément infirmer en rien leur nature dynamique. Nous verrons bientôt d'ailleurs que la même théorie est applicable aux effets des médicaments, c'est-à-dire à ce que nous désignerons dans la suite sous le nom de *maladies médicamenteuses*. Je déclare, quant à moi, qu'à défaut de cette manière d'envisager la virtualité des maladies et des remèdes, je ne vois plus dans celles-là que d'insaisissables mythes, et dans la thérapeutique qu'une pure chimère.

La plupart, ou pour le moins un très grand nombre des substances considérées comme médicaments, sont susceptibles d'agir sur l'économie de trois manières différentes, à savoir :

1° Mécaniquement ;

2° Chimiquement ;

3° Dynamiquement.

L'action *mécanique* d'un médicament, soit appliqué à la surface du corps, soit ingéré dans le tube digestif, soit enfin introduit dans toute autre voie naturelle, se réduit exactement à celle que toute substance inerte, placée dans les mêmes conditions, exercerait en raison de son volume, de sa densité, de son poids, de sa forme, en un mot, en raison de ses propriétés physiques. Les médicaments ne possèdent une action mécanique qu'à la condition d'être employés à doses massives. Cela est si simple et si clair qu'il serait oiseux d'insister davantage sur ce point.

L'action *chimique* des médicaments est celle qu'ils exercent en tant que réactifs chimiques sur les éléments matériels de l'organisme avec lesquels ils sont mis en contact. Or une des conséquences de cette définition n'est-elle pas que l'action chimique des médicaments n'est pas moins subordonnée que ne l'est leur action mécanique à leur quantité pondérable ? En quoi consiste, en effet, l'action chimique d'un médicament si ce n'est dans les déplacements et les transformations atomiques, en d'autres termes, dans les combinaisons qui s'opèrent, molécules à molécules, entre sa substance matérielle et celle des tissus vivants ou privés de vie qu'il affronte d'assez près pour les décomposer ? C'est ici, comme on le voit, l'affinité moléculaire qui opère sans le concours de la force vitale, et, qui plus est, en luttant contre elle. Mais qui ne sait qu'en vertu d'une loi parfaitement démontrée, toute combinaison chimique exige entre les atomes des corps qui se combinent certains rapports numériques invariables, de telle sorte que telle quantité en volume ou en poids d'un réactif donné, ne saurait saturer qu'une quantité déterminée de telle substance avec laquelle il est capable de former un composé nouveau ? Il s'ensuit donc que pour opérer chimiquement dans l'organisme des modifications appréciables aux sens, un médicament exige impérieusement d'être employé en quantité également appréciable.

Il n'est d'ailleurs pas toujours facile de distinguer

l'action chimique des médicaments de leur action dynamique, dont nous allons parler, attendu que si les doses
massives sont indispensables à la production de leurs
effets chimiques, elles ne sont pas toujours un obstacle à
la manifestation de leurs effets dynamiques (1).

C'est dans l'*action dynamique* des médicaments que
consiste exclusivement leur virtualité. Cette action
porte uniquement sur la force vitale et ne se manifeste,
en conséquence, que sur l'être vivant.

Cette distinction si importante, si capitale des trois
modes suivant lesquels les médicaments sont susceptibles d'opérer sur l'homme, n'est pas absolument nouvelle en médecine. Circonstance singulière! Ce sont
précisément des écoles matérialistes (celle de Rasori,
par exemple) qui se sont efforcées de l'établir. Mais,
d'une part, tout en l'admettant, ces écoles n'en ont su
tirer aucun parti, car elles n'ont rien su faire pour
isoler les propriétés dynamiques des médicaments de
leurs propriétés physiques et chimiques, et, d'autre
part, elles n'ont conçu de cette propriété dynamique
elle-même qu'une idée restreinte, confuse et fausse.
Ainsi, les rasoriens, qui affectent la prétention de
n'employer que des remèdes dynamiques, n'en prescrivent pas moins le mercure, les acides, le tartre stibié, etc.,
à des doses monstrueuses, et plus que suffisantes assurément pour donner lieu dans l'organisme à des réac-

---

(1) C'est précisément ce qui a lieu dans les *cautérisations* pratiquées à
l'aide des pâtes arsenicales, du sublimé corrosif, etc. La plaie simple opérée
par l'agent chimique se complique quelquefois de phénomènes formidables
dus à la virtualité dynamique de cet agent. La rougeur, les vésicules, etc.,
produites par l'application à la peau (j'ai constaté le fait) d'une teinture
de rhus toxicodendron *à la douzième dilution*, ne sont certainement pas
des effets chimiques.

tions chimiques, et même à des désordres purement
mécaniques dont les effets simultanés troublent, déna-
turent et masquent le plus souvent le phénomène dynamique. On sait d'ailleurs comment cette école entend la
virtualité médicamenteuse. Elle la nie ou peu s'en faut,
c'est-à-dire que tout en accordant aux modificateurs
qu'elle nomme dynamiques une action spéciale sur tels
ou tels appareils, elle ne conçoit pas qu'ils puissent
agir autrement qu'en deux sens opposés à savoir : comme
hyposthénisants ou comme *hypersthénisants*. L'idée-
mère du rasorisme serait incompatible avec toute autre
manière d'entendre l'action médicamenteuse.

C'est donc exclusivement au fondateur de l'homœopathie qu'appartient l'honneur, sinon d'avoir découvert
les médicaments dynamiques, du moins de nous avoir
enseigné le moyen de dégager leur principe virtuel de
leurs propriétés mécaniques et chimiques.

Hahnemann comprit tout d'abord que pour arriver à
ce but, il n'y avait qu'un moyen : l'extrême réduction
des doses. Il expérimenta donc conformément à cette
idée, et l'on peut dire que le succès dépassa ses espérances. Il est plus que probable, en effet, qu'il ne fut
que progressivement amené à l'emploi des infiniment
petits, et qu'il n'avait point soupçonné *à priori* que des
millionièmes, des trillionièmes, des décillionièmes de
grains de substances toxiques et même inertes à doses
massives, fussent doués, ainsi réduites quantitative-
ment, de la prodigieuse puissance qui leur trouva. Subjugué par cette découverte, la plus extraordinaire qu'il
ait faite, il finit par penser que la virtualité médicamenteuse pourrait bien être susceptible d'être séparée de la
matière qui la recèle : hypothèse qui, pour lui, transformait les agents médicamenteux en des forces pures.

Cette hypothèse concordait d'ailleurs à merveille avec l'opinion qu'il avait déjà de la nature des maladies et des causes connues de plusieurs d'entre elles. « Les causes de nos maladies, nous dit-il, ne sauraient être matérielles, puisque la moindre substance étrangère, quelque douce qu'elle nous paraisse, qu'on introduit dans les vaisseaux sanguins, est repoussée tout à coup comme un poison par la force vitale, ou, si elle ne peut l'être, occasionne la mort. Que le plus petit corps étranger vienne à s'insinuer dans nos parties sensibles, le principe de vie qui est répandu partout dans notre intérieur n'a pas de repos jusqu'à ce qu'il ait procuré l'expulsion de ce corps par la douleur, la fièvre, la suppuration ou la gangrène (1). » Telle est, en effet, dans la doctrine d'Hippocrate, la théorie générale de la maladie qui, suivant ce grand observateur, n'est pas autre chose qu'une réaction de l'organisme contre un principe *matériel* étranger. Hahnemann dit encore : « Quel nosologiste a jamais vu aucun de ces principes morbifiques (les virus dartreux, scrofuleux, goutteux, etc.) dont il parle avec tant d'assurance, etc.? Qui mettra jamais sous les yeux de personne un principe goutteux, un virus scrofuleux? » Et plus loin : « Lors même que l'application d'une substance matérielle à la peau, ou son introduction dans une plaie a propagé des maladies par infection, qui pourrait prouver que, comme on l'affirme si souvent dans nos pathogénésies, la moindre parcelle matérielle de cette substance pénètre dans nos humeurs ou se trouve absorbée, etc., etc.?

. . . .

« Combien en poids doit-il pénétrer ainsi de ce prin-

_____

(1) *Organon*, p. 22 et suivantes.

cipe matériel (le virus syphilitique) pour produire une
maladie (la syphilis) qui, à défaut de traitement, durera
jusqu'au terme le plus reculé de la vie , ne s'éteindra
qu'à la mort, etc., etc.? » Conclusion finale de Hahnemann : Les virus, les miasmes, en un mot la plupart des
causes de nos maladies sont des agents immatériels,
c'est-à-dire purement dynamiques, comme le sont ces
maladies elles-mêmes, et parfaitement assimilables, en
conséquence, aux causes morales d'où résultent si souvent ces dernières (1). Or il est évident qu'ici Hahnemann est allé trop loin.

Comment, en effet, admettre avec lui qu'une substance
étrangère, même la plus douce, ne puisse pénétrer dans
les vaisseaux sanguins sans en être immédiatement ex-
pulsée par la suppuration ou la gangrène, sous peine de
déterminer la mort, lorsque nous voyons la matière co-
lorante de la racine de garance (principe étranger, peu
délétère apparemment, mais pourtant non assimilable)
pénétrer si bien dans les tissus des animaux qu'on
nourrit de cette racine, qu'on peut en suivre les traces
jusque dans leurs os qu'elle colore en rouge ! Mais ceci
n'est rien encore. Qui ignore aujourd'hui que dans une
foule d'empoisonnements par l'acide arsénieux on ait, à
l'aide de l'appareil de Marsh, retrouvé la matière arséni-
cale, non seulement dans le tube digestif, le foie, la rate,
la vessie, etc., mais encore dans le sang et le tissu musculaire ? Le poison, en pareils cas, avait donc parcouru
toutes les ramifications de l'appareil vasculaire sans oc-

(1) Hahnemann pousse si loin cette assimilation que, dans son *Mémoire
sur les effets du café*, dans *Organon de l'art de guérir*, p, 340 , il parle
de cette substance, du mercure et du *chagrin* comme de choses appartenant à une même catégorie. « Le café, dit-il, est, après le *chagrin* et
l'abus du mercure, ce qui contribue le plus à gâter les dents. »

casionner ni suppuration ni gangrène, ni même toujours
une mort immédiate. Enfin, j'ai vu, pour mon compte,
un ouvrier doreur qui depuis plus de six mois avait
quitté son atelier, et par conséquent avait cessé d'être
exposé à la vapeur de mercure, et dont le corps était
pourtant encore tellement imprégné de ce dangereux
métal, que toutes les fois que je lui faisais prendre un
bain de vapeur, l'exsudation mercurielle provoquée par
la chaleur de l'étuve était si prononcée, qu'elle blanchis-
sait littéralement une bague d'or que ce malade portait
au doigt. De toute évidence une notable quantité de mercure avait donc été absorbée, et de plus avait dû séjourner pendant six mois au moins dans le corps de ce
malheureux ouvrier, sans qu'il en fût résulté d'ailleurs ni
gangrène, ni suppuration, ni même aucun phénomène fébrile, attendu que les symptômes présentés par mon
malade se réduisaient à ceci : Douleurs ostéocopes nocturnes, alternance d'anorexie et de faim canine, accès
irrégulièrement périodiques de névralgie dans la moitié
gauche du crâne et de la face, tremblement des membres, légère tumeur au coude gauche, amaigrissement
général (médiocrement prononcé), enfin, de loin en loin,
mouvements involontaires de projection en différents
sens et plus ou moins bizarres des membres abdominaux. Force nous est bien de convenir que si cette observation n'infirme pas absolument le principe du
dégagement des virtualités toxiques de leurs agents
matériels, elle prouve au moins sans réplique l'absorption de ces derniers. Or les faits analogues à celui qui
précède abondent, comme tout le monde le sait, dans
les annales de la médecine.

En définitive, sur quoi se fonde-t-on pour affirmer
l'immatérialité des virus, des miasmes, et plus généra-

lement de toutes les causes de nos maladies? Sur des
faits plus que douteux, et qui, loin de prouver ce qu'on
en prétend déduire, témoignent uniquement de l'imper-
fection de nos sens et de nos moyens artificiels d'investigation. — Qui a vu, nous dit Hahnemann, qui a palpé, qui a
pesé le virus syphilitique, le miasme paludéen, etc. ?
— Personne assurément. Mais qui voit, par un ciel
pur, la vapeur d'eau dont est formée en grande partie
l'atmosphère? Qui se doutait, avant Lavoisier, que l'air
fût pesant? Qui eût soupçonné, avant les expériences si
concluantes des chimistes modernes, que des particules de
cuivre, de fer, de soufre, de phosphore, etc., etc., flot-
taient sans cesse, bien qu'invisibles, impalpables, im-
pondérables, dans cet air que nous respirons? A l'appui
du dynamisme pur conçu par Hahnemann, sorte de pneu-
matisme universel qui fait en quelque sorte abstraction
de la matière, on a cité souvent le fait d'un grain de
musc qui, sans perdre, dit-on, un atome de son poids,
peut répandre pendant dix ans ses émanations péné-
trantes et funestes, et provoquer ainsi des étourdissements, des migraines, des spasmes et autres accidents
fâcheux chez des milliers d'individus : d'où l'on conclut
que l'odeur du musc est un phénomène purement dynamique. Mais, en vérité, pour des hommes habitués,
comme nous le sommes, à prescrire journellement à nos
malades, à titre de modificateurs efficaces, des millionièmes, des trillionièmes, des décillionièmes de
grain, une pareille démonstration est presque puérile.
Admettons, en effet, qu'un grain de musc perde seulement chaque jour un décillionième, ou si l'on veut,
mille décillionièmes de son poids, c'est-à-dire mille
doses homœopathiques moyennes, n'est-il pas positif,
pour quiconque a quelque idée des nombres, que même

au bout de mille ans, la perte totale subie par ce grain de musc serait encore inappréciable au plus parfait de nos instruments de pondération?

Au surplus, en ce qui concerne spécialement les médicaments, les procédés même de ce qu'à défaut d'une expression meilleure on est convenu d'appeler la *dynamisation*, à moins de supposer gratuitement des bornes à la divisibilité de la matière, excluent mathématiquement l'élimination absolue de cette dernière dans les dilutions homœopathiques, quelque élevées qu'on les suppose. Je dirai plus : c'est qu'il existe un rapport incontestable entre l'activité dynamique d'un médicament et sa quantité matérielle. Sans cela il faudrait admettre, ce qui heureusement n'est pas, qu'un poison capable (comme l'est l'acide arsénieux, par exemple) de causer *dynamiquement* la mort (1) à faible dose massive, ne serait pas moins délétère à la millième dilution qu'il ne le serait avant d'avoir subi les réductions quantitatives résultant du mécanisme de la dynamisation (2).

(1) Je dis capable de causer *dynamiquement* la mort, attendu que les symptômes développés par certains poisons à doses massives sont évidemment de même nature que ceux qu'ils produisent en dilutions, et ne diffèrent de ces derniers que par leur extrême intensité. Cela est si vrai, que les traces de l'action *chimique* de l'arsenic sont très souvent inappréciables dans les organes des individus empoisonnés par ce métal.

(2) L'absorption de la *matière* médicamenteuse n'infirme aucunement, si l'on va au fond des choses, la puissance dynamique inhérente à celle-là, et au moyen de laquelle elle agit directement sur la force vitale. — Un fait très curieux, et qui pourra certainement un jour servir à éclairer la pratique des homœopathes, c'est qu'en soumettant à des analyses chimiques les différentes parties du corps humain, on y a découvert en quantités variables et inégalement réparties, suivant la nature des tissus analysés, un grand nombre des agents matériels que nous employons à titre de remèdes dynamiques. Ainsi nous lisons dans J. Mueller : « Les éléments du corps de l'homme et des animaux supérieurs sont l'oxygène, l'hydrogène, le carbone, l'azote, le soufre (surtout dans les poils, l'albumine et la matière

Mais si l'activité dynamique d'un médicament dépend en partie du nombre de ses atomes matériels, elle dépend bien plus encore du degré de raréfaction dans lequel se trouvent ces derniers. Nous ignorons d'ailleurs complétement, et nous ignorerons probablement toujours quel rapport il existe entre la diminution progressive de la puissance dynamique d'un médicament par le fait de sa réduction quantitative et l'augmentation également progressive de la même puissance, due à la raréfaction atomique du même médicament de dilution en dilution. Ce qu'il y a de certain, c'est que si les effets de ces deux causes opposées ne se compensent pas réciproquement (puisque, si cela était, un poison, ainsi que nous venons de le dire, serait aussi dangereux en dilution qu'en teinture mère ou en doses massives), la

cérébrale), le phosphore (principalement dans les os, les dents et le cerveau), le chlore, le fluor (surtout dans les os et les dents), le potassium, le sodium, le calcium et le magnésium (spécialement dans les os et les dents), le manganèse et le silicium (dans les poils), le fer (principalement dans le sang), le pigment noir et le cristallin. » (*Manuel de physiologie*, t. I, p. 2.) Enfin, ainsi que le rapporte le même auteur d'après les *Comptes rendus de l'Académie des sciences*, t. XII, p. 1076 et suiv., et *Bulletin de l'Académie de médecine*, t. VI, p. 809 et suiv., il a été prétendu que le corps humain contenait, à l'état normal, de l'arsenic et même quelques autres métaux encore. — Je suis persuadé, pour mon compte, qu'avec des moyens d'analyse plus parfaits on y trouverait, en outre des corps simples mentionnés par Mueller, un très grand nombre d'autres substances, de celles précisément qui constituent, sinon nos médicaments, du moins les éléments actifs de ces derniers. Mais, ainsi que je l'ai dit, n'est-il pas curieux, d'une part, de voir certains principes se diriger, dans le développement normal de l'individu, vers telles ou telles régions, tels ou tels organes de préférence à d'autres, et d'autre part de constater par l'expérience clinique qu'un médicament donné se montre surtout efficace dans les cas où la maladie se manifeste particulièrement dans les régions ou dans les organes où cet agent existe naturellement chez l'homme en santé. Les propriétés thérapeutiques dominantes du soufre, du manganèse, de la silice, du phosphore, de la chaux, etc., tendraient au moins à confirmer cette proposition.

diminution de l'activité médicamenteuse, par le fait de la réduction matérielle, devient d'autant moins appréciable, que se multiplient davantage les opérations mécaniques ayant pour objet de produire cette dernière. Plusieurs médecins, et je suis du nombre, sont même convaincus d'avoir trouvé (relativement à *certains* malades et à *certaines* maladies) une puissance dynamique plus prompte à se manifester, et partant plus efficace dans les très hautes dilutions que dans les dilutions basses.

Quoi qu'il en soit, je suis pleinement convaincu que la puissance dynamique des médicaments (abstraction faite de leur virtualité respective) est rigoureusement subordonnée à la raréfaction spontanée ou artificiellement développée de leurs molécules. Voilà pourquoi toutes les substances naturellement inertes, ou d'une activité douteuse, telles que le marbre, le charbon, le lycopode, etc., sont fixes, insolubles, insipides et inodores; tandis que les substances naturellement médicamenteuses, comme l'arsenic, le phosphore, l'ambre, le musc, la plupart des acides et des plantes vénéneuses sont, au moins pour la plupart, sapides et odorantes, et toujours plus ou moins volatiles (1). D'où je n'hésite pas

(1) Il est digne de remarque que plusieurs substances inertes et inodores, telles que la nature nous les présente, deviennent odorantes, en contractant, par la division artificielle de leurs molécules, des propriétés médicamenteuses. « La corne, l'ivoire, les os, le calcaire imprégné de pétrole, dit Hahnemann (*Mat. médic. pure*, t. I, p. 79), sont inodores par eux-mêmes; mais dès qu'on les lime ou qu'on les frotte, ils commencent à répandre de l'odeur, et finissent même par en exhaler une insupportable. » A la vérité, dans un autre passage, Hahnemann objecte avec raison qu'une substance naturellement toxique peut fort bien n'être pas odorante, et il cite à l'appui de cette assertion l'exemple de la digitale pourprée et de l'anémone des prés, plantes qui, pour être, comme on le sait, très délétères, n'en sont pas moins presque dépourvues d'odeur. Mais

à conclure, que c'est tout simplement en rompant la cohésion des substances inertes, et en raréfiant de plus en plus leurs atomes, que la dynamisation hahnemannienne transforme ces substances en agents thérapeutiques.

Or les *miasmes*, ces subtiles émanations que Hahnemann nous présente comme des forces pures, ne sont, suivant toute probabilité, que les effluves matériels de substances organiques en détritus, *dynamisées* par la nature, et répandues dans l'atmosphère, qui devient leur véhicule, en même temps que les gaz produits par la fermentation putride qui les engendre.

Suivant moi, il n'existe donc entre les miasmes et les médicaments aucune différence radicale. Les uns et les autres sont des *germes*, ou mieux encore, et pour éviter une métaphore hasardée qu'on pourrait prendre à la lettre, des *causes* de maladies dont les effets sont légitimement comparables entre eux. En un mot, un médicament dynamique est pour moi un *miasme fixe*, ou, si l'on veut, un *virus*, dont le médecin se sert lorsqu'il le faut, pour engendrer une maladie capable d'en neutraliser une autre, comme il se servirait très probablement

---

de ce qu'une substance ne soit pas odorante, s'ensuit-il qu'elle ne soit point volatile ou pour le moins très diffusible, si l'on vient à l'introduire dans l'économie? Qu'est-ce, en définitive, qu'une odeur, sinon une perception due à l'action spéciale sur le nerf olfactif de la substance qui la produit? En style d'expérimentation pure, une odeur est un *symptôme* que les agents dynamiques les plus violents peuvent fort bien n'être pas en possession de produire. Le mercure, par exemple, est inodore. Mais cela ne l'empêche pas d'être volatil, si volatil, qu'il peut être distillé à une température médiocrement élevée. Aussi, bien que les émanations de ce métal impressionnent peu l'odorat, n'a-t-il besoin de subir aucune préparation pour être, comme en témoignent les accidents journellement produits chez les ouvriers exposés par leur état au contact de sa vapeur, un des poisons les plus redoutables que l'on connaisse.

dans le même but des miasmes générateurs du typhus, de la variole, du choléra, etc., s'il parvenait à s'en saisir et à en disposer à son gré.

Cependant Hahnemann proteste contre cette assimilation des maladies médicamenteuses aux maladies miasmatiques. Mais la différence qu'il établit entre les unes et les autres me paraît dénuée de fondement.

« Les puissances ennemies, dit-il, tant physiques que morales, qui portent atteinte à notre vie ici-bas, et qu'on appelle influences morbifiques, ne possèdent pas d'une manière absolue la faculté d'altérer la santé ; nous ne tombons malades, sous leur influence, que quand notre organisme est suffisamment prédisposé à ressentir l'atteinte des causes morbifiques, et à se laisser mettre par elles dans un état où les sensations qu'il éprouve et les actions qu'il exécute soient différentes de celles qui ont lieu dans l'état normal. Ces puissances ne font donc naître la maladie, ni chez tous les hommes, ni chez un même homme, dans tous les temps.

» Mais il en est autrement des puissances morbifiques artificielles que nous appelons médicaments. En effet, dans tous les temps, dans toutes les circonstances, un véritable médicament agit sur tous les hommes, excite en eux les symptômes qui lui sont propres et en provoque même qui tombent sous les sens, quand on le donne à des doses assez fortes (1) ; de sorte que tout organisme humain vivant quelconque doit être en tout temps, et d'une manière absolue, attaqué et en quelque sorte in-

---

(1) « ..... *En provoque même qui tombent sous les sens*, etc. » J'avoue que ce passage me semble inintelligible. Qu'est-ce, en effet, qu'un symptôme, sinon une des manifestations *sensibles* d'une maladie ? Il n'y a donc pas possibilité d'admettre des symptômes qui tombent sous les sens, et d'autres symptômes qui ne tombent pas sous les sens.

fecté par la maladie médicinale ; ce qui, comme je l'ai dit tout à l'heure, n'est point le cas des maladies naturelles.

» Il résulte donc incontestablement de toutes les observations, que l'organisme humain a beaucoup plus de propension à se laisser désaccorder par les puissances médicinales que par les influences morbifiques et les miasmes contagieux ; ou, ce qui revient au même, que les influences morbifiques n'ont qu'un pouvoir subordonné, et souvent même très conditionnel, de provoquer des maladies, tandis que les puissances médicinales en ont un absolu, direct et infiniment supérieur (1). »

Tout ceci, comme il est facile de le reconnaître, procède beaucoup moins de l'observation que d'une idée préconçue. Hahnemann, ayant imaginé que les médicaments opéraient la guérison des maladies, en substituant à ces dernières des maladies artificielles à la fois plus intenses et plus éphémères que ne l'étaient celles-là, se trouvait obligé d'admettre, pour justifier cette théorie, que les puissances médicinales étaient douées, comme il le dit, d'une activité bien supérieure à celle des agents morbifiques naturels. Mais, d'une part, cette prétendue substitution de la maladie médicamenteuse à la maladie naturelle ne soutient point une minute d'examen, comme tout le monde le sait aujourd'hui, à l'exception des allopathes qui, par une singularité digne de remarque, se sont empressés de s'approprier cette erreur, la seule peut-être que Hahnemann ait commise (2). Et d'autre part, l'expérience a depuis long-

---

(1) *Organon*, p. 109.

(2) La théorie dont se prévaut la *méthode substitutive* implique NÉCESSAIREMENT le fait de l'*aggravation médicamenteuse* ; car, comment concevoir une maladie plus forte que celle dont elle prend la place sans aggra-

temps démenti les faits sur lesquels s'appuient les trois paragraphes de l'*Organon* que j'ai cru devoir rapporter. Ainsi :

1° S'il est vrai, comme le dit Hahnemann, que les influences morbifiques ne possèdent point d'une manière absolue la faculté d'altérer la santé, et qu'elles ne nous rendent malades qu'autant que notre organisme est suffisamment prédisposé à subir leur atteinte, il n'en est pas moins avéré pour tous les bons observateurs, que lorsque vient à se manifester une épidémie d'une certaine violence, comme le choléra, par exemple, tous les individus qui n'ont pas, soit par le fait de quelque affection préexistante (ordinairement chronique), soit par celui de conditions physiologiques ou de mesures hygiéniques particulières, une raison d'immunité contre la maladie régnante, sont plus ou moins (et à des degrés très variables, il est vrai) affectés par cette dernière.

2° Il est également constant, pour tous les médecins qui se sont livrés d'une manière un peu suivie à l'expérimentation pure des médicaments (à doses infinitésimales), que non seulement ceux-ci n'agissent sur tous les sujets, ni exactement de la même manière, ni surtout avec la même intensité ; mais encore qu'il n'est

---

vation, au moins momentanée, des symptômes ? Or, quel praticien n'a vu fréquemment les maladies les plus douloureuses, des névralgies, par exemple, disparaître *instantanément*, et sans la plus fugitive apparence d'aggravation ; sous l'influence d'un médicament bien choisi ? Je vais même plus loin : je suis convaincu que l'aggravation médicamenteuse n'a lieu que dans les cas seulement où le médicament prescrit n'est qu'*imparfaitement* homœopathique. Au surplus, je ne m'arrêterai point à combattre plus longuement une théorie que Hahnemann lui-même, plus éclairé par l'expérience, n'a point hésité à désavouer. La *méthode substitutive* n'est plus aujourd'hui que la propriété de MM. Trousseau et Pidoux, à qui, je le crois volontiers, l'*aggravation médicamenteuse* ne fait jamais défaut.

pas rare de rencontrer des individus *complétement réfractaires*, autant du moins qu'on en peut juger, à l'action médicamenteuse (1). D'où nous sommes forcés de conclure que l'influence des médicaments, tout aussi bien que celle des autres causes morbifiques, ne se fait sentir qu'à la condition expresse d'une sorte de réceptivité particulière, en d'autres termes, d'une certaine aptitude à la subir.

Il est donc très contestable, comme on le voit, que l'organisme humain ait, ainsi que le dit Hahnemann, beaucoup plus de propension à se laisser désaccorder par les puissances médicinales que par les influences morbifiques telles que les miasmes contagieux.

Enfin, quant à cette prépondérance d'activité que Hahnemann attribue aux médicaments sur les autres causes morbifiques, elle est assurément de toutes ses assertions en faveur de la doctrine des substitutions, celle qui supporte le moins le double contrôle du raisonnement et de l'expérience. Quoi ! de ce que Hahnemann a vu la belladone prévenir l'invasion de la scarlatine, il en conclut que la belladone agit sur l'organisme d'une façon ou plus certaine ou plus énergique que ne le fait le miasme scarlatineux ! « Pour que des médicaments, dit-il, puissent préserver d'une maladie épidémique, il faut que leur puissance de modifier la force vitale soit supérieure à la sienne (2). » Eh ! pas le moins du monde. Le médicament et le miasme contagieux sont simplement deux principes qui se neutra-

---

(1) Ce qui n'empêche pas ces individus, lorsqu'ils tombent malades, de devenir sensibles à l'action médicamenteuse, au point d'être guéris par des substances et des doses dont ils n'eussent ressenti, se portant bien, aucun effet *appréciable*.

(2) *Organon*, p. 120, en note.

lisent *réciproquement* ; car si la belladone prévient les
effets du miasme scarlatineux, celui-ci, de son côté,
s'oppose au développement des symptômes propres à
la belladone (1), qui ne se manifesteraient que dans le
cas seulement où le premier n'aurait pas encore été
absorbé. Le vaccin, dont l'inoculation prévient la petite
vérole, posséderait-il à plus haut degré que cette dernière la puissance de modifier la force vitale? Personne, j'espère, ne le supposera. Une seule objection
suffirait d'ailleurs pour renverser cette hypothèse erronée, car n'est-il pas au su de tout le monde que si le
vaccin prévient le développement de la variole, la variole prévient à son tour le développement du vaccin?
Ce n'est donc pas dans la supériorité relative de leur
puissance dynamique que les agents morbifiques, naturels ou artificiels, puisent leur efficacité contre les maladies semblables à celles qu'ils produiraient en agissant isolément, s'ils ne rencontraient précisément dans
l'existence de ces maladies un obstacle insurmontable
au développement de leurs propres effets.

Ainsi donc, conformément à ce que nous avons établi
déjà, *il n'existe aucune différence essentielle entre le
médicament dynamique et le miasme contagieux, et, par
conséquent, point de différence essentielle entre la maladie médicamenteuse et la maladie naturelle.* Aussi
bien est-il reconnu que la nature elle-même s'est plus
d'une fois servie d'une des maladies qu'elle engendre

(1) N'est-il pas d'ailleurs évident que l'individu qni avale un médicament, ou à qui on inocule un virus (le vaccin), favorise volontairement
l'absorption de l'agent modificateur, tandis qu'il fera généralement tout
son possible pour se soustraire à l'infection du miasme épidémique? Dans
le temps où la variole était inoculée, il arrivait souvent, surtout dans les campagnes, d'envoyer les enfants au foyer de l'épidémie, sans qu'il fût nécessaire, pour la leur faire contracter, de procéder à l'insertion du virus.

pour détruire une maladie analogue préexistante ; de telle sorte que la première est réellement devenue relativement à la seconde une maladie médicamenteuse, c'est-à-dire une de ces infections salutaires dont nos médicaments sont les *virus*. J'aurai du reste plus d'une fois peut-être l'occasion de revenir sur cette assimilation des maladies médicamenteuses aux maladies naturelles ; car elle est une des données fondamentales de la systématisation que j'ai conçue.

C. *Similia similibus curantur.* — « Il y a eu de temps en temps des médecins, dit Hahnemann, qui ont soupçonné les médicaments de guérir les maladies par la vertu dont ils sont doués de faire naître des symptômes morbides analogues (1). » *Soupçonner* n'est pas assez dire. La loi des semblables a été nettement formulée : 1° par Hippocrate, ou, si l'on veut, par l'un des auteurs de la collection hippocratique ; 2° par Paracelse ; 3° par Stahl (2). Mais bien que l'application de cette loi, la plus générale et la mieux démontrée qui existe en médecine, ait plusieurs fois été couronnée de succès entre

(1) *Organon*, p. 100.

(2) Hippocrate, après avoir exposé les règles de la thérapeutique *des contraires*, s'exprime ainsi : « Autre procédé : la maladie est produite par les semblables, et par les semblables, que l'on fait prendre, le patient revient de la maladie à la santé. Ainsi, ce qui produit la strangurie qui n'est pas, enlève la strangurie qui est ; la toux, comme la strangurie, est causée et enlevée par les mêmes choses. » (*OEuvres d'Hippocrate*, traduct. de M. Littré, t. VI, p. 335.) Stahl est plus explicite encore : « La règle admise en médecine, dit-il, de traiter les maladies par des remèdes contraires ou opposés aux effets qu'elles produisent (*contraria contrariis*), est complétement fausse et absurde. Je suis persuadé, au contraire, que les maladies cèdent aux agents qui déterminent une affection semblable (*similia similibus*), les brûlures par l'ardeur d'un foyer dont on approche la partie, les congélations par l'application de la neige et de l'eau froide, les inflammations et les contusions par celle des spiritueux. C'est ainsi que j'ai réussi à faire disparaître la disposition aux aigreurs par de très petites

les mains des praticiens de l'ancienne école, elle ne
pouvait avoir à leurs yeux qu'une portée excessivement
restreinte, attendu que dans l'immense majorité des
cas, le peu de notions qu'ils possédaient sur les propriétés physiologiques des médicaments la frappait nécessairement de stérilité. En effet, à l'exception de certaines vertus spécifiques attribuées à tort ou à raison à
un petit nombre de substances thérapeutiques dont le
mode d'action sur l'économie était absolument inconnu,
tout ce qu'on savait des médicaments, c'est que les uns
provoquaient le vomissement et les autres la diarrhée, que
ceux-ci poussaient aux urines et ceux-là aux sueurs, etc.
On savait en outre, il est vrai, qu'on avait vu les vomitifs
arrêter le vomissement, les purgatifs la diarrhée, les
diurétiques et les diaphorétiques des urines surabon-
dantes ou des sueurs profuses. Mais, en définitive, le
vomissement, la diarrhée, la diurèse ou les sueurs,
symptômes communs à une foule de maladies, ne pouvaient guère que dans des cas exceptionnels et très rares

doses d'acide sulfurique, dans des cas où l'on avait inutilement administré
une multitude de poudres absorbantes. » (J. Hummel, *Comment. de ar-
thrit. tam tartarea quam scorbutica*, etc. Buding, 1738, in-8°, p. 40-42.)
Hahnemann, qui rapporte ce passage, après avoir cité Hippocrate, mentionne encore, comme ayant émis des assertions plus ou moins semblables,
Boulduc, Detharding, Bertholon, Thoury et Stoerck, mais il ne parle point
de Paracelse. Cependant Paracelse est de tous ses ascendants scientifiques
celui dont il a le plus fidèlement reproduit les idées. Hypothèse d'un double
principe immatériel dans l'homme ; guérison des maladies par les substances
capables de les faire naître chez l'homme sain ; réduction matérielle de ces
substances portée aussi loin que possible (*quintessences*) : tout cela se trouve
dans le livre de Paracelse intitulé *Archidoxe*. Que manqua-t-il donc à
cet homme extraordinaire pour fonder la doctrine dont Hahnemann fut le
père ? Une seule chose, mais une chose capitale, immense, celle qui manqua
à toute la lignée de ses successeurs, depuis Van Helmont jusqu'à Tommasini,
et qui restera à tout jamais la grande gloire de Hahnemann : l'expérimentation physiologique des médicaments à doses infinitésimales.

être considérés comme constituant isolément autant d'affections idiopathiques. Les faiseurs de systèmes eux-mêmes, qui dans leurs théories s'efforçaient de rattacher à un ou deux phénomènes primordiaux les innombrables maladies auxquelles l'homme est sujet, ne pouvaient s'empêcher de reconnaître que ces maladies, nonobstant la prétendue communauté de leur nature, se manifestaient sous des formes aussi nombreuses que diverses, et dont les *semblables* n'étaient pas moins inconnus en thérapeutique que ne l'étaient d'ailleurs les *contraires.* Le *similia similibus,* tout aussi bien que le *contraria contrariis,* n'offrait donc le plus souvent qu'un non-sens au praticien mis en demeure de l'appliquer. Or ce n'est qu'en créant de toutes pièces, et au prix de trente années d'expérimentation, une matière médicale absolument nouvelle, que Hahnemann est parvenu à féconder une loi que d'autres sans doute, comme il en convient, avaient devinée avant lui, mais dont l'expression n'était restée jusqu'alors qu'une vaine et banale formule.

Découvrir dans les effets physiologiques et dynamiques des médicaments des images des maladies, ou, en d'autres termes, des ensembles de symptômes corrélatifs aux manifestations sensibles des maladies naturelles, telle fut la pensée qui domina l'œuvre de Hahnemann. La conviction qui l'avait déterminé à s'imposer cette tâche immense reposait au reste sur des faits innombrables qui, pour être en grande partie dus au hasard, n'en étaient pas moins concluants. Malheureusement, la méthode qu'il suivit pour recueillir et collationner les résultats de ses expériences était à mon avis essentiellement défectueuse. Cette méthode émanait évidemment de la distinction paradoxale, comme je l'ai dit

déjà, qu'il établissait entre les substances médicamenteuses et les miasmes ou les agents morbifiques naturels. Il s'ensuivit que, se refusant à considérer chaque
médicament comme le principe d'une affection essentielle, tout aussi bien que les miasmes de la variole, de
la coqueluche, de la fièvre paludéenne, etc., étaient
chacun les principes d'autres affections essentielles,
Hahnemann ne s'est point attaché, comme il aurait dû
certainement le faire, à nous tracer dans leur unité
respective le tableau des maladies médicamenteuses.
Ses pathogénésies, en effet, ne sont que des *listes de
symptômes.* Or une liste de symptômes, si nombreuse
qu'elle puisse être, si complète qu'on la suppose, n'est
point le tableau d'une maladie. Nous reviendrons en
temps et lieu sur ce point capital.

Quoi qu'il en soit, Hahnemann ayant positivement
démontré que la loi de similitude était la raison de la
spécificité dont le mystère était demeuré jusqu'alors
impénétrable, il ne pouvait manquer d'arriver qu'une
partie au moins de ses disciples, laissant de côté le
principe de l'individualisation absolue des maladies, que
nous examinerons dans la suite, ne vissent dans l'expérimentation pure des médicaments autre chose qu'un
moyen de réaliser la vieille utopie de Sauvages et des
nosologistes de son école, à savoir : la juxtaposition au
nom de chaque maladie donnée du nom de son *spécifique* (1).

Ainsi donc, sans s'apercevoir que fonder la thérapeutique sur les assises toujours mouvantes de la pathologie, était se traîner dans les errements du passé et bâtir

---

(1) Paracelse et beaucoup d'autres avaient eu la même idée, dont la
nosologie méthodique devait être le tombeau.

sur le sable, les spécificiens homœopathistes conçurent
le projet de faire, à l'aide de l'expérimentation physiologique des médicaments, pour chacune de nos maladies, considérée comme être concret et défini, ce que,
trois siècles auparavant, le hasard, suivant eux, avait
fait pour la syphilis, et ce que, depuis, le même hasard
(nonobstant toutefois les faits contradictoires) avait fait
encore pour la chlorose et la fièvre des marais. « Que la
stomatite, la *gastrite*, l'*entérite*, l'*ascite*, le *coryza*, le
catarrhe pulmonaire, la *pneumonie*, la *pleurésie*, le *rhumatisme articulaire*, la *sciatique*, etc., etc., aient donc
chacun, se dirent-ils, leur *spécifique*, comme la syphilis
a le sien, et la médecine est désormais la plus positive
des sciences. » Avouons-le franchement : il n'est peut-
être pas un seul d'entre nous qui, lors de ses débuts
en homœopathie, n'ait, pendant quelques semaines au
moins, caressé cette chimère, fruit naturel des préjugés
que nous avaient inculqués nos premiers maîtres. Malheureusement, lorsque plus tard, éclairé par la médi-
tation et une étude plus approfondie des choses, nous
revînmes de sang-froid à l'examen de cette conception,
qui, dans notre enthousiasme de néophyte, nous avait
semblé tout à la fois si simple, si juste et si large, nous
ne tardâmes point à reconnaître que d'insurmontables
obstacles s'opposaient à sa réalisation.

Lorsque, en effet, je prononce les mots *gastrite, entérite, bronchite, ascite, catarrhe, rhumatisme*, etc., je
ne sens que trop que je parle un langage défectueux, et
que rend à chaque instant inintelligible le sens presque
indéfiniment multiple de chacun des vocables qui le
composent. On a beau me répéter, comme preuve de la
constante identité de telle ou telle des maladies auxquelles je donne les noms consacrés par l'école, que les

pathologistes de tous les temps comme de tous les pays
ont donné de chacune d'elles une description semblable,
il ne me faut pas une longue expérience pour en venir
à soupçonner que les pathologistes ont bien pu tous être
dupes de mêmes illusions. Tout au moins ai-je bientôt
acquis la preuve matérielle que tels états morbides,
qualifiés d'un même nom, exigent pourtant impérieusement, dans la plupart des cas, une médication différente.

Et quel homœopathe intelligent, après deux ou trois
années de pratique, s'aviserait d'admettre qu'il existât,
par exemple, un spécifique du rhumatisme, du catarrhe
des bronches ou de la diarrhée? N'a-t-il pas lu cent fois
dans sa matière médicale, que tous nos médicaments,
sans en excepter un seul, sont susceptibles de faire
naître des symptômes que les pathologistes, s'ils étaient
mis en demeure de les nommer, ne désigneraient pas
autrement? Et, d'un autre côté, n'a-t-il pas eu que trop
souvent l'occasion de se convaincre, au lit de ses malades, que chacun de ces mêmes médicaments ne guérissait guère (au moins d'une manière prompte et certaine) qu'une nuance toute spéciale, ou, pour mieux
dire, tout individuelle de ces prétendues maladies?

Mais ce n'est là, j'ai hâte d'en convenir, que le côté
faible du spécificisme, qui a aussi, comme on va le voir,
son côté spécieux ; examinons-le donc dans tous ses
sens, et faisons-lui justice entière.

Si la désignation nominale des maladies n'est le plus
souvent qu'un vain assemblage de mots beaucoup plus
propres à abuser le praticien qu'à l'éclairer, je reconnais
néanmoins qu'il n'en est pas toujours ainsi. Lorsque je
nomme, par exemple, le *croup,* la *rougeole,* le *pourpre,*
la *scarlatine,* la *variole,* la *gale,* la *fièvre typhoïde,* la

fièvre jaune, la *peste*, le *choléra asiatique* et quelques autres maladies encore, j'ai la certitude que chacune de mes expressions, au lieu d'éveiller seulement, dans l'esprit de ceux qui les entendent, une vague abstraction symptomatique, comme le font celles d'*angine*, de *catarrhe*, d'*ascite*, de *rhumatisme*, etc., leur présente l'image arrêtée d'un état pathologique peu variable dans ses manifestations, par conséquent toujours ou presque toujours identique avec lui-même. *Presque toujours*, et non *toujours*, suis-je néanmoins obligé de dire encore, parce que, en dernière analyse, l'absolu en pathologie n'est guère qu'une fiction, une sorte d'idéal, dont la réalisation paraît être incompatible, d'une part, avec les diversités infinies que présente l'organisation humaine, d'autre part, avec le perpétuel changement de conditions dans lesquelles agit, à intervalles plus ou moins longs, une même cause morbifique, si invariable qu'on la suppose en elle-même. Voilà pourquoi telle épidémie de variole ne ressemble pas absolument et nécessairement à telle autre épidémie de variole, telle épidémie de scarlatine à telle autre épidémie de scarlatine, etc., etc. Cependant il est incontestable que les maladies épidémiques, dans quelques contrées comme à quelques intervalles qu'on les observe, conservent, sinon tous les symptômes qui leur appartiennent, du moins le plus grand nombre de ceux qui les caractérisent. De là résulte qu'un même médicament, ou mieux encore une même série de médicaments ont pu se trouver maintes fois rationnellement applicables à la majeure partie des individus atteints par une même épidémie. En conséquence, chercher le médicament ou la médication *spécifique* de telle ou telle épidémie n'avait rien en soi d'absurde. Hahnemann lui-même, comme nous le verrons tout à l'heure n'a pu toujours s'empêcher d'en convenir.

Mais, si c'est là, comme je l'ai dit, le côté plausible du spécificisme, il n'en reste pas moins avéré que, pour s'asseoir sur des bases légitimes, cette doctrine aurait, avant tout, à nous démontrer la validité des deux principes suivants :

1° Essentialité, c'est-à-dire invariabilité symptomatique de toutes les maladies ;

2° Essentialité au même titre des effets physiologiques de tous les médicaments.

Or, c'est en examinant les opinions de Hahnemann touchant l'individualisation des maladies, que nous allons voir jusqu'à quel point toutes les maladies, soit naturelles, soit médicamenteuses, peuvent être considérées comme *essentielles*.

D. « Tout médecin, dit Hahnemann, qui traite les maladies d'après des caractères généraux, s'arrogeât-il même le titre d'homœopathiste, n'en est pas moins dans la réalité un allopathiste généralisateur ; *car on ne peut pas concevoir d'homœopathie sans l'individualisation la plus absolue* (1). » Cette maxime exclut impitoyablement l'empirisme, quelque nom qu'il prenne, et de quelques données qu'il se prévale, et c'est en cela que je la tiens pour juste et l'accepte explicitement. Mais est-elle bien, comme on l'a prétendu, la négation du diagnostic et du pronostic ; en un mot, le renversement complet de la pathologie ? Une semblable déduction me paraît aller au delà de la pensée de Hahnemann.

Ce grand observateur pose en principe, il est vrai

_____

(1) *Organon*, p. 11, en note.

(ce que peut-être, d'ailleurs, il ne soutient pas toujours aussi rigoureusement qu'il eût été de son devoir de le faire), que chaque cas pathologique a ses nuances individuelles indiquant une médication particulière ; en vertu de quoi il proteste contre les médications uniquement déduites des *caractères génériques* des maladies. Mais cela nous autorise-t-il à penser qu'il niait ces caractères ? Plus, au contraire, on étudie ses écrits, plus on demeure convaincu qu'il croyait fermement à l'existence des *types* en pathologie. Et la preuve qu'il y croyait, c'est qu'il s'attache à les décrire toutes les fois que l'occasion s'en présente ; les citations suivantes, prises au hasard, seront plus que suffisantes pour justifier cette assertion :

« Dans une affection gastrique, dit Hahnemann, qui survient d'une manière prompte, avec des rapports continuels et répugnants d'aliments corrompus, et, en général, avec abattement du moral, froid aux pieds et aux mains, etc., la médecine ordinaire ne s'est occupée jusqu'à présent que du contenu altéré de l'estomac. Un bon vomitif doit, suivant elle, être donné pour procurer l'expulsion des matières, etc. » Suit une critique très judicieuse des procédés auxquels recourt l'allopathie en pareille circonstance, et Hahnemann ajoute : « Ces affections gastriques, d'origine dynamique, sont ordinairement engendrées par quelque révolution morale (contrariété, chagrin, frayeur), par un refroidissement, par un travail d'esprit ou de corps auquel on s'est livré immédiatement après avoir mangé (1). » Or quelle est cette affection gastrique dont Hahnemann décrit d'une manière si précise les symptômes dont il indique les

(1) *Organon*, p. 14.

causes habituelles, et à laquelle, enfin, suivant lui, ce nous semble, tous les hommes se trouveraient indifféremment exposés? Il ne lui donne pas de nom, j'en conviens; mais qu'importe cette circonstance, s'il est vrai que dans cette affection il reconnaît un type? Eh bien, ce point est incontestable; car, nonobstant le principe d'individualisation absolu qu'il a posé il n'y a qu'un instant, il indique *spécifiquement* (trop spécifiquement peut-être) le remède indiqué dans la maladie *générique* qu'il vient de décrire. « Si, dit-il, au lieu de ces évacuants (recommandés par les allopathes) qui lui portent toujours préjudice, on fait respirer une seule fois au malade un globule de sucre, gros comme un grain de moutarde, et qui a été imbibé de suc de *pulsatille* très étendu, ce qui ramène infailliblement l'ordre et l'harmonie dans l'économie entière, et dans l'estomac en particulier, il se trouve guéri en deux heures de temps. » Voilà donc la pulsatille mentionnée réellement comme le *spécifique* d'une certaine maladie d'estomac, que les pathologistes auraient certainement eu le droit de qualifier d'un nom générique, sans encourir le blâme de Hahnemann.

« L'usage existe aujourd'hui, dit-il ailleurs, même dans les maladies chroniques, lorsque l'acide gastrique devient surabondant et reflue à la bouche, ce qui n'est point rare, d'administrer un vomitif pour débarrasser l'estomac de sa présence. Mais, dès le lendemain, ou quelques jours après, ce viscère en contient tout autant, sinon même davantage. Les aigreurs cessent d'elles-mêmes, au contraire, lorsqu'on attaque leur cause dynamique par une très petite dose d'*acide sulfurique* extrêmement étendu, ou mieux encore d'un remède antipsorique homœopathique aux autres sym-

ptômes (1). » — Ici Hahnemann est un peu moins explicite que dans le passage précédemment cité. Cependant
il ne laisse pas que de nous donner à entendre que,
dans certains cas au moins, les *aigreurs d'estomac* peuvent constituer *une maladie* dont l'acide sulfurique est
le remède par excellence. Les pathologistes ne seraient
donc nullement en désaccord avec le fondateur de
l'homœopathie, en s'emparant des *aigreurs d'estomac*
pour en faire le type d'un genre de maladies.

Mais ce n'est là rien encore. Hahnemann ne nous
parle-t-il pas du *goître*, de la *gastralgie spasmodique*, de
la *coqueluche épidémique*, du *croup*, de la *rougeole*, de la
scarlatine (2), etc., etc., comme de maladies à types
constants, par conséquent définissables et descriptibles
en dehors de toute espèce d'individualisation? Enfin, la
syphilis, la *sycose* et la *psore*, ces trois piliers de la
pathologie hahnemannienne, ne suffiraient-elles point
à elles seules pour prouver combien est peu fondé le
reproche, qu'on a adressé à notre illustre maître, de
nier les maladies et de récuser ainsi toute la tradition
médicale.

Mais si Hahnemann ne rejette point en principe
l'essentialité des maladies, ou tout au moins d'un certain
nombre d'entre elles, il conteste en fait, et en cela il
a raison, la complète identité, chez des individus divers,
de tel ou tel état morbide habituellement qualifié d'un
même nom, d'où il conclut que, pour le moins dans
l'immense majorité (et pour mon compte, je n'hésiterais
à dire dans tous les cas), chaque maladie constitue, si
l'on apporte à l'observer une attention suffisante, une

(1) *Organon*, p. 15.
(2) Voyez son mémoire intitulé : *La belladone préservatif de la scarlatine*, dans l'*Organon de l'art de guérir*, p. 547 et suiv.

véritable individualité, dont le traitement exige, pour être rigoureusement homœopathique, une médication à part.

Au surplus, il ne me semble pas difficile d'expliquer pourquoi certaines maladies (les épidémies, par exemple) ont plus que d'autres une tendance incontestable à affecter des caractères essentiels et génériques. Cette tendance n'est que le résultat des causes virtuelles qui les produisent : c'est ce qu'il nous importe de faire comprendre.

Parmi les causes de nos maladies, les unes n'agissent sur nous que mécaniquement ou physiquement, et n'ont en conséquence rien de spécifique. Tels sont les violences extérieures, l'humidité de l'atmosphère, les changements de température, les courants d'air, etc.

D'autres, au contraire, agissent dynamiquement et spécifiquement : tels sont les virus et les miasmes.

Chacune des causes de la première espèce peut, suivant les prédispositions individuelles qu'elle rencontre, donner lieu à des affections pathologiques très différentes entre elles. C'est ainsi qu'on a pu voir un courant d'air, par exemple, déterminer, tantôt un coryza, tantôt une pleurésie, tantôt un rhumatisme, etc., etc. Or n'est-il pas évident que, dans ce cas, la maladie exclusivement subordonnée à l'âge, au sexe, à la constitution, au tempérament, à l'idiosyncrasie du malade, à ses habitudes hygiéniques, à son degré de vitalité, au plus ou moins d'irritabilité ou d'atonie relatives congéniales ou acquises, habituelles ou momentanées, de telles ou telles parties de son organisme, doit nécessairement présenter, chez chaque individu, non seulement un degré d'intensité, mais une marche et un ensemble de symptômes particuliers? Et c'est là, en effet, ce que, nonobstant tout ce qu'on a pu dire en faveur de l'essentialité absolue des maladies, me semble journellement démontrer l'expérience. Rien au monde ne serait donc plus chimérique que le projet de classer en raison de leurs causes les maladies produites par des causes purement physiques, comme aussi rien ne serait plus insensé que de régler *à priori*, et simplement sur leur qualification nominale, la médication qu'exige chacune d'elles (1).

Dans les maladies *miasmatiques*, au contraire, la virtualité de la cause domine tellement les conditions physiologiques individuelles, au milieu desquelles celle-là agit, que quelles que soient ces conditions, les effets produits consisteront toujours dans certains désordres fonctionnels ou organiques déterminés, c'est-à-dire beaucoup plus variables dans leur intensité que dans le mode de leurs manifestations.

De là résulte incontestablement que de toutes les maladies connues, celles dont il serait le plus facile d'établir les caractères génériques, et qui, par conséquent, se prêteraient le plus aisément aux exigences d'une classification méthodique, seraient les maladies *miasmatiques*, autrement dit les épidémies.

Mais les miasmes et les médicaments dynamiques étant, ainsi que nous l'avons dit (page 9), rigoureusement assimilables (2), il s'ensuit que les maladies médica-

---

(1) Il est clair, en effet, qu'en semblable occurrence, le choix du médicament est subordonné, non seulement aux symptômes de la maladie, *mais encore à l'état physiologique préexistant du malade*. Le médicament, en un mot, qui aura le plus de chances de réussir sera celui qui chez un individu bien portant ayant le plus exactement possible l'âge, le sexe, le tempérament du malade, aurait produit chez celui-là une maladie semblable à celle dont est atteint ce dernier.

(2) M. Orfila, dans sa lettre adressée, le 4 janvier 1853, au président de l'Académie de médecine, pour annoncer à ce corps savant les dons qu'il lui fait et le prix qu'il institue, va jusqu'à présenter, comme une des

menteuses, comparables aux maladies naturelles (car c'est là le fond de la doctrine hahnemannienne), sont pour le moins, autant que le sont ces dernières, comparables aussi entre elles, et susceptibles, en conséquence, d'être classées en vertu de leurs analogies et de leurs dissemblances réciproques. La systématisation de la matière médicale est tout entière dans cette dernière proposition.

Mais avant d'exposer sur quelles bases et au moyen de quels procédés nous en concevons la réalisation, essayons de nous résumer.

Or, en déduction de tout ce qui précède, et corrélativement aux quatre propositions de Hahnemann qui viennent d'être discutées, nous croyons pouvoir établir :

1° Que toutes les maladies, soit naturelles, soit médicamenteuses, sont, suivant l'heureuse expression de Hahnemann, des altérations virtuelles et dynamiques de la santé ;

2° Que les effets des médicaments ne sont (contrairement à l'opinion de Hahnemann) ni plus ni moins absolus, ni plus ni moins constants que ne le sont ceux des autres causes (dynamiques) des maladies auxquelles l'homme est exposé ;

---

questions à mettre au concours pour ce prix, la recherche des *poisons* subtils dont l'absorption engendre les maladies épidémiques. « Je dis depuis trente ans dans mes cours, écrit M. Orfila, que les fièvres intermittentes, la fièvre typhoïde, les phlegmasies éruptives contagieuses, la dyssenterie, la péritonite puerpérale, le choléra, la diphthérite, etc., sont des maladies spécifiques occasionnées par un toxique qui s'est développé dans l'économie animale, ou qui a été introduit du dehors dans les voies respiratoires, pour être ultérieurement mêlé au sang, etc. » (*Bulletin de l'Académie de médecine*, t. XVIII, p. 307.) Or je partage explicitement à cet égard la croyance de M. Orfila ; mais je ne partage point l'espérance, que d'ailleurs il n'exprime qu'avec beaucoup de réserve, de voir un jour l'analyse chimique nous édifier sur la nature intime des miasmes.

3° Que le *similia similibus*, raison de la *spécificité*, mais dont le *spécificisme*, tel que l'ont entendu quelques homœopathes, n'est qu'une déduction fausse, est d'autant plus fécond en résultats heureux, qu'on l'applique à l'*ensemble* des deux maladies dont l'une a pour objet d'éteindre l'autre ;

4° Enfin, que de toutes les maladies, celles qui sont le moins subordonnées au principe d'individualisation absolue établi par Hahnemann, sont les épidémies et les maladies médicamenteuses, ce qui toutefois n'empêche pas les unes et les autres de présenter encore d'individu à individu des différences notables ; de telle sorte qu'on peut dire en dernière analyse (et ce point est pour nous, comme on le comprendra bientôt, d'une importance extrême) qu'une même cause morbifique (même dynamique), en agissant sur divers individus, peut peut produire des effets plus ou moins dissemblables, tandis que des causes morbifiques différentes, agissant également dans des milieux divers, paraissent, au contraire, capables de produire, dans certains cas, des effets plus ou moins semblables (1).

Actuellement, et sans insister davantage sur ces propositions, qui, dans un traité de philosophie médicale, exigeraient assurément de très longs commentaires, pénétrons hardiment au vif de la question qui fait l'objet spécial de cet ouvrage, à savoir : la classification des maladies médicamenteuses, ou, ce qui revient au même, des médicaments.

Et d'abord n'est-il pas évident que, pour comparer

(1) Voilà justement pourquoi, même dans les épidémies, le médicament qui réussit le mieux n'est que très rarement le même pour tous les malades. Mais il existe bien certainement une sorte de rapport entre tous les médicaments qu'on voit tour à tour réussir contre une même maladie essentielle : la formation de mes groupes repose principalement sur cette considération.

entre elles et pour classer ensuite méthodiquement les
maladies médicamenteuses, la première condition serait
de les connaître? Or les connaissons-nous? Ou, dans
le cas contraire, par quels moyens nous serait-il possible d'arriver à cette connaissance? Question formidable! car elle implique non seulement la critique,
mais, comme on va le voir, un remaniement de fond en
comble des immenses travaux de Hahnemann, attendu
que j'ose affirmer que jusqu'à présent les maladies
médicamenteuses ne nous sont, pour la plupart, que très
vaguement connues.

Hahnemann a mis à recueillir les effets purs d'une
centaine environ de substances toxiques une persévé-
rance au-dessus de tout éloge, et très souvent une finesse
d'observation qui n'appartenait qu'à lui. Mais, ainsi que
j'en ai déjà fait la remarque (page 30), une série de symptômes collationnés au hasard, c'est-à-dire suivant un
ordre de pure convention, et qui, la plupart du temps,
intervertit l'ordre naturel suivant lequel ces symptômes
se manifestent, ne nous offre point, à beaucoup près,
l'image d'une maladie. Cela est si vrai, que, si l'on dé-
composait par l'isolement de chacune de ses manifestations la maladie naturelle la mieux caractérisée, la fièvre
typhoïde, par exemple, ainsi qu'on l'a fait jusqu'à présent pour les maladies médicamenteuses, ce n'est qu'avec
beaucoup de peine, j'en suis certain, qu'on parviendrait
à reconnaître celle-là.

Toute maladie, en effet, présente, indépendamment
des phénomènes particuliers que nous nommons ses
symptômes, un mode spécial de développement, dans
lequel réside surtout sa caractéristique, et auquel ces
symptômes eux-mêmes empruntent en grande partie
leur signification. En d'autres termes, toute maladie,

naturelle ou médicamenteuse, a sa marche propre, ses
phases successives d'invasion, d'accroissement, d'état,
de décroissance et de déterminaison, et, dans ma conviction, ce n'est que par une description exacte de ces
diverses périodes qu'il est possible de donner une idée
vraie de son ensemble. Or rien de semblable, encore une
fois, n'existe dans nos pathogénésies (1). Symptômes immédiats ou consécutifs, dominants ou accessoires, constants ou exceptionnels, tous, généralement, y figurent
sur le même plan et au même titre. Qu'aurait-il donc
fallu faire pour éviter cette fâcheuse confusion? Ce que
je viens résolûment aujourd'hui proposer à mes confrères d'entreprendre avec moi.

Supposons-nous d'abord acquis le concours de quinze
ou vingt expérimentateurs des deux sexes, intelligents
et zélés (2). Chacun de ces expérimentateurs, essayant
sur soi-même, dans des conditions arrêtées, un même
médicament à une même dilution (3), n'aura qu'à noter

---

(1) Hahnemann, il est vrai, indique *quelquefois*, dans sa *Matière médicale pure*, au bout de combien d'heures ou de combien de jours s'est manifesté tel ou tel symptôme. Mais il est évident que ni lui ni surtout ses
disciples ne se sont fait une règle de procéder de cette manière, qui eût été
d'ailleurs encore insuffisante. Les résumés souvent admirables que l'on
trouvera fréquemment cités dans cet ouvrage, et dont Hahnemann fait précéder ses pathogénésies dans son ouvrage *Doctrine et traitement homœopathique des maladies chroniques* (Paris, 1846, 3 vol. in-8), abondent
assurément en traits caractéristiques; mais ils ne sont pas et ne pouvaient
pas être les images synthétiques des maladies médicamenteuses, telles que
je les conçois. Enfin, pour ce qui est de la durée des effets médicamenteux, comme elle dépend à la fois de la vitalité du sujet, de la nature du
médicament et de son degré de dynamisation, c'est le plus souvent arbitrairement qu'on l'a déterminée.

(2) Une société d'homœopathes, telle que la *Société gallicane*, pourrait
seule entreprendre une pareille tâche qui, menée à bonne fin, la couvrirait
de gloire.

(3) Cette condition serait d'autant plus importante que la marche des

fidèlement, heure par heure et jour par jour, les phénomènes qui s'accompliront en lui, pour être en mesure, au bout d'un temps donné, de fournir l'*histoire
complète* de la maladie médicamenteuse à l'étude, par
rapport du moins à son âge, à son sexe, à son tempérament, etc., etc., conditions qui devront être scrupuleusement relatées en tête de son récit.

Actuellement imaginons que, au lieu de fondre dans
un pêle-mêle incohérent, et en les enchevêtrant suivant
la coutume adoptée jusqu'à présent, symptômes à symptômes, ces quinze ou vingt observations individuelles,
un nosographe exercé, un esprit généralisateur, un autre
Hahnemann, enfin, si la nature était moins avare
des hommes de cette trempe, les collationne et les résume; n'est-il pas vrai que nous posséderons de cette
manière la véritable synthèse d'une maladie médicamenteuse, dont le type fictif, esquissé dans le résumé général,
aura d'ailleurs pour commentaires obligés les quinze
ou vingt observations personnelles qui auront servi à
l'établir et qui en représenteront les nuances (1). Admettons, enfin, que la même méthode d'investigation soit
appliquée successivement à tous les médicaments, et la
matière médicale ne tarde point à devenir, ainsi que je
l'ai écrit en commençant cet ouvrage, une véritable
nosologie, *entièrement indépendante de l'ancienne pathologie,* et dont la systématisation n'est plus désormais
qu'un simple travail de cabinet.

---

maladies médicamenteuses lui est, ainsi que me l'a prouvé l'expérience,
en grande partie subordonnée. Ainsi j'ai acquis la conviction que (pour un
même médicament), ces maladies parcouraient d'autant plus rapidement
leurs périodes que la dilution expérimentée était plus haute.

(1) C'est là tout simplement la méthode suivie par les bons nosographes ·
de tous les temps.

Il est au reste aisé de comprendre quels immenses avantages résulteraient pour la pratique d'une semblable révision de la matière médicale. Les plus immédiats au moins de ces avantages me semblent ressortir clairement des considérations suivantes.

Tous les médicaments, quelle que soit la nature spéciale de leur action, donnent lieu, dans toutes les parties de l'organisme où cette action se manifeste, à deux ordres de symptômes, ordinairement, sinon toujours, opposés entre eux. Hahnemann n'attribuait en propre aux médicaments que les symptômes qu'il avait vus se manifester immédiatement sous leur influence, et qu'il nommait en conséquence *symptômes primitifs*, tandis qu'il considérait comme de simples réactions de l'organisme ceux qui succédaient à ceux-ci, et qu'il nommait, pour cette raison, *symptômes secondaires*. Je ne m'arrêterai pas à rechercher jusqu'à quel point est fondée cette théorie des réactions organiques. C'est là de la spéculation pure, et je n'y attache qu'une médiocre importance. Mais le fait en lui-même est, sans contredit, un des plus intéressants qu'ait signalés le fondateur de l'homœopathie ; et le contraste piquant qu'il implique mériterait assurément une étude approfondie. Il serait curieux, en effet, de savoir jusqu'à quel point le symptôme secondaire est toujours le *contraire* du symptôme primitif, et comment, dans certains cas, la nature entend et réalise ce contraire. Tout ce que nous savons d'une manière positive, c'est que tel médicament qui produit *primitivement* la diarrhée, amène *secondairement* la constipation, tandis que tel autre médicament donne lieu aux mêmes phénomènes dans un ordre inverse. Celui-ci détermine *d'abord* l'enchifrènement et la toux sans expectoration, *puis* le coryza fluent et le

catarrhe des bronches, tandis que celui-là provoque
justement l'inverse. En voici un qui *d'abord* ralentit la
circulation, *puis* l'accélère, tandis qu'en voilà un autre
qui commence par l'accélérer pour la ralentir ensuite ;
l'opium endort, *puis* tient éveillé, tandis que le café
tient *d'abord* éveillé, *puis* amène un irrésistible besoin
de sommeil, etc., etc. Mais puisque j'ai nommé ces deux
médicaments, dont les effets alternatifs sont généralement connus, au moins dans leur ensemble, qu'ils me
servent à rendre palpable l'importance qu'il y aurait
pour nous à découvrir par l'expérimentation pure les
effets opposés de tous les agents thérapeutiques. Cette
simple proposition que je tiens pour évidente : *les maladies naturelles ont, aussi bien que les maladies médicamenteuses, leurs symptômes primitifs et leurs symptômes
secondaires,* rendrait d'ailleurs toute démonstration superflue ; car, qui ne comprend dès lors qu'il ne suffit
pas qu'un médicament, pour qu'il soit réellement
homœopathique à une maladie donnée, puisse produire
des symptômes analogues aux symptômes de celle-ci ;
mais qu'il faut en plus qu'il y ait corrélation dans l'ordre
suivant lequel se succèdent les phénomènes opposés du
médicament et les phénomènes opposés de la maladie.
Ainsi :

Un homme se plaint d'insomnie ; il est agité, loquace,
avec le sang aux joues, les extrémités froides, etc., etc.
Est-ce le café qui lui convient ? Peut-être..... En l'in-
terrogeant nous apprenons que cet état d'agitation a
succédé à une sorte de *coma,* ou même seulement de
somnolence qui a duré un ou deux jours, etc. Eh bien !
d'après ce simple renseignement j'affirme que ce n'est
point le café qu'il faut prescrire à ce malade, que l'*opium*
seul le calmera et lui rendra le sommeil, et je ne me

prononce ici, je le déclare, que sur la foi de l'expérience. Un autre malade est, au contraire, triste, abattu, somnolent; il est, en outre, constipé, frileux, irritable, etc.; mais tout cela a *commencé* par un accès de folle gaieté..... D'où je conclus que nonobstant l'état actuel qu'il présente, c'est le café qui lui convient, et nullement l'opium : je n'ai pas besoin de dire pourquoi. Or ceci implique évidemment une règle générale, et voilà précisément comment il a pu se faire que DANS UNE MULTITUDE DE CAS où il ne s'agissait pas toujours de l'opium ou du café, mais bien de la *digitale* (1), notamment dans la phthisie, du *musc,* de la *belladone,* de la *jusquiame,* etc., etc., le *contraria contrariis* ait semblé réussir, parce qu'il ne se trouvait être au fond qu'une heureuse et fortuite application du *similia similibus.* Que l'on juge donc par ces faits de l'inappréciable valeur des indications qui ressortiraient pour le praticien homœopathiste de l'historique des maladies, dès l'instant où l'expérimentation pure aurait nettement déterminé les symptômes primitifs et les symptômes secondaires de tous les médicaments.

Malheureusement les éléments de cette détermination n'étaient point en mon pouvoir; car, je le répète, l'histoire des maladies médicamenteuses, telle que je la conçois, ne ressort que très confusément des pathogénésies que nous possédons. Il n'est donc que trop évident qu'à certains égards, le travail de classification dont je publie les résultats est une œuvre anticipée. Cependant je me complais dans l'intime conviction que je possède sur

(1) Je suppose, comme on le conçoit, dans l'un et l'autre cas, le médicament indiqué par des symptômes un peu plus nombreux que ne le sont ceux que je mentionne, mais qu'il serait ici superflu d'énumérer.

l'ensemble des effets de chacun des médicaments dont j'ai parlé dans cet ouvrage des notions assez justes pour n'avoir commis, en les classant par catégories ou par *groupes*, suivant le mot que j'ai adopté, que de très rares erreurs. Indépendamment de l'étude minutieuse des pathogénésies, les sources où j'ai puisé les raisons générales de mes déterminations sont : 1° l'histoire naturelle des médicaments ; 2° leurs effets connus sur les animaux d'espèces différentes ; 3° enfin, et par-dessus tout, l'histoire de leurs applications empiriques.

1° *Histoire naturelle.* — Je n'entends point ici par histoire naturelle des médicaments la désignation du règne dont ils sont tirés, non plus que de la famille, du genre, etc., dans lesquels les ont placés les naturalistes. Bien que j'aie cru devoir mentionner ces indications en tête de l'histoire de chacun d'eux, je crois qu'elles n'offrent au médecin qu'un intérêt secondaire. Mais ce que, suivant moi, il est pour lui beaucoup plus important de connaître, ce sont les régions du globe d'où proviennent respectivement les substances thérapeutiques dont il fait usage, et la nature spéciale des localités qui les produisent spontanément. Je dis *spontanément*, car personne n'ignore que les végétaux peuvent être et sont journellement transplantés, et qu'il est presque toujours, et jusqu'à un certain point, possible de faire vivre dans le Nord ceux que le Sud produit naturellement, dans un terrain sec ceux qui affectionnent un sol humide et marécageux; dans les plaines et les lieux bas, ceux qu'on a primitivement rencontrés sur les versants ou les plateaux des montagnes, et réciproquement. Mais indépendamment de ce qu'il n'est rien moins que prouvé que par le fait de ces transplantations artificielles, les végétaux ne perdent pas en grande partie, sinon quelquefois même en

totalité, les propriétés médicinales que leur a fait attribuer
l'expérience, ce n'est réellement qu'en étudiant les conditions géographiques et topographiques de leur existence
primitive qu'on peut espérer de découvrir, comme on
va bientôt le comprendre, certaines particularités toutes
spéciales de leur destination. J'ignore, au reste, jusqu'à
quel point sont fondés et nouveaux dans la science les
aperçus que je vais présenter, mais indubitablement
ils méritent d'être pris en considération.

Plus on approfondit les rapports généraux des substances réputées médicamenteuses avec les maladies auxquelles l'homme est sujet, plus on est frappé de cette circonstance curieuse, à savoir, que c'est précisément dans
les lieux où règnent endémiquement certaines affections
pathologiques que, par une admirable prévoyance du
Créateur, se rencontrent en abondance les produits de la
nature les plus capables de les guérir. Peut-être cette coïncidence n'est-elle que le résultat nécessaire d'influences
climatériques, hygrométriques ou telluriques, qui, agissant simultanément sur les plantes, sur les animaux et
sur les hommes d'une même localité, créeraient en eux
certains éléments de similitude, dont le *similia similibus*
nous expliquerait les conséquences dans l'ordre pathologique. Mais, qu'on explique comme on le voudra cette
coïncidence, ce qui me paraît incontestable, c'est qu'elle
existe. Ainsi, pour ne citer qu'un petit nombre d'exemples, la *douce-amère*, qu'on oppose si souvent avec
succès aux effets d'un séjour accidentel ou prolongé
dans une atmosphère froide et humide, affectionne justement les lieux frais et humides. L'*aconit*, au contraire,
qui croît sur les montagnes, correspond surtout, comme
on le sait, à la fièvre inflammatoire et aux phlegmasies
franches, auxquelles la vigueur habituelle de leur con-

stitution et leur tempérament sanguin exposent particulièrement les habitants des régions montagneuses.
Tandis que la *noix vomique*, qui est si souvent d'un
heureux emploi dans les dyssenteries et les fièvres bilieuses, se récolte dans l'Inde, terre classique de ces
sortes d'affections, c'est du nord-est de l'Europe, où la
scrofule abonde, que nous vient la *pensée sauvage*, dont
on a si fréquemment constaté l'efficacité dans cette maladie. Le seul médicament peut-être au moyen duquel
on soit parvenu à guérir la plique polonaise est le *lycopode*, nulle part aussi commun qu'il l'est en Pologne. Le
cédron, ce merveilleux antidote des venins du crotale et
du serpent corail, ne croît guère que dans les contrées
habitées par ces dangereux reptiles, etc., etc. Mais faut-
il conclure de ces faits, qu'il me serait d'ailleurs facile
de multiplier presque à l'infini, que chacun de nos médicaments est exclusivement approprié aux maladies endémiques dans les pays dont il provient, ou tout au moins
aux individus dont la constitution est identique avec celle
que présentent le plus communément les habitants de ces
pays ? Cette question, si étrange qu'elle puisse sembler
au premier abord, est d'un haut intérêt. Je la livre en conséquence, et sans oser, quant à présent, prendre sur moi de
la résoudre, aux méditations des homœopathes, auxquels il
ne faudra, du reste, ni beaucoup de réflexion ni beaucoup
d'expérience, pour reconnaître avec moi que l'histoire naturelle des médicaments, étudiée du point de vue que je
signale, est vraisemblablement susceptible de fournir
aux praticiens des inductions utiles et précieuses (1).

---

(1) Exemple : L'*arsenic* et l'*ellébore blanc* ont fréquemment tous les
deux guéri le *choléra*, dont ils offrent les symptômes dominants. Mais
quels malades l'ellébore blanc, *originaire du midi de l'Europe et qui*

2° *Expériences et effets connus des agents toxiques sur des animaux d'espèces différentes.* — En invoquant ici les expériences des toxicologistes, ou les observations fortuites d'empoisonnement chez les animaux, j'ai soin d'ajouter, comme on le voit, d'*espèces différentes,* attendu qu'à cette distinction se rapporte exclusivement l'intérêt de la question.

Il est singulier qu'en expérimentant les substances toxiques sur les animaux, les physiologistes, tout en reconnaissant que les mêmes poisons agissaient très différemment selon qu'ils étaient administrés à des chats, à des cabiais, à des chèvres, à des lapins, à des oiseaux de proie ou à des gallinacés, etc., n'aient jamais cherché à découvrir les causes de ces différences. Dire, en thèse générale, que les animaux, quels que soient l'espèce à laquelle ils appartiennent, le climat qu'ils habitent, les aliments dont ils sont destinés à se nourrir, résistent d'autant mieux à l'action délétère d'un poison quelconque qu'ils sont plus vigoureusement organisés, c'est émettre une assertion démentie par l'expérience. Je me réserve en effet de démontrer (notamment à l'occasion de la spigélie, de l'arsenic, de la noix vomique, etc.) que certaines espèces animales résistent d'*autant moins* à certains poisons *qu'elles sont plus vigoureuses.* Or, comme, d'une part, ces poisons constituent précisément ceux de nos médicaments dont nous faisons le plus fréquent usage, et comme, d'autre part, il m'est impossible de ne pas reconnaître d'évidentes analogies physiologiques entre les variétés idio-

---

croît sur les montagnes, a-t-il surtout guéris? Des malades à tempérament sanguin, habituellement actifs, alertes, d'humeur vive, et non débilités de longue date, comme ceux auxquels réussissait plus spécialement l'arsenic.

syncrasiques que présentent la race humaine et les
types principaux que nous offre l'échelle animale, depuis
le carnassier du désert jusqu'au paisible ruminant de
nos étables, il est aisé de comprendre comment l'expérimentation d'un même poison sur des animaux d'espèces
différentes a pu m'ouvrir quelquefois des aperçus d'un
certain intérêt.

3° *Applications empiriques des médicaments.* — Dans
tous les temps les médecins ont formé deux catégories :
celle des esprits spéculatifs, celle des esprits pratiques. Les premiers, enclins aux généralisations abstraites, n'ont presque jamais été que des praticiens
médiocres. Les seconds, au contraire, praticiens avant
tout, faisant peu de cas des systèmes et ne s'y soumettant jamais aveuglément, ne reconnaissent d'autres
vérités que les vérités d'une utilité immédiate et flagrante, sans même attacher toujours une grande importance à pénétrer le pourquoi de cette utilité. Tous les
grands praticiens, en un mot, ont été jusqu'à présent, et
peut-être même seront toujours, plus ou moins *empiriques*. Quelques uns d'entre eux (et j'en pourrais citer
un ou deux exemples vivants) semblent doués d'une
sorte d'intuition, c'est-à-dire d'une faculté qui n'est ni
le jugement ni la mémoire, et qui dans les cas difficiles
leur suggère, sans qu'eux-mêmes puissent dire comment,
la meilleure médication à employer. Quoi qu'il en soit,
tout ce que l'ancienne matière médicale renferme
d'observations vraies est l'œuvre de ces derniers.

Parmi ces observations, il en est de singulières et je
dirai presque d'incompréhensibles pour le médecin
homœopathe, qui se demande avec étonnement comment le hasard a pu si souvent conduire, *à priori*, à
des applications dont l'expérimentation pure paraîtrait

avoir seule pu donner l'idée. Inutile d'ailleurs de remarquer que les médecins allopathes ne se doutent même point, pour la plupart, des richesses de cette nature enfouies dans les annales de leur propre doctrine. Ce sont pour eux autant de vérités perdues, et rien en cela qui doive nous surprendre, puisque à leurs yeux ces vérités sont dépourvues de *criterium*. Mais il est facile de comprendre que de semblables documents avaient pour moi plus d'un genre d'intérêt, et qu'il était de mon devoir d'en réunir le plus grand nombre possible.

En premier lieu, j'étais bien sûr d'y trouver une nouvelle et éclatante confirmation du principe fondamental de l'homœopathie; car il suffit de rapprocher comparativement, comme je l'ai fait à l'égard de chaque médicament, les succès fortuits de l'empirisme et les succès des homœopathes, dans les mêmes cas pathologiques, pour prouver jusqu'à l'évidence que les uns et les autres sont les conséquences d'une même loi, le *similia similibus*. Aussi mets-je au défi tout médecin sérieux et sincère qui aura lu mon livre, de conserver le moindre doute relativement à la réalité et à l'immuabilité de cette loi. Mais indépendamment de cette démonstration, superflue du reste pour quiconque a seulement pendant quelques semaines expérimenté l'homœopathie sans prévention, la tradition empirique me présentait encore des inductions d'un autre genre, et qui se rattachaient d'une manière plus directe à l'objet spécial de mon travail. N'est-il pas évident, en effet, que la guérison de certains états pathologiques, ou, si l'on veut, de certains symptômes par tel médicament donné, m'autorisait à attribuer à ce médicament des effets physiologiques sinon semblables, pour le moins analogues, de telle façon que si l'expérimentation pure était désormais le flambeau de la thérapeutique, l'observation clinique venait indubitablement élargir à son tour les résultats de l'expérimentation pure? Et d'un autre côté, en constatant, d'après les récits des plus fidèles observateurs, la guérison authentique, par un certain nombre de médicaments, de divers états pathologiques, se ressemblant à tel point qu'on ait pu croire à leur identité, comment l'idée ne me serait-elle pas venue que ces médicaments devaient au moins avoir entre eux quelques traits d'analogie?

Voilà donc comment, même dans l'étude des traditions allopathiques, c'est-à-dire dans les simples résultats de l'observation clinique, et en dehors de toutes recherches pathogénésiques, je trouvais déjà les premières données d'une systématisation logique de la matière médicale (1). Aussi bien, pourquoi craindrais-je d'en convenir? l'ouvrage que je livre aujourd'hui au public repose en grande partie sur ces données, longuement méditées, comparées et vérifiées au creuset de l'expérimentation pure.

Ainsi donc, après avoir consacré plusieurs années à acquérir sur chacun de nos médicaments en particulier les notions les plus complètes et les plus précises qu'il me fut possible, je procédai à leur confrontation, puis enfin à leur classement.

La détermination d'un certain nombre de *types*, au-

---

(1) J'indiquerai, à mesure que l'occasion s'en offrira, les sources assez nombreuses où j'ai puisé les documents dont il s'agit. J'ai, d'ailleurs, rejeté, comme improbants et dénués de signification, tous les faits entachés de polypharmacie. C'étaient malheureusement les plus nombreux. Combien il est à déplorer qu'une foule de grands praticiens n'aient pas su résister à cette monstrueuse manie de mélanger aveuglément des drogues! Cela seul eût suffi pour empêcher l'ancienne thérapeutique de devenir jamais une science.

tour desquels devaient ensuite se grouper respectivement des *analogues*, devint alors, en conséquence, l'objet de mes efforts. Cette méthode, invariablement suivie par les naturalistes depuis Antoine-Laurent de Jussieu, était d'ailleurs la seule qui répondît à mes vues.

Si diverses considérations ne m'imposaient l'obligation de supprimer toute la partie analytique de mon travail, pour n'en laisser en quelque sorte subsister que les conclusions, on verrait après quels longs et pénibles tâtonnements je finis par adopter les vingt types suivants (1) :

1. Arnica montana.	11. Chelidonium majus.
2. Mercurius solubilis.	12. Acidum muriaticum.
3. Sulphur.	13. Lycopodium clavatum.
4. Arsenicum album.	14. Zincum.
5. Pulsatilla.	15. Aconitum Napellus.
6. Sepia.	16. Conium maculatum.
7. Causticum.	17. Thuya occidentalis.
8. Ipecacuanha.	18. Chamomilla vulgaris.
9. Bryonia alba.	19. Atropa Belladona.
10. Dulcamara.	20. Ferrum metallicum.

Ces vingt médicaments sont énoncés ici suivant un ordre déduit des rapports généraux qu'ont entre eux les groupes qu'ils dominent respectivement, et dont voici le tableau :

GROUPE I. *Type*. . . . Arnica montana.
Analogues. Ledum palustre — Rhus toxicodendron — Croton tiglium — Spigelia anthelmia — Ferrum magneticum.

(1) Ce n'est nullement de parti pris que j'ai adopté ce nombre *vingt*. Après une foule de tâtonnements, d'addition et de réduction, il s'est trouvé par pur hasard le nombre des médicaments auxquels j'avais, sans les compter, donné la préférence.

GROUPE II.   *Type.* . . . Mercurius solubilis.

           Analogues. Argentum foliliatum — Creosota — Arsenicum album — Plumbum — Sulphuris acidum — Stannum — Mercurius corrosivus — Nitri acidum — Crocus sativus.

GROUPE III.   *Type.* . . . Sulphur.

           Analogues. Croton tiglium — Lobellia inflata — Mercurius corrosivus — Mercurius solubilis — Bovista — Asterias — Æthusa — Cicuta virosa — Creosota — Ratanhia.

GROUPE IV.   *Type.* . . . Arsenicum album.

           Analogues. 1re SÉRIE (1). Veratrum album — Argentum — Zincum — Mercurius — Lycopodium — Nux vomica — Colocynthis — Sepia — Copaivæ balsamum — Alumina — Plumbum — Indigo — Bryonia alba — Sulphur — Cina — Lachesis — Carbo vegetabilis — Ferrum metallicum — Bismuthum — Petroleum — Nux moschata.

                2e SÉRIE. Belladona — Bryonia — Carbo vegetabilis — Opium — Capsicum — Aconitum — Cedron — Thuya.

                3e SÉRIE. Argentum — Ferrum metallicum Zincum — Opium — Plumbum — Arnica — Capsicum.

                4e SÉRIE. Lobellia — Sepia — Alumina — Ferrum — Sulphur — Argentum — Mercurius solubilis — Mercurius corrosivus.

GROUPE V.   *Type.* . . . Pulsatilla.

           Analogues. Silicea — Graphites — Calcarea carbonica — Phosphorus — Hepar sulphuris.

GROUPE VI.   *Type.* . . . Sepia.

           Analogues. Copaivæ balsamum — Alumina.

GROUPE VII.   *Type.* . . . Causticum.

           Analogues. Cocculus — Nux vomica — Coffea cruda — Staphisagria — Corallia rubra — Arsenicum.

GROUPE VIII.   *Type.* . . . Ipecacuanha.

           Analogues. Pulsatilla — Silicea — Nux vomica — Dulcamara — Arsenicum — Bryonia — Chelidonium majus — Spongia tosta — Iodium —

(1) Nous exposerons en temps et lieu les motifs de ces subdivisions.

Zincum — Chamomilla — Ignatia — Phosphorus — Belladona — Filix mas — Antimonium crudum — Tartarus emeticus.

GROUPE IX. *Type.* . . . Bryonia alba.
Analogues. Allium sativum — Lycopodium — Colocynthis — Nux vomica — Digitalis — Ignatia.

GROUPE X. *Type.* . . . Dulcamara.
Analogues. Sulphur — Chelidonium — Corallia. — Pulsatilla — Bryonia — Calcarea carbonica.

GROUPE XI. *Type.* . . . Chelidonium majus.
Analogues. Capsicum — Viola odorata — Hepar sul-
phuris. — Corallia rubra — Allium sati-
vum — Cannabis indica — Dulcamara
— Cina — Digitalis — Bryonia alba —
Pulsatilla. — Silicea.

GROUPE XII. *Type.* . . . Acidum muriaticum.
Analogues. Agnus castus — Hyoscyamus niger.

GROUPE XIII. *Type.* . . . Lycopodium clavatum.
Analogues. Natrum muriaticum — Antimonium crudum
— Viola tricolor.

GROUPE XIV. *Type.* . . . Zincum.
Analogues. Plumbum — Colchicum — Sambucus — Arsenicum — Argentum — Drosera — Nitri
acidum — Ferrum metallicum — Mercurius corrosivus — Platina.

GROUPE XV. *Type.* . . . Aconitum Napellus.
Analogues. Cocculus — Cannabis — Chamomilla — Conium — Dulcamara.

GROUPE XVI. *Type.* . . . Conium maculatum.
Analogues. Jatropha curcas — Chamomilla — Phosphori acidum — Senega — Solanum ni-
grum — Cantharis.

GROUPE XVII. *Type.* . . . Thuya occidentalis.
Analogues. Platina — Bismuthum — Castoreum.

GROUPE XVIII. *Type.* . . . Chamomilla vulgaris.
Analogues. Gratiola officinalis — Helleborus nigra —
viola tricolor.

GROUPE XIX. *Type.* . . . Belladona.
Analogues. Agaricus — Lachesis — Cedron — Stramo-
nium — Opium — Arnica — Clematis
erecta — Ruta graveolens — Tabacum
— Aurum — Camphora — Cannabis —
Hyoscyamus — Bryonia alba.

GROUPE XX.   *Type.* . . . . Ferrum metallicum.

           Analogues. Plumbum — Magnesia muriatica — Phosphorus — Ratanhia — Carbo animalis — Bovista — Pulsatilla — China — Zincum — Baryta carbonica — Secale cornutum — Cuprum.

Chacun de ces vingt groupes représente une série de médicaments, ou mieux encore de maladies médicamenteuses plus ou moins analogues entre elles par leur marche et leurs symptômes, si elles se développent dans des conditions physiologiques semblables, ou pouvant offrir, dans certains cas, les apparences d'une similitude presque complète, si elles se développent dans des conditions physiologiques différentes (1). De là résulte que les maladies déterminées par les médicaments d'un même groupe peuvent être, jusqu'à un certain point, considérées abstractivement comme les nuances diverses d'une même maladie, dont le *type* représenterait (à peu près dans tous les groupes) la forme la plus aiguë. J'ai décrit en tête de chaque groupe, sous le titre de *Caractères communs*, les symptômes dominants (mais non la marche, ce qui ne m'était pas possible) de cette maladie fictive, que chacun des médicaments du groupe est d'ailleurs susceptible de produire d'une manière plus ou moins complète.

Ainsi qu'on a dû s'en apercevoir en parcourant le tableau qui précède, plusieurs médicaments figurent à

_____

(1) C'est ainsi qu'*ipeca.* et *tartar. emet.*, expérimentés successivement et à intervalles convenables par un même individu, détermineraient probablement chez cet individu deux maladies très distinctes, mais pourtant offrant entre elles une évidente analogie, tandis qu'il ne serait pas impossible qu'*ipeca.*, donné à un enfant en bas âge, et *tartar. emetic.* à un adulte, produisissent, chez ces deux sujets, deux maladies tellement semblables en apparence, qu'un nosographe n'hésiterait point à leur donner le même nom.

la fois dans plusieurs groupes. Or il suffit d'un instant de réflexion pour comprendre qu'il n'en pouvait être autrement. Qui ne sait, en effet, que toute maladie, médicamenteuse ou autre, peut presque toujours, suivant le point de vue dont on l'envisage, être comparée, et à certains égards assimilée à plusieurs autres maladies notablement dissemblables entre elles (1)?

L'ordre suivant lequel sont énoncés les médicaments dans chaque groupe indique tout naturellement leur degré d'affiliation avec le type de la série.

Comme je l'ai dit déjà, on trouvera, à l'occasion de chaque médicament, son histoire naturelle, son histoire thérapeutique et ses applications modernes, directement déduites de sa pathogénésie. Mais en ce qui concerne ces pathogénésies elles-mêmes, je ne rapporterai que celles qui m'appartiennent en propre ou qui n'existent que dans des ouvrages peu répandus, renvoyant pour les autres aux livres spéciaux qui les renferment, et qui sont entre les mains de tous les homœopathes. Je n'ai du reste pas besoin de dire que mon travail n'a pu comprendre *toutes* les substances médicamenteuses aujourd'hui plus ou moins connues de ces derniers ; il n'était évidemment en mon pouvoir de classer que celles sur lesquelles je possédais des notions suffisantes à cet objet. Voilà donc pourquoi plusieurs de ces substances, bien qu'assez généralement usitées, telles que le manganèse, le mézéréon et quelques autres encore,

---

(1) C'est ainsi que la *scarlatine* pourrait être en même temps rangée dans la classe des *angines* et dans celle des *dermatoses aiguës*. Il est vrai de dire, néanmoins, que pour être classée logiquement, elle devrait figurer au premier rang de celles-ci et au dernier rang de celle-là : des considérations du même ordre m'ont toujours guidé dans le classement des maladies médicamenteuses.

mais sur l'action générale desquelles je ne suis pas encore entièrement fixé, sont, jusqu'à plus ample renseignement, restées en dehors du cadre de ma classification.

Enfin, j'ai indiqué, aux généralités de chaque groupe, les *maladies corrélatives* aux médicaments dont ce groupe est formé. Mais pour avoir une valeur réelle, cette corrélation eût exigé préalablement une révision presque totale de la pathologie : je n'y attache donc, quant à présent, qu'un intérêt très limité.

J'ose affirmer, néanmoins, que le praticien trouvera souvent dans les rapports que j'ai déterminés d'utiles indications. Au surplus, mon travail, quels que soient le temps que j'y aie mis et les efforts qu'il m'ait coûtés, n'est que l'esquisse très incomplète de celui que comporterait le sujet immense qu'il embrasse. Puisse-t-il avoir au moins, à défaut de toute autre utilité, celle d'inspirer un jour à quelque homme de génie la pensée de le refaire !

Février 1853.

SYSTÉMATISATION

PRATIQUE

DE LA

MATIÈRE MÉDICALE

HOMOEOPATHIQUE.

GROUPE I.

TYPE : ARNICA MONTANA. — **ANALOGUES :** LEDUM PALUSTRE — RHUS TOXICODENDRON — CROTON TIGLIUM — SPIGELIA ANTHELMIA — FERRUM MAGNETICUM.

CARACTÈRES COMMUNS.

Courbature générale, comme à la suite d'une grande fatigue ou de violences extérieures.

Afflux du sang vers la tête, comme dans l'apoplexie.

Céphalalgie stupéfiante, avec frisson, sensation de froid ou froid réel à toutes les parties du corps, à l'exception de la tête, de la face, et quelquefois des mains et des pieds (1).

Douleurs pressives, sécantes, brûlantes, ou lancinantes à l'exté-

---

(1) Ce ne sont là que des effets primitifs d'*Arnica* et de ses analogues. — Des phénomènes inverses à ceux que je signale se produisent à la longue sous l'influence de ces médicaments, comme dans les maladies auxquelles ils correspondent. C'est ainsi qu'à la suite de contusions à la tête, qui déterminent dans le principe la turgescence inflammatoire de cette partie, il n'est pas rare de voir survenir un amaigrissement remarquable de la face et même de toute la moitié supérieure du corps. Cette atrophie se manifeste également aux membres primitivement gonflés par une contusion violente, etc.

rieur de la tête, principalement aux tempes, aux régions pariétales et à l'occiput.

Gonflement des globes oculaires avec ou sans larmoiement.

Gonflement rouge, érysipélateux, ou pâleur du visage ; épistaxis opiniâtres.

Douleurs pressives, contusives, sécantes, vulsives, quelquefois atroces, principalement à la nuque, aux lombes, aux épaules, aux mains, dans les doigts, aux jambes, aux pieds et aux gros orteils.

Douleur de luxation ou d'entorse dans les articulations.

Engourdissement et faiblesse paralytique des membres.

Enflure rouge des doigts et des mains.

Enflure rouge, violacée, ou infiltration sans rougeur du gros orteil, du cou-de-pied, de la malléole et de la jambe jusqu'au genou.

Fourmillement à la peau.

Inflammations aiguës de la peau, affectant les formes suivantes : phlegmon, érysipèle, pustules ou vésicules remplies d'une sérosité limpide, incolore ou légèrement ambrée.

Épanchement de sang sous l'épiderme (ecchymose), pétéchies.

Gonflement rouge ou incolore, mais toujours douloureux des glandes sous-cutanées.

Suppression ou augmentation des sécrétions sans altération notable des produits sécrétés (1).

Bouche sèche, ardente, avec langue chargée d'une sorte de pellicule, sous laquelle on découvre une multitude de petites vésicules, analogues à celles qui, dans ce cas, existent à la peau (2).

Anorexie, soif, goût amer des aliments, absence de goût, renvois et vomissements bilieux ; hématémèse.

Fourmillement, douleur brûlante, pinçante ou sécante dans l'estomac et les intestins.

Engorgement douloureux du foie et de la rate ; ictère ; fièvre intermittente.

Constipation, quelquefois avec ténesme, ou alternant avec la diarrhée ; petites selles glaireuses, sanguinolentes, ou de sang pur, accompagnées de fortes tranchées.

Toux spasmodique, quelquefois très violente.

Bouillonnement de sang dans la poitrine ; hémoptysie.

(1) Excepté peut-être pour la *Spigélie*.

(2) J'ai principalement constaté ce symptôme, qui nous en explique beaucoup d'autres, pour le Ledum, le Rhus et le Croton.

Sensibilité de la poitrine au toucher; pression à la poitrine; dyspnée; forts élancements à la poitrine ou au cœur (1).

Irascibilité, humeur morose ou peurs chimériques; accès de syncope comme à la suite d'une chute ou d'une hémorrhagie.

Somnolence le jour, sans pouvoir s'endormir; insomnie le soir au lit; rêves de querelles, de meurtres, d'incendie.

Douleurs névralgiques intermittentes, quelquefois à longues périodes.

Aggravation des symptômes le soir, la nuit, par la chaleur artificielle et par le mouvement (surtout pour *Arnica*), quelquefois par le repos (surtout pour *Rhus* et *Spigelia*).

MALADIES CORRESPONDANTES.

Lésions traumatiques de toute espèce, y compris la brûlure aux divers degrés — Hémorrhagies actives — Érysipèle simple et phlegmoneux (surtout de la face) — Zona — Pemphigus — Eczéma — Urticaire Anthrax — Furoncle — Acné — Loupes — Verrues — Parotidite — Rhumatisme articulaire — Goutte — Rhumatisme musculaire — Congestion cérébrale et paralysie des membres — Cataracte traumatique ou rhumatismale — Névralgies — Angine — Bronchite — Pneumonie — Hépatite — traumatiques ou consécutives à la répercussion d'une éruption aiguë à la peau (acné ou eczéma), etc., etc.

Les six médicaments qui composent ce groupe ont entre eux de telles affiliations symptomatiques, qu'ils semblent, à beaucoup d'égards, ne représenter que les nuances d'une seule et même maladie. Cependant il s'en faut bien qu'ils produisent au même degré, dans des conditions identiques, les symptômes énoncés sous le titre de *caractères communs;* de même qu'ils sont loin de s'adapter indifféremment, et au même titre, aux maladies qui viennent d'être désignées comme leur étant corrélatives. On trouvera, d'ailleurs, à l'histoire de chacun d'eux, les circonstances physiologiques et pathologiques qui en indiquent spécialement l'emploi. Mais ce que je puis affirmer dès à présent, c'est que fréquemment plusieurs d'entre eux pourront avoir chez un même sujet, et dans une même maladie, leur indication successive. Au surplus, cette

(1) Surtout pour *Spigelia.*

remarque est à peu près applicable à chacun des vingt groupes établis dans cet ouvrage.

Les médicaments du groupe *Arnica*, véritablement héroïques dans un assez grand nombre d'affections aiguës, occupent, en outre, une place importante (les derniers surtout) dans la thérapeutique des maladies chroniques. Je dois faire observer toutefois : 1° qu'à l'exception peut-être de la spigélie et du fer magnétique, qui forment les points de transition entre ce groupe et le suivant, ils n'ont sur le système osseux qu'une action très restreinte ; 2° que, ne possédant qu'à un très faible degré la propriété d'altérer la nature des sécrétions, ils sont à peu près sans efficacité contre les dégénérescences de tissus. C'est ainsi que de toutes les maladies de la peau, ils n'atteignent réellement que celles qui se manifestent sous les formes simples, soit de l'érythème, soit de la phlogose du derme ou du tissu cellulaire sous-cutané, des pustules et des vésicules incolores, soit enfin de la verrue et du durillon, lesquels ne consistent, comme on le sait, que dans une supersécrétion locale, le plus souvent provoquée par une cause mécanique, de la matière de l'épiderme (1).

Les médicaments du groupe *Arnica* ne correspondent donc qu'à une très petite portion de la série des dermatoses connues. C'est dans les effets si divers des médicaments des groupes *Mercurius* et *Sulphur* qu'il faut surtout chercher les images des entités morbides qui complètent cette série. Notons, au reste, que j'entends, par dermatoses, des maladies qui, de leur nature, sont susceptibles d'envahir toutes les parties de l'organisme, mais dont le siége *primitif* PARAÎT être la peau.

C'est de ce genre de considérations, sur lequel est basée la contiguïté de mes trois premiers groupes, qu'émane la ligne de démarcation que j'établis entre les médicaments du groupe *Arnica* et ceux du groupe *Bryonia*, dont l'action me paraît procéder en sens inverse de l'action de ceux-là, c'est-à-dire du centre à la périphérie, et non plus de la périphérie au centre.

Enfin, je signale aux praticiens quelques rapports qui, au lit du malade, peuvent n'être pas sans importance, entre le groupe *Zincum* et celui qui nous occupe.

---

(1) Le *durillon*, le *cor* et la *verrue* ne sont que des concrétions de sérum desséché, mais non sensiblement altéré dans sa composition.

Arnica montana. — Espèce du genre *Arnica*, de la famille des Radiées, de la syngénésie polygamie superflue.

Signalée d'une manière précise pour la première fois par Tabernæmontanus, naturaliste du xvi⁰ siècle, cette plante aromatique croît dans les hautes montagnes du midi de l'Europe et dans les plaines du nord de cette contrée, où elle a subi quelques variétés dans la largeur de ses feuilles, la hauteur de ses tiges, etc. Elle a des racines noires, grêles, fibreuses, qui partent d'une sorte de rhizome ; des tiges simples ; des feuilles ovales, marquées de lignes, entières, opposées sur la tige ; des fleurs radiées, grandes et d'un beau jaune ; des fruits à aigrettes plumeuses, renfermées dans un calice ou involucre commun double.

Malgré la saveur âcre et amère de toutes les parties de cette plante, elle est, suivant Linné, sans action délétère sur les animaux herbivores : « Les bœufs et les chèvres, dit-il, la mangent avec délice (1). »

L'*Arnica* de Bohême était autrefois celui qui était le plus estimé (2). On le prescrivait en infusions, en décoctions et en topiques. La racine, la tige et les fleurs, obtinrent successivement la préférence des médecins, qui, cependant, renoncèrent définitivement à la première par cette raison qu'elle perd rapidement par la dessiccation sa saveur et son arôme. Or c'est justement cette racine, mais employée fraîche, qui sert à nos préparations (3).

Applications empiriques. — Il y avait déjà longtemps que l'empirisme populaire utilisait les propriétés de l'arnica, lorsqu'un médecin belge, nommé Fehrius ou Fehr, appela sur ses propriétés l'attention de ses confrères. Les faits publiés par ce médecin tendaient à prouver que l'arnica, administré, soit intérieurement, soit extérieurement, était réellement le spécifique des *épanchements sanguins*, des *sugillations*, des *ecchymoses*, etc. (4). Un grand nombre de praticiens allemands, suédois et français, parmi lesquels Büchner, Schulz, Rosenstein, de la Marche et Collin, confirmèrent à l'envi les observations de Fehr, et les applications

---

(1) *Flora suecica*, p. 295.

(2) De la Marche, *Dissert. de arnicæ veræ usu*, p. 14.

(3) Voyez ce que dit à cet égard Hahnemann, *Matière méd. pure*, Paris, 1834, t. I, p. 368.

(4) Murray, *Apparat. medicam.*, t. I, p. 158.

de l'arnica reçurent bientôt une extension considérable. Voici, d'après Murray, les principales maladies contre lesquelles on l'employa avec succès : *Toutes les lésions externes, suites de coups, de chutes, de contusions*, etc. ; une certaine forme de *pleurésie automnale ;* la *cachexie ;* l'*œdème ;* l'*atrophie ;* la *péripneumonie traumatique ;* la *suppression des règles ou des lochies ;* l'*hémorrhagie utérine ;* la *néphrite calculeuse ;* la *goutte ;* les *contractures musculaires ;* la *gangrène ;* l'*ictère* par suite de contusions ; la *paraplégie ;* l'*hémiplégie ;* la *paralysie de la vessie ;* l'*amaurose* dépendante d'une affection cérébrale (1).

La pathogénésie de l'arnica nous explique le succès de ces diverses applications dues au hasard, et qui, n'ayant rien de fixe dans leur principe, devaient être stériles pour l'art de guérir jusqu'à la découverte de l'homœopathie.

Plus heureux que Borda et que les médecins de Berlin, qui considéraient l'arnica comme un *calmant* dans les inflammations du poumon (2), Stoll en fit un usage avantageux dans certaines *dyssenteries*, surtout dans la *dyssenterie épidémique* (3), et guérit, à l'aide de ce médicament, plusieurs *fièvres intermittentes*, circonstance qui lui valut, de la part de ce médecin célèbre, le surnom, du reste assez mal justifié, de *Quinquina des pauvres*.

Enfin, à une époque plus rapprochée de nous, on a préconisé l'arnica contre les *spasmes*, les *convulsions*, le *tétanos* (4), la *toux convulsive*, le *tremblement*, et, en dernier lieu, contre la *gale* (5). Il est vrai que, dans ces derniers cas, on avait soin d'ajouter une forte dose de sel marin à la décoction de la plante, qu'on prescrivait en lotions, si bien qu'il serait difficile de dire auquel des deux agents était due la disparition de l'éruption psorique ; ce qui, d'ailleurs, est pour nous d'un très mince intérêt, attendu que le résultat définitif de cette médication absurde ne pouvait être que déplorable.

---

(1) *Apparat. medicam.*, t. I, p. 158.

(2) *Flora ticinensis*, t. II, 1823.

(3) Stoll, *Med. prat.*, t. I, p. 129 ; t. II, p. 52 et 376.—Stoll était dans le vrai. Sans être *spécifique* de la dyssenterie, l'*Arnica*, aussi bien que le *Rhus tox.*, son analogue, correspond à plusieurs symptômes de cette maladie.

(4) L'arnica a pu surtout réussir dans le tétanos consécutif aux lésions traumatiques.

(5) *Revue médicale*, t. XXII, p. 386.

Après avoir passé en revue les cas où a réussi l'arnica, Murray mentionne les accidents qu'il est susceptible de produire, lorsqu'il est administré, soit à contre-temps, soit à trop fortes doses. On l'a vu, dit-il, provoquer le vomissement, occasionner aux malades de l'anxiété, des sueurs, une aggravation de douleurs autour des parties lésées (*aggravation, il est vrai, toujours de peu de durée*), la sensibilité de l'abdomen, l'affaiblissement des sens et des nerfs, du fourmillement, des douleurs lancinantes, brûlantes, ou, enfin, des secousses, semblables à des commotions électriques. D'où Murray conclut, mais à tort, que la présence de la fièvre exclut l'usage de l'arnica. Quoi qu'il en soit, rien de plus juste que ses observations empruntées d'ailleurs à Plenck, à Dilthey, à Schulz, à Collin et à plusieurs autres auteurs (1).

L'arnica est assurément une des substances dont les médecins de l'ancienne école ont le mieux apprécié les propriétés thérapeutiques. C'est au point qu'en rassemblant tous les cas pathologiques dans lesquels il fut par eux employé avec succès, on aurait l'image presque complète de sa pathogénésie. Était-ce d'ailleurs le hasard seul qui suggérait à l'empirisme ces heureuses applications de l'arnica? J'avoue que pour mon compte, je serais tenté d'y voir la vérification de cette maxime de Jamblique : « La médecine est fille des songes. » Mais comment a-t-il pu se faire qu'en dépit d'aussi précieuses traditions, l'arnica soit tombé dans une telle désuétude qu'il ne figure même plus dans les traités modernes de matière médicale allopathique (2) ? Les systèmes auraient-ils donc le privilége d'annihiler les faits qu'ils ne peuvent expliquer?...

Applications homœopathiques. — Voyez, pour la pathogénésie d'*Arnica*, la *Matière médicale pure* de Hahnemann, t. I, p. 374 (3). Il suffit de lire cette pathogénésie pour reconnaître jusqu'à quel point la loi de similitude explique et justifie le surnom de *panacea lapsorum*, décerné jadis par l'empirisme au médicament qui nous occupe.

(1) De même que toutes les lésions externes un peu vives, l'arnica semble d'abord enrayer la circulation ; mais ce phénomène, qui précède à peu près constamment la fièvre traumatique, est de très courte durée.

(2) Notamment dans celui de MM. Trousseau et Pidoux.

(3) Les effets purs d'*Arnica* sont tellement connus des homœopathes, que je m'abstiens d'indiquer, comme je le ferai dans la suite pour la plupart des médicaments, les symptômes qui indiquent particulièrement l'emploi de celui-ci.

Ainsi donc toutes les lésions traumatiques (*contusions, coupures, déchirures*), avec leurs conséquences immédiates (*hémorrhagies internes ou externes, fractures, luxations, entorses, fièvre traumatique, syncope, tétanos, paralysie, pneumonie, hépatite*, etc., etc.) ou leurs conséquences éloignées (*amaigrissement partiel, névralgies, fièvres intermittentes, tumeurs enkystées*, etc., etc.), sont, à divers degrés, comprises dans la sphère d'activité de l'arnica. Mais comme il nous est maintenant acquis que le *Ledum*, le *Rhus*, et ses autres analogues, sont aussi susceptibles de guérir ces maladies, il importe de préciser les cas où il mérite sur eux la préférence.

L'arnica convient particulièrement aux sujets sanguins, pléthoriques, au teint vif, et disposés aux congestions cérébrales. Il agit faiblement au contraire sur les sujets positivement débiles, à sang pauvre, à chair molle. Et voilà vraisemblablement pourquoi les animaux herbivores, qui appartiennent pour la plupart à cette catégorie, le broutent sans inconvénient, comme Linné en a fait la remarque. Il ne leur fait pas de mal et aussi ne leur ferait que peu de bien dans des maladies où pourtant il semblerait indiqué. Mais il n'en serait pas de même de *Spigelia*, dont l'action générale immédiatement *hyposthénisante*, pour me servir d'un vieux langage, est en quelque sorte diamétralement inverse à celle de l'arnica. Celui-ci tuerait en surexcitant la vitalité, celle-là en la déprimant (1). D'où je conclus qu'en règle générale, *Arnica* convient surtout dans la période aiguë, *inflammatoire*, des maladies dont il a les symptômes.

Ce médicament agit principalement sur les muscles et le tissu cellulaire. De là vient que des diverses affections aiguës de la peau, celle qu'il produit, et partant qu'il guérit le plus sûrement, c'est le *furoncle*. De là vient encore qu'il est mieux approprié au traitement de l'*érysipèle phlegmoneux* et de la *brûlure profonde* qu'à celui de l'*érysipèle simple* et de la *brûlure superficielle*, maladies contre lesquelles *Rhus* lui est ordinairement préférable. On conçoit d'ailleurs qu'en pareils cas, l'usage alternatif de ces deux médicaments puisse être fréquemment indiqué.

De ce que *Arnica* guérit souvent l'*acné* et le *furoncle* même, indépendants de causes traumatiques, il résulte qu'il guérit également les maladies internes dues à la rétrocession de ces efflores-

---

(1) Nous retrouverons ce genre de contraste dans bon nombre de nos groupes.

cences cutanées. J'ai soigné, pour mon compte, un malade, jeune encore (30 ans) et sanguin, chez lequel la disposition aux furoncles constituait une véritable diathèse. Pendant des mois entiers, il s'en montrait successivement un grand nombre au visage, au cou et aux épaules. Puis ils disparaissaient pour faire place à une *angine* intense. Cela durait ainsi depuis plusieurs années. Je prescrivis l'arnica, qui fit cesser en quelques jours les symptômes de la gorge, et les furoncles, qui alors n'existaient point, n'ont pas reparu depuis. Ce fait est une nouvelle preuve de l'importance énorme qü'a très souvent l'historique de la maladie pour le médecin homœopathe. Nul doute, pour moi, par exemple, qu'en remontant soigneusement aux antécédents, on n'eût trouvé dans la préexistence de quelqu'une des affections cutanées dont il vient d'être question le secret de l'efficacité d'*Arnica* contre ces prétendues *pleurésies automnales* qu'on lui a vu guérir. Il est, au reste, permis de se demander si ces *pleurésies* étaient autre chose que de simples *pleurodynies*, accompagnées d'engouement pulmonaire.

Tout le monde connaît les succès de l'arnica, administré homœopathiquement, dans la *goutte* (surtout au pied), le *rhumatisme idiopathique*, c'est-à-dire non précédé d'affection viscérale, et certaines *névralgies* (surtout à la tête) présentant les douleurs sécantes, dilacérantes ou vulsives du médicament qui nous occupe.

L'arnica peut être d'un bon secours (après *Rhus*) contre les engorgements *douloureux* des glandes sous-cutanées, et même des glandes vésicales chez des sujets lymphatico-sanguins, mais non réellement scrofuleux. C'est surtout chez des individus ainsi constitués, qu'on l'a vu faire cesser des *fièvres intermittentes* liées à des hypertrophies, ordinairement douloureuses au toucher, du foie ou de la rate.

Arnica offre dans l'ensemble de son action quelques rapports lointains avec *Belladona*. Il est du petit nombre des médicaments dont la pratique homœopathique n'exclut pas absolument l'usage externe (uniquement toutefois dans les affections traumatiques, c'est-à-dire évidemment locales). Mais ce serait un préjugé que de penser qu'en pareil cas il soit de rigueur de n'employer que la teinture mère. L'expérience, en effet, m'a prouvé que les sixième, douzième et quinzième dilutions alcooliques, soit de l'arnica, soit de la spigélie, soit du colchique, étaient généralement, aussi bien pour l'usage externe que pour l'usage interne, préférables aux teintures mères de ces médicaments.

« Le camphre, dit Hahnemann, est l'antidote de l'arnica administré à grandes doses, et dans des circonstances où il n'était point homœopathique. Mais le vin aggrave ses effets nuisibles. » Or des expériences très positives m'ont prouvé que dans beaucoup de cas au moins, la coque du Levant était, comme antidote d'*Arnica*, bien supérieure au camphre.

Ledum palustre. *Lédon des marais, romarin sauvage.* — Espèce du genre *Ledum*, de la famille des Rhodoracées, de la décandrie monogynie.

Cet arbuste, qu'on cultive aussi dans les jardins, croît dans les lieux humides du nord de l'Europe, dans les montagnes des Vosges, etc. A l'exception de la chèvre, les animaux ne le broutent pas, à cause de l'odeur forte, résineuse de ses feuilles, qui en éloigne les teignes, les blattes, empêche la moisissure des planchers, et donne, dit-on, au cuir de Russie, l'odeur particulière qu'on lui connaît (1).

Applications empiriques. — L'histoire médicale du ledum se réduit à très peu de choses. Il n'y a guère que les médecins suédois qui aient cherché à utiliser cet arbuste. On employait sa décoction à débarrasser les bœufs et les pourceaux de leurs poux ; particularité qui m'a mis sur la voie, comme on le verra, d'une des plus curieuses applications du ledum. Linné, à qui nous devons la connaissance de ce fait, nous apprend encore que la même décoction, prise à l'intérieur, a guéri de *violentes céphalalgies* et une espèce d'*angine*, contre laquelle les autres moyens se montraient beaucoup moins efficaces (2). Westring eut également beaucoup à se louer du ledum, dans le traitement d'une *angine épidémique et contagieuse*, très meurtrière, caractérisée par une toux convulsive, une

(1) Mérat et Delens, *Dict. universel de matière médicale et de thérapeutique générale.* Paris, 1832, t. IV, p. 82. — Murray conteste cette particularité ; voici ce qu'il en dit : « Oleo hujus et cortici betulæ albæ olim creditum corium russicum odorem suum specificum debere, sed testis autopes gravis nuper declaravit ledum omitti. » (Pallas, *Reisen*, t. I, p. 46, et t. II, p. 189.) — La vérité est que le cuir de Russie doit son odeur à l'écorce de bouleau dont on se sert pour le tanner au lieu d'écorce de chêne.

(2) Linné, *Flora laponica*, p. 421.

tuméfaction rapide et considérable des glandes du col ; tuméfaction très douloureuse, et accompagnée de fièvre lente (1). Roscinstein, Scopoli et Jacquin rapportent des faits analogues. Quelques symptômes du ledum expliquent ces succès.

« Cette plante, disent MM. Mérat et de Lens, guérit la *gale* et la *teigne*, en lotions ; on lui attribue des qualités narcotiques, d'être propre à calmer les fièvres exanthématiques, etc. (2). » Ces réflexions ne demanderaient qu'un peu de précision pour être justes. Le ledum, en effet, ne guérit ni la *gale* ni la *teigne* ; mais il tue l'acarus et les poux, et a pu, de cette façon, favoriser quelquefois l'extinction de ces exanthèmes. Sans être précisément *narcotique*, le ledum est *stupéfiant*, comme le sont tous ses analogues. Enfin, comme ces derniers, aussi, il a des symptômes cutanés aigus, qui, aveuglément utilisés, ont pu faire attribuer à cette plante, mais d'une manière beaucoup trop générale, des propriétés *calmantes* dans le traitement des fièvres exanthématiques.

Quoi qu'il en soit, les traditions allopathiques sont, ainsi qu'on en peut juger, très vagues et très pauvres à l'égard du ledum. Aussi ce médicament était-il à peu près inusité lorsque Hahnemann en publia la pathogénésie (3).

Applications homœopathiques. — « Quoique l'action du ledum sur l'homme bien portant, dit Hahnemann, n'ait point encore été étudiée d'une manière complète, à beaucoup près, les symptômes déjà connus démontrent cependant qu'il ne convient guère que dans des maladies chroniques caractérisées principalement par le froid et le défaut de chaleur animale (4). »

M. le docteur Roth qui, en puisant à différentes sources, a fait quelques additions à la pathogénésie du ledum, publiée par Hahnemann, s'exprime en ces termes à l'égard de ce médicament : « A en croire les différents auteurs, qui parlent des vertus médicamenteuses du ledum, on serait tenté de classer ce médicament parmi ceux qui offrent des ressources contre un grand nombre de maladies ; mais en y regardant de près, en vérifiant les sources de ces différentes assertions, on se trouve bien désabusé (5). »

(1) *Dissert. de led. palustre.*

(2) *Loc. cit.*

(3) Voyez, pour cette pathogénésie, la *Matière médicale pure* du docteur Roth, t. I, p. 106 et suivantes.

(4) *Mat. méd.*, t. II, p. 550.

(5) *Loc. cit.*, p. 141.

De ces deux opinions, la première, qui de l'aveu même de son auteur, était prématurée, est, à certains égards au moins, démentie par l'expérience. Quant à celle de M. Roth, elle ne fait que confirmer une chose qui nous était déjà connue, à savoir, que les médecins allopathes, dont notre savant confrère a recueilli les assertions, ne se sont jamais doutés des véritables propriétés du ledum, et n'ont su, par conséquent, en tirer aucun parti.

Le ledum, dont la sphère d'activité est essentiellement contiguë à celle de l'arnica, et se confond même souvent avec elle, me paraît spécialement exercer son action sur le réseau capillaire, dans les parties du corps où manque le tissu cellulaire, et qui présentent chez la plupart des hommes une contexture résistante et sèche, telles que les doigts et les orteils. C'est peut-être par cette raison qu'il agit plutôt sur les petites articulations que sur les grandes. Quoi qu'il en soit, il m'est démontré par des faits assez nombreux, que dans le traitement du *panaris traumatique*, chez les sujets sanguins, il est incomparablement supérieur à l'arnica.

Mais un fait extrêmement remarquable, et que je crois être le premier à signaler, c'est que le ledum est aux *plaies par instruments piquants* ce que l'arnica est aux contusions. Guidé par quelques uns de ses symptômes cutanés qui me parurent concorder avec l'usage qu'on en faisait au temps de Linné dans l'économie domestique, j'eus d'abord l'idée de l'essayer contre les piqûres de cousins, et le résultat de cet essai me combla de surprise. Une seule cuillerée à café d'un verre d'eau dans lequel j'avais fait dissoudre quelques globules de la quinzième dilution de ledum apaisait complétement en quelques minutes, je dirais presque en quelques secondes, la démangeaison causée par la piqûre de l'insecte, sans qu'il fût besoin de recourir à aucune application extérieure. Des piqûres de cousins je passai aux piqûres d'abeilles, de guêpes, etc., dès que l'occasion m'en fut offerte, ce qui, par un heureux hasard, ne se fit pas attendre. Ici le résultat fut moins prompt, mais encore très satisfaisant. Enfin, dans le courant des deux années qui suivirent ces premières expériences, je traitai par le ledum et avec le plus brillant succès : 1° plusieurs *panaris* dus à des piqûres d'aiguilles ou d'insectes ; 2° une violente *morsure de rat d'eau* à l'index de la main droite, chez un jeune pêcheur d'écrevisses ; 3° une blessure grave chez une demoiselle qui, en tombant, tandis qu'elle tenait un *poinçon à broder*, s'était traversé de part en part la main droite avec cet instrument. Aucune hémorrhagie n'était résultée de cet accident; mais je constatai chez la malade ce froid intense qui accompagne et caractérise la fièvre du ledum. La guérison ne se fit pas attendre au delà de six ou sept jours.

J'ai de fortes raisons de penser que le ledum convient moins à l'arthrite aiguë des grandes articulations qu'à la *goutte* proprement dite, lorsqu'elle est depuis longtemps fixée dans les articulations des orteils ou des doigts, sans qu'il en résulte l'enflure de tout le pied ou de toute la main. Le ledum est particulièrement indiqué lorsqu'il existe, avec une violente douleur tensive ou déchirante dans une des petites articulations des orteils ou des doigts, une rougeur circonscrite et peu de gonflement, du froid général, un grand découragement et un sédiment d'acide urique dans l'urine.

On sait pourtant que le ledum produit, et par conséquent guérit dans certains cas l'*enflure opiniâtre* des pieds.

L'action que ce médicament exerce sur la peau diffère de celle de l'arnica, en cela que le premier produit moins le furoncle qu'une sorte de tubérosité violacée, qui se montre particulièrement au front, et une éruption *eczémateuse*, *à prurit fourmillant*, qui se répand sur tout le corps, pénètre dans le bouche, très vraisemblablement dans les voies aériennes, et détermine ainsi une toux spasmodique, quelquefois très violente, qu'on a pu dans certains cas prendre pour la *coqueluche*. Le même phénomène a lieu pour le rhus et le croton. Mais la vésicule que produit le ledum généralement est plus petite que ne l'est celle du rhus, et plus grande que ne l'est celle du croton. J'ai vu d'ailleurs, chez un sujet goutteux, la toux précéder de deux jours l'apparition à la peau des vésicules qui devaient me suggérer l'emploi du ledum. Ces vésicules, qui probablement avaient existé à la surface de la muqueuse bronchique avant de se montrer au visage, aux épaules, etc., étaient alors très apparentes sur la langue où l'on pouvait les suivre jusqu'à la base de cet organe.

L'eczéma du ledum, tout aussi bien, au reste, que celui du rhus et du croton, se concentre quelquefois sur une seule jambe, ou (mais plus rarement), sur les deux jambes à la fois. Il apparaît alors du cou-de-pied à la rotule sous la forme d'une surface violacée, chaude, rugueuse, avec ou sans prurit, avec ou sans gonflement, mais d'une grande ténacité. Presque toujours la guérison de cette fâcheuse maladie exige l'emploi alternatif du ledum , du rhus et du croton tiglium : nous n'y reviendrons pas à l'occasion de ces deux derniers. Hahnemann indique le camphre comme antidote du ledum, dont le vin aggrave les symptômes comme il le fait de ceux de l'arnica ; mais la vérité est que l'antidote par excellence de ce médicament est *Rhus tox*. (1).

Rhus toxicodendron. *Sumac vénéneux*. — Espèce du genre *Rhus* de la famille des Térébinthacées, de la pentandrie trigynie.

Le *Rhus toxicodendron*, identique, suivant Bosc, avec le *Rhus radicans* de Linné, est un arbuste de l'Amérique septentrionale, qui croît sur le bord des fleuves ou dans les endroits marécageux, et s'élève à une assez grande hauteur lorsqu'il est planté dans un terrain qui lui convient. Ses branches latérales sont nombreuses et touffues, ses feuilles dentelées et pubescentes, ses fleurs hermaphrodites ; ses fruits, comme ceux de toutes les espèces du même genre, sont de petites baies noires.

L'odeur qu'exhale cet arbuste est, dit-on, peu prononcée. Exprimé sur la peau, le suc de ses feuilles la noircit comme le ferait un caustique ; et cependant au rapport de Barton et de W. Bartram, les chevaux et les vaches les mangent aux États-Unis, sans en être incommodés.

« Lorsqu'on manie cette plante, dit Alibert, elle produit des effets vésicants très remarquables sur la peau, ainsi que Gouan et Amoreux ont eu occasion de s'en convaincre. Quelquefois la tête s'enfle et acquiert le double de son volume ; et c'est ce qui arriva trois fois de suite au célèbre Fontana, dans les expériences qu'il essaya avec cette plante (2). » MM. les docteurs Roth et Davet ont publié dans la *Gazette homœopathique de Paris* plusieurs observations confirmatives des faits cités par Alibert. On sait, d'ailleurs, que ce n'est pas seulement par le contact que le sumac provoque ces accidents. Il suffit, pour avoir à les redouter, de respirer l'air imprégné de ses émanations. « Le résultat de l'absorp-

---

(1) Je n'avais pas encore découvert cette particularité, lorsque j'indiquais (dans mon *Traité des maladies des enfants*) l'usage alternatif de *Rhus* et de *Ledum* contre l'*eczéma*. Il est d'ailleurs certain que ce traitement m'a réussi plusieurs fois ; mais je crois à présent qu'il réussirait mieux encore si les deux médicaments n'étaient administrés qu'à des intervalles plus longs que ceux que j'ai indiqués.

(2) *Nouveaux éléments de thérapeutique*, etc., t. I, p. 456.

tion de l'atmosphère du *Rhus toxicodendron* a lieu au bout de peu
d'heures, et parfois après plusieurs jours seulement : il consiste en
démangeaisons, gonflement, rougeur , douleur et pustules plus ou
moins vésiculeuses sur la région qui a été en contact avec les parties du végétal, et même sur celles où il n'y a eu nul attouchement,
comme le visage, le scrotum, les paupières, etc. Il en résulte ordinairement de la fièvre , du malaise , de l'oppression qui durent
plusieurs jours, etc. On cite un cas mortel par suite d'attouchement des parties sexuelles, après avoir manié des rameaux de ce
végétal (1). »

En 1825, M. Lavini a publié de curieuses expériences, relatives
aux effets de l'inoculation du suc de sumac. Il s'appliqua à la première phalange du doigt indicateur deux gouttes de ce suc qu'il
laissa seulement pendant deux minutes en contact avec l'épiderme. Or, *vingt-cinq jours après*, se manifestèrent subitement
les symptômes suivants : grande ardeur dans la bouche et dans la
gorge ; enflure rapide et considérable de la joue gauche, de la lèvre
supérieure et des paupières. La nuit suivante, tuméfaction des
avant-bras qui avaient acquis le double de leur volume naturel ;
peau sèche, tendue, brûlante ; prurit insupportable, etc. (2).

Applications empiriques. — L'ancienne médecine a cherché à
utiliser, mais aveuglément comme toujours, les puissantes propriétés du sumac vénéneux.

Dufresnoy, médecin des armées et professeur de botanique à
Valenciennes , s'en servit avec succès contre des *dartres* et des
paralysies. Des douze observations qu'il publia en 1788 , sept ont
trait à des affections cutanées , les cinq autres à des paralysies
consécutives à des convulsions (3). Plusieurs médecins de Bruxelles,
entre autres Verdeyen, Kok et Van Baerlem, obtinrent du sumac des
résultats analogues (4). Poutingon , professeur à l'école de Montpellier, guérit en quinze jours un paralytique avec l'extrait de
cette plante, et Gouan rétablit de la même manière, en quelques
semaines, une jeune dame hémiplégique. Plusieurs faits à peu près
semblables sont consignés dans des notes manuscrites que je dois
à l'obligeance de M. Petroz. Enfin , dès l'année 1793 , Alderson

(1) Mérat et Delens, *Diction. de mat. médic.*, t. VI, p. 82.
(2) *Journal de chimie médicale*, juin 1825.
(3) *Anc. Journ. de méd.*, t. LXXX, p. 136.
(4) Alibert, *Ouvr. cit.*, t. I, p. 459.

avait publié en Angleterre dix-sept observations tendant à établir l'efficacité de *Rhus tox.* contre la *paralysie*, et généralement contre toutes les affections dont l'affaissement de l'appareil locomoteur est le principal symptôme (1).

Malgré tous ses succès, le sumac vénéneux eut, au moins en France, le sort de l'arnica (2). On en fit de pompeux éloges, ou lui attribua des prodiges, puis on l'abandonna. Peut-être même fut-il plus complétement délaissé que ne le fut l'arnica, parce qu'il était plus dangereux. On sait, en effet, que la solution d'un des problèmes que s'est depuis longtemps posés l'allopathie consisterait à trouver des médicaments qui, même donnés à contre-temps, fussent incapables de nuire; en d'autres termes, des médicaments qui ne fussent pas des médicaments.

Hahnemann, à qui nous devons la pathogénésie du sumac vénéneux (3), dit qu'il existe beaucoup d'analogie entre les symptômes de ce médicament et ceux de la bryone. Il est, en effet, très vrai que, si l'on compare isolément, c'est-à-dire uniquement par ordre de régions, d'organes ou de tissus affectés, les symptômes du sumac et ceux de la bryone, à cela près des différences indiquées par Hahnemann, l'analogie dont il parle ne saurait être contestée. Mais il suffit, pour la réduire à sa juste valeur, de mettre en opposition la marche respective des symptômes propres aux deux médicaments. Si l'on parvient, en effet, à se fixer sur le véritable point de départ et le mode d'expansion des uns et des autres, on ne tarde point à reconnaître que ceux-ci procèdent en quelque sorte en sens inverse de ceux-là. Les mêmes observations, pour le dire en passant, sont applicables à la spigélie et à la digitale, que, dans mes premiers essais de systématisation, je m'efforçais à tort d'annexer l'une à l'autre.

Applications homœopathiques. — Il est peu d'effets médicamenteux mieux caractérisés et mieux connus que ne le sont ceux du du sumac vénéneux. On retrouve presque invariablement dans chacun des symptômes qu'il produit l'action corrosive d'un caus-

(1) *An essay of Rhus toxicodendron*, in-8°. Lond., 1793.

(2) Le *Rhus tox.* est aujourd'hui encore assez usité par les allopathes allemands; mais je ne connais guère que M. Bretonneau (de Tours), parmi les allopathes français, qui l'ait récemment employé.

(3) Voyez, pour cette pathogénésie, le tome III de sa *Matière médicale*, p. 469 et suivantes.

tique qui, en raison de son extrême subtilité, tend plutôt à envahir de larges surfaces qu'à pénétrer profondément les tissus qu'il atteint. De là les vives douleurs et les phénomènes ataxiques que produit le rhus, phénomènes qui accompagnent si souvent les affections analogues à celle qu'il engendre, telles que la brûlure, l'érysipèle, l'entérite érythémateuse , etc. Ainsi le rhus , tout en ayant, comme l'arnica et le ledum, pour principal champ d'action la tête et l'appareil locomoteur, diffère cependant du premier, en ce sens qu'il agit plutôt sur les téguments et les membranes que sur le tissu cellulaire et les muscles, et du second , en cela que ses symptômes, loin de se concentrer dans de petits espaces, tendent sans cesse à s'élargir. Au surplus, voici, d'après la pathogénésie du rhus et les observations cliniques des homœopathes, les états pathologiques que ce médicament a le plus de chances de guérir.

Sensation de plénitude à la tête, augmentée en se baissant, de meurtrissure ou de fluctuation au cerveau. Céphalalgie stupéfiante, comme dans les fièvres graves ou l'ivresse par l'eau-de-vie, avec rougeur ou pâleur hâve du visage, yeux cernés et nez effilé, somnolence comateuse, rêvasseries interrompues, délire, froid au corps, engourdissement des membres ; affaissement général, fréquence et dépression du pouls. *Hydrocéphale aiguë ; apoplexie séreuse et sanguine. Paralysies. Épistaxis.* Fourmillement au cuir chevelu, au front, au nez et à tout le visage. Fendillement et ulcération de la partie rouge des lèvres. Gonflement chaud de la lèvre supérieure. *Pustules brûlantes autour de la bouche, suivies de croûtes semblables à du miel desséché.* Ardeur et cuisson à toutes les parties de la face. Bouffissure et déformation de la face. *Parotidite.* Gonflement énorme de toute la tête. Prurit, fourmillant d'abord, puis brûlant, et que le grattement ne fait qu'exaspérer, à la peau du tronc et des membres, principalement aux parties velues. *Brûlure* (voy. page 68), *engelures. Suites fâcheuses de l'insolation* (même dans les cas où une *méningite* en résulte, ce qui s'est vu). *Érysipèle, pemphigus, zona, eczema* (voy. page 73). Engorgements chauds et douloureux des glandes sous-cutanées. Douleurs rhumatismales, quelquefois très violentes, dont le siège occupe toujours un espace assez étendu, à la nuque, aux lombes et aux extrémités. *Goutte* (surtout lorsqu'elle présente des symptômes cutanés). *Hydarthrose. Verrues* aux mains. Infiltration rouge ou incolore, avec douleur

brûlante des extrémités. *Gastrite* et *gastro-entérite érythéma-*
teuses, avec bouche ardente comme si elle était brûlée, soif vive
de boissons froides, langue rouge et sèche, ou recouverte d'une
sorte de fausse membrane, sous laquelle on aperçoit des vésicules;
fourmillement dans l'œsophage et dans l'estomac; sensation de
brûlure à l'estomac, nausées, vomissements, coliques sourdes,
ou *pincements*, ou élancements dans le ventre, qui est chaud, tendu,
météorisé et cependant médiocrement sensible à la pression; constipation suivie de diarrhée séreuse ou alternant avec elle; urine
rare et rouge; fréquence et dépression du pouls, saignements du
nez; coma et autres phénomènes ataxiques.

Faut-il conclure de là que le Sumac vénéneux soit *particulière-*
ment indiqué dans la *fièvre typhoïde?* Je ne le pense pas. Car, s'il
est plus que probable que ce médicament détermine à la surface
de la muqueuse gastro-intestinale des phénomènes semblables à
ceux qu'il produit à la peau, c'est-à-dire de larges érythèmes, avec
soulèvement de l'épithélium par des pustules ou des vésicules séreuses, l'anatomie pathologique ne nous permet guère d'assimiler
ces phénomènes aux lésions organiques occasionnées par la fièvre
typhoïde. Celles-ci ont, comme les pustules de la variole, auxquelles on les a comparées, une marche déterminée et un caractère essentiel, auquel le sumac ne correspond exactement que
dans des circonstances exceptionnelles et rares, comme cela paraît avoir eu lieu, par exemple, lors du typhus de 1813, contre
lequel, au rapport de Hahnemann, le sumac se montra si efficace.
Rien de plus naturel d'ailleurs que ce médicament réussisse,
comme nous l'avons dit, dans certaines *entérites suraiguës* et
compliquées de phénomènes ataxiques. Mais ces entérites, connues des allopathes modernes sous la dénomination vicieuse d'*en-*
térites typhoïdes, diffèrent pourtant essentiellement du typhus
véritable. Les symptômes ataxiques ne sont dans les premières
que les effets sympathiques de toute inflammation aiguë de la
peau ou des muqueuses, lorsque cette inflammation sévit à la
fois sur un très grand nombre des papilles nerveuses qui s'épanouis-
sent à ces membranes; tandis que l'adynamie, le coma, etc., semblent constituer le caractère essentiel et primordial de la fièvre
typhoïde. Le rhus ne devra donc dominer qu'exceptionnellement
la thérapie de cette redoutable affection.

Ce que j'ai dit du ledum (voy. page 73), touchant l'emploi de ce médicament dans les maladies aiguës des voies aériennes, est, ainsi que j'en ai fait la remarque, applicable au rhus, comme aussi au croton tiglium ; ce qui n'empêche pas qu'il puisse se rencontrer des cas, à la vérité très rares, où l'un ou l'autre de ces médicaments soit le spécifique de maladies qui jusqu'à présent n'ont encore reçu d'autres désignations que celles beaucoup trop vagues, comme on le voit, d'*angine*, de *bronchite* ou de *pneumonie*.

Rhus est souvent indiqué après *Arnica*, de même que *Spigel.*, *Zinc.* et *Colch.* sont souvent indiqués après lui.

Les maladies auxquelles il s'adapte le mieux sont de celles que ramène le printemps, telles que le rhumatisme, la goutte, l'érysipèle, l'eczéma, etc. La plupart de ses symptômes sont exaspérés par la chaleur artificielle, comme ceux de l'arnica, du ledum, etc., quelquefois par le mouvement, plus souvent par le repos : ils se manifestent parfaitement le soir et la nuit.

Bry., *Camph.*, *Coff.*, *Sulph.*, mais surtout *Ledum*, sont les antidotes du Rhus.

Croton tiglium. — Espèce du genre *Croton*, de la famille des Euphorbiacées de la monoécie monadelphie.

Les fruits de cet arbre, qui croît aux Indes orientales, sont de petites graines oblongues, noirâtres et rugueuses, connues, dans le commerce de la droguerie, sous les noms de *graines de tigli*, de *tilli*, de *croton tiglium* ou de *petits pignons d'Inde*. On en extrait une huile jaunâtre, d'odeur nauséeuse, d'une saveur âcre, brûlante, exécrable, et que les médecins allopathes ont la prétention d'*utiliser* comme *drastique* et comme *rubéfiant*.

Applications empiriques. — Bien que mentionnée déjà dans la *Matière médicale* de Ferrein, publiée en 1770, l'huile de croton, importée en Europe par un médecin anglais de la Compagnie des Indes, nommé Cromwell, ne fut guère employée en France que depuis 1824, sur la foi d'une Notice lue, le 13 janvier de cette année, par M. Friedlander, à l'Académie royale de médecine (1).

De même que le suc du *Rhus tox.*, l'huile de croton, mise en contact avec la peau, y détermine une éruption vésiculeuse, et, consécutivement à son absorption par cette voie, quelque chose d'analogue à la muqueuse des intestins ou tout au moins du rectum. « Il arrive assez souvent, observent MM. Trousseau et Pidoux,

(1) Voy. *Journ. compl. des sc. médic.*, t. XVII, p. 340.

que, chez la personne chargée de faire des frictions, il se déve
loppe une éruption vésiculeuse au visage, sans que le médicament ait été porté directement sur les parties irritées. M. le
docteur Ernest Boudet, ajoutent les mêmes auteurs, a signalé aussi
une éruption qui se manifeste au scrotum, lorsqu'on frictionne
différentes parties du corps avec l'huile de croton. Il est probable
que cette éruption est le transport de l'huile sur cette partie, etc. (1). »
D'où il suit que, tout en étant forcés d'admettre les faits, ces messieurs ne paraissent pas comprendre qu'un médicament puisse
produire un exanthème sans être immédiatement appliqué à la
peau !

Les nègres de Bourbon se servent du croton contre l'hydropisie, pratique que les médecins anglais et français se sont empressés de s'approprier. On emploie cette substance en qualité de
drastique dans la *colique de plomb;* contre le *tœnia,* qu'elle tue,
dit-on, ce qui ne doit pas être toujours sans danger pour le malade;
enfin, comme *dérivatif* (en embrocation) dans la *cystite* aiguë et
chronique et l'*urétrite.* Fort heureusement, les bienfaits qu'on peut
espérer d'un sage emploi du croton sont proportionnels aux dangers qu'il présente entre les mains des adversaires de l'homœopathie.

Il n'existe, à ma connaissance, aucune pathogénésie du croton
autre que celle que M. Jahr a publiée, et à laquelle je renvoie le
lecteur (2).

Applications homœopathiques. — Peu d'homœopathes jusqu'à
présent paraissent s'être servis de croton. Au moins, dans les neuf
volumes de la *Clinique homœopathique* du docteur Beauvais (de
Saint-Gratien), n'existe-t-il pas une seule observation qui ait
trait à ce médicament. Il ne serait donc pas impossible que je fusse
au moins un des premiers à l'avoir employé à doses infinitésimales.

Le croton est un médicament précieux, dont les effets purs sont
pour ainsi dire intermédiaires à ceux du sumac et à ceux du
soufre (3). Je ne l'ai expérimenté sur moi-même que pendant quel-

---

(1) *Traité de thérapeutique,* t. I, p. 627.

(2) *Nouveau manuel de médecine homœopathique,* 5ᵉ édition. Paris, 1850, t. I,
p. 275.

(3) Il est une autre substance sur laquelle j'ai fait quelques recherches, et qui
dans la suite viendra se placer probablement à côté du rhus, du croton et peut-
être aussi du soufre : c'est l'*huile essentielle de noix d'acajou.*

ques jours. Faute d'indications assez précises, je ne m'en sers donc jusqu'à présent que dans des cas pathologiques de nature assez restreinte ; mais comme ces cas sont de ceux qui se rencontrent le plus fréquemment dans la pratique, il en résulte qu'en définitive le croton est peut-être un des médicaments qu'il m'arrive le plus souvent de prescrire.

Le prurit causé par le croton est d'abord moins brûlant que fourmillant (ce qui est l'inverse pour le rhus) : je ne sache pas qu'il puisse y en avoir de plus insupportable. Il ressemble parfaitement à celui que provoque l'application sur la peau de la poudre, débitée par certains bateleurs sous le nom de *poudre à gratter*. Mais ce prurit se change en douleur brûlante, comme celui du rhus, si le médicament est pris à fortes doses ou employé extérieurement. Alors la peau s'enflamme, rougit, devient ardente, et laisse suinter une sérosité jaunâtre et plastique, surtout au creux des mains, aux parties génitales, au ventre, à la poitrine, entre les épaules et derrière les oreilles. De petites vésicules, parfaitement semblables à celles de l'urticaire, apparaissent sur les parties enflammées, et cette éruption peut rapidement s'étendre au corps entier.

Guidé par la connaissance de ces phénomènes qui résultent pour moi de l'emploi allopathique du croton, je l'essayai d'abord homœopathiquement, mais avec peu de résultat, contre l'*érysipèle*, puis avec le plus grand succès contre : 1° l'*urticaire* (1), surtout lorsque la peau du ventre était le siége de cette maladie ; 2° contre de *larges taches d'un rouge cuivré*, occupant également l'abdomen, pruriantes, surtout à leur pourtour, ayant assez bien l'aspect de *taches hépatiques*, et que le malade croyait (avec raison ?) d'origine syphilitique, bien que la sépia, le mercure, le soufre, les acides sulfurique et nitrique eussent été sans action sur elles ; 3° contre de *petites papules rouges*, peu apparentes, disséminées sur les cuisses, le ventre et les parties génitales, *datant de plus de quinze ans*, et causant d'insupportables démangeaisons, principalement à la vulve, chez une dame jeune encore, dont elles faisaient littéralement le désespoir ; 4° contre la *gale récente* chez un grand nombre de sujets,

---

(1) C'est par suite d'une faute d'impression, ou plutôt d'un lapsus de ma part, que, dans mon *Traité des maladies des enfants*, j'ai indiqué le ledum contre l'urticaire : c'est *croton* qu'il faut lire au lieu de *ledum*.

mais concurremment avec *Lobelia inflata* et quelquefois *Merc. corrosivus;* 5° chez une petite fille de quatre ans, frêle, cacochyme essentiellement psorique. A la suite d'une éruption vésiculeuse à la poitrine et au cou, et qui, m'a-t-on dit, s'était passée d'elle-même en trois ou quatre jours, cette enfant avait été prise d'un coryza ou plutôt d'un écoulement fétide par les narines, qui, depuis cette époque, c'est-à-dire depuis plus de deux ans, durait encore, et cela sans interruption. Pendant l'hiver, cet écoulement perdait un peu de son abondance et de sa fétidité, mais dès les premières chaleurs les choses se rétablissaient dans leur premier état. *Sulph., solub., Calc. carb.,* que je conseillai d'abord, furent absolument sans effet. Puis, la circonstance de l'éruption qui avait précédé l'écoulement m'ayant fait songer au croton, je le prescrivis, mais, je dois le dire, sans en espérer beaucoup. Or l'événement trompa heureusement ma prévision; car, en moins de quinze jours, les symptômes avaient perdu les trois quarts de leur intensité, bien que nous fussions au cœur de l'été, c'est-à-dire au moment de l'année qui jusqu'alors s'était montré le plus défavorable à ma petite malade. Je dois d'ailleurs ajouter qu'il fallut environ six mois pour compléter la guérison. *Croton, Lobel. inf.* et *Creos.,* prescrits alternativement, et à des intervalles convenables, furent les seuls médicaments employés.

Mais le résultat le plus significatif que j'aie obtenu de croton est le suivant :

Au mois de mars 1850, je fus consulté par un négociant d'une quarantaine d'années, fortement constitué, sujet à des accès de goutte qui revenaient invariablement chaque printemps, depuis quinze années. Deux fois seulement, à quatre ans d'intervalle, cet accès de goutte avait manqué à l'époque habituelle, mais sans profit pour le malade, car un exanthème des plus fatigants et des plus opiniâtres l'avait remplacé. Cet exanthème consistait dans une rougeur vive du corps entier, accompagnée d'un prurit ardent, principalement au creux des mains, à la poitrine et derrière les oreilles. Ces parties étaient le siége d'une exsudation jaunâtre et plastique, que fournissaient une multitude de petites vésicules, serrées les unes contre les autres, et qu'on n'apercevait distinctement que dans les places où elles étaient moins nombreuses, et où la résistance plus considérable de l'épiderme leur donnait une certaine persistance. A chaque fois, cette éruption avait duré trois mois, nonobstant des purgatifs, des bains de Baréges et une saison aux eaux d'Aix en Savoie. A l'époque où je vis le malade, il n'avait ni sa goutte ni son eczéma, mais une toux sèche, ébranlante, presque convulsive et incessante. Il y avait un peu de chaleur à la peau, de la soif, un peu de céphalalgie, de l'ardeur dans la poitrine sans dyspnée ; parfois, surtout le soir, mais seulement pendant quelques jours, de la tendance à la syncope, ce qui était une singularité chez un sujet éminemment robuste ; enfin, peu ou pas de fièvre (60 ou 65 pulsations par minute). Je prescrivis d'abord *Nux vom.*, puis *Bryon.*, puis *Coral.*, puis je ne sais quel autre médicament encore, et le tout en vain, car après trois semaines passées, le résultat obtenu pouvait être considéré comme complétement négatif. De patience lasse, le malade qui, il faut en convenir, était bien dans son droit, s'avisa de suspendre un jour son traitement homœopathique pour s'ingérer de son chef trois ou quatre cuillerées de *sirop de pavot blanc*, le soir en se mettant au lit. L'effet de cette préparation ne se fit pas attendre, et il fut réellement curieux. La toux cessa complétement pendant quelques heures pour revenir ensuite, il est vrai, avec la même intensité qu'auparavant. Mais pendant cette suspension de la toux, une explosion de la maladie s'était faite à la peau, et dès le matin, au point du jour, le malade était couvert de la tête aux pieds de ce redoutable eczéma dont il avait déjà été atteint. Je dois dire qu'il était méconnaissable et dans un état d'angoisse, de désespoir impossible à décrire. L'expérience du passé lui donnait en effet la certitude qu'il avait en perspective trois ou quatre mois d'intolérables tortures. Or ce fut alors que je donnai le croton, et en moins de cinq ou six jours, il ne resta plus vestige, ni de la toux, ni de l'éruption, dont l'affreux prurit cessa presque dès la première journée (1).

Ce fait est remarquable en ce sens qu'il nous présente une même maladie sous trois formes différentes : la *goutte*, l'*eczéma*, la *bronchite*, et cette maladie polymorphe cédant à un seul médicament.

(1) Le malade dont il est ici question ayant depuis quitté Paris, j'ignore s'il a été repris de sa toux, de son eczéma, ou de ses douleurs de goutte. Ce n'est malheureusement pas impossible. Il est même plus que probable que le principe de sa maladie est encore existant ; mais je n'en reste pas moins persuadé qu'à l'époque où je l'ai traité, le croton ne l'eût pas moins guéri momentanément de sa goutte qu'il n'a fait de sa bronchite.

Nul doute pour moi que, donné à temps, le croton n'eût prévenu l'exanthème et guéri la toux dès son début.

Il est à désirer que beaucoup de faits analogues à celui dont le récit précède viennent promptement déterminer la valeur pratique des indications encore un peu vagues que semble renfermer la pathogénésie du croton.

Au rapport d'une personne aussi consciencieuse qu'intelligente qui a bien voulu expérimenter pour moi un assez grand nombre de médicaments, la douce-amère serait l'antidote du croton tiglium.

Spigelia anthelmia (et non **anthelmintica**). — Espèce du genre *Spigelia*, de la famille des Gentianées, de la pentandrie monogynie.

Cette petite plante annuelle, qui croît dans presque toutes les contrées de l'Amérique méridionale, a des racines noires, chevelues, une tige presque simple, terminée par quatre feuilles lancéolées, d'où sort un épi grêle, allongé et chargé de nombreuses fleurs verdâtres qui donnent des fruits biglobuleux. Elle exhale, lorsqu'elle est fraîche, une odeur vireuse et fétide. La saveur de ses feuilles est nauséeuse et persiste longtemps dans la bouche.

La spigélie est un poison violent. Les bestiaux qui en mangent périssent avec des douleurs horribles. Elle cause des vomissements, des éblouissements, de la stupeur, la dilatation des pupilles, des soubresauts dans les tendons, des pulsations à différentes parties du corps et une excessive dyspnée qui va s'augmentant jusqu'à la mort (1).

Depuis l'époque (1739) où Patrice Brown fit connaître en Europe les propriétés de cette substance énergique, jusqu'à celle où Hahnemann l'étudia méthodiquement, les médecins, imitateurs serviles des nègres de la Jamaïque, l'employèrent uniquement à combattre les vers. Aussi bien ai-je vainement cherché, dans les nombreux traités de matière médicale qui se sont succédé depuis celui de Bergius à celui de MM. Trousseau et Pidoux (où, pour le dire en passant, il n'est plus question de cette plante), d'autres applications de la spigélie. Il est vrai de dire qu'elle possède, en effet, des propriétés vermifuges plus réelles que celles qu'on a attribuées à une foule d'autres poisons, car on rapporte, à cet égard,

(1) Coxe, *Americ. disp.*, p. 128.

des guérisons radicales et dont on ne peut contester l'authenticité. J'ajoute même que parmi ses symptômes purs, bon nombre correspondent aux épiphénomènes que détermine fréquemment la présence des entozoaires dans les voies digestives. Mais indépendamment de ce qu'elle n'est pas toujours pour nous le vermifuge le plus convenable, la réduire à ce rôle exclusif serait se priver bénévolement d'un médicament dont l'homœopathicité est flagrante dans un grand nombre de maladies, où aucun autre peut-être ne saurait le remplacer. « Les vertus énormes et si diversifiées de la spigélie, dit Hahnemann, attestent qu'elle a une destination bien plus élevée que celle de nettoyer les intestins des ascarides lombricoïdes (1). »

Applications homœopathiques. — Peut-être la spigélie n'est-elle pas aussi fréquemment employée qu'elle devrait l'être (2). Il est cependant peu de maladies plus communément observées que celles dont elle offre les symptômes. On dirait, en effet, que la pathogénésie de ce médicament nous représente dans leur forme chronique toutes les affections pathologiques à la forme aiguë desquelles correspond *Arnica.* Je ne saurais trop vivement appeler l'attention de mes confrères sur ce rapprochement qui, loin d'être, comme on pourrait se l'imaginer, purement spéculatif, n'est de ma part qu'une déduction rigoureuse de faits cliniques assez nombreux et minutieusement observés. Voici d'ailleurs les conditions physiologiques et les symptômes qui indiquent le mieux l'emploi de *Spigelia* :

Courbature générale avec sensation de froid ou froid réel au corps ; chaleur à la tête ou seulement au visage ; retentissement douloureux de chaque mouvement, par exemple de chaque pas dans tous les membres. *Céphalalgie étourdissante, avec vertiges à tomber,* surtout le matin après s'être levé, et quelquefois périodiq...*névralgie,* avec douleurs tiraillantes, pressives, ou élancements qui pénètrent profondément, aux bosses frontales, *à l'oc-*

(1) Voyez pour la pathogénésie de *Spigelia* la *Matière médicale* de Hahnemann, t. III, p. 688 et suivantes.

(2) Dans la *Clinique homœopathique* du docteur Beauvais (de Saint-Gratien), 22 observations seulement se rapportent à l'emploi de *Spigelia,* à savoir : 6 observations d'*ophthalmie,* 3 d'*odontalgie,* 3 de *prosopalgie,* 1 de *cardite,* 1 de *syphilis,* d'*orchite,* de *cataracte,* de *céphalalgie,* de *paralysie,* de *convulsions,* de *grippe,* de *fièvre intermittente,* et de *fièvre vermineuse.*

ciput, à la région pariétale gauche ; douleur au sinciput, en contractant les muscles de la face ; extrême *sensibilité au cuir chevelu*
lorsqu'on y touche, qu'on le ride, ou qu'on touche seulement aux
cheveux ; *ophthalmie rhumatismale, larmoiement abondant* avec ou
sans douleur, principalement de l'œil gauche ; éblouissement ;
trouble de la vue ; *trouble du cristallin, cataracte rhumatismale* (de
l'œil gauche) ; ulcérations aux paupières, agglutination des paupières par une chassie visqueuse ; *élancements dans les paupières ;*
paralysie de la paupière supérieure ; fourmillement dans l'oreille
interne ; *otalgie ; surdité passagère ; névralgie faciale ;* exostose au
front et à l'os jugal ; *névralgie dans la mâchoire inférieure,* s'irradiant à la nuque et à la tempe ; douleur fouillante dans les dents
cariées ; *odontalgie* pressive de dedans en dehors, avec sensation
de froid aux dents, *exaspération par l'eau froide* et *suspension
pendant les repas,* se manifestant surtout le *matin,* l'après-midi
et la nuit. — Teinte jaune, pâle, ou terreuse de la peau ; exaltation telle de la sensibilité de cette membrane, que le moindre choc
cause de vives douleurs. *Névralgies cutanées, exaspérées par l'eau
froide ;* — *charbon* (après *Arnica*). Rhumatisme à la nuque, avec
douleur d'engourdissement, que le décubitus sur le dos ne tarde pas
à rendre intolérable. — *Élancements violents dans les parois de la
poitrine,* particulièrement au côté gauche, sous la clavicule, ou au
niveau du cœur ; contraction *très douloureuse de tous les muscles de
la poitrine ;* élancements au diaphragme. — *Rhumatisme avec douleur de luxation* aux épaules, aux poignets, aux articulations des
doigts, à la hanche, au genou et à l'articulation du gros orteil avec
le premier métatarsien ; douleurs pressives, tiraillantes ou sécantes
dans la longueur des membres ; *tremblement des membres supérieurs ;* contracture des fléchisseurs des doigts ; prurit ardent aux
creux des mains ; *sueur froide visqueuse au creux des mains ;* tubercules sous-cutanés à cette partie ; douleur contusive au genou ;
tiraillement de bas en haut avec chaleur aux pieds, où de haut en
bas avec froid aux pieds, dans les jambes ; — *entorse au pied* (1) ;
douleur brûlante au cou-de-pied (sans rougeur) ; douleur profonde
et lancinante à la plante du pied, en s'appuyant sur celui-ci.

(1) *Spigelia* est très souvent indiquée après *Arnica* dans l'*entorse.* Je l'ai même
employée extérieurement et avec le résultat le plus satisfaisant (chez une vieille
fille cacochyme) dans un cas où l'arnica était resté sans effets.

Lèvres sèches, pâles et fendillées; sensation de sécheresse, de *pointes d'aiguille*, dans la bouche, bien que celle-ci soit remplie d'une salive abondante, visqueuse et nauséeuse; langue chargée; haleine putride; sensation comme d'un corps demi-liquide qui remonterait à la gorge; *anorexie* ou *boulimie;* fourmillement dans l'œsophage; nausées le matin et l'après-midi; vomissements bilieux; douleur névralgique à l'estomac; *sensation d'une tumeur roulée sur elle-même à la région ombilicale; pincements* ou douleurs sécantes dans le bas-ventre; *gonflement du bas-ventre;* douleurs lancinantes dans le bas-ventre, avec renversement de la tête en arrière et perte des sens; borborygmes bruyants et quelquefois douloureux dans le bas-ventre; émission de vents ayant l'odeur d'œufs pourris; tension dans les aines; *hernie inguinale*, selles difficiles, marronnées et enveloppées d'abondantes mucosités; diarrhée muqueuse avec ténesme; fourmillement et élancements dans le rectum; *expulsion d'ascarides;* émission abondante et fréquente, surtout la nuit, d'une urine aqueuse ou blanchâtre.

Fourmillement dans la trachée-artère; enrouement chronique; catarrhe des voies aériennes avec fièvre, chaleur à la peau, mais absence de soif et de sueur; toux violente, avec ou sans expectoration, et quelquefois accompagnée d'une dyspnée excessive qui augmente si l'on se penche en avant; angine et bronchite des plus pénibles, *alternant avec des douleurs rhumatismales dans une épaule*, et quelquefois coexistantes avec elles. *Élancements au cœur; palpitations de cœur*, principalement le matin, en se tenant assis et tranquille; sorte de frémissement au cœur; ralentissement considérable des battements du cœur; fièvre avec prédominance de froid; frilosité habituelle; bâillements violents; somnolence le jour; insomnie le soir avant minuit; sommeil agité, plein de rêves inquiétants, non réparateur; sueur aigre pendant le sommeil; fièvre intermittente quotidienne, commençant le matin par un frisson, suivi de chaleur sèche avec absence de soif. Tristesse anxieuse; prévisions sinistres; découragement porté jusqu'au suicide. *Prédominance très marquée des douleurs dans tous les organes du côté gauche.*

La spigélie, qui peut-être devrait terminer la série dans laquelle je l'ai placée, offre déjà quelques uns des symptômes dominants des médicaments qui composent le groupe suivant, à savoir : Altération putride de l'haleine et des sécrétions; pustules *noirâtres*

à la peau ; état de langueur et de prostration générale ; dépression
du pouls ; exaspération des douleurs par le froid et surtout par
l'eau froide ; tendance au ramollissement du système osseux ; action
marquée sur le périoste ; aggravation des symptômes par le repos,
la nuit et le matin, ou quelquefois vers les deux heures de l'après-
midi ; production d'entozoaires ; enfin, prédominance d'action sur
le côté gauche du corps. On verra par la suite quelle extrême
importance j'attache à cette dernière considération.

De tout cela résulte qu'en thèse générale, l'emploi de la spigélie
est particulièrement indiqué dans le traitement des maladies
chroniques, ou dans des affections récentes des sujets débiles,
pâles, maigres ou un peu bouffis, frileux et disposés aux douleurs
rhumatismales, sans chaleur ni gonflement aux parties affectées.

Ce médicament est souvent indiqué après l'arnica, de même
qu'il convient souvent de prescrire après lui, *Zinc.*, *Arsenic.*, et
quelquefois *Digit.* dans les affections du cœur.

Cocculus et le *Camphora* sont antidotes de *Spigelia*.

Ferrum magneticum. *Fer magnétique* , *Sesqui-oxyde de fer*,
Ethiops martial.

Il existe dans les traités de matière médicale allopathique une
telle confusion à l'égard des composés ferrugineux, qu'il est absolument impossible d'y reconnaître les faits qui se rapportent particulièrement à l'un ou à l'autre de ces composés. On employait
autrefois l'*eau de boule de Nancy* dans les *douleurs musculaires*,
les *paralysies*, les *contusions*, les *entorses*, etc., c'est-à-dire dans
des affections auxquelles paraît surtout correspondre le médicament qui nous occupe. Mais la boule de Nancy, tartrate impur de
fer, n'a qu'un rapport assez éloigné avec notre fer magnétique.
Ici donc, l'empirisme est muet, ou tout au moins doit être par
nous considéré comme tel.

M. Jahr, cet intelligent et infatigable compilateur, qui a déjà
rendu de si grands services à l'homœopathie, M. Jahr a consigné
dans les dernières éditions de son *Manuel* le résumé d'une pathogénésie du fer magnétique (d'après Gaspari) , à laquelle je renvoie
le lecteur. Ce résumé, si écourté et sans doute si incomplet qu'il
soit, n'en est pas moins un document précieux, et qui mérite
d'être lu et médité.

Si quelques uns des symptômes que produit le fer magnétique

sur la tête et les yeux semblent rapprocher ce médicament de la pulsatille ou mieux encore du graphite, tous ses autres symptômes justifient la place que je lui assigne ici. Il est en effet indubitable pour moi (et l'observation clinique m'a déjà confirmé dans cette opinion) que l'action de *Ferr. magnet.* exerce *primitivement* sur l'appareil locomoteur, et donne lieu à des effets généraux et partiels, rationnellement assimilables à ceux de l'arnica, mais plus encore à ceux du rhus et de la spigélie.

Je n'ai jusqu'à présent employé le fer magnétique que dans un petit nombre de cas, dont voici les principaux :

1° Contre un rhumatisme chronique de la nuque chez un vieillard cacochyme et irritable (après *Spigel.*). 2° Dans un cas de *cataracte* (capsulaire) *double* chez un goutteux : le médicament ne guérit pas, mais produisit une amélioration très sensible. 3° Dans un cas de rhumatisme aux deux cuisses et consécutif à un exercice forcé : le malade était un valet de chambre obligé de frotter chaque matin les parquets d'un immense appartement. Je le soignai à deux reprises différentes, et à quatre ou cinq mois d'intervalle, pour la même maladie. La première fois, je ne lui prescrivis *Ferr. magnet.* qu'après *Arnica ;* mais la seconde fois, je le lui donnai de prime abord, et l'effet en fut très prompt et très net. 4° Enfin, dans un cas de névrose mercurielle, chez un sujet très sensible à l'action médicamenteuse, et chez lequel plusieurs de ses symptômes se manifestèrent presque instantanément avec une incroyable véhémence. Un des symptômes de la maladie qui m'avaient déterminé à le prescrire, était une contracture très douloureuse des muscles de la nuque, et contre laquelle avaient échoué tous les médicaments qui m'avaient paru propres à la combattre. *Ferr. magnet.* fut administré à la sixième dilution, quatre globules pour un verre d'eau ; deux cuillerées par jour. La première cuillerée, prise dans la matinée, sembla produire un amendement notable ; mais, un quart d'heure après la seconde, prise à quatre heures de l'après-midi, la vue se troubla ; une auréole, bigarrée de feu, de rouge et de violet, se montra d'abord devant l'œil droit, puis devant le gauche ; bientôt cette auréole formant une ligne circulaire, et brisée en zigzag, se resserra, et, rétrécissant de plus en plus le champ visuel, finit par produire une cécité si complète que le malade n'aurait certainement pu, assurait-il, distinguer le jour de la nuit. Cet état, alarmant chez un sujet dont la vue était excessivement faible, dura environ une heure, et ne se dissipa complétement qu'après le repas. Mais ce n'était là que le phénomène précurseur d'accidents bien autrement fâcheux, sinon plus inquiétants. Vers les huit heures du soir, la douleur de la nuque, qui occupait primitivement le côté gauche, passa au côté droit, et envahit toute l'étendue du muscle trapèze, où elle devint littéralement atroce. Pendant deux jours et deux nuits, le malade, homme énergique, et que j'ai vu supporter sans plaintes de douloureuses opérations, souffrit à pousser des cris déchirants. Le camphre donné comme antidote ne fit qu'exaspérer ce formidable symptôme que *Pulsat.* ni *Bryon,* ne calmèrent pas davantage, et qui ne s'amenda enfin que sous l'influence de *rhus tox.* Mais, nonobstant ce médicament, le phénomène visuel que j'ai décrit se reproduisit *pendant plus de huit jours* avec moins d'intensité, il est vrai, qu'à la première fois, à intervalles irréguliers, le plus souvent pourtant le matin vers les six ou sept heures, et quelquefois même *la nuit, dans une obscurité complète.*

Assurément une substance capable de provoquer à aussi faible dose d'aussi violents désordres doit aussi être appelée à rendre de grands services au médecin homœopathe. Je recommande donc à nos confrères l'étude du fer magnétique, dont il faudrait avant tout compléter la pathogénésie.

Je ne connais pas jusqu'à présent le véritable antidote de ce médicament.

GROUPE II.

TYPE : MERCURIUS SOLUBILIS. — ANALOGUES : ARGENTUM FOLIATUM — CREOSOTA — ARSENICUM ALBUM — PLUMBUM — SULPHURIS ACIDUM — STANNUM — MERCURIUS CORROSIVUS — NITRI ACIDUM — CROCUS SATIVUS (?).

CARACTÈRES COMMUNS.

Si , par une singularité digne de remarque, quelques unes des substances qui composent ce groupe jouissent, à leur état naturel, de la propriété de préserver les matières organiques de la décomposition putride (1), toutes exercent sur les tissus vivants un effet diamétralement opposé, et duquel dérivent les principaux traits communs de leurs pathogénésies et de leur action thérapeutique. Ainsi toutes ont pour symptômes dominants :

Suppression, ou le plus souvent augmentation de toutes les sécrétions, avec altération putride des produits sécrétés.

Fétidité de la bouche et de l'haleine; — goût putride, comme de *chair pourrie* dans la gorge ; — odeur insupportable des défécations et souvent de la suppuration des ulcères ; — fétidité des sueurs et quelquefois des urines.

Bouffissure et ramollissement des chairs, avec tendance à la décomposition ; — douleurs ostéocopes nocturnes.

Ramollissement, boursouflement, friabilité, carie sèche ou humide des os.

Dépression de la vitalité ; — froid cadavéreux, général ou partiel ; — mortification apparente ou réelle des extrémités, ou chaleur âcre suivie de sueurs profuses.

Prédominance d'action sur le côté gauche du corps, c'est-à-dire

---

(1) On sait que l'arsenic et le sublimé sont employés à cet effet par les empailleurs et les naturalistes. L'usage, dans un but analogue, de la créosote (viandes fumées) est d'une notoriété populaire. Les sels solubles d'argent et de plomb, notamment le nitrate de plomb, d'après une note communiquée à l'Académie des sciences par M. Le Maître de Rabodanges (séance du 8 juin 1846) jouissent également de la propriété de conserver les matières animales. La *liqueur fumante de Libavius*, qui, en se cristallisant dans l'air humide, forme le *beurre d'étain* des anciens chimistes, escarrotique, ainsi que l'arsenic, le sublimé, le nitrate d'argent, etc., était recommandée par Vicq d'Azyr comme antiseptique dans les exhumations, etc. Enfin, le safran sert également à préserver les viandes de la putréfaction. Quant aux acides nitrique et sulfurique qui, en raison de leur excessive affinité pour l'eau, carbonisent, il est vrai, les produits organiques, ils jouissent tous deux, et à juste titre, de la propriété d'être antiseptiques. Voilà pourquoi, comme le rapporte Gemlin (*App. med.*, t. II, p. 36), on se servait encore à la fin du dernier siècle de l'acide sulfurique pour conserver l'eau sur les navires. — Il est d'ailleurs à remarquer que plusieurs substances possèdent, relativement à leur action dissolvante sur les produits organiques, des propriétés diamétralement opposées à celles de l'arsenic, du sublimé, de la créosote, etc. Je citerai, entre autres, l'acide oxalique. « Cet acide, dit M. Giacomini, introduit dans un estomac tiré du cadavre, dissout en peu d'heures toutes ses membranes; injecté, au contraire, dans un estomac vivant, il n'étend pas son action au delà de la muqueuse, et la corrosion n'a lieu qu'après la mort. » (*Traité philos. et expériment. de mat. méd. et de thérap.*, trad. de l'italien par MM. Mojon et Rognetta, p. 15.)

sur le côté qui, chez la plupart des hommes, se trouve être naturellement le plus faible.

Troubles profonds de l'innervation ; — grands désordres intellectuels et moraux ; — affaiblissement des sens comme aux approches de la mort.

Sorte d'oscillations violentes du principe vital ; — effets opposés dans toutes les fonctions : engourdissement paralytique ou douleurs atroces, avec mouvements involontaires ; — faim dévorante ou anorexie ; — soif inextinguible ou adipsie, — somnolence comateuse ou surexcitation de tout l'organisme qui rend le sommeil impossible ; — exaltation lascive des facultés génitales ou anéantissement total des mêmes facultés, etc.

Enfin, production de vers intestinaux et autres parasites (1).

MALADIES CORRESPONDANTES.

Syphilis — Gale — Variole — Affections cutanées érysipélateuses, gangréneuses, squammeuses, papuleuses, etc. — Scorbut — Scrofule — Arthrite aiguë et chronique — Douleurs ostéocopes — Exostose — Carie sèche et humide — Production de tissus anormaux — Inflammations des viscères — Affections catarrhales — Hémorrhagies passives — Ascite — Albuminurie — Diabètes — Affaiblissement et perte des sens — Affaiblissement des facultés intellectuelles — Manie — Démence — Idiotisme — Atrophie d'un ou de plusieurs membres — Névroses les plus diverses et les plus bizarres — Névralgies terribles — Affections vermineuses, etc.

L'absence de l'excitation naturellement produite par la lumière et les occupations du jour, le froid extérieur (le froid humide surtout), le repos, et enfin le décubitus sur la partie souffrante, paraissent être autant de conditions qui favorisent l'action essentiellement dissolvante du mercure et de ses analogues.

La prédominance si prononcée de cette action sur tous les organes du côté gauche, circonstance qui, pour moi, se rattache évidemment à une loi générale, constitue un phénomène caractéristique, et dont le praticien ne saurait trop tenir compte.

Voici sur ce point mes observations exposées sans commentaires, je les crois dignes d'intérêt :

(1) Voilà pourquoi toutes ces substances sont essentiellement *anthelminthiques*. — Tous leurs symptômes sont pour ainsi dire des signes de décomposition putride.

La donnée générale, je ne dirai pas du brownisme, mais du ra-sorisme, était une vérité : Il y a des médicaments *hyperthénisants*, et des médicaments *hyposthénisants*, des *stimulants* et des *contro-stimulants* (1). En d'autres termes il y a, comme je l'ai dit déjà, à propos de la spigélie, des poisons qui tuent en exaltant la vita-lité, et d'autres poisons qui tuent en la déprimant. Les médica-ments qui nous occupent appartiennent essentiellement à cette dernière catégorie, tandis que la pulsatille, la bryone, le veratrum et surtout la noix vomique, pourraient être, abstraction faite de leurs propriétés spéciales, considérées comme les types de la caté-gorie opposée. Remarquons d'ailleurs que *tous* les médicaments, quoiqu'il ne m'ait pas toujours été possible de le spécifier pour chacun d'eux, rentrent plus ou moins dans l'une ou dans l'autre de ces deux catégories. De là résulte la corrélation générale de tel ou tel médicament avec tel ou tel tempérament donné.

Mais ce que je tiens particulièrement à établir ici pour être dis-pensé d'y revenir dans la suite, c'est la connexion des phénomènes qui se rattachent à la prédominance de l'action médicamenteuse sur l'un ou l'autre côté du corps. Ainsi, de ce qu'un médicament agit *primitivement* et d'une manière prononcée sur le côté droit, on peut affirmer *à priori* : 1° que les symptômes qu'il produit sont aggravés par la lumière, la chaleur, le grand air et le mou-vement ; 2° qu'ils seront soulagés au contraire par le silence, une température fraîche, l'obscurité et le repos ; 3° que l'accélération et la plénitude du pouls domineront dans la fièvre qu'il occasion-nera ; 4° que pendant le décubitus, les douleurs se feront plus par-ticulièrement sentir dans les parties ne servant pas alors de points d'appui ; 5° qu'on observera, dès le principe, de la répugnance pour les aliments, ou tout au moins une prompte satiété, et jamais, sauf quelques cas exceptionnels, qu'il me serait facile d'expliquer, de ces faims extraordinaires qui témoignent d'un besoin pressant de l'économie de réparer ses forces épuisées ; 6° que si le médica-ment dont il s'agit produit l'aménorrhée ou la dysménorrhée, ces symptômes ne s'accompagneront point de l'appauvrissement du sang, qui, s'il prend difficilement et douloureusement son cours,

---

(1) Rasori et ses disciples, n'opérant que sur l'homme malade, n'ont pu parve-nir à la détermination vraie ni des uns ni des autres de ces médicaments, leurs observations impliquant presque nécessairement des contre-vérités.

n'en sera pas pour cela moins riche en fibrine, et ne s'échappera, au contraire, qu'en caillots noirs et résistants comme on l'observe pour la pulsatille ; 7° enfin, que la cachexie et l'adynamie ne sont point les effets généraux que tend à produire ce médicament, qui pourra, du reste, causer des désordres non moins graves, mais d'un ordre différent ou, pour mieux dire, inverse.

Or le *contraire* de tous les accidents qui viennent d'être énumérés est, à des degrés et avec des nuances variables à l'infini, le propre de tout médicament agissant primitivement sur le côté gauche du corps.

Notons maintenant que, pour qui sait observer, il en est à cet égard des maladies naturelles comme des maladies médicamenteuses. Plusieurs au moins parmi celles-là semblent positivement, dans le développement de leurs manifestations organiques, procéder de gauche à droite, tandis que d'autres procèdent suivant un ordre inverse. Ce qui revient tout simplement à dire qu'il y a réellement des maladies *essentiellement hypersthéniques*, ce que Brown contestait, et des maladies *essentiellement hyposthéniques*, ce que Broussais ne voulait pas admettre (1). Il s'en faut bien d'ailleurs que ces considérations soient dénuées d'intérêt du point de vue pratique. Je me contenterai, pour le prouver, de rapporter le fait suivant.

En 1848, un malade dont je n'étais pas encore le médecin perdit l'œil gauche à la suite d'accès névralgiques terribles, ayant pour siége le fond de l'orbite de ce côté, et, qui pensait-on, avait pour cause, ou une ancienne syphilis, ou (ce qui me semble beaucoup plus probable d'après ce qui m'a été raconté depuis) un traitement mercuriel allopathique, suivi quelques années auparavant, et poussé jusqu'au dernier degré de l'extravagance, c'est-à-dire continué sans autre raison que la reproduction incessante de symptômes mercuriels pris pour des symptômes syphilitiques *pendant six mois entiers*. En 1850, la névralgie éclata de prime à bord au fond de l'œil droit. Assurément, ce n'était là qu'une recrudescence. Syphilis ou mercure, la maladie, suivant moi, n'avait pas cessé d'exister : elle procédait *normalement*, c'est-à-dire de

(1) Que l'on consulte à l'appui de ce que j'avance la statistique des hôpitaux de vénériens, et l'on verra de combien les lésions organiques ou fonctionnelles (par exemple les névralgies, les amauroses, les surdités, etc.), consécutives à l'infection vénérienne, se sont produites plus fréquemment du côté gauche que du côté droit.

gauche à droite, à son œuvre de destruction. Les accès duraient depuis trois jours, presque sans interruption, et se compliquaient de l'ophthalmie la plus violente. Il y eut une consultation, on proposa *Calcarea carb.* Considérés isolément, les symptômes l'indiquaient : je l'acceptai, moins pourtant par conviction que par déférence pour l'éminent confrère qui l'avait conseillé. Le malade le prit, et les douleurs s'apaisèrent presque instantanément. Or *Calcarea* est un médicament dont l'action, comme on le verra dans la suite, procède justement en sens inverse de celle du mercure : ma théorie était donc en défaut. Malheureusement pour le malade elle n'y fut pas longtemps. Après quarante-huit heures de suspension, ou pour ainsi dire de compression, l'accès éclata derechef, plus violent que jamais.

Libre, cette fois, d'agir conformément à ma pensée, ce fut surtout en m'appuyant sur les considérations précédemment déduites que je prescrivis *arsenic.* Le succès de ce médicament fut net et durable. Non seulement il fit cesser l'accès, mais il dissipa progressivement d'alarmants symptômes d'amaurose qui, depuis longtemps déjà, avaient commencé à se manifester, semblables à ceux qui, en 1848, avaient précédé la perte de l'œil gauche.

Je n'insisterai pas davantage sur ce point.

L'action énergique, profonde, persistante, du mercure et de presque tous ses analogues, indique suffisamment que les maladies qu'ils sont le plus spécialement appelés à combattre sont de celles qui attaquent profondément l'organisme, le minent sans relâche, et tendent à le dissoudre. Mais indépendamment de ces maladies, essentiellement, primitivement chroniques, suivant l'expression de Broussais, il en est d'autres qui, pour affecter une marche aiguë, n'en réclament pas moins impérieusement l'emploi des médicaments dont nous parlons. C'est ainsi qu'on voit souvent certaines affections rhumatismales suraiguës, avec rougeur et gonflement aux articulations entreprises, douleurs déchirantes, sueurs profuses, d'odeur aigre ou fétide, etc., ne céder qu'à *Mercur. sol.* ou *cor.* Il en est de même de certaines *ophthalmies*, de certaines *hépatites*, etc., etc. : il n'est donc nullement indispensable qu'une maladie présente un caractère *spécifique*, pour réclamer l'emploi d'un des médicaments dont il s'agit. Il suffit tout simplement qu'elle en offre les symptômes saillants, quelles que soient d'ailleurs sa cause et sa nature intime.

Tous les médicaments du groupe mercure sont antisyphilitiques.
Et voilà certes une proposition qui, à elle seule, suffirait pour
ruiner le *spécificisme*, si l'impossibilité radicale de généraliser son
principe ne l'avait privé, dès son berceau, de toute condition sé-
rieuse d'existence.

Cependant un fait digne de remarque, c'est que Hahnemann
lui-même, dont le génie fit table rase en médecine, et renversa
du même coup tous les systèmes, semble néanmoins avoir conservé
toute sa vie une certaine indécision à l'égard du spécificisme. Non
seulement il paraît accepter comme fait immuable, absolu, l'efficacité exclusive du mercure contre la syphilis, en d'autres termes,
la *spécificité absolue* de ce médicament; mais on le voit encore
poursuivre sans relâche, et jusque dans les recoins les plus obscurs de l'ontologie médicale, de ces rapports généraux entre telle
maladie qu'il découvre ou croit découvrir, et telle substance qui la
guérit. Le *thuya*, par exemple, n'est-il pas pour lui le *spécifique*
de la *sycose?* le *soufre*, celui de la *psore?* Il est vrai que dans le
traitement de la *sycose*, il fait alterner le thuya avec l'acide nitrique (1), sans indiquer la raison homœopathique de cette manière de procéder, ce qui ne laisse pas d'enlever à la spécificité de
Thuya une grande partie de son prestige. Il est également vrai
que, forcé de reconnaître les nombreux insuccès du soufre dans les
maladies chroniques non vénériennes, il finit par déclarer que
« jamais la guérison d'une *psore* ancienne, privée de son exanthème, ne peut être accomplie par du soufre seulement (2). » Mais
pour ce qui est des insuccès du mercure contre la syphilis, si ancienne soit-elle, Hahnemann ne les admet point, sauf le cas de
complication psorique. « Il suffit, dit-il (lorsque cette complication
n'existe pas), d'une seule petite dose de la meilleure préparation
mercurielle pour guérir radicalement et à jamais, dans l'espace de
quinze jours, la syphilis entière, etc. (3). » Il est du reste évident
que dès l'époque où fut publiée la *Matière médicale pure*, Hahnemann considérait déjà le mercure et le thuya comme doués exclusivement de la propriété de guérir, l'un la vérole, et l'autre la sycose,
et voilà pourquoi ces deux médicaments, malgré la longue durée de

(1) *Doctrine homœopathique des maladies chroniques*, t. I, p. 119.
(2) *Idem*, p. 145.
(3) *Idem*, p. 124.

leur action, ne figurent pas au nombre de ses *antipsoriques*. Ce seul passage de la *Matière médicale pure* suffirait pour prouver ce que j'avance : « Pour qu'elle (l'homœopathie) se décide à donner la dose la plus faible du mercure pur, préparé comme je viens de le dire, il faut qu'elle ait reconnu l'indispensable nécessité de l'employer dans un cas donné de maladie chronique, à MOINS *qu'il ne soit commandé d'une manière* ABSOLUE *par une syphilis pure non compliquée de psore, puisque alors une seule des doses les plus exiguës suffit pour anéantir complétement le* MIASME CHRONIQUE (1). »

Assurément ce spécificisme de Hahnemann diffère essentiellement de celui que cherchent à introniser aujourd'hui quelques homœopathes allemands, puisqu'il laisse en dehors de ses applications l'immense majorité des maladies. Mais enfin, c'est encore du spécificisme, et à ce titre il entraîne après lui plusieurs inconvénients graves que je crois important de signaler.

1° Il tend à inculquer aux homœopathes des idées fausses à l'égard de deux médicaments, le mercure et le thuya, en les portant à penser que le premier exclusivement *antisyphilitique*, et le second exclusivement *antisycosique*, n'ont de prise l'un et l'autre que sur les maladies vénériennes, et n'exercent qu'une action douteuse sur les autres maladies chroniques.

2° Il semble en quelque sorte affranchir, par cette raison, le mercure, le thuya, et même, jusqu'à un certain point, le soufre de la loi des semblables. Au moins est-il incontestable qu'un très grand nombre d'homœopathes paraissent interpréter de cette façon l'idée de spécificité attachée par Hahnemann à ces trois médicaments. Combien d'entre eux, par exemple, lorsque le mercure ne leur réussit pas contre une syphilis ancienne, *supposent*, à l'exemple du maître, l'inévitable complication psorique, et prescrivent le soufre *empiriquement*, c'est-à-dire sans que les symptômes de la maladie indiquent le moins du monde l'emploi de ce médicament ! Combien également, et par une réciprocité légitime, lorsqu'une affection chronique se montre réfractaire aux antipsoriques, *supposent* non moins gratuitement l'existence d'une syphilis larvée et prescrivent aveuglément le mercure !

3° Enfin, en mettant invariablement sur le compte de la *psore* les insuccès du mercure contre la syphilis, Hahnemann affirme

(1) *Idem*, t, III, p. 26.

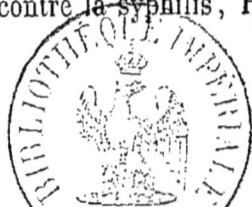

7

explicitement que non seulement ce médicament est dans tous les cas possibles le meilleur *antisyphilitique*, mais encore qu'il est le SEUL *antisyphilitique*, ce qui est une très grave erreur. C'est, en effet, de cette erreur qu'émane la concession forcée faite par Hahnemann au spécificisme ; car dès l'instant où l'on admet qu'une maladie, quels que soient son ancienneté, sa marche, ses symptômes, l'idiosyncrasie du malade, etc., ne peut être conjurée que par *un seul* médicament, il est clair que le nom seul de cette maladie suffit pour en indiquer le traitement, et que la comparaison de ses symptômes avec ceux de l'agent médicamenteux ne saurait plus être qu'une superfluité. Mais qu'au lieu d'un seul antisyphilitique, on arrive à en reconnaître plusieurs, la question tout aussitôt prend une face nouvelle. Adieu dès lors la méthode si commode des spécificiens ; le nom de la maladie cesse d'être, pour le médecin, une indication suffisante ; l'observation seule décide du choix du médicament, et de cette façon la loi des semblables a reconquis tous ses droits.

Voilà donc comment j'ai pu dire, en commençant cette digression sur le *spécificisme*, que cette proposition, *tous les médicaments du groupe mercure sont antisyphilitiques*, était le dernier coup porté à cette pseudo-doctrine, puisque, en ébranlant la spécificité exclusive du mercure, elle la ruine comme fait principe.

Mercurius. *Hydrargyrum , Argentum vivum , Argentum liquidum , Argentum fusum , Argentum mobile , Aqua argentea, Aqua metallorum , Aqua sicca , Proteus , Chamæleon minerale, Servus fugitivus , Illusor chymicorum , Impostor chymicorum, Azoph , Zaibar, Zabach* (1) , *Mercurius solubilis, Oxyde noir de mercure.*

Ce métal, que les médecins allopathes modernes rangent dans la classe de leurs *médicaments altérants*, mots dont je ne suis pas sûr d'avoir jamais bien compris la signification , est un poison d'autant plus redoutable que ses effets toxiques ne succèdent pas

_____

(1) Fréd. Gmelin, *Apparat. medicam., corpora metallica*, t. II, p. 1. — Le mercure doit ses nombreuses dénominations : 1° au rôle mystérieux et cabalistique que lui firent jouer pendant tant de siècles les chercheurs d'*absolu* et de *pierre philosophale ;* 2° à la règle que s'étaient faite les premiers médecins qui l'employèrent de cacher à leurs malades son véritable nom, qui (à juste titre) les eût effrayés, ou dont ils tenaient à se réserver le secret.

toujours immédiatement à son ingestion dans l'économie. Son introduction dans la thérapeutique ne remonte pas au delà du xvᵉ siècle. On l'attribue généralement à J. Widmann, dont le Traité sur la syphilis parut en 1497 (1). Peu de temps après, le mercure devint le sujet d'une multitude d'écrits, qui en propagèrent l'emploi, et l'Europe tout entière fut le théâtre de ses ravages.

« Si j'excepte, dit Hahnemann, les émissions sanguines, les éternels purgatifs, l'abus de l'opium, pour calmer les douleurs, forcer le sommeil et apaiser la diarrhée ou les spasmes, celui du quinquina pour supprimer les fièvre typiques et fortifier dans les cas où la persistance de la maladie et l'épuisement des forces par le traitement sont la seule cause de la faiblesse, je ne connais pas de moyens qui, entre les mains des allopathes, aient plus contribué à abréger de vies que le calomélas et le sublimé, auxquels ils attachent tant de prix (2). »

Applications empiriques. — Comme il n'est peut-être pas une seule maladie grave contre laquelle le mercure n'ait été employé, et toujours à doses énormes, soit en vue d'une syphilis latente qui souvent n'existait pas, soit à simple titre d'essai tenté sur la foi du hasard, on conçoit quels innombrables accidents durent résulter d'aussi déplorables abus. Mais on conçoit en même temps qu'à force de multiplier leurs aveugles tentatives, il dut arriver quelquefois aux médecins de tomber juste, c'est-à-dire de prescrire le mercure dans des cas où il devait réussir, et dans lesquels, en effet, la connaissance de ses symptômes purs nous explique aujourd'hui ses succès. C'est ainsi qu'en dépouillant le long chapitre que Gmelin consacre à ce médicament, nous trouvons qu'il a été sur tout préconisé contre la plupart des maladies dont sa pathogénésie rappelle le mieux les symptômes. Tels sont, entre autres : la *syphilis* (primitive et secondaire), *l'angine*, le *scorbut* (3), la *scrofule* (4), les *inflammations catarrhales des yeux*, *l'amaurose*, les *in-*

---

(1) *Tract. de pustulis et morbo qui vulgato nomine mal de Franzos appellatur,* In-4°, 1497. — Les Arabes avaient avant Widmann employé le mercure en médecine, mais seulement extérieurement, contre la lèpre.

(2) *Traité de matière médicale,* t. III, p. 26.

(3) Kramer, *Dis. epistol. de scorbuto,* 1737.

(4) Bordeu, *Recueil des pièces qui ont concouru pour le prix de l'Académie de chirurgie* (1759), t. III, p. 80.

flammations des poumons et des intestins (1), l'*hépatite* (2), l'*hydropisie*, la *dyssenterie*, les *affections vermineuses*, la *variole* (3), l'*anthrax*, le *charbon*, la *peste* (4), le *rhumatisme*, la *goutte*, *toutes les
maladies de la peau, syphilitiques ou non syphilitiques*, l'*éléphantiasis* (5), la *plique polonaise*, le *spina ventosa* (6), le *rachitisme* et
toutes les maladies des os, la *métrite*, l'*hydrosarcocèle vénérien* et
non vénérien, l'*hystérie*, l'*épilepsie*, la *manie*, le *tétanos*, et enfin la
rage (7).

Bien que les médecins, lorsqu'il leur arrivait de guérir, à l'aide
du mercure, quelques unes des maladies dont il vient d'être fait
mention, manquassent rarement d'attribuer leur succès à l'existence plus ou moins imaginaire d'une syphilis larvée, conjurée,
pensaient-ils, par leur thérapeutique, il ne faut pas croire qu'ils
aient jamais soupçonné le *pourquoi* de la spécificité antisyphilitique de l'agent mercuriel. Loin de là : ils s'imaginaient que le
mercure ne guérissait la vérole qu'en entraînant et en éliminant le
virus de cette maladie au moyen de la salivation qu'il provoquait.
Ce fut même un événement dans le monde médical, lorsqu'on découvrit, vers la fin du XVIᵉ siècle, que ce métal n'avait pas besoin
de produire la salivation pour guérir la maladie vénérienne. Mais,
une erreur alors en remplaçant une autre, on supposa que les sueurs,
la diurèse ou la diarrhée, qu'on voyait se manifester, suppléaient
à la salivation qui manquait : l'humorisme grossier, qui régnait
alors dans les écoles, ne comportait point une autre théorie.

Cependant les accidents sans nombre, causés par le mercure,
en révélaient déjà distinctement et presque dans toutes ses nuances
l'action physiologique. C'est au point qu'il nous suffirait de collationner les effets d'un certain nombre des intoxications mercurielles si fréquemment observées et involontairement produites

(1) F. Lind, *London medical journal*, t. VIII, et Hamilton, *Medical commentaries collected and published by* A. Dunken, t. XI.

(2) Clarke, *Medical and philosophical commentaries by a society in Edin-
burgh.* London, 1777, t. V.

(3) Th. Dimsdale, *Present method for the inoculating of the small pox*, 1767,
in-8°, p. 17.

(4) Schreiber, *De pestilentia*, p. 44.

(5) Raymond, *Hist. de l'éléphantiasis*, etc., in-8°. Lausanne, 1767.

(6) Büchner et Niemann, *De remediis mercurialibus spinæ ventosæ*, etc.,
in-4°, 1754.

(7) Desault, *Dissert. sur la rage*, 1734, in-12.

par les médecins, pour avoir une pathogénésie presque complète
du médicament qui nous occupe. Cette pathogénésie, tout aussi
bien que celle que nous a fournie l'expérimentation pure, représenterait assez exactement, et dans leur ensemble, les symptômes
primitifs et secondaires de la syphilis. Mais comment se fait-il que
l'analogie frappante de ces effets médicamenteux avec les symptômes de la maladie vénérienne n'ait pas encore dessillé les
yeux de tous les médecins à l'égard de la loi des semblables?
Peut-être ne trouverait-on dans l'histoire d'aucune autre science
que la médecine l'exemple d'un aveuglement aussi obstiné.

Ce qu'il y a de mieux, c'est que les adversaires de l'homœopathie se livrent eux-mêmes au rapprochement que j'indique. L'analogie symptomatique que présentent la maladie mercurielle et la
syphilis, analogie qui va souvent jusqu'à la similitude la plus
complète, ils la reconnaissent, ils la signalent journellement... et
la conclusion leur échappe. Veut-on la preuve de ce que j'avance?
M. le professeur Trousseau et son collaborateur M. Pidoux vont se
charger de nous la fournir : « Ainsi donc, disent ces médecins,
cacochymie, ulcérations de la bouche, de la langue, du pharynx,
nécrose des os maxillaires, diarrhée, tremblements, délire, manie,
affections aiguës de la peau, tels sont les accidents que l'on peut
reprocher au mercure (1); » — et à la syphilis, auraient-ils dû
ajouter. — « Du côté de la peau, il se manifeste, et sous l'influence
du mercure, et sous celle de la syphilis, des désordres graves.
Dans la vérole, etc., ce sont des pustules, des tubercules, des
croûtes, etc. Dans l'hydrargyrie, ce sont des érythèmes, des papules, des vésicules, et rarement (pas si rarement) des pustules
impétigineuses (2). » Il est vrai qu'entre les dermatoses mercurielles et les syphilides, nos auteurs aperçoivent de *très grandes
différences;* celles-ci, par exemple : les syphilides ne surviennent
le plus souvent que plusieurs mois après l'infection vénérienne,
tandis que les autres, au contraire, sont « immédiates, aiguës, »
ce qui n'est pas toujours vrai et ce qu'expliquerait à la rigueur
l'énormité des doses auxquelles est administré le poison. Quoi
qu'il en soit et tout en affirmant que « il n'est pas de médecin un
peu attentif et un peu instruit dans la pathologie cutanée, qui,

(1) *Traité de thérapeutique,* t. I, p. 172.
(2) *Idem,* p. 173.

dans l'immense majorité des cas, ne distingue ces formes, *en gé-néral*, fugaces qui sont propres aux affections cutanées mercurielles des formes fixes et tenaces des syphilides, » MM. Trousseau et Pidoux sont néanmoins forcés de convenir que « sur la limite de ces deux espèces d'altérations, il pourra se présenter des cas où le diagnostic sera difficile et même impossible. » D'où il faut conclure que, dans ces cas au moins, les symptômes de la syphilis et ceux du mercure *qui la guérit* sont d'une ressemblance parfaite.

MM. Trousseau et Pidoux, poursuivant l'examen comparatif des symptômes syphilitiques et des effets mercuriels, s'expriment ainsi : « La vérole constitutionnelle et le mercure peuvent amener une cachexie ; mais la marche et les formes de cette maladie sont, en général, fort tranchées. La cachexie mercurielle, *ordinairement* rapide, — comment ne serait-elle pas rapide avec une intoxication violente, incessamment renouvelée ? —, survient, en peu de jours, sous l'influence d'un *traitement hydrargyrique actif*; chez les ouvriers qui emploient le mercure, chez les mineurs, chez les malades qu'on laisse longtemps sous l'influence du médicament administré à petites doses, la cachexie se développe avec lenteur, mais toujours elle conserve ses caractères : gonflement, lividité, hémorrhagie des gencives; bouffissure de la face et des extrémités inférieures; épanchements séreux dans la plupart des cavités; diarrhée habituelle; quelquefois hébétude, tremblements. La cachexie syphilitique, au contraire, ne s'observe que lorsque la vérole a duré longtemps. Elle est toujours ou du moins semble toujours être la conséquence de quelques lésions organiques chroniques ou de douleurs aiguës qui ont privé le malade de sommeil. Elle s'accompagne d'amaigrissement extrême de la face et de tous les phénomènes qui sont propres au marasme (1). »

Il serait difficile de pousser plus loin la subtilité paradoxale ou plutôt le sophisme ; car il est faux, radicalement faux, que les cachexies mercurielles et syphilitiques aient constamment les caractères respectifs que leur assignent MM. Trousseau et Pidoux. L'une présente quelquefois, il est vrai, des caractères aigus que l'autre n'a pas toujours. Mais à quoi cela tient-il ? A ce que les moyens employés comme remèdes par les allopathes sont très souvent plus violents et plus rapidement destructeurs que ne le sont les mala-

(1) *Traité de thérapeutique*, t. I, p. 174.

dies auxquelles on les oppose. Il ne cessera d'en être ainsi, tant
que, pour combattre la syphilis, on se croira dans l'obligation
d'administrer aux malades d'effroyables quantités de mercure.

MM. Trousseau et Pidoux ajoutent encore :

« On a dit que les douleurs nocturnes ostéocopes appartenaient
aussi bien à l'hydrargyrie qu'à la vérole ; à cela nous répondrons que
l'on observe rarement des douleurs ostéocopes chez les ouvriers
qui exploitent ou qui travaillent les préparations mercurielles (1). »
— J'avoue que je suis assez mal renseigné sur ce point de statistique ; mais enfin MM. Trousseau et Pidoux conviennent que ces
douleurs existent au moins *quelquefois* chez les ouvriers dont ils
parlent, puisque eux-mêmes les ont observées chez un étameur
en glace, malade à l'hôpital Saint-Antoine. Or ce fait fût-il
unique, et il s'en faut qu'il le soit, qu'il suffirait encore pour nous
autoriser à ranger les douleurs ostéocopes nocturnes parmi les
symptômes mercuriels tout aussi bien que parmi les symptômes
syphilitiques.

Au surplus, il est un fait qui, mieux que toute espèce de raisonnement, démontre sans réplique la ressemblance des effets
mercuriels avec les symptômes de la syphilis : c'est la méprise si
fréquemment commise par les médecins à l'égard des uns et des
autres. Combien de malheureux, empoisonnés par le mercure,
n'ont-ils pas été derechef soumis à des traitements mercuriels,
parce qu'on prenait pour les indices de la vérole les effets désastreux du toxique dont ils étaient déjà saturés !

Le mercure ayant été, dès la fin du dernier siècle, essayé,
comme nous l'avons dit, dans toutes les maladies imaginables, il
n'était pas possible aux médecins allopathes modernes de lui trouver de nouvelles applications. Tout ce qui était en leur pouvoir
était d'en modifier le mode d'administration. Aussi se sont-ils attachés à renchérir à cet égard sur l'extravagance de leurs prédé-
cesseurs, et je suis forcé de convenir qu'ils y sont parvenus.

« Les doses d'onguent mercuriel que Velpeau employait chaque
jour (dans la fièvre puerpérale) pour produire une prompte salivation variaient de 30 à 60 grammes (1 à 2 onces). Nous avons
été plus hardis, et nous avons l'habitude de le prescrire à la dose
de 100 et même 250 grammes en vingt-quatre heures (3 et 5 onces).

(1) *Loc. cit.*

Mais Paul Dubois n'a pas craint de porter les doses jusqu'à 500 et même 750 grammes (1 livre et 1 livre et demie) (1). »

Qui voudra croire dans quelques siècles à de pareilles énormités!

La préparation mercurielle qui est particulièrement usitée en homœopathie sous le nom de *mercure soluble*, ou simplement de mercure, est l'oxyde noir ou protoxyde de ce métal. Voyez, pour sa préparation et sa pathogénésie, la *Matière médicale pure* de Hahnemann, t. III, p. 27 et suiv.

Applications homœopathiques. — Le mercure soluble convient particulièrement aux sujets lymphatiques, cacochymes, faibles de corps et d'esprit, frileux, disposés à contracter des affections catarrhales ou des douleurs rhumatismales, pour peu qu'ils s'exposent à l'influence d'un air frais et humide, à haleine fade ou nauséeuse, transpirant aisément, principalement la nuit; enfin, *aux femmes plutôt qu'aux hommes.*

Voici la liste des états morbides contre lesquels il a le plus de chance d'être employé avec succès :

Scrofule, syphilis, variole (chez les petites filles) ; *érysipèle grave, dartres rouges et arrondies ; gale, syphilides, tubercules syphilitiques* (*gommes*) dans l'épaisseur de la peau ; *lèpre ;* ulcères à bords frangés, à fond grisâtre, et donnant un pus ichoreux et fétide; *rhagades aux mains et aux pieds; friabilité des os longs,* carie *humide* des os courts, exostoses ; déformation des ongles.

Accès de congestion sanguine vers la tête, avec bouffées de chaleur au visage, horripilation au reste du corps, froid glacial aux extrémités ; vertiges et titubation, surtout en se levant de sa chaise après être resté assis un certain temps, le matin en quittant le lit, en marchant à l'air frais, ou en étant couché sur le dos ; céphalalgie pressive, comme si la tête était fortement serrée par un lien, ou déprimée de haut en bas ; *palpitations, élancements, térébrations* à la tête, principalement *à la tempe gauche* ou à l'occiput; *exostose au crâne ;* sueur froide, visqueuse, à la tête ; endolorissement de tout l'extérieur de la tête; éruption suintante au cuir chevelu; *chute des cheveux.* — *Ophthalmie syphilitique ou scrofuleuse,* principalement lorsque la maladie a commencé par l'œil gauche ; injection des vaisseaux de l'œil ; *photophobie* avec larmoiement brûlant, points de feu, mouches volantes, etc. ; *névralgie dans l'œil,*

(1) *Traité de thérapeutique,* t. I, p. 191.

avec douleurs atroces, partant du fond de l'orbite, et sensation de froid aux parties environnantes; ulcération de la conjonctive et de la cornée. — Déchirement dans les muscles et les os d'un seul côté de la face; gonflement rouge et chaud de tout un côté de la face. — *Otite*, avec écoulement fétide et excroissances fongueuses dans l'oreille. — *Carie des os du nez. — Gonflement douloureux des glandes salivaires; ulcérations grisâtres de la face interne des lèvres, des joues, ainsi que des gencives, de la langue et du palais; décollement frangé des gencives qui déchausse les dents; odontalgie nocturne; carie, vacillement et chute des dents; gonflement fongueux de la muqueuse buccale; haleine d'une insupportable fétidité; langue gonflée* et recouverte d'un enduit blanchâtre épais, tenace, et se détachant sous forme de pellicule; *écoulement abondant d'une salive visqueuse et fétide;* goût sucré, aigre, salé, ou absence de goût; *carie des os palatins; ulcérations dans le pharynx;* déglutition rendue difficile comme par une masse charnue qui obstruerait la gorge; *ulcérations des amygdales;* angine phlegmoneuse, avec douleur lancinante, qui s'étend jusqu'à l'oreille et *s'aggrave la nuit.*

Nausées, avec vertiges, surtout après le repas; hoquet; régurgitations rances ou amères, ou comme après avoir mangé des sucreries; pyrosis; vomissements violents; faiblesse de la digestion *avec faim continuelle, insatiable;* répugnance pour les aliments; sensibilité excessive aux régions précordiales épigastrique ou hépatique; douleur brûlante ou sécante à l'estomac; gonflement du foie; *hépatite; ictère.* — Dureté, ballonnement du ventre, qui est douloureux au toucher, principalement à la région ombilicale; douleurs incisives ou contusives dans le bas-ventre; sensation de froid, remontant de l'épigastre à la gorge où elle s'accompagne d'une sorte de grattement; tranchées à la suite d'un refroidissement; coliques suivies de petites selles muqueuses, ou sanguinolentes très fréquentes, avec ténesme; selles diarrhéiques, surtout *vers le soir ou à l'air frais;* selles dures, énormes, corrosives, même sans être diarrhéiques, grises, verdâtres, sanglantes, d'une excessive fétidité; sorties d'*ascarides* ou de *lombrics.*

Envie continuelle d'uriner le jour et la nuit; urines brûlantes et corrosives, s'écoulant goutte à goutte; urines abondantes comme dans le diabète, avec amaigrissement excessif; *albuminurie;* urines fétides, troubles et laissant déposer un sédiment crayeux; pissement de sang ; gonflement de l'urètre qui amincit et contourne le jet de l'urine ; inflammation de l'orifice de l'urètre.

Gonorrhée verdâtre ; chancres dans l'urètre, au prépuce ou à la couronne du gland; *balanite, orchite, bubons;* sensation de froid dans les testicules, principalement vers le soir ; érotisme, avec érections douloureuses, surtout la nuit, et éjaculation d'un sperme sanguinolent ; érections faibles et incomplètes ; pollutions sans désir ; absence de volupté pendant le coït ; impuissance. — Gonflement, ulcération et suppuration de la muqueuse du vagin ; *leucorrhée verdâtre ; chancres au clitoris et aux petites lèvres; ulcérations fongueuses au col utérin ; métrite; métrorrhagie;* suppression des règles ; *ulcérations* et gonflement aux mamelles.

Affections catarrhales des voies aériennes, avec violent coryza *fluent* et corrosif ; toux rauque, sensation de sécheresse et élancements dans l'œsophage ; *accès nocturnes de suffocation;* élancements au cœur.

Roideur douloureuse de la nuque et de tout le cou ; froid dans le dos; *palpitations* et élancements dans les omoplates ; — flexion convulsive du tronc sur les membres inférieurs, avec redressement subit et violent, double mouvement désordonné qui se répète cent fois dans une heure ; — *rachitisme ; carie des vertèbres et du sacrum ;* — douleurs déchirantes dans les membres ; tremblement de la tête et des membres ; *rhumatisme articulaire aigu, avec gonflement rouge des articulations,* fièvre, soif ardente, *haleine et sueurs fétides ;* — *rhumatisme articulaire chronique,* avec déformation des articulations par des nodosités ; — projection involontaire et quelquefois bizarre des membres inférieurs en avant ou de côté ; *infiltration d'un ou de plusieurs membres,* et même de tout le corps; *paralysie* ou *atrophie* (effet secondaire) d'un ou de plusieurs membres.

Accablement général ; bâillements, somnolence comateuse ; fièvre avec horripilation, chaleur à la tête et au visage, *froid pour peu qu'on se découvre;* pouls irrégulier, fréquent ou lent, intermittent ou tremblotant ; *sueurs excessives d'odeur fade et nauséeuse,* ou huileuse, et tachant le linge en jaune. Extrême affaissement moral ; indifférence pour toute personne et toute chose; peur de devenir fou ; imbécillité ; *monomanie religieuse ; aliénation mentale ; névroses bizarres ; épilepsie ; léthargie* avec perte de la parole et des sens, mais non de la conscience, etc.

Mercur. corros. et *Nitri acid.* sont les meilleurs antidotes de *Mercur. solub.*

Argentum. *Argent métallique*, *Régule d'argent* des anciens chimistes.

Applications empiriques. — Ce métal, connu dès la plus haute antiquité, passe pour être dénué d'action médicamenteuse à son état naturel. Cependant Avicenne recommandait sa limaille contre les *palpitations de cœur* et la *fétidité de l'haleine*, double application que justifie la pathogénésie de l'argent dynamisé. Quoi qu'il en soit, après avoir autrefois fait partie de la *confection d'hyacinthe*, dans laquelle il jouait un rôle pour le moins très obscur, l'argent a depuis longtemps disparu du *Codex*, et ne sert plus dans les pharmacies allopathiques qu'à recouvrir la surface des bols ou des pilules dont on veut dérober la saveur aux malades.

Mais si, à cela près de cet usage ridicule, l'argent métallique est actuellement inusité par les médecins des anciennes écoles, on sait qu'il n'en est pas de même, à beaucoup près, de plusieurs sels ayant pour base ce métal, notamment du *chlorure*, recommandé par MM. Serres et Sicard de Montpellier, comme *antisyphilitique*, et surtout du *nitrate* dont il se fait chaque jour de si déplorables abus.

Conseillé par Boerhaave contre l'*hydropisie*, le nitrate d'argent a depuis été employé contre la *dyspepsie*, la *diarrhée rebelle*, la *lienterie*, les *affections vermineuses*, la *syphilis*, la *coqueluche*, la *danse de Saint-Guy*, l'*hystérie*, et surtout l'*épilepsie* (1).

Hahnemann, à qui ces faits, sauf les plus récents, étaient connus, paraît n'y ajouter que peu de foi : « La renommée empirique dont jouit, dit-il, le nitrate d'argent, dans les cas ordinaires d'épilepsie, est probablement dénuée de fondement réel, et paraît tenir uniquement à ce qu'un sel d'argent contenant du cuivre aura été employé dans quelques variétés de convulsions où le cuivre est indiqué ; car les symptômes primitifs de l'argent fin n'annoncent pas le moins du monde que ce métal soit capable de

_____

(1) Voy. Gmelin, *Apparat. med.*, t. I, p. 356 et suiv. ; Sprengel, *Hist. de la méd.*, t. VI, p. 540 ; *Biblioth. médic.*, t. LI, p. 365 ; Mérat et de Lens, *Dict. de mat. médic.*, t. I, p. 404 et suiv., etc., etc.

guérir la plus fâcheuse et la plus ordinaire des espèces d'épilepsies (1).

» Les pilules dites hydragogues, de R. Boyle, qui contiennent
du nitrate d'argent, et que Boerhaave a tant vantées, sont tout à
fait inappropriées à leur destination, non seulement à cause de
l'élévation dangereuse des doses auxquelles on les prescrit, mais
encore parce que l'argent n'augmente la sécrétion urinaire que
pendant l'action primitive, d'où il doit résulter, par l'effet de la
réaction de la vie, un effet directement contraire, la diminution
de cette même réaction (2). » — Je regrette de me trouver ici en
opposition avec Hahnemann. Mais, d'une part, il existe à ma connaissance des observations d'épilepsies guéries par le nitrate d'argent tellement authentiques, qu'il ne m'est pas possible de les
mettre en doute, et, d'autre part, ayant obtenu moi-même la guérison d'un hydropique par l'usage à peu près exclusif de l'argent,
je suis forcé de reconnaître que, si ce médicament est susceptible
de guérir le diabète, ainsi que le suppose Hahnemann, il peut aussi,
dans certains cas, guérir l'hydropisie.

Il serait d'ailleurs superflu de remarquer que l'argent métallique
et le nitrate d'argent ne produisant pas très probablement sur
l'homme sain des effets absolument identiques, il ne nous est pas
permis de déduire des résultats obtenus à l'aide de l'une de ces
deux substances la certitude d'obtenir de l'autre des résultats semblables. Néanmoins, si l'on compare aux symptômes de l'argent
métallique les effets thérapeutiques attribués au nitrate ou au
chlorure d'argent, on est obligé de convenir que les premiers con-

---

(1) Voici pourtant quelques symptômes de l'argent qui me semblent un peu
rappeler l'épilepsie :

« Étourdissement complet en rentrant d'une promenade. » (HUBERT.)

« Avant minuit, au lit, étant assoupi, je fus pris d'un vertige tel qu'il me semblait que ma tête tombait du lit ; ensuite violent tressaillement convulsif du corps :
vertige et envie de dormir avaient disparu. » (*Idem.*)

« Après dîner, pendant la sieste ordinaire, violente commotion électrique, partant d'abord de l'articulation de la jambe gauche, puis de la droite et troublant le
sommeil. M'étant rendormi dix minutes après, les mains sur la tête, je ressentis
une nouvelle commotion électrique beaucoup plus violente dans le bras gauche,
partant de l'articulation du bras. » (*Idem.*)

(2) *Mat. méd.*, t. I, p. 355.

cordent assez bien avec les derniers, et qu'ils les expliquent même
d'une manière satisfaisante (1).

Applications homœopathiques. — La pathogénésie de l'argent métallique, la plus étendue que je connaisse, est celle que M. le docteur Roth a publiée dans le second volume du *Bulletin de la Société de médecine homœopathique* de Paris (2). — « Jusqu'à présent,
dit M. Jahr dans la quatrième édition de son *Manuel*, on n'a encore employé ce médicament (l'argent métallique) que contre des
angines par l'abus du mercure, et avec beaucoup de succès contre
les laryngites chroniques, surtout des *avocats*, des *prédicateurs*, et
en général des personnes qui sont obligées de parler longtemps
sans discontinuer. » Cependant il est question, dans la *Clinique
homœopathique* du docteur Beauvais (de Saint-Gratien), d'un cas de

(1) J'ai la plus grande propension à croire que le *nitrate d'argent* est *antisyphilitique*, et voilà comment je m'explique que la cautérisation d'un chancre récent avec la *pierre infernale* ait pu quelquefois prévenir l'infection vénérienne
constitutionnelle. Il y a dix-sept ou dix-huit ans, qu'un étudiant en droit de ma
connaissance éprouva à la suite d'un coït extrêmement suspect une sensation de
prurit à la couronne du gland où se manifesta bientôt, sur un des côtés du frein,
une petite vésicule oblongue et remplie d'une sérosité limpide. Ce jeune homme
se crut infecté de la vérole, et je suis bien convaincu que c'était avec raison, car
la femme qu'il avait vue donna, peu de temps après, des preuves authentiques du
mal dont nous la soupçonnions d'être atteinte. Quoi qu'il en soit, la petite vésicule
fut, avant de s'être déchirée, profondément cautérisée avec le nitrate d'argent, et
au lieu du chancre, qui indubitablement lui eût succédé, resta une petite plaie
simple qui guérit en quelques jours. Depuis, aucun signe de syphilis ne se manifesta chez le sujet de cette observation.

Il est à remarquer que dans les cas semblables à celui que je viens de rapporter
(cas d'ailleurs assez rares, car la vésicule du chancre est extrêmement fragile et ne
se voit pas souvent), les bons effets d'une prompte cautérisation n'infirment nullement l'hypothèse soutenue par Hahnemann d'une infection générale immédiate ;
mais ils tendent tout simplement à nous faire supposer que le *nitrate d'argent* est,
ainsi que je le présume, *antisyphilitique*. — Aussitôt après le coït, dit-on, le *virus*
est absorbé ; mais pourquoi le *nitrate d'argent* ne le serait-il pas aussi ? L'un et
l'autre, partis du même point, parcourent sans doute les mêmes voies, s'atteignent
et se neutralisent. Au surplus, il va sans dire que nous réprouvons complétement
la cautérisation des chancres, méthode détestable, en cela qu'en supprimant le
symptôme extérieur, elle ne laisse plus aucun moyen de reconnaître si la maladie
générale est détruite ou subsiste encore.

(2) Cette pathogénésie comprend les deux cent vingt-trois symptômes recueillis
par Hahnemann, et ceux, en nombre à peu près égal, observés par le docteur
Guillaume Hubert, de Vienne.

carie que l'argent aurait arrêtée. Quoi qu'il en soit, autant que j'en puis juger par mes observations personnelles, un rôle bien autrement important que celui qu'on lui a fait jouer jusqu'à présent est réservé au médicament qui nous occupe.

Guidé par l'observation sur moi-même de quelques uns des effets purs de l'argent qui simulaient exactement des symptômes syphilitiques (tels que *gonorrhée avec douleur contusive dans les testicules, ulcérations grisâtres, à bords frangés, au prépuce et à la gorge, simultanément*), j'ai pour la première fois prescrit ce médicament contre une *gonorrhée jaune verdâtre, indolente dès le principe, très abondante, datant de huit mois*, et contre laquelle *Cannab.*, *Copaib. bals.*, *Mercur.* (*solub.* ou *corros.?* le malade n'a pu me le dire) avaient été longuement et inutilement employés. Ce malade était âgé de vingt-six ans, robuste, actif, intelligent, mais avec des cheveux roux, une peau blanche, et une diathèse rhumatismale très prononcée. *Argentum* amena la guérison en une douzaine de jours, et suspendit pendant plus d'un an les douleurs dans les membres.

Cette dernière circonstance m'a plusieurs fois déterminé depuis à prescrire *Argent.*, et souvent avec succès, contre le *rhumatisme articulaire*, sans gonflement, et présentant (principalement au genou et encore plus au coude) ce caractère de lancination brûlante qui fait ressembler la douleur à celle que causerait une piqûre de guêpe. Remarquons, au reste, que l'action d'*Argent.* sur le système musculaire et la peau se rapproche beaucoup de celle de *Zincum*, à la suite duquel nous le retrouverons en effet. J'ai employé, en outre, avec succès, l'argent métallique : 1° dans deux cas d'*albuminurie*, que je ne puis que mentionner ici, me réservant de les publier ultérieurement *in extenso*, attendu qu'ils présentent tous deux un très grand intérêt; 2° contre des *pertes séminales*, sans érections et avec atrophie de la verge (cet organe, bien que le malade eût trente ans, n'était pas plus développé qu'il ne l'est d'habitude chez un enfant de dix ans) : cette spermatorrhée reconnaissait pour cause première l'onanisme; 3° contre une *amaurose* de l'œil gauche (syphilitique ou mercurielle?, mais plutôt mercurielle), qui guérit en quelques semaines, bien que la faiblesse de la vue fût déjà très considérable, et que la pupille, notablement contractée, restât presque insensible à l'approche de la lumière; 4° enfin, contre un *squirrhe ulcéré* du col utérin.

La malade était une blanchisseuse de Boulogne, âgée de cinquante ans, de haute taille, maigre, émaciée, irritable au dernier
point : son père était mort d'un cancer à la langue. La maladie
était très ancienne. Cette femme, dont le visage présentait jusqu'aux lèvres inclusivement la coloration jaune-paille, caractéristique de la diathèse cancéreuse, avait l'hypogastre constamment
ballonné et d'une excessive sensibilité au toucher. Elle y ressentait à chaque instant des douleurs lancinantes qu'elle-même com-
parait à de violents coups d'aiguille. Il y avait de la tension dans
les aines et de temps en temps des douleurs crampoïdes dans les
cuisses. L'haleine était fétide, *putride*, l'appétit encore assez bon ;
les digestions s'effectuaient sans douleurs à l'estomac ; mais les
selles étaient irrégulières ; il survenait souvent de la diarrhée, ou
plutôt une sorte de lienterie. Les urines étaient pâles, fétides et
très abondantes, la nuit surtout. La muqueuse du vagin, fortement plissée par l'abaissement de l'utérus, était à peu près saine ;
mais le col de la matrice, considérablement tuméfié, ne présentait
pour ainsi dire qu'une masse fongueuse, si profondément creusée
d'ulcérations en différents sens, qu'il n'était pas possible d'y découvrir l'orifice du museau de tanche. La matière purulente,
sanieuse, et très souvent sanguinolente, que fournissaient ces
ulcérations, remplissait sans cesse le vagin, d'où s'exhalait une si
horrible puanteur, qu'il m'eût été impossible de demeurer plus de
dix minutes dans la chambre de cette malheureuse femme, dont la
mort prochaine me paraissait et était en effet inévitable. Cependant, grâce à *Argent.*, elle vécut six mois encore. Plusieurs médicaments, parmi lesquels *Conium*, *Cicuta virosa*, *Sepia* et *Lycopodium*, avaient été déjà administrés sans succès. L'amendement
général que produisit *Argentum* fut presque instantané. Il y avait
alors de la diarrhée ; elle cessa, et les garde robes prirent un aspect normal. Les envies d'uriner diminuèrent de moitié. Les élancements à l'hypogastre s'éloignèrent au point que la malade restait des journées entières sans s'en plaindre. Circonstance qui me
frappa surtout : la matière de l'écoulement, bien que purulente
encore, mais beaucoup moins abondante, perdit *presque entièrement*, et cela *en moins de trois jours*, son odeur infecte. Des bourgeons charnus, de couleur rosée et de l'aspect le plus satisfaisant,
se montrèrent au col. Les forces mêmes, enfin, revinrent à vue
d'œil, et pendant deux ou trois semaines, j'osai concevoir l'espé-

rance d'une guérison. Malheureusement, cette illusion ne devait pas durer longtemps. Une rechute survint. La famille l'attribua à un accès de colère (la malade y était très sujette). La diarrhée reparut et avec elle tous les symptômes utérins. L'argent cette fois demeura sans action. La prostration fut bientôt à son comble. *Arsenic.* n'y rémédia point. Enfin, la mort eut lieu après deux jours d'agonie : issue fatale, inévitable, comme je l'avais pensé d'abord, d'une maladie contre laquelle, lorsqu'elle est arrivée à ce point, la médecine n'offre pas de ressources, mais qui ne me laissa pas moins convaincu que de tous les médicaments employés, l'argent était sans comparaison celui qui avait produit le meilleur résultat, et que, six mois plus tôt, il aurait peut-être eu chance d'amener la guérison.

Mercur. solub. passe pour être l'antidote de l'argent.

Creosota. *Créosote.* — Produit pyrogéné découvert par Reichenbach, chimiste de Blausko en Moravie.

Cette espèce d'huile essentielle, obtenue d'abord de la distillation de l'acide pyroligneux, puis de celle du goudron, est incolore, inflammable, d'une densité un peu plus considérable que celle de l'eau distillée, d'une saveur brûlante, d'une odeur désagréable, extrêmement pénétrante, et qui rappelle celle de la fumée de bois vert. L'eau n'en dissout qu'environ $\frac{1}{100}$ de son poids. Pure, cette substance agit sur la peau et surtout sur les muqueuses à la façon des caustiques.

La créosote doit son nom (de κριας, chair, et ωξω, je conserve) à la propriété qu'elle partage, ainsi que nous l'avons dit déjà (page 91) avec l'arsenic, le sublimé, etc., de préserver les matières animales de la putréfaction. Il suffit, en effet, de plonger dans de l'eau très légèrement créosotée des viandes ou du poisson qui commencent à se gâter, pour leur enlever immédiatement leur odeur putride, et leur communiquer exactement la saveur des viandes ou du poisson fumés. Ceci, d'ailleurs, s'explique d'autant mieux, que ces derniers ne doivent réellement qu'à la créosote dont ils se sont imprégnés, à la fumée des bois résineux qui servent habituellement à leur préparation, la saveur et l'odeur qu'on leur connaît, et leur propriété de se conserver. Aussi l'usage journalier et prolongé de ce genre d'aliments est-il très loin d'être sans inconvénient pour la santé; une sorte de scorbut, la carie des dents, l'altération putride de l'haleine, de la constipation, un malaise général, et à la longue une véritable cacochymie, en sont les résultats les plus fréquents. Il n'est même pas rare qu'on ait à constater de violentes intoxications, dans certains cas suivies de mort, dues à l'ingestion des viandes fumées. Le docteur Kermès, de Weinsberg, aurait, au dire de feu Mérat (1), recueilli de 1793 à 1820, cent trente-cinq empoisonnements de ce genre, qu'il n'hésite point, et avec raison, à attribuer à la créosote. Douleur vive et brûlante à la région épigastrique, vomissements de matières sanguinolentes, météorisme du ventre, coliques violentes avec constipation, respiration lente, affaiblissement du pouls et dilatation des pupilles : tels avaient été, dans tous ces cas, les symptômes dominants.

Applications empiriques. — « Dès que ce médicament fut introduit dans la thérapeutique, disent MM. Trousseau et Pidoux, il excita une grande émulation entre les thérapeutistes, et ce fut à qui trouverait des vertus nouvelles au nouveau remède. Le cancer, les dartres, les hémorrhagies, la carie des os, la scrofule, la phthisie, guérissaient par la créosote. C'est avec cette escorte que vers 1829 la créosote s'introduisit en France. Ce fut un triste et déplorable engouement pendant quelques mois ; l'Institut, l'Académie de médecine, furent assaillis de mémoires pendant ce laps de temps, etc. (2). » C'est-à-dire que la créosote eut le sort de la plupart des autres médicaments allopathiques. Quelques succès dus au hasard en font d'abord raconter des merveilles, que d'inévitables revers ne tardent point à faire oublier : et ce serait miracle, en vérité, qu'il en fût autrement. Comment serait-il possible, en effet, d'obtenir de bons résultats d'un agent thérapeutique dont on ne possède aucun moyen d'apprécier le légitime emploi ? Assurément, il y avait du vrai dans ce qu'on rapportait de l'efficacité de la créosote contre les dartres, les hémorrhagies, la carie des os, la scrofule, etc. ; mais ce vrai manquait de critérium. De quelles dartres, de quelles hémorrhagies, de quelle espèce de carie, de quelle variété de scrofule s'agissait-il ? C'est ce que personne ne demandait et ce que personne n'aurait pu dire. Aussi, après avoir très malheureusement essayé la créosote contre les

---

(1) *Dictionn. univ. de mat. méd.*, par Mérat et Delens, *Supplém.*, p. 220.
(2) *Ouvr. cit.*, t. I, p. 106.

brûlures, les *ulcères*, les *phlegmasies des membranes muqueuses*, les *hémorrhagies*, quelle qu'en fût la nature, la *phthisie*, etc., finit-on par conclure que cette substance, si énergique et partant si précieuse, était pourtant incapable, ou à peu près, de rendre aucun service à l'art de guérir, et que le mieux était d'en réduire l'usage à la conservation des pièces anatomiques. C'est donc tout au plus si aujourd'hui la créosote est encore employée (extérieurement) dans quelques salles des hôpitaux de Paris, contre les ulcères gangréneux, les plaies de mauvaise nature, la pourriture d'hôpital et la carie des os. Cependant le vulgaire, qui garde volontiers le souvenir des succès sans tenir compte des revers, continue jusqu'à présent à se servir de la créosote contre les douleurs et la carie des dents. « Evidemment, disent MM. Trousseau et Pidoux, cette substance, comme toutes celles qui sont un peu cathérétiques, calme, en général, les douleurs de dents, et retarde la carie, au même titre que le nitrate d'argent, le sulfate de cuivre, etc., etc. ; mais elle n'a pas de propriétés spéciales, comme on a pu s'en convaincre aisément, et aujourd'hui la créosote est à peine employée par quelques dentistes (1). » Ajoutons qu'il est très heureux que les dentistes aient généralement renoncé à se servir de la créosote, car l'usage externe de cette substance ne saurait être qu'insignifiant ou funeste. Mais que MM. Trousseau et Pidoux se donnent la peine d'expérimenter sur eux-mêmes la créosote dynamisée, et je ne doute point qu'ils ne lui reconnaissent bientôt, et non moins qu'au mercure, une *action spéciale* sur l'appareil dentaire.

Applications homœopathiques. — M. le docteur Wahle a rendu un véritable service à l'homœopathie, en étudiant expérimentalement l'action physiologique de la créosote. Je renvoie le lecteur au Manuel de M. Jahr, dans lequel est consigné le résumé de ces expériences. Voici d'ailleurs, d'après la pathogénésie publiée par M. Wahle, et, d'après mes propres observations, les phénomènes morbides que la créosote peut surtout faire cesser :

Affections du sexe féminin et plus particulièrement des enfants au berceau, frêles, frileux, leuco-phlegmatiques, cacochymes, et en même temps disposés à la constipation (2). — Lassitude géné-

(1) *Idem*, t. I, p. 106.

(2) Il est inutile d'observer qu'en signalant la créosote comme étant particulièrement appropriée aux maladies des enfants et des femmes, je suis très loin de prétendre qu'elle ne doit jamais être prescrite aux adultes. Ce serait là un principe

rale, principalement le matin, avec douleurs contusives, *ulcératives* ou de pincement à différentes parties du corps ; bâillements, somnolence avec froid et décoloration de la peau, principalement aux extrémités, qui semblent comme frappées de mortification. *Eruption papuleuse*, d'un rouge vif, et accompagnée d'un prurit brûlant et lancinant, surtout aux bras, aux jambes et aux cous-de-pied ; *syphilis des nouveaux-nés ; tubercules syphilitiques sous-cutanés (gommes)* (1) ; *douleurs ostéocopes ;* gonflement douloureux des glandes salivaires et des ganglions lymphatiques ; *dartres suintantes*, accompagnées d'un prurit insupportable, principalement *autour de la bouche*, aux joues, aux paupières, *aux oreilles, au coude, au creux des mains* et aux cous-de-pied. Tristesse et pleurs chez les enfants, quelquefois continuels, mais surtout dans la soirée ; *insomnie anxieuse* pendant la nuit ; fièvre avec frissons, qui se renouvellent à chaque instant ; vive rougeur du visage, soif, pouls petit et fréquent ; *sueurs fétides; accès d'évanouissement ou de convulsions*, comme dans les affections vermineuses ; sorte de stupidité.

Céphalalgie congestive, vertigineuse, stupéfiante, pulsative, *pressive*, surtout au front, aux tempes et au vertex, se manifestant particulièrement *le matin au réveil ;* élancements, bourdonnements, sifflements dans la tête ; tiraillements aigus s'étendant quelquefois jusque dans les mâchoires et dans les dents ; pesanteur à l'occiput comme si la tête allait tomber en arrière ; hémicranie avec sentiment de plénitude, douleur lancinante ou expansive ; endolorissement du cuir chevelu ; éruption rouge au front ; *chute des cheveux ;* yeux *rouges et humides* ou ternes et abattus ; *ophthalmie violente* avec larmoiement brûlant ; taies et ulcérations à la cornée ; photophobie ; trouble de la vue, avec dilatation ou contraction de la pupille ; mouches volantes ; amaurose ; *cataracte de l'œil gauche ;* rougeur et gonflement des paupières ; gonflement inflammatoire de l'oreille ; élancements profonds dans l'oreille interne ; *écoulement d'un cérumen purulent et fétide ;* bourdonnement d'oreilles ; dureté de l'ouïe ; surdité complète d'un côté ; sensibilité des os du nez ;

auquel ma propre pratique donnerait de fréquents démentis. J'ajoute qu'un enfant atteint de *syphilis congéniale* n'a pas besoin de présenter les conditions générales que j'indique, pour que presque toujours la créosote lui convienne.

(1) Mon confrère et ami, M. le docteur Chanet, qui avait employé dans un cas de ce genre, chez une jeune femme, la créosote, conformément à mon indication, m'a dit en avoir obtenu le résultat le plus satisfaisant.

coryza sec ou fluent ; épistaxis, surtout le matin ; *écoulement d'un pus fétide par les narines;* congestion de la face avec rougeur violacée de cette partie.

Accumulation dans la bouche d'une salive séreuse ou visqueuse et putride ; *gencives gonflées, ramollie, saignantes, ulcérées; odontalgie* tractive, aggravée par les *boissons froides* ou chaudes, se manifestant surtout le *matin* ou la nuit ; *dentition difficile chez les enfants* avec tous les accidents qu'elle peut provoquer, tels que la toux, les convulsions, etc., pourvu que l'enfant présente les conditions générales précédemment indiquées, et principalement *s'il existe de la constipation; carie des dents* chez les adultes; *carie syphilitique des os du palais;* langue chargée d'un enduit épais se détachant par lambeaux ; *haleine fétide;* goût amer des aliments; grattement dans la gorge; empâtement au pharynx qui gêne la déglutition; perte totale de l'appétit avec soif ardente; faim rongeante; régurgitation d'un liquide aqueux, aigre, fade, douceâtre ou amer; *nausées et vomituritions à jeun,* comme pendant la grossesse; vomissements violents (dans des cas rares); grande sensibilité à l'épigastre; douleurs au cardia; pulsations à l'estomac; gonflement douloureux du foie; pressions, lancinations ou douleurs contusives dans cet organe; *ballonnement* du bas-ventre; *sensations de froid au bas-ventre;* tranchées, coliques, flatuosités ncarcérées; *constipation* ou selles diarrhéiques, aqueuses, extrêmement fétides.

Urines rares, s'écoulant goutte à goutte, brûlantes, corrosives, troubles, avec sédiment foncé ; *augmentation excessive de la sécrétion urinaire* comme dans le diabète ; urines aqueuses à *dépôt blanchâtre* exhalant une odeur putride; *pissement au lit chez les enfants;* ardeur dans l'urètre; *gonflement et excoriation du gland;* balanite; *chancres récents, larges et superficiels* à la couronne du gland et à la face interne du prépuce; *écoulement laiteux par l'urètre;* règles trop hâtives, trop abondantes et de trop longue durée; précédées et suivies de tranchées semblables aux douleurs d'enfantement, de flueurs blanches, de vomissements et de divers autres accidents; *métrorrhagies passives; flueurs blanches corrosives;* dureté de l'ouïe pendant les règles; *écoulement laiteux par le vagin;* excoriations entre les cuisses et les parties génitales; gonflement douloureux des ganglions inguinaux; *exaltation de l'appétit vénérien le matin;* douleurs et gonflement aux organes sexuels après le coït ; chute du vagin ; élancements et ulcérations aux mamelles.

Enrouement; aphonie ; chatouillement au larynx, à la trachée et dans les bronches ; toux sèche, sibilante, *rauque, continuelle*, spasmodique, surtout le soir au lit, avec expectoration abondante de mucosités blanchâtres ou jaunâtres, ayant quelquefois un *goût sucré, fade* ou *fétide;* haleine courte ; douleurs de meurtrissure, ou brûlantes, ou lancinantes dans la poitrine, le plus souvent à la région du cœur ; brûlement dans la poitrine et à la gorge sur le trajet de l'œsophage comme après avoir bu de l'eau-de-vie ; émission involontaire de l'urine en toussant ; roideur et gonflement œdémateux du cou et de la nuque ; douleurs ulcératives dans la région lombaire ; douleur de luxation aux épaules, dans les hanches, les genoux et les pieds ; engourdissement paralytique des membres supérieurs ; crampes dans les mollets ; *dartres aux jarrets, aux malléoles et aux cous-de-pied;* œdème des pieds ; contracture des tendons ; *sueur fétide aux pieds.*

Les symptômes de la créosote se manifestent surtout le soir, la nuit, *le matin, au réveil, pendant le repos.*

Je dois faire, à l'égard de la créosote, deux observations importantes : la première, c'est que ses effets les plus tranchés ne se montrent souvent que lorsqu'on en a cessé l'usage ; la seconde, c'est que les symptômes qu'elle fait disparaître ont quelquefois de la tendance à se reproduire. Il est rare, par exemple, qu'elle suffise seule *chez les adultes* à la guérison des *syphilides* à forme squammeuse ou papuleuse. Dans certains cas de ce genre, l'exanthème disparaît d'abord avec une promptitude qui enchante le malade et le médecin ; mais bientôt il reparaît, et cette fois résiste au médicament, ce qui met dans la nécessité de recourir à un autre antisyphilitique. Au surplus, la même remarque n'est guère moins applicable au mercure soluble, au mercure corrosif, à l'acide nitrique, etc.

J'ai découvert que le meilleur antidote de la créosote était le *fer métallique;* et la connaissance de ce fait n'est pas sans importance, attendu que j'ai vu la créosote donnée à contre-sens, c'est-à-dire à des enfants vifs, sanguins et vigoureux, les mettre dans un si grand état de malaise, que j'ai pu m'estimer heureux de posséder un moyen d'y remédier immédiatement.

Arsenicum album. — Voyez, pour ce médicament, le groupe dont il est le *type*.

Plumbum. *Plomb.* — Μόλυβδος, des Grecs; *Saturnus* des alchimistes, qui le regardaient comme le plus vil des métaux.

Employé dans les arts dès la plus haute antiquité, le plomb, dont tout le monde connaît les propriétés physiques, est insipide, odorant lorsqu'on le frotte, fusible à 322°, et volatilisable au rouge blanc. Inaltérable dans un air sec, il passe assez promptement à l'état d'oxyde, puis de carbonate acide, au contact de l'eau ou de l'air humide. Le plomb natif ou seulement oxydé se rencontre assez rarement dans la nature. Les composés naturels dont on l'extrait pour les besoins de l'industrie sont des sels, et surtout des sulfures.

Le plomb métallique passe pour n'être pas vénéneux (1); mais je considère cette opinion comme une grave erreur. Je conviens, à la vérité, qu'on peut avaler impunément, ou du moins sans en éprouver d'accidents notables, des quantités considérables de plomb, mais en morceaux compactes, tels que de petites balles ou de la grosse grenaille. Si faible, en effet, que soit la cohésion du plomb, elle est encore assez forte pour s'opposer à son absorption, dans les circonstances que j'indique. Mais il est indubitable qu'il n'en serait plus de même (ce qu'a d'ailleurs surabondamment démontré l'expérience) si le métal était ingéré dans les voies digestives sous la forme d'une poudre impalpable. Aussi a-t-on vu l'inspiration de la vapeur du plomb donner lieu, en dehors de toute combinaison chimique capable de le dénaturer, aux phénomènes morbides si caractéristiques et si connus que sont susceptibles de produire les préparations saturnines solubles (2).

Cette considération est particulièrement intéressante pour le médecin homœopathe auquel elle révèle, dans la substance qui nous occupe, un poison énergique et essentiellement diffusible, c'est-à-

---

(1) Orfila, *Toxic. gén.*, t. I, p. 639.

(2) Voyez l'ouvrage de M. Tanquerel des Planches : *Traité des maladies de plomb ou saturnines.* Paris, 1839, 2 vol. in-8°. — Ce qu'il y a de très remarquable, c'est que dans la description des symptômes de la maladie saturnine, *quelle que soit la préparation de plomb qui l'ait produite*, on retrouve toujours les principaux symptômes que MM. Hartlaub et Trinks, auteurs de la pathogénésie du plomb métallique, ont reconnus à ce médicament.

dire un médicament tellement précieux, que, pour mon compte, je n'hésite point à le placer sur la même ligne que le mercure, le soufre, l'arsenic, la chaux et la silice.

Applications empiriques. — Le plomb métallique, en raison de l'inertie qu'on lui supposait communément, n'a que très rarement été employé en médecine. Avicenne, Amatus Lusitanus, Ambroise Paré, Johnston et Etmuller, cités par J.-F. Gmelin (1), employaient, il est vrai, le plomb métallique, mais seulement en applications externes, c'est-à-dire en feuilles laminées qu'ils faisaient porter soit sur le ventre, comme étant douées de propriétés *antiaphrodisiaques* dans le cas de *pollutions nocturnes*, soit sur les *engorgements glanduleux*, à l'effet de les résoudre. Boerhaave paraît être le premier qui se soit avisé d'employer le plomb intérieurement. Au dire de Gmelin (*loc. cit.*), il en faisait préparer à la lime une poudre impalpable, dont il se servait d'abord comme d'*absorbant* dans les *érosions rebelles* de la peau, mais qu'il prescrivait en outre à l'intérieur contre la *leucorrhée*, la *dyssenterie*, la *syphilis* et la *goutte*.

Si maintenant, de ces applications du plomb métallique, nous passons à celle des nombreux composés dont ce métal fait la base, l'histoire résumée de ces dernières nous présente, entourée du vague, il est vrai, qui appartient fatalement à tous les préceptes de l'ancienne médecine, l'indication de quelques unes des circonstances où notre plomb dynamisé a, comme l'expérience déjà me l'a maintes fois prouvé, le plus de chance de réussir.

Les oxydes, le sulfure, l'iodure, le chlorure, les carbonates, le phosphate, le sulfate, le sous-acétate, et enfin, dans ces derniers temps, le tannate de plomb, sont les composés de ce métal qui ont tour à tour, ou simultanément, joué leur rôle dans l'ancienne thérapeutique.

Chacune de ces préparations avait-elle ses propriétés particulières desquelles auraient dû émaner autant d'indications spéciales? Cela n'est pas douteux. Mais ces propriétés pouvaient-elles être déterminées sans le concours de l'expérimentation pure? Non! mille fois non! Il serait aussi facile que superflu de le démontrer. On se borna donc à établir aussi mal qu'on pouvait le

---

(1) Voyez dans l'*Apparat. medicaminum*, II⁰ partie par Gmelin, le long et intéressant chapitre qu'il consacre aux préparations saturnines, t. I, p. 362 et suiv.

faire, d'après des observations cliniques, la plupart du temps tronquées, insignifiantes ou suspectes, *l'action générale* du plomb et de ses composés. En un mot, on procéda, à l'égard des *préparations saturnines*, de la même façon qu'à l'égard des *mercuriaux*, des *ferrugineux*, etc.

Ainsi réunies par les thérapeutistes modernes de l'ancienne école dans la classe des *astringents*, les préparations saturnines comprennent : 1° des substances qui, en raison sans doute de leur insolubilité, sont telles que le *minium*, la *litharge*, etc., exclusivement réservées à la confection des emplâtres, des onguents, etc.; 2° des substances d'un emploi mixte (comme l'*eau de Goulard*), dont on fait des lotions, des collyres, des injections dans l'urètre, le vagin et même le rectum; 3° enfin des substances, telles que l'acétate neutre, qu'un *petit nombre* de praticiens se hasardent à prescrire en pilules ou en potions.

Je dis un *petit nombre*, attendu que nonobstant l'*innocuité* reconnue aux sels de plomb par M. le professeur Fouquier, et nonobstant même quelques succès authentiques dus à l'emploi de ces médicaments, nous devons cette justice à nos adversaires, qu'ils conservent généralement de fortes et légitimes préventions contre l'usage interne des préparations saturnines administrées aux doses toxiques, où il est d'usage de les prescrire (1). C'est qu'ils n'ignorent pas qu'on a vu assez souvent, quoi qu'en puisse dire M. Fouquier, la redoutable maladie connue sous le nom de *colique saturnine*, avec son effrayant cortége de symptômes concomitants et consécutifs, succéder à l'administration magistrale de l'acétate de plomb.

Quoi qu'il en soit, voici les principales maladies guéries ou soulagées empiriquement par les divers composés de ce métal :

Erysipèle, brûlure, dartres, ulcères scrofuleux et syphilitiques, tumeurs de diverse nature, squirrhe des mamelles (2), *cancer ulcéré* (3), *ophthalmie chronique, coryza chronique, ozène, otor-*

---

(1) Malheureusement la même réserve n'existe point à l'égard des applications externes des sels de plomb. Combien de répercussions de maladies cutanées, suivies d'accidents terribles et de mort, a déjà occasionnées l'eau de Goulard !

(2) MM. Trousseau et Pidoux (*Ouv. cit.*, t. I, p. 126) rapportent une observation de ce genre assez remarquable.

(3) Voyez *Nouv. bibliot. méd.*, t. IV, p. 193.

rhée (1), *aphthes, salivation mercurielle, angine couenneuse* (2), *vomissements séreux, dyssenterie aiguë et chronique* (3), *choléra sporadique, engorgements du foie et de la rate avec fièvre d'accès, hydropisie* (4), *gonorrhée, leucorrhée, orchite, métrorrhagie* (5), *catarrhe pulmonaire chronique, phthisie ulcéreuse* (pneumonie passée à la suppuration) (6), *névralgies* dans la tête, les membres et divers organes internes, tels que le foie, la rate et les intestins, *névroses du cœur, hystérie, hypochondrie,* etc. (7).

Les résultats avantageux que les sels de plomb ont pu quelquefois procurer dans les maladies dont l'énumération précède s'expliquent assez bien par la pathogénésie de ce métal; mais, en définitive, il était difficile que l'empirisme tirât un grand parti des préparations saturnines, entravé qu'il était par le préjugé allopathique qui lui interdisait l'essai du plomb et de ses composés dans toute maladie ressemblant, par ses symptômes, aux effets de l'intoxication par la céruse, c'est-à-dire justement dans les cas où le plomb ou les sels de ce métal auraient eu le plus de chances de réussite (8).

Applications homœopathiques. — MM. Hartlaub et Trinks ont publié une pathogénésie du plomb. Ayant le malheur de ne pas connaître la langue allemande, je n'ai pu lire cette pathogénésie dans le texte original. Le résumé que M. Jahr en a inséré dans son Manuel est-il complet? Je l'ignore. Tout ce que je puis certifier, c'est que mes propres expériences et mes observations cliniques m'ont prouvé l'exactitude de la plupart des symptômes rapportés par M. Jahr. Il suffit d'ailleurs, ainsi que j'en ai déjà fait la remarque, de parcourir les ouvrages qui traitent de l'em-

(1) Trousseau et Pidoux, *Ouv. cit.,* t. I, p. 129.

(2) Voyez *Transact. méd.,* t. X, p. 182.

(3) Barthez, *Gazette des hôpit.,* décembre 1845.

(4) Etmuller, Grollius, Lieutaud, etc., cités par Gmelin, *Appar.,* t. I, p. 417.

(5) Voyez Aman fils, *Sur l'usage des prépar. de plomb dans le traitem. des malad. vénériennes* (*Anc. journ. de méd.,* t. XXIV, p. 352).

(6) Voyez *Bull. des sc. méd.* de Férussac, t. XVII, p. 369.

(7) Voyez Gmelin, *loc. cit.;* — *Bibl. méd.,* t. L, p. 398; — Morgagni, *De sedibus et causis,* etc., epist. VIII; — *Bull. des sc. méd.* de Férussac, t. III, p. 294, etc., etc.

(8) Il est à remarquer cependant que les névralgies internes et externes contre lesquelles les médecins allopathes ont souvent employé l'acétate de plomb avec succès constituent les effets les plus immédiats et les plus constants de l'intoxication saturnine, telle que la décrit M. Tanquerel des Planches.

poisonnement par le plomb, et notamment les deux volumes de M. Tanquerel des Planches, pour recueillir un très grand nombre des symptômes purs de ce métal. Quoi qu'il en soit, voici, touchant l'emploi de ce médicament, les indications que je crois pouvoir déduire avec certitude de mes observations personnelles.

Le plomb convient particulièrement aux adultes, aux hommes plutôt qu'aux femmes, et généralement aux sujets de constitution sèche, bilieux, à teint subictérique, irascibles, hypochondriaques, ou disposés à la monomanie religieuse. A n'en pas douter, il est des maladies aiguës contre lesquelles il serait préférable à tout autre médicament. Peut-être même pourrait-il être employé avec succès (à haute dilution) dans la colique saturnine, précisément en raison de la cause qui la produit (1); mais jusqu'ici je ne m'en suis servi que pour combattre des maladies chroniques.

Les affections contre lesquelles il m'a surtout réussi sont : l'*inflammation chronique de la vessie; les *rétrécissements de l'urètre, consécutifs à des gonorrhées*; une sorte de *salivation visqueuse* (mercurielle?) tellement abondante, que le malade, surtout par les temps humides, inondait littéralement son oreiller pendant son sommeil; une *rétraction excessivement douloureuse des testicules et de la verge qui semblaient rentrer dans l'hypogastre* (à la suite de longs excès vénériens et de dartres répercutées); des *douleurs ostéocopes nocturnes* qui avaient résisté au mercure, à l'argent et à l'acide nitrique; plusieurs *céphalalgies chroniques, tiraillantes et pressives, au front*, aggravées par le travail de cabinet qu'elles rendaient à peu près impossible, et devenant intolérables toutes les fois que les malades se trouvaient dans des réunions un peu nombreuses(2); une *aliénation mentale* consécutive à l'infection vénérienne, avec paralysie obscure du bras droit, accès de monomanie religieuse, érotisme sans érection, fièvre périodique sans sueur, et, de temps en temps, rétraction crampoïde de l'abdomen; différentes névroses, caractérisées principalement par des douleurs erratiques dans tous les membres, des spasmes dans les

(1) Un grand nombre de substances dynamisées, telles que le café, l'opium, le chanvre, le mercure, etc., font cesser plusieurs symptômes produits par les mêmes substances à doses massives. En est-il ainsi du plomb ? C'est ce qui ne peut se préjuger d'une manière certaine.

(2) Dans ces différents cas, il y avait eu autrefois de la constipation, mais qui, depuis plusieurs années, n'existait plus.

muscles du visage, des accès de cris, de frayeurs sans cause et d'évanouissement subit, soit en passant d'un appartement dans un autre, soit en entrant dans une réunion. Dans les deux cas de ce genre que j'eus l'occasion d'observer, le plomb procura non la guérison, mais une longue suspension des symptômes. Chez ces deux malades, l'intelligence était intacte, même au plus fort des accès. Il y avait apyrexie complète et les fonctions digestives s'opéraient de la manière la plus normale, à cela près, néanmoins, d'accès assez fréquents de boulimie nocturne. Enfin, la maladie contre laquelle je signale surtout l'efficacité du plomb, c'est la *fièvre intermittente paludéenne, à type quotidien ou double tierce,* principalement lorsque la région splénique est douloureuse au toucher. Dans ce cas, je n'hésite point à déclarer que ni le quinquina, ni l'arsenic, ni aucun autre médicament ne sont comparables à celui qui nous occupe : que nos confrères en fassent l'essai, et ils ne tarderont point à reconnaître la vérité et l'importance de mon assertion.

Le plomb offre, à certains égards, des rapports évidents avec le zinc, à la suite duquel nous le retrouverons.

On mentionne comme antidote de *Plumbum : — Alum., Bellad., Hyosc., Op., Plat., Stram.* et *Electricitas.* Mais l'expérience m'a prouvé que de tous les médicaments celui qui le neutralise le plus complétement est *Æthusa Cynapium.*

Sulfuris acidum. *Acide sulfurique*, autrefois *Huile de vitriol, Acide vitriolique, Huile de soufre,* etc. — Cet acide puissant, dont la découverte remonte au moyen âge, se rencontre à l'état libre dans le voisinage de quelques volcans, mais existe surtout dans la nature, combiné à la chaux, à la baryte, à l'alumine et au fer. C'est de ce dernier composé (le sulfate de fer) qu'on l'extrayait autrefois pour les besoins de l'industrie. Aujourd'hui, on le compose de toutes pièces, à l'aide de procédés ingénieux, mais dont la description serait ici hors de propos.

L'acide sulfurique pur est un liquide visqueux, incolore, inodore, d'une pesanteur spécifique de 1,85; peu volatil à la température ordinaire, bouillant à 310°; se congelant à 12 degrés au-dessous de zéro, contenant dans cet état environ 20 pour 100 d'eau, mais absorbant l'humidité de l'air, au point de tripler de volume, si on laisse débouché le flacon qui le renferme; d'une excessive causticité; enfin, charbonnant rapidement les matières organiques avec lesquelles il se trouve en contact.

Applications empiriques. — L'acide sulfurique, à peu près abandonné de nos jours par les médecins allopathes qui ne l'emploient plus guère qu'à la préparation de la *limonade minérale*, préconisée contre l'intoxication saturnine, était autrefois très usité en médecine. On s'en servait extérieurement dans le traitement des *ulcères scrofuleux, phagédéniques, cancéreux* et *vénériens.* On le prescrivait très étendu et sous forme de gargarisme contre les *aphthes de la bouche,* les *ulcérations des gencives* et l'*angine couenneuse,* ce qui, entre autres inconvénients, avait celui d'agacer et de détériorer les dents. Au surplus, il était rare que l'acide sulfurique, même pour les usages externes, fût employé pur ou seulement étendu d'eau. Le plus habituellement on l'incorporait dans des corps gras, tels que l'huile ou l'axonge, qu'il transformait en savons acides; ou bien, on le mélangeait en diverses proportions d'alcool, ce qui donnait toujours lieu, si on laissait vieillir le mélange, à la formation d'une certaine quantité d'éther. Les plus célèbres de ces préparations étaient : 1° Le *savon acide* d'Achard, excellent *fondant,* au dire de B. Macquer et de Cornett (1), qui le prescrivaient extérieurement contre le *squirrhe des mamelles* et la *néphrite calculeuse,* mais vanté surtout par Carminati, qui le donnait dans les *fièvres intermittentes rebelles,* les *obstructions des viscères,* l'*hydropisie,* l'*ictère,* la *cachexie,* lorsque d'ailleurs « la fibre lui paraissait n'être pas trop irritable et les forces de l'estomac suffisantes, » et qui de plus l'employait extérieurement contre *certaines tumeurs des pieds.* 2° Les *élixirs* de Schultz, de Dippel, de Mynsicht, de Haller, et enfin l'*eau de Rabel.* Ces différents élixirs ne variaient guère entre eux que par les proportions relatives d'acide et d'alcool qui entraient dans leur composition. Tous étaient destinés à l'usage interne. Les principales maladies dans lesquelles ils étaient administrés avec plus ou moins de succès, sont les suivantes : les *fièvres aiguës, putrides, malignes, contagieuses* (Etmüller, Rivière), les *fièvres comateuses* et *pétéchiales,* la *scarlatine,* la *variole confluente* et *maligne* (Sydenham), le *flux de ventre* (Dussausoy), la *peste,* la *lèpre,* la *gale* et plusieurs autres *affections cutanées;* la

---

(1) Mérat et Delens, *Dict. de mat. méd.*, t. VI, p. 461.

gonorrhée (1), les *flueurs blanches* (Mellin), les *pollutions nocturnes*, le *diabète* (Ferriar), la *suppression des règles* ou *des hémorrhoïdes*, la *néphrite calculeuse* et la *goutte* (Dippel) ; la *phthisie pituiteuse* (de Haen et Reid) ; différentes névroses, telles que l'*épilepsie*, mais surtout, suivant Haller et Zimmermann, la *chorée* (2).

Enfin, suivant MM. les docteurs Brulh, Cramer, Roth et W. Brinckle, l'acide sulfurique, administré sous forme de limonade, et pendant un certain temps (dix jours par exemple), aux ivrognes, jouirait de la propriété de leur ôter le goût des boissons alcooliques (3).

Voyez, pour la pathogénésie de ce médicament, les *Maladies chroniques* de Hahnemann, t. III, p. 575.

Applications homœopathiques. — « Dans les cas où l'acide sulfurique était indiqué homœopathiquement, dit Hahnemann, il a fait cesser les symptômes suivants :

« Tension dans les paupières le matin ; myopie ; dureté de l'ouïe ; hernie inguinale ; diarrhée chronique ; règles trop abondantes ; métrorrhagies ; âpreté dans la gorge ; *asthme ;* enflure des pieds ; froid aux pieds. »

L'acide sulfurique paraît, en outre, avoir donné des résultats satisfaisants dans quelques cas d'*excoriations à la peau*, d'*aphthes* chez des enfants, d'*ophthalmies chroniques*, de *pyrosis*, de *fièvres typhoïdes*, d'*hémoptysie* et même de *phthisie pulmonaire* (4).

Enfin, j'ai, pour mon compte, employé deux ou trois fois ce médicament avec beaucoup de succès contre des *syphilides* consistant en taches arrondies, d'un rouge vif, larges comme des pièces de dix sous, peu pruriantes, légèrement suintantes, s'enchevêtrant quelquefois les unes dans les autres, et siégeant ordinairement à la face interne et supérieure des cuisses, entre les épaules, au visage et à la face dorsale des avant-bras et des mains. Les sujets chez lesquels l'acide sulfurique m'a particulièrement réussi étaient lymphatiques, grands mangeurs et disposés, sinon à la diarrhée, du moins à un relâchement presque continuel du ventre, de telle sorte que leurs selles étaient rarement moulées.

(1) Voyez Astruc, *De morbis venereis*, cap. 12, p. 462.
(2) Voyez Gmelin, *Appar. med.*, t. I, p. 35 et suiv.
(3) *Nouv. bibl. médic.*, t. I, p. 118.
(4) *Clinique homœopath.* du docteur Beauvais (de Saint-Gratien).

Ainsi qu'on en peut juger, les notions pratiques que nous possédons sur l'acide sulfurique sont encore très incomplètes. *Mercur. corr.*, *Nitri acid.* et *Sepia* sont les médicaments après lesquels je l'ai ordinairement employé. Selon M. Jahr, la pulsatille serait l'antidote de l'acide sulfurique.

Stannum. *Étain, Jupiter des alchimistes.* — Ce métal, d'un blanc argentin, très mou, facile à couper au couteau, malléable, et faisant entendre, lorsqu'on le ploie, un bruit particulier, connu sous le nom de *cri de l'étain*, se rencontre dans la nature à l'état natif, mais plus souvent combiné au soufre et à l'oxygène. Celui du commerce est rarement pur : il contient du cuivre, quelquefois de l'arsenic et presque toujours du plomb. Il doit donc être débarrassé de ces substances pour être employé en médecine. Fusible à 228°, l'étain passe pour n'être pas volatil, mais il s'oxyde, ainsi que le plomb, quoique à un degré bien moindre, au contact de l'air humide.

Applications empiriques. — « Les médecins, dit Hahnemann, n'ont jamais fait usage de l'étain dans les maladies, parce qu'ils ne le supposaient pas doué de vertus curatives. Alston, le premier, a donné la recette d'un remède domestique, employé par les Écossais contre le tænia, et qui consiste en un sirop auquel on ajoute de l'étain anglais en poudre (contenant un vingtième d'alliage), et par-dessus lequel on administre un purgatif. Depuis on y a substitué la limaille d'étain. Mais ce moyen ne tue jamais le tænia, et en effet les ouvriers en étain sont souvent atteints du ver solitaire. L'étain semble seulement le frapper d'une sorte de stupeur, diminuer ses mouvements dans les intestins, et par conséquent n'exerce qu'une influence palliative, de sorte que son effet consécutif est plus nuisible qu'utile au malade (1). »

Peut-être ce passage n'est-il pas exempt de prévention. Pourquoi nier des faits incontestables? Or tout le monde sait que la poudre d'étain a guéri très souvent des affections vermineuses, et a délivré positivement plusieurs malades du tænia (2). Qui d'entre

(1) *Maladies chroniques*, t. III, p. 475.

(2) Voyez Sprengel, *Hist. de la méd.* (traduct. de Jourdan), t. V, p. 546; — Gmelin, *Apparat. medic.*, t. I, p. 299; — *Bull. des sc. médic.* de Fér., t. II, p. 369, etc., etc. Au reste, dans sa *Matière médic. pure* (t. II, p. 311), Hahnemann lui-même paraît reconnaître l'efficacité de l'étain contre le tænia, car voici

nous, d'ailleurs, n'a vu l'étain faire rendre quelquefois à des enfants d'énormes quantités d'ascarides ou de lombrics, et débarrasser ainsi ces petits malades des symptômes nerveux plus ou moins alarmants qui se liaient à l'existence de ces parasites? Hahnemann objecte que les ouvriers qui travaillent l'étain sont fréquemment atteints du ver solitaire. Mais que prouve cette raison? Est-ce que les doreurs sur métaux trouvent toujours dans le mercure, dont leur corps est si souvent et si malheureusement saturé, une immunité contre la vérole? J'ose même aller plus loin, et je soutiens que la fréquence du ver solitaire chez les ouvriers qui travaillent l'étain serait une preuve de l'efficacité de ce métal contre la maladie qui engendre ce ver. Quoi de plus incontestable, en effet, que si l'étain jouit dans certains cas de la propriété de guérir les affections vermineuses, il doit, en vertu de la loi des semblables, favoriser chez des sujets sains (comme le sont généralement dans le principe les ouvriers qui le travaillent) le développement de ces maladies? Au surplus, je n'hésite point à reconnaître que l'étain correspond beaucoup plus aux affections nerveuses habituellement provoquées par les entozoaires qu'aux entozoaires eux-mêmes.

Plusieurs préparations dans lesquelles entre l'étain, telles que la *liqueur antihectique de Poterius* (mélange d'oxyde d'étain et d'antimoine), le *magisterium Jovis* (oxyde d'étain), etc., ont été recommandées autrefois, notamment par Stahl et Fréd. Hoffmann, contre la *phthisie pulmonaire*, l'*hystérie*, le *cancer*, les *ulcères sordides*, *fistuleux*, etc. Mais dans les traités modernes de matière médicale allopathique, l'étain figure simplement au nombre des

---

dans quels termes il combat l'absurde hypothèse des médecins des deux derniers siècles, qui s'imaginaient que la limaille d'étain n'agissait contre les vers qu'en raison de sa pesanteur et de ses aspérités : « Une femme de Leith, en Écosse, dit Alston, avait une recette contre le ver solitaire, qu'une marchande de vin lui demanda, et qui guérit cette dernière. Alston se la fit donner par la fille de la marchande. En voici la teneur : Prenez une once et demie d'étain, réduisez-le en poudre, mêlez-le avec du sucre, et prenez la moitié du tout, le vendredi avant la nouvelle lune, puis la moitié du restant le lendemain, et ce qui reste le dimanche; ensuite, un purgatif le lundi.

» Il n'est point question de limaille grossière et garnie de pointes, mais d'une poudre fine obtenue par la trituration. La poudre contenue dans cette recette, d'après laquelle seule on apprit à connaître les vertus de l'étain contre le ver solitaire, n'aurait pu être utile, si l'efficacité du métal n'eût dépendu que de l'action mécanique des pointes de sa limaille. »

anthelminthiques; et c'est à peine si MM. Trousseau et Pidoux, par exemple, consacrent vingt lignes à son histoire.

Voyez, pour la pathogénésie de ce médicament, les *Maladies chroniques* de Hahnemann, t. III, p. 475.

Applications homœopathiques. — « Dans des cas où il était indiqué homœopathiquement, l'étain, dit Hahnemann, a fait disparaître les symptômes suivants :

« Pesanteur pressive au front; mal de ventre pendant les règles; pression et élancement dans l'hypochondre gauche; douleur brûlante à la région hépatique; surexcitation nerveuse, agitation insupportable. » — Si justes que soient ces indications, elles sont loin, on le conçoit, d'embrasser dans son ensemble le rôle thérapeutique de l'étain. Voici donc, d'après la pathogénésie de ce médicament et un certain nombre d'observations chimiques, les phénomènes pathologiques qu'il est le plus susceptible de faire cesser, lorsqu'il correspond d'ailleurs à la constitution du sujet et à l'ensemble de la maladie.

Etat de faiblesse générale, quelquefois excessive, surtout le matin et le soir, avec froid aux extrémités, ou sensation de chaleur âcre et sueur abondante au moindre mouvement. Grande surexcitation nerveuse, comme on l'observe quelquefois chez les sujets épuisés par des pertes de sang, des excès ou une longue maladie, avec irascibilité, misanthropie, répugnance invincible pour la conversation qui fatigue à l'excès, propension au spleen et au suicide (1). Accès de pâleur subite, avec fixité du regard ; moments d'absence et d'hébétude, *principalement chez les enfants qui se livrent à l'onanisme.* Accès *d'épilepsie* le matin ou le soir, quelquefois répétés plusieurs fois dans la même journée. Amaigrissement considérable. Taches à la peau, arrondies, rouges, jaunâtres, présentant quelquefois une petite ampoule ou un petit tubercule à leur centre, assez analogues à celles que produit l'acide sulfurique, ordinairement peu pruriantes. Ces sortes de dartres apparaissent principalement au cou, aux avant-bras, aux cuisses et aux jambes. Agitation nocturne; sueur débilitante le matin; sueurs dans la journée, ordinairement, dans l'après-midi, suivies de frissons et de froid avec soif; mouvement fébrile périodique. Céphalalgie

---

(1) L'arsenic, le plomb, et surtout peut-être l'étain, sont de tous les médicaments ceux qui produisent le plus violemment ces symptômes moraux.

stupéfiante ou contractive, ou pulsative aux tempes ; *pression trac-tive dans une moitié de la tête* (le plus souvent la moitié gauche', avec constriction de la gorge et envie de vomir ; *secousses doulou-reuses dans le cerveau ;* ardeur brûlante dans une moitié de la tête, aux yeux, au visage et même dans les narines, avec hébétude, nau-sées et besoin de se coucher. Rougeur et proéminence des yeux, comme si l'on avait pleuré ; *amaurose syphilitique* (1) ; rétrécisse-ment, puis dilatation des pupilles ; suppuration des paupières ; fistule lacrymale (à l'œil gauche) ; épistaxis le matin. Bouffées de chaleur au visage ; rougeur ardente d'une joue seulement ; *visage pâle, hâve, abattu, allongé ;* pression crampoïde (surtout pendant les règles) à l'os de la pommette ; *spasmes et crampes des muscles mas-séters ;* gonflement de la mâchoire supérieure ; suppuration de la gencive ; enflure douloureuse d'une des joues ; odontalgie après le repas ou la nuit ; sensation d'élongation et vacillement des dents. Gonflement des glandes sous-maxillaires. Salivation visqueuse ou acide ; langue jaunâtre ; odeur fétide de la bouche ; irritation et gonflement dans la gorge ; sensation de quelque chose de dou-ceâtre et de répugnant qui remonterait dans la gorge ; goût aigre ou amer dans la bouche ; goût amer des aliments ; *faim insatiable ;* augmentation de la soif ; nausées après avoir mangé ; hoquet ; constriction de la gorge suivies de vomissement d'aliments non digérés, puis d'un liquide aigre ou amer ; douleur sécante autour de l'estomac ; *douleur corripiante, spasmodique et accompagnée de nausées continuelles autour de l'ombilic ;* élancements répétés coup sur coup et parfois provoqués par la respiration, sous les fausses côtes et dans les hypochondres ; *hypochondrie ;* la compression avec la main de l'estomac ou de l'hypochondre droit fait cesser les douleurs, ou, plus souvent, les augmente ; *vomissement de sang* précédé de crampes et de spasmes d'estomac ; plénitude dans le bas-ventre, après avoir mangé ; ballonnement douloureux de tout le ventre ; tranchées, comme après un refroidissement ; développement de gaz abondants et qui circulent bruyamment dans le ventre ; pincements autour de l'ombilic pendant des journées entières ; distension douloureuse des régions inguinales comme s'il allait se former des hernies ; *vers intestinaux donnant lieu à des accès de convulsions qui dans certains cas se renouvellent plusieurs fois dans une même*

---

(1) Je possède à cet égard une observation des plus remarquables.

journée; tænia; fouillement dans le bas-ventre avant chaque garde-robe. Selles marronnées; *selles fiententes, fétides, et après chacune desquelles persiste inutilement le besoin d'aller;* selles de mucus vermiforme. Rétention d'urine ou fréquentes émissions d'une urine aqueuse; *exaltation de l'appétit vénérien; sensation insupportable de volupté dans les parties génitales et le corps entier qui va jusqu'à l'éjaculation* (1); règles trop abondantes; *flueurs blanches* transparentes ou jaunâtres.

Enchifrènement d'une seule narine (la gauche); *épistaxis le matin;* âpreté dans le larynx; douleur d'excoriation dans la trachée-artère, au niveau de la fossette du cou; *toux sèche, ou avec expectoration jaunâtre, verdâtre ou fétide, provoquée non par une titillation au larynx, mais par une irritation dans les bronches et se manifestant par quintes d'une violence quelquefois extrême, le soir avant minuit et le matin au jour; sensation de brisement dans toute la poitrine pendant le repos comme pendant le mouvement, avec accablement énorme;* sensation de vide dans la poitrine; *constriction comme par un lien de la trachée-artère et du sommet des poumons;* élancements sous l'aisselle gauche et entre les omoplates; *asthme* provoqué par le plus léger mouvement; *phthisie ulcéreuse.*

Faiblesse de la nuque; élancements dans le dos; déchirements pressifs dans les membres; *paralysie partielle; chorée;* éruption à la face dorsale des mains; *faiblesse telle dans les membres abdominaux qu'ils ne peuvent plus supporter le corps; froid aux genoux et aux pieds;* tensions dans les jarrets; crampes dans les mollets; enflure subite, le soir, autour des chevilles.

Les symptômes de l'étain se manifestent principalement le matin et le soir avant minuit. Quelques unes des douleurs auxquelles correspond ce médicament reviennent par accès, s'accroissent lentement et diminuent de la même manière.

---

(1) Ce symptôme singulier a été constaté par Hahnemann. J'ai eu l'occasion de l'observer chez une fille de vingt-sept ans, de bonnes mœurs, mais dont la vertu luttait péniblement contre un tempérament ardent condamné au célibat. Cette pauvre fille avait aux deux bras, depuis quelques semaines, une sorte d'éruption rouge que la sépia soulagea, mais ne guérit point. Or, elle éprouvait à se gratter les bras une sorte de volupté qui allait jusqu'au délire, et dont ses naïves confidences finirent, mais non sans peine, par me faire comprendre la nature: la sensation se propageait du bras à l'utérus, d'où résultait une véritable pollution. L'étain guérit complétement cette malade en très peu de temps.

La pulsatille passe pour être l'antidote de l'étain, comme elle serait, ainsi que nous l'avons dit, celui de l'acide sulfurique. Le grand rapport qui existe d'ailleurs entre l'action pathogénésique de ce dernier et celle de l'étain expliquerait assez bien qu'un même antidote correspondît à ces deux médicaments.

Mercurius corrosivus. *Sublimé corrosif*, ou simplement *Sublimé*, *Muriate oxygéné de mercure*, *Deuto-chlorure*, ou mieux *Bichlorure de mercure*. — Ce sel, qui est formé de 79,09 de mercure et de 25,91 de chlore, est blanc, transparent lorsqu'il est récemment préparé, opaque lorsqu'il a subi le contact de l'air ; d'une saveur styptique très âcre et brûlante, soluble dans l'eau, et plus encore dans l'alcool. Chauffé à l'air libre, il y répand une vapeur blanchâtre qu'il est dangereux de respirer ; chauffé en vase clos, il ne subit aucune altération, se volatilise et cristallise en aiguilles sur les parois de l'appareil. On l'obtient par la double décomposition du deutosulfate de mercure et du chlorure de sodium, en ayant soin d'ajouter au mélange une certaine quantité de bioxyde de manganèse, qui a pour effet de s'opposer à la formation du mercure doux. C'est un des poisons les plus violents que l'on connaisse. On sait d'ailleurs que l'albumine délayée dans l'eau tiède en est le meilleur antidote (1).

Applications empiriques. — L'introduction du sublimé dans la thérapeutique remonte au moins au xᵉ siècle, car il était connu de Rhazès, d'Avicenne et de Gerber (2) ; mais ce n'est guère qu'à dater du xvıᵉ siècle qu'il commença à devenir d'un usage vulgaire. De même que plusieurs autres composés mercuriels, on se borna d'abord à l'employer extérieurement, soit comme caustique, soit comme modificateur spécial. C'est à ce dernier titre qu'il formait la base d'une multitude de préparations officinales ou magistrales, de baumes, de pommades, telles que celles de Cortillo, de Cirillo, etc., de solutions aqueuses ou alcooliques, généralement

(1) La farine, et mieux encore le gluten frais, décomposent également le sublimé non dynamisé. C'est ainsi que des lapins, dont 5 centigrammes de ce poison suffisent généralement pour déterminer la mort, ont pu en prendre impunément, en douze heures, jusqu'à 70 centigrammes, mêlés de douze à treize fois autant de gluten sec réduit en poudre. (Mérat et de Lens, *Dict. de matière méd.*, t. IV, p. 355.)

(2) Fr. Gmelin. *App. med.*, t. II, p. 243.

usitées contre les *ulcères vénériens* ou *non vénériens,* les *rougeurs*, les *taches*, les *aspérités* et les *pustules de la face* (Turquet de Mayerne), l'*ophthalmie syphilitique* (Dussausoy), les *ulcérations vénériennes* ou *phagédéniques des narines*, l'*ozène* et la *carie des os du nez* (H. Lange, Astruc, etc.), la *gale* (Rulandus), la *teigne* (Zac. Lusitanus), la *scrofule*, les *tumeurs vénériennes* (Hier. Rosello, Turquet de Mayerne, etc.), le *panaris* (Pétiot), le *cancer*, notamment celui du *nez* ou des *lèvres*, et surtout de la *lèvre inférieure* (Desault); enfin, contre un grand nombre d'affections cutanées, telles que le *lichen*, l'*impetigo*, le *psoriasis*, etc. Puis vint l'usage des injections de sublimé, à des doses quelquefois effrayantes et pratiquées dans l'urètre ou dans le vagin (le plus souvent contre des *gonorrhées*), et même dans le rectum (Fernand), ce qui souvent donna lieu aux plus graves accidents.

Au surplus, le traitement de la syphilis par les imbrocations, les lotions, les bains, les injections au sublimé, et même par l'administration interne de ce poison, constituait, pour ainsi dire, autant de méthodes individuelles, presque également dangereuses, mais dont l'origine remonte, à peu d'années près, à la même date. A l'époque, en effet, où écrivait Matthiole, dont l'ouvrage sur la syphilis (1) fut publié dans la première moitié du XVIe siècle, l'usage interne du sublimé était généralement répandu.

De même que tous les autres médicaments actifs, le mercure corrosif n'était et n'est encore aujourd'hui qu'assez rarement prescrit par les médecins allopathes autrement que dans des préparations magistrales telles, qu'il est à peu près impossible d'assigner à chacun des ingrédients qui les composent la véritable part qui lui revient dans les effets qu'elles produisent. Cependant, grâce à l'*eau de Van-Swieten* (2), qui n'est, en définitive, qu'une simple solution de bichlorure de mercure dans de l'eau distillée, aiguisée d'alcool, et qui depuis longtemps déjà est extrêmement usitée, le médicament qui nous occupe est encore un de ceux dont il est le plus facile de déduire de l'ancienne tradition médicale la véritable action thérapeutique. Voici donc l'énumération sommaire des affections pathologiques contre lesquelles le sublimé, à cela près des accidents provoqués souvent par des doses excessives, s'est

---

(1) *Tract. de morbo gallico.* Venet., 1535.

(2) Il en existe une multitude de recettes, mais la plus usitée en France est la suivante : Sublimé, 40 centigrammes ; eau distillée, 450 grammes. (*Codex.*)

montré, antérieurement aux applications assez rares qu'en ont faites jusqu'à présent les homœopathes, d'une incontestable efficacité :

1° Maladie vénérienne, dans le plus grand nombre de ses manifestations primitives ou secondaires, à savoir : *Gonorrhée, chancre dans l'urètre, au gland ou au prépuce ; bubons ; taches rouges ou cuivrées à la peau ; syphilides squammeuses, gommes, douleurs ostéocopes ; exostoses au front, à la clavicule, au coude et au fémur ; ulcérations des narines, ozène, carie des os du nez, de l'os palatin, du maxillaire inférieur ; ophthalmies ; taies et ulcérations de la cornée ; cataracte ; amaurose ; surdité ; asthme, toux spasmodique, hémoptysie, phthisie ; paralysies ; névralgies et névroses diverses ; accès épileptiformes* (1).

2° Maladies non vénériennes : *Ophthalmie rebelle* (V. Müller, D. Corillo, etc.) ; *cataracte* (Vogler, Harke, etc.) ; *éruptions, pustules à la face* (Fr. Gmelin) (2) ; *ulcération rebelle des narines* et *ozène* (Fr. Gmelin) ; *dartres furfuracées* (Ottmann) ; *gale sèche* (Stoerk) ; *dartres humides* de diverse nature (Ambr. Hosty, J. Colton, etc.) ; *scrofule* et *ulcères fistuleux, phagédéniques,* principalement aux membres inférieurs (Fr. Gmelin) (3) ; *rhumatismes*

(1) Voyez, pour les faits et les autorités à l'appui : 1° Dans l'*Appar. medic.* de Gmelin, l'excellent chapitre que cet auteur a consacré au sublimé, t. II, de la p. 243 à la p. 313 ; 2° Van-Swieten, *Descript. abrég. des malad. qui règnent le plus souv. dans les armées,* etc., Paris, 1760, in-12 ; 3° du même auteur : *Commentar. in Herm. Boerhaavii Aphorismos,* t. V, p. 549, et suiv. ; 3° Swediaur, *Traité des maladies vénériennes,* etc., etc.

(2) Circonstance qui, jointe à l'indication de *solubilis,* donnée par plusieurs homœopathes, et notamment par M. Aug. Rapou, contre la *variole,* m'a décidé à introduire, comme je l'ai fait, le sublimé dans le traitement de cette maladie.

(3) Voici, dans son entier, le passage de Gmelin touchant la scrofule, passage qui, ainsi qu'on peut le voir, était bien de nature à corroborer mon opinion relativement à la *presque spécificité* du sublimé dans la variole : « Glandularum quoque tumores, etiam pertinaces, nisi inflammatorios (DE HORNE), ex alia longe caussa natos, huic remedio obtemperare observavit B. SPIELMANN (apud J. Fr. EHRMANN, l. c., p. 45) in virgine, cui jam inde ab aliquot lustris glandulæ ab auribus usque ad claviculas sitæ induratæ intumuerant. Idem ille, æque ac MOSEDER, ejusdem auxilio puerum a scrophulis per omne corpus disseminatis liberavit ; eamdem efficaciam monstravit hic mercurius corrosivus CH. HOTZIO (apud J. J. ZIMMERMANN, etc.) in puero decenni *post variolas confluentes* scrophulis per totum corpus obsesso ; plures ægros scrophulis affectos ejus ope sanavit LOYAUTÉ. » (*Mémoires de la Société royale de méd. de Paris,* ann. 1777 et 1778, in-4, etc.)

articulaires aigus et chroniques, *par suite de refroidissement*, et *rhumatisme goutteux avec gonflement et déformation des parties entreprises* (1) ; une *toux sèche*, *opiniâtre*, et autres symptômes de *phthisie tuberculeuse* chez plusieurs enfants de dix à quinze ans, de constitution débile (2) ; enfin l'*hydropisie* et la *paralysie* (3).

Aujourd'hui, les médecins allopathes, qui d'ailleurs, pour la plupart, il le faut dire, ne soupçonnent pas même l'existence, dans les ouvrages de leur école, des faits que je viens de citer, n'emploient plus guère le sublimé qu'à titre d'antisyphilitique. Suivant eux, c'est, de toutes les préparations mercurielles (dont ils font journellement de si déplorables abus), la plus sûre dans ses résultats, et celle en outre qui offre le moins l'inconvénient de provoquer la salivation durant le cours des traitements. Mais si le sublimé, à doses allopathiques, a très souvent, comme je le reconnais, guéri la syphilis, et surtout la syphilis récente, combien de fois ne lui a-t-on pas vu substituer à cette dernière une maladie plus redoutable encore, la *phthisie pulmonaire* (4).

(1) Voyez *Biblioth. méd.*, t. XXXIII, p. 117.

(2) Voyez *Commentar. de rebus in scientia naturali et medicina gestis*, t. XXVII, p. 92.

(3) *Biblioth. médic.*, loc. cit.

(4) Je puis en citer, entre plusieurs, un exemple qui m'a laissé de tristes souvenirs. Au printemps de 1837, un étudiant en droit, de ma ville natale, et de mes bons amis, fut atteint d'une gonorrhée, qu'on supposa, gratuitement peut-être, de nature vénérienne, et qu'on traita d'abord par les *astringents*, puis, comme elle leur résistait, par les *pilules de Dupuytren* (*opium et sublimé*), et définitivement par l'*eau de Van-Swieten*. Au bout de deux mois environ de ce traitement, l'écoulement s'arrêta. Mais *juste en même temps* se manifesta une petite toux sèche, accompagnée par instants de chaleur dans la poitrine. Trois mois s'écoulèrent ainsi. L'époque des vacances étant venue, mon ami rentra dans sa famille. La toux persistait et était même devenue plus fréquente. Dans les premiers jours de septembre, il survint subitement une légère hémoptysie. Un médecin fut appelé. Mon ami jouait d'un instrument à vent et chantait avec une de ces belles voix de basse qu'ont rarement les personnes atteintes de phthisie congéniale ; on lui ordonna de cesser la musique : c'était bien ; mais nonobstant le repos des organes respiratoires, une nouvelle hémoptysie survint et on le saigna : c'était mal (le malade, grand, élancé, bien qu'assez fort, étant nerveux et nullement sanguin). Deux nouvelles hémoptysies en huit jours ; deux nouvelles saignées. Pour le coup, c'était monstrueux ! Bref, la fièvre hectique se déclare, et le 14 ou 15 septembre, mon pauvre ami expire, victime, je n'en saurais douter, du mercure corrosif dont on l'avait empoisonné, singulièrement aidé, je dois en convenir, *des soins* de son dernier médecin.

Applications homœopathiques. — Hahnemann n'a que très superficiellement expérimenté le mercure corrosif. La pathogénésie qu'il nous en a laissée comprend à peine une cinquantaine de symptômes parmi lesquels quinze sont empruntés à l'observation allopathique (A. Schwarz). Les médecins homœopathes qui, ainsi que moi, ont jusqu'à présent prescrit le sublimé en dehors des affections représentées par cette courte série d'effets pathogénétiques, sont donc obligés de convenir qu'ils l'ont fait empiriquement. Aussi notre infatigable confrère, M. le docteur Roth, a-t-il rendu à l'homœopathie un service signalé, et dont je lui sais gré personnellement, en publiant dans le second volume de sa *Matière médicale pure* (p. 526) une pathogénésie du sublimé comprenant déjà 577 symptômes, et à laquelle je renvoie mes lecteurs.

Hâtons-nous de dire, toutefois, que ce travail de M. Roth, si méritoire qu'il soit, est encore extrêmement incomplet ; si incomplet, qu'il importe au praticien de se prémunir contre les faits qui le dominent et la physionomie générale qu'il présente. Voici pourquoi.

M. Roth, ne rencontrant sur le sublimé qu'un très petit nombre d'expériences pures, a puisé à pleines mains aux sources allopathiques (1), et n'a même pas craint de mettre à contribution les toxicologistes tels que MM. Devergie, Orfila, Thénard, etc. Or, de là qu'est-il résulté ? Que les deux tiers environ des symptômes collationnés par notre estimable confrère ne sont autre chose que des effets toxiques ; effets qu'il est assurément bon, et je dirai même indispensable de connaître, mais qui, en définitive, ne nous repré-

---

(1) M. Roth aurait pu facilement donner à ses recherches dans ce sens une extension plus considérable. Voici, par exemple, un certain nombre de symptômes empruntés, comme la plupart de ceux qu'il rapporte, aux observations des allopathes, et que dans la prochaine édition de son ouvrage il pourrait, s'il le jugeait convenable, ajouter à ceux-là :

Continuelle anxiété d'esprit (Fr. Hoffmann) ; vertige (Terras) ; symptômes d'apoplexie cérébrale (de Brambilla) ; perte de la vue et de l'ouïe (id.) ; sécheresse de la bouche et de la langue (Loew) ; salivation (Van-Swieten, etc., etc.) ; âpreté dans la gorge (Van Swieten) ; soif énorme (Loew) ; apparence de putréfaction de toutes les parties intérieures de la bouche (Valleriola) ; nausées, troubles divers de la digestion (Cirillo, Gardane) ; nausées (Valler.) ; vomissements (Colombier) ; vomissements violents (Stoll, Wedel, etc.) ; vomissements de sang (Stoll) ; vomissements de sang (Valler.) ; douleur brûlante à l'estomac (Baccius) ;

sentent que les affections suraiguës auxquelles peut convenir le sublimé, et laissent complétement dans l'ombre les maladies chroniques auxquelles correspond ce médicament.

Aussi est-ce évidemment en se basant sur ces observations toxicologiques généralement connues, avant même que M. Roth eût pris la peine de les rassembler, que la plupart des homœopathes ont restreint jusqu'à présent l'emploi du sublimé au traitement d'un très petit nombre d'affections aiguës, à la tête desquelles figure, à juste titre d'ailleurs, la *dyssenterie*. Bien plus : l'idée de cette dernière est, dans l'esprit de quelques uns de nos confrères, tellement inséparable du mercure corrosif, qu'il m'a semblé qu'elle se présentait à eux comme un épouvantail, toutes les fois que j'ai eu l'occasion de leur proposer l'emploi de ce médicament dans des cas où il n'existait ni flux de sang, ni ténesme, ni aucun autre genre de désordre du côté des voies digestives. Qui ne sait pourtant que, lorsqu'il est franchement indiqué (par exemple, dans des cas de syphilis récente *chez des hommes*), le sublimé, même à *petites* doses allopathiques, amène le plus souvent la guérison, sans provoquer le plus léger symptôme dyssentérique? Mais il faut pour cela, j'en conviens, qu'il ne soit donné que dans des circonstances opportunes. Or, je vais résumer en quelques lignes les règles générales qu'à cet égard m'a enseignées l'expérience :

Le mercure corrosif est indiqué dans l'immense majorité des cas pathologiques signalés jusqu'à présent comme rentrant dans la sphère d'activité du mercure soluble : seulement, à quelques exceptions près, le MERCURE CORROSIF S'ADAPTE EXCLUSIVEMENT AUX MALA-

---

élancements à l'estomac (Valler.); tranchées atroces dans l'estomac et dans le ventre (Baccius, Loew, etc.); ténesme (Gardane, Van-Swieten, etc.); dyssenterie (Stoerk); hydropisie (Lentin); leuchorrée opiniâtre (Th. Gataker); avortement (de Brambilla); voix rauque (Wedel); gêne de la respiration (Terras); oppression de poitrine (Stoll); toux sèche (J. Collin); toux violente (Stoerk); crachement de sang (de Brambilla); hémoptysie (Stoerk); hémoptysie (A. G. Richter); hémoptysie (Quarin); hémoptysie (Girtanner); fièvre lente (de Horne); chaleur à la peau (Gardane); sueur (Colombier); sueur fétide (Valleriola); sueur froide (Wedel); sueur visqueuse et froide (Stoll); hémorrhagies par les membranes muqueuses (Stoerk); contraction des membres (Quarin); mouvements involontaires et désordonnés des membres (id.); convulsions (Fréd. Hoffmann).

DIES DES HOMMES, TANDIS QUE LE MERCURE SOLUBLE S'ADAPTE EXCLU-
SIVEMENT AUX MALADIES DES FEMMES (1). En conséquence, j'ose affirmer que c'est surtout en tenant compte de cette distinction qu'on
pourra souvent retirer les plus grands avantages de l'emploi du
sublimé dans les affections morbides suivantes :-

La *syphilis* (*chancre, gonorrhée, bubons, ophthalmies, ulcérations
de la cornée, cataracte, amaurose, ulcérations pharyngiennes, nasales, linguales,* etc., *taches rouges ou cuivrées, pustules, impetigo,
psoriasis, chute des cheveux, tumeurs sous-cutanées, exostoses, caries,
chute ou déformation des ongles, hémoptysie, phthisie, asthme, névralgie, paralysie, chorée, épilepsie,* etc.); la *variole* (dans son
état) (2); quelques autres *maladies pustuleuses,* l'*érysipèle phlegmoneux* chez des sujets cacochymes ; la *gale* (particulièrement
celle qui a été communiquée par des animaux domestiques, tels
que les chiens); les *dermatoses chroniques* à forme squammeuse,
d'un rouge vif, et accompagnées d'un prurit ardent ; les *ulcères rebelles,* à bords frangés, à fond grisâtre, principalement
aux membres abdominaux ; certaines *ophthalmies chroniques,*
avec prédominance ou priorité des symptômes à l'œil gauche;
l'*épistaxis* chez les jeunes sujets lymphatico-sanguins ; les *ulcérations chroniques des narines* ; la *stomatite* et l'*angine fongueuses,*
avec fétidité extrême de la bouche, gonflement et ulcération
des gencives, de la langue et de la muqueuse pharyngienne;
l'*hématémèse,* avec douleur brûlante à l'estomac: la *dyssenterie,*
l'*ascite,* précédée de diarrhée, accompagnée de ténesme et de
brûlement dans le ventre ; l'*albuminurie,* le *priapisme,* l'*hydrocèle,* l'*induration des testicules,* le *diabète sucré,* les *pertes séminales* sans érection à la suite d'excès vénériens, notamment
de l'onanisme; l'*impuissance,* l'*hémoptysie,* avec toux sèche, vio-

(1) Je donne cette loi pour *positive.* Par quelle série de faits et de déductions
suis-je parvenu à sa découverte? C'est ce qu'il me serait ici trop long de raconter.
Je ne puis m'empêcher néanmoins de mentionner une des observations les
plus piquantes qui en fut pour moi la confirmation :

Le sublimé et le mercure soluble sont tous deux antidotes de la sépia, qui à
son tour les neutralise (incomplétement, il est vrai). Mais cette neutralisation du
sublimé par la sépia, et réciproquement, ou de la sépia par le mercure soluble, et
réciproquement, *ne s'opère nettement, dans le premier cas, que chez l'homme,
dans le second cas, que chez la femme.*

(2) Voyez *Traité homœopathique des maladies des enfants,* p. 194.

lente dyspnée et ardeur brûlante dans la poitrine; le *rhumatisme
articulaire aigu*, avec soif ardente, pouls fréquent, chaleur sèche
à la peau, ou sueurs profuses et fétides; le *rhumatisme articulaire
chronique*, avec tumeurs molles ou osseuses dans les articulations,
fausses ankyloses, etc., chez des sujets lymphatiques, consécutif
à des refroidissements, et occupant surtout les coudes, les poignets, les mains, y compris les doigts, les genoux, ou les pieds;
l'*arthrite goutteuse* (lorsqu'il n'existe plus de rougeur à la peau);
les *caries scrofuleuses*, le *rachitisme*, et généralement les affections
chroniques du système osseux.

Je n'ignore point que, dans la plupart des cas que je viens de
mentionner, on a vu souvent l'emploi de *solubilis* couronné de
succès, *quel que fût le sexe des malades*; mais je n'en persiste pas
moins à affirmer que ce succès eût été plus rapide et plus brillant
encore, si l'on se fût conformé au principe que j'ai la prétention
d'établir, et que je soumets hardiment au contrôle impartial de
tous les praticiens (1).

Mercurius solubilis, *Sepia* et *Lobelia inflata*, sont les principaux antidotes de *Mercurius corrosivus*.

Nitri acidum. *Acide nitrique* ou *azotique*, *Eau-forte*, *Eau seconde*
(lorsqu'il est étendu d'eau), etc. — Cet acide, qu'il est impossible
de rendre complétement anhydre, quel que soit le degré de concen-
tration qu'on lui fasse subir, est un liquide incolore, d'une odeur
forte et désagréable, d'une excessive causticité, altérable par la
lumière et répandant à l'air une vapeur blanche lorsqu'il est concentré; entrant en ébullition à 86 degrés; enfin, colorant en jaune
les matières organiques, qu'il détruit. La découverte en est due à
Raymond Lulle.

L'acide nitrique s'obtient, pour les besoins de l'industrie, de la
décomposition du nitrate de potasse par l'acide sulfurique. Mais il
doit être purifié pour être employé en médecine, c'est-à-dire débarrassé des traces d'acides sulfurique et chlorhydrique qu'il contient habituellement. On parvient à ce but en le traitant successivement par de faibles quantités de nitrate de baryte et de nitrate
d'argent, et en le distillant ensuite dans un appareil de verre.

---

(1) Dans certains cas pourtant, notamment chez de jeunes garçons lymphatiques et n'ayant pas encore atteint l'âge de puberté, il se peut que *solub.* mérite
la préférence sur *sublimé*.

Applications empiriques. — L'acide nitrique n'a que très rarement été employé comme médicament interne. Les chirurgiens s'en servaient autrefois à titre de caustique, et quelques uns même l'emploient encore aujourd'hui de la même manière, mais sans se douter que les bons effets qu'ils en obtiennent, lorsque le hasard les sert (dans le traitement des *verrues*, des *ulcères calleux*, des *caries sèches* et des *périostoses*), sont dus à l'absorption de ce puissant médicament. Ceci pourtant est si vrai, que M. le professeur Lallemand, de Montpellier, a vu guérir et a guéri lui-même rapidement des périostoses indolentes, en déterminant seulement avec l'acide nitrique une *légère inflammation à la peau.*

Fréd. Hoffmann recommande l'acide nitrique contre les *fièvres pernicieuses pétéchiales* (1). MM. Hull et Batemann, en Angleterre, s'en sont servis avec succès contre des *jaunisses invétérées* (2). « Mais c'est principalement Alyon, dit Alibert, qui a proposé en France son administration à l'intérieur, et qui l'a préconisé comme un remède *antisyphilitique très efficace.* Il rapporte une multitude d'expériences d'après lesquelles il conste que cet acide exerce une action très énergique sur les forces vitales de l'économie animale, qu'il favorise l'excrétion des urines, etc. ; qu'enfin il combat d'une manière particulière les *affections vénériennes très anciennes* et *très invétérées* (3). » Plusieurs médecins ou chirurgiens anglais, entre autres Scoot, Beddoes, Geach, Hammick et Sandford, ont confirmé par des faits authentiques les assertions d'Alyon. Aujourd'hui encore on prépare avec l'acide nitrique en Angleterre et dans l'Inde une sorte de limonade, dont on vante beaucoup l'efficacité comme antisyphilitique. Wedekind recommande cet acide contre la fétidité mercurielle et scorbutique de la bouche. Enfin M. Pereira, de Bordeaux, assure en avoir obtenu les meilleurs résultats dans la leucorrhée chronique (4).

Applications homœopathiques. — L'acide nitrique paraît convenir particulièrement aux sujets bruns, de constitution sèche, et surtout

(1) *Médic. ration. systemat.*, t. IV, p. 270.
(2) Voyez *Journal de méd.* de Leroux, t. XVII, p. 447.
(3) *Nouveaux éléments de thérapeutique*, etc., t. I, p. 515.
(4) Voyez, pour la pathogénésie de ce médicament, Hahnemann, *Doctrine homœopathique des maladies chroniques*, t. III, p. 103 et suivantes.

aux personnes atteintes de maladies chroniques, qui ont habituellement des selles trop molles. « On peut rarement l'employer, dit Hahnemann, chez ceux qui ont de la tendance à la constipation. » La *syphilis chronique*, les *ulcères*, l'*ophthalmie rebelle*, l'*atrophie générale* ou *partielle*, *quelques phthisies*, *certaines névralgies*, le *rhumatisme chronique*, les *maladies des os ;* enfin, et par-dessus tout peut-être, les *affections si diverses causées par l'abus du mercure :* telles sont les maladies contre lesquelles ce médicament est principalement usité.

Voici, d'après Hannemann, les états morbides contre lesquels il se serait montré le plus efficace :

« Tristesse ; *humeur chagrine ;* inquiétude sur l'issue de la maladie, avec crainte de la mort ; irritabilité extrême ; *propension à quereller* et caprices ; éloignement pour le travail ; vertiges en s'asseyant et en marchant ; vertiges qui obligent à se coucher ; mal de tête nauséeux ; déchirements au front, au vertex et à l'occiput ; mal de tête pulsatif ; afflux du sang vers la tête ; prurit au cuir chevelu ; chute des cheveux ; paralysie de la paupière supérieure ; *pression dans les yeux ; élancement dans les yeux ;* suppuration des yeux ; dilatation difficile des pupilles ; *points noirs* qui voltigent *devant les yeux ;* élancements dans l'oreille ; gonflement du lobule de l'oreille gauche ; écoulement par l'oreille ; obstruction de l'oreille ; *dureté de l'ouïe ;* bourdonnement dans les oreilles ; *battement dans l'oreille ;* craquement dans l'oreille ; croûtes dans la narine droite ; saignements du nez ; odeur désagréable en respirant par le nez ; *puanteur du nez ;* boutons à la face ; *pâleur de la face ;* gerçures aux lèvres ; ulcérations à la partie rouge des lèvres ; branlement des dents ; saignement de la gencive ; ardeur dans la gorge ; *douleur cuisante dans la gorge ; goût amer dans la bouche,* même après avoir mangé ; goût douceâtre dans la bouche ; soif ; dégoût des aliments tirés du règne animal ; inaptitude à digérer le lait ; nausées après avoir mangé des choses grasses ; sueur pendant et après le repas ; sentiment de plénitude dans l'estomac après avoir mangé ; lassitude après le dîner ; rapports acides ; envie de vomir ; hauts-le-corps après avoir bu vite ; élancements au creux de l'estomac ; douleur tensive au-dessous des fausses côtes ; pincements fréquents dans le ventre ; tranchées ; élancements dans le ventre en y touchant ; douleur cuisante dans l'hypogastre ; gonflement des glandes inguinales ; hernie inguinale chez les enfants; *accumulation de vents dans le ventre ; déplacement de vents* matin et soir; gargouillements dans le ventre ; borborygmes dans le ventre ; *constipation ;* efforts pour aller à la selle ; selles irrégulières et difficiles ; *selles trop fréquentes ;* selles sèches ; prurit à l'anus ; *hémorrhoïdes anciennes ;* émission de l'urine difficile ; *incontinence d'urine ; odeur fétide de l'urine ;* excoriation au gland ; *fics ;* flaccidité du scrotum ; défaut d'appétit vénérien; défaut d'érections ; pollutions fréquentes ; flueurs blanches.

« Eternuments incomplets ; *obstruction des narines ;* sécheresse du nez ; coryza, enchifrènement ; enrouement ; phthisie laryngée ; toux pendant la journée ; toux, le soir, en se couchant; toux à vomir; *asthme ;* toux en travaillant; induration noueuse du sein ; atrophie des seins ; mal de reins ; mal dans le dos ; *roideur de la nuque ;* gonflement des glandes du cou ; élancements dans les épaules ; douleur pressive à l'articulation du bras ; rudesse de la peau des mains ; *dartres syphilitiques à la paume des mains ;* engourdissements des doigts ; taches blanches sur les ongles des doigts ; prurit aux cuisses ; *inquiétude dans les jambes,* le soir ; *froid aux jambes ;* douleur dans les cuisses en se levant de sa chaise ; faiblesse des genoux ; *crampes et roideur dans les mollets en marchant ,* après avoir été assis ; tressaillement dans les mollets ; élancements dans le talon, en appuyant le pied à terre ; sueur fétide aux pieds ; *douleurs déchirantes dans les membres supérieurs et inférieurs ; promptitude à se refroidir,* d'où des pincements et des tranchées dans le ventre ; douleur dans les anciennes cicatrices, lors des changements de temps ; tannes noires ; onglée par un froid léger ; éruption ortiée pruriteuse, au grand air, même à la face ; dartres pruriteuses ; *taches d'un brun rougeâtre sur la peau ; verrues ;* douleur dans les cors et les engelures ; faiblesse, lassitude le matin ; lassitude à trembler ; lassitude chronique et pesanteur des pieds ; difficulté de s'éveiller le matin ; réveil fréquent ; agitation pendant la nuit ; réveil en sursaut ; sommeil plein de rêves ; rêves inquiétants ; rêves lascifs ; douleurs pendant le sommeil ; *froid continuel ;* fièvre, l'après-midi, froid et chaleur ; sécheresse de la peau ; sueur nocturne ; sueurs fétides pendant la nuit (1) ».

---

(1) *Maladies chroniques*, loc. cit.

Les antidotes connus de l'acide nitrique sont *Camph.* , *Merc. cor.* et *Calc. carb.*

Crocus sativus. *Crocus autumnalis* de Linné; en arabe *Zaha-foran*, dont nous avons fait *Safran*. — Espèce du genre *Crocus*, de la famille des Iridées, de la triandrie monogynie.

Cette plante, originaire de l'Orient, comme son nom l'indique , est maintenant cultivée dans plusieurs parties de la France. Sa fleur, qui présente l'aspect général de celles des autres Iridées, en dif- fère surtout par cette singularité que les stigmates seuls en sont odorants : or ce sont ces stigmates qui sont exclusivement recueillis et livrés au commerce sous le nom de *safran*.

Cette substance, beaucoup plus employée de nos jours dans l'économie domestique qu'elle ne l'est en médecine, était en grand honneur parmi les médecins de la Grèce. Hippocrate la recom- mande dans plusieurs endroits de ses ouvrages, et le mont Tmolus, en Phrygie, sur les versants duquel on cultivait la plante qui la fournit, lui devait une véritable célébrité.

Le safran, en vieillissant, s'altère et perd son odeur ; mais ses émanations, lorsqu'il est frais, passent pour être très dangereuses. « Elles portent vivement à la tête, disent MM. Mérat et de Lens, et l'on cite des personnes tombées dans une sorte de fièvre sopo- reuse, pour s'y être exposées. Borelli , Lacoste , Kœnig , Lusita- nus, ont vu des exemples semblables, suivis même de mort chez quelques uns ; d'autres fois elles produisent un état convulsif, le rire immodéré et sardonique, etc. (1). » Ces accès de *rire immodéré* paraissent constituer, en effet, un des symptômes caractéristiques du safran. Murray, à qui MM. Mérat et de Lens ont emprunté les observations qui précèdent, rapporte encore d'autres faits du même genre, appuyés de l'autorité de Sérapion, de Boerhaave, de Schulz, etc. : celui, par exemple, de plusieurs enfants qui furent pris de fou rire après avoir flairé des outres qui avaient con- tenu de l'essence de safran (2).

Cependant Bergius mentionne un fait contradictoire à ces der- niers, et qui par cela même, complète en quelque sorte le tableau des effets moraux du safran. L'observation dont il s'agit est celle

(1) *Ouv. cit.*, t. II, p. 466.
(2) *Appar. medic.*, t. V, p. 232.

d'une femme qui, toutes les fois qu'elle prenait une dose de ce médicament, tombait dans une tristesse profonde (1).

Enfin un médecin anglais, Alexander, qui a fait quelques expériences sur le safran, dit qu'il agit sans augmenter sensiblement la chaleur de la peau, et en provoquant d'une manière notable le ralentissement de la circulation (2).

Applications empiriques. — « A l'extérieur, disent MM. Mérat et de Lens, le safran est un bon résolutif : on en met dans les cataplasmes de ce nom, pour dissiper les *tumeurs indolentes*, les *ecchymoses;* on en ajoute dans les collyres antiophthalmiques, dans le cas d'*engorgement scrofuleux des paupières*, etc. (3). »

Le safran a été employé à l'intérieur, comme *antispasmodique*, contre l'*hystérie*, l'*hypochondrie* (dans le but d'égayer les malades!), contre les *spasmes*, la *coqueluche*, l'*asthme*, etc. Pringle le vante beaucoup comme *antiseptique* et le recommande à ce titre dans les *maladies putrides* (4). Mais c'est surtout, comme chacun le sait, à titre d'*emménagogue* qu'on en a usé et abusé : témoin une malheureuse femme dont parle Rivière, qui, en ayant pris une dose un peu trop forte, pour faire revenir ses règles supprimées depuis quelques mois, mourut trois jours après, dit cet auteur, d'hémorrhagie utérine (5).

Applications homœopathiques. — A peu près abandonné de nos jours par les médecins allopathes, le safran est encore loin d'avoir recouvré entre nos mains la valeur thérapeutique que les anciens lui attribuaient, et que lui déniait si explicitement Cullen (6). Cependant il a rendu quelques services aux homœopathes, et un assez grand nombre de ses symptômes (voyez, pour la pathogénésie de *Crocus*, la *Matière médicale pure* de M. Roth, t. II, p. 80)

(1) *Mater. med. e regn. vegetabil.*, etc., t. I, p. 58.

(2) *Alexander's experimental essays on antiseptics*, etc., p. 88.

(3) *Ouv. cit.*, t. II, 470.

(4) Pringle, *Observations sur les maladies des armées*, etc. 2ᵉ édit., Paris, 1793, p. 24 et suiv.

(5) *Riverii oper. med.*, edit. Horstius, p. 136.

(6) Suivant Geoffroy (*Mat. méd.*, t. III, p. 46), les anciens avaient le safran en si grande vénération, qu'ils le nommaient le *Roi des végétaux, Panacée végétale, Ame des poumons*, etc. Cullen, au contraire, qui, sans doute, n'avait employé que du safran ancien ou sophistiqué, le considérait comme à peu près inerte. (Voyez son *Traité de mat. méd.*, trad. de Bosquillon, Paris, 1790, t. II, p. 332.)

me porteraient à croire que dans certaines maladies de l'appareil génital aucun autre médicament ne saurait le remplacer. J'ai vu, pour mon compte, le safran guérir rapidement (chez une actrice) une *leucorrhée sanguinolente*, datant de plusieurs mois, et que la malade pensait être de nature syphilitique, bien que le mercure eût déjà été mis en œuvre sous différentes formes, sans le moindre succès. Mais c'est surtout contre les *hémorrhagies actives*, notamment contre la *métrorrhagie* et certaines *hystéries* (accompagnées de grands troubles d'esprit, emportements sans causes, gaieté désordonnée, fou rire, etc.), que le safran a été employé. J'ai la conviction qu'il pourrait être de la plus grande utilité dans certains cas de *grossesses nerveuses* ou *fausses grossesses*, car aucun autre médicament ne représente mieux dans leur ensemble les symptômes de cette bizarre maladie.

Quoi qu'il en soit, je n'ai placé qu'avec un point d'interrogation le safran à la suite des analogues du mercure. C'est qu'en effet, entre ce dernier et celui-là, les rapports sont loin d'avoir toute évidence désirable. Cependant il me serait facile de démontrer que ces rapports existent. L'avenir, au surplus, nous éclairera sans doute sur ce point, comme sur beaucoup d'autres.

M. Stapf regarde l'opium comme l'antidote du safran.

GROUPE III.

TYPE : SULPHUR. — ANALOGUES : CROTON TIGLIUM — LOBELIA INFLATA — MERCURIUS CORROSIVUS — MERCURIUS SOLUBILIS — BOVISTA — ASTERIAS — ÆTHUSA CYNAPIUM — CICUTA VIROSA — CREOSOTA — RATANHIA (1).

CARACTÈRES COMMUNS.

La formation de ce groupe important a été pour moi l'objet de recherches toutes particulières et de longues méditations. Pour en

---

(1) J'ai de fortes raisons de penser que *Ammonium carbonicum* et *Ammonium muriaticum* devront être par la suite ajoutés aux analogues de *Sulphur*. (Voyez, pour ces deux médicaments, *Doctrine et traitement des maladies chroniques* de Hahnemann, Paris, 1846, t. III, p. 299 et suivantes.)

saisir les caractères distinctifs, il faut faire abstraction d'un certain nombre de symptômes propres à ceux des médicaments qui
en font partie, après avoir figuré déjà dans les groupes précédents,
pour ne tenir compte que de ceux des symptômes de ces médicaments qui les subordonnent à leur nouveau type. Peu nous importe,
en effet, que le mercure corrosif, le mercure soluble et la créosote
soient *antisyphilitiques*, tandis que le soufre ne l'est pas, et produisent en conséquence, sur l'homme sain comme sur l'homme
malade, des effets qu'on chercherait en vain dans la pathogénésie
du soufre. Il nous suffit ici qu'ils soient *antipsoriques*, comme l'est
ce dernier, ou plutôt il nous suffit qu'ils aient la plus grande partie de ses symptômes caractéristiques (à des nuances près, cela se
comprend), pour qu'ils deviennent ses *analogues*.

De toute évidence, la même observation est applicable à *Croton
tiglium*.

Il reste donc bien entendu qu'en énumérant, ainsi que je vais le
faire, les *caractères communs* aux médicaments du groupe *Sulphur*,
je laisse complétement en dehors, quant à présent, tous les symptômes de ces médicaments qui ne font pas rigoureusement partie
des symptômes caractéristiques du soufre, et qui, par conséquent,
sont susceptibles de les rattacher à d'autres groupes.

1° *Sorte d'astringence momentanée exercée sur les tissus (plus
spécialement sur la peau et les muqueuses), presque immédiatement
suivie d'un phénomène contraire, d'où résulte :*

a. Faiblesse de corps et d'esprit ;

b. Peau maladive, flasque, décolorée, terreuse ;

c. Sueur au moindre effort ;

d. Flux muqueux de diverse nature (catarrhes subaigus).

2° *Fièvre lente se manifestant principalement dans l'après-midi,
et augmentant dans la soirée.*

3° *Afflux du sang vers la tête, avec bouffées de chaleur à la face.*

4° *Maladies persistantes de la peau, ressemblant plus ou moins à la
gale, et présentant de l'analogie avec un certain nombre de dermatoses chroniques, dont la répercussion donne lieu, ainsi qu'on le verra
plus loin, à des maladies internes correspondant par leurs manifestations aux effets internes les plus tranchés des médicaments qui
nous occupent, à savoir :*

a. Ophthalmies subaiguës ;

b. Catarrhes pulmonaires ;

c. Affections asthmatiques (1);

d. Constipation ou petite diarrhée permanente, ou enfin alternative de diarrhée et de constipation ;

e. Hémorrhoïdes ;

f. Aménorrhée ou disménorrhée avec décoloration chlorotique du sang ;

g. Affections nerveuses de nature diverse ;

h. Aliénation mentale.

Quelques traits négatifs, communs aux médicaments du groupe *Sulphur* (si l'on en excepte les *antisyphilitiques*), ont aussi une valeur très significative. Ainsi, tous ces médicaments si puissants sur la peau et les muqueuses, mais principalement sur la peau, sur laquelle porte *primitivement* leur action, ne me semblent agir qu'assez faiblement sur l'appareil musculaire, de même que sur le système osseux.

Peut-être s'étonnera-t-on de ne pas rencontrer parmi eux plusieurs médicaments qui ont aussi une action prononcée sur la peau. Ce qui m'a porté à exclure ces derniers du groupe des *antipsoriques*, c'est que : 1° ou les maladies de peau qu'ils déterminent ne sont, parmi leurs symptômes, que des effets secondaires ; 2° ou que ces maladies de peau n'ont pas plus de rapport avec la *psore* que les symptômes de ces médicaments n'ont de rapport avec ceux du soufre. J'aurais cru, par exemple, commettre une faute en introduisant *Conium maculatum* à la suite d'*Ethusa* et de *Cicuta virosa*, parmi les analogues de *Sulphur*. L'action de *Conium*, type d'un groupe, bien qu'ayant quelques rapports avec celle des plantes de la même famille, diffère essentiellement de celle des antipsoriques.

Un examen rapide, mais pourtant approfondi, de cette grande question de la *psore*, va rendre ma pensée sensible.

« Les maladies aiguës et surtout chroniques, dit Hahnemann, qui doivent naissance à la suppression seule du symptôme cutané, éruption et prurit dont la présence fait taire la *psore* interne qu'il remplace, ou ce qu'on appelle faussement la *rétrocession de la gale dans le corps, sont innombrables,* c'est-à-dire aussi variées que le sont elles-mêmes les constitutions individuelles et les circonstances extérieures qui les modifient.

---

(1) Tous les médicaments du groupe *Sulphur* causent : ou *vertiges* ou *douleurs diverses*, ou surtout enfin *suffocation, en montant des escaliers.*

» Juncker en a donné un court aperçu (1) : il a vu cette prétendue gale rentrée produire, chez les personnes jeunes et sanguines,
la phthisie pulmonaire ; chez les sujets sanguins, en général, des
hémorrhoïdes, des coliques hémorrhoïdales et des calculs rénaux ;
chez les sujets d'un tempérament sanguin et bilieux, des gonflements des glandes du sein, des roideurs d'articulation et des ulcères
de mauvais caractères ; chez les personnes replètes, des catarrhes
suffocants et des phthisies muqueuses. Il l'a également vue faire
naître la fièvre inflammatoire, la phthisie aiguë et la péripneumonie. On a trouvé, dit-il, à l'ouverture des cadavres, les poumons
remplis d'indurations et de collections purulentes. Il a rencontré
également des indurations d'un autre genre, des gonflements osseux et des ulcères qui dépendaient de cette suppression de la
gale. Il ajoute qu'elle provoque principalement des hydropisies
chez les personnes phlegmatiques ; que l'écoulement menstruel
est retardé par elle, et que quand elle a lieu pendant le flux des
règles, cette hémorrhagie est remplacée par une hémoptysie men-
suelle ; qu'elle plonge quelquefois dans la démence les personnes
disposées à la mélancolie, et que quand les femmes deviennent
alors enceintes, l'enfant périt ordinairement dans leur sein ; que
la suppression de la gale occasionne parfois la stérilité ; qu'en
général elle arrête la sécrétion du lait chez les nourrices, qu'elle
hâte l'époque de la cessation du flux menstruel, et que, chez les
femmes avancées en âge, la matrice tombe en suppuration au milieu de douleurs profondes et brûlantes qu'accompagne le marasme
(cancer utérin) (2). »

Après cette déclaration trop explicite, comme on le verra bientôt, que les maladies aiguës ou chroniques causées par la rétrocession de la *psore* sont *innombrables*; déclaration appuyée déjà par
les observations de Juncker, Hahnemann procède au développement de sa thèse favorite, à savoir, que la *psore* constitue les *neuf
dixièmes* des maladies chroniques non vénériennes. Or le seul
moyen, à mon avis, de démontrer la justesse d'une pareille assertion, était de prouver qu'on avait vu en effet la gale se transformer en affections chroniques si diverses, que réellement
celles-ci ne comprenaient pas moins des neuf dixièmes des maladies chroniques non vénériennes. Des faits, bien observés à

---

(1) Louis Chrétien Juncker, *Diss. de damno ex scabie repulsa.* Halle, 1750.
(2) *Doctrine et traitement homœopathique des maladies chroniques*, t. I, p. 27.

cet égard, devenaient pour tout le monde des arguments péremptoires et sans réplique; mais aussi je soutiens que, dans l'espèce, hasarder un pas en dehors du domaine des faits, était s'aventurer sur le domaine de l'imagination : examinons donc si Hahnemann s'est scrupuleusement maintenu dans les limites de celui-là.

Les connaissances de ce grand homme étaient immenses, comme on le sait; sa mémoire était prodigieuse. Il avait retenu tout ce qu'il avait lu, et, en matière de recherches bibliographiques, c'est à peine s'il nous reste à glaner après lui. Aussi l'histoire qu'il nous a laissée des rétrocessions psoriques et des maladies qui en sont résultées est-elle un petit chef-d'œuvre d'érudition. La simple énumération de ces maladies, avec les citations à l'appui, ne comprend pas moins de dix-neuf pages du *Traité des maladies chroniques*. Assurément ces précieuses recherches prouvent surabondamment combien il est absurde de considérer, ainsi que le font encore beaucoup d'allopathes, l'exanthème psorique, la teigne et les dartres, comme des affections essentiellement limitées à la peau, et qu'il est sans inconvénient d'attaquer par des moyens externes; mais prouvent-elles bien, comme le prétend leur auteur, que la gale, la teigne, etc., ne soient toujours que les efflorescences de maladies essentiellement internes et générales? prouvent-elles enfin que ces maladies, dont l'éruption psorique ne serait que le symptôme apparent, soient réellement *innombrables* et constituent les *neuf dixièmes* des maladies chroniques? C'est ce que je ne puis admettre.

Voici, d'après le dépouillement fait par Hahnemann des ouvrages de près de *deux cents* médecins plus ou moins célèbres, le bilan exact de la rétrocession psorique; en d'autres termes, l'énumération des états morbides qu'on a vus succéder à celle-ci :

1. Asthme;
2. Catarrhe suffocant;
3. Étouffements asthmatiques;
4. Asthme avec intumescence générale;
5. Asthme et hydropisie;
6. Pleurésie et inflammation de poitrine;
7. Point de côté avec toux;
8. Toux violente;
9. Crachement de sang;
10. Crachement de sang et phthisie pulmonaire;
11. Collections de pus dans la poitrine;
12. Collections purulentes dans le mésentère;

13. Altérations considérables de plusieurs viscères (1);
14. Altérations du cerveau;
15. Hydrocéphale;
16. Ulcères à l'estomac;
17. Sphacèle de l'estomac et du duodénum;
18. Œdématie générale;
19. Ascite;
20. Hydrocèle;
21. Gonflement rouge de tout le corps;
22. Jaunisse;
23. Gonflements des parotides;
24. Gonflement des glandes du cou;
25. Obscurcissement de la vue et presbytie;
26. Ophthalmie;
27. Cataracte;
28. Amaurose;
29. Surdité;
30. Hémorrhoïdes;

31. Affections du bas-ventre;
32. Diabètes;
33. Suppression d'urine;
34. Érysipèle;
35. Écoulements âcres, ichoreux;
36. Ulcères;
37. Carie;
38. Tumeur osseuse au genou;
39. Douleurs ostéocopes;
40. Rachitisme et carreau chez les enfants;
41. Fièvre;
42. Fièvre tierce;
43. Fièvre quarte;
44. Vertiges, avec perte totale des forces;
45. Vertige épileptiforme;
46. Convulsions;
47. Convulsions et épilepsie;
48. Apoplexie;
49. Paralysie;
50. Mélancolie;
51. Aliénation mentale.

À ces cinquante et un états morbides ajoutons, si l'on veut, ceux que mentionne Juncker, à savoir les calculs rénaux, la suppression des règles, celle des lochies, celle du lait chez les nourrices, enfin l'ulcération (cancéreuse?) de la matrice chez les femmes âgées, nous arrivons à ce résultat : que d'après les observations réunies de près de deux cents médecins, pour la plupart attachés à des services d'hôpitaux, pratiquant la médecine sur une grande échelle, et ayant presque tous fourni de longues carrières, ce qui leur a permis de voir beaucoup, nous ne pouvons encore assigner *légitimement à la psore interne* que cinquante-cinq ou cinquante-six manifestations différentes; nombre énorme, sans doute, mais qui cependant est encore loin de représenter celui des neuf dixièmes des maladies chroniques.

C'est en vain, par exemple, qu'au nombre des maladies, ou plutôt des symptômes mentionnés comme effets de la rétroces-

(1) Ce qui est bien vague.

sion psorique, ou chercherait la *goutte*, le *squirrhe des mamelles*, la *mélanos*, les *tumeurs encéphaloïdes*, etc., etc., parce qu'en effet la *gale* ne devient pas plus la *goutte*, le *squirrhe*, etc., qu'elle ne devient la *syphilis* ou la *variole* : Hahnemann est donc allé trop loin.

Mais ce n'est pas tout. Pour apprécier à leur juste valeur les observations évoquées par le fondateur de l'homœopathie à l'appui de sa théorie de la psore, il ne suffit pas de mentionner les faits, il importe de les compter ; car il faut bien se garder de penser que ces divers phénomènes pathologiques, attribués à la gale répercutée, se soient manifestés dans des proportions numériques équivalentes entre elles. Je n'ignore pas le peu de confiance que mérite généralement la statistique en médecine ; mais il est des cas, néanmoins, où son autorité devient flagrante. J'avoue, pour mon compte, qu'il m'est impossible de ne pas attacher un intérêt énorme à la proportion numérique des états morbides ou des symptômes rapportés à la psore.

J'admets avec Hahnemann (car il n'y a rien à opposer au témoignage des faits) que la psore interne, variant d'aspect, suivant l'âge, le sexe, le tempérament, la constitution et l'idiosyncrasie individuels, puisse se manifester, à tour de rôle, sous chacune des cinquante-cinq formes morbides qu'on lui a vu revêtir ; j'accorde même qu'elle puisse, dans des cas exceptionnels, en affecter quelques autres encore, bien que jusqu'à présent personne n'ait constaté ces dernières ; il n'en reste pas moins certain que ni les cinquante-cinq états morbides dont nous venons de parler, ni même encore ceux qu'on ne connaît point pour appartenir à la psore, ne constituent tous, indifféremment et au même titre, les *signes pathognomoniques* de cette obscure maladie.

La détermination de ces *signes pathognomoniques* (s'ils existent) serait cependant d'une importance majeure, car, sans eux, la psore interne reste à l'état de mythe. Ceux-ci, dont sa légende a frappé l'imagination, croient la reconnaître partout, et la poursuivent à outrance là où elle n'est pas ; ceux-là, au contraire, la laissent subsister là où elle est réellement, parce que ne pouvant admettre que cent maladies très distinctes pour eux ne soient au fond qu'une seule et même maladie, ils en nient tout simplement l'existence. Essayons donc de découvrir si, parmi les phénomènes morbides de nature si différente, qu'on a vus succéder à la rétrocession psorique, il n'y en aurait pas qui, par leur fréquence, sinon par leur constance, pourraient être considérés au moins jusqu'à un certain point comme ses symptômes caractéristiques.

Reprenons, en conséquence, l'examen des faits qui se rapportent à cette grande question, ou plutôt comptons ces faits : car c'est ici que la statistique peut devenir pour nous un véritable flambeau.

Un observateur, UN SEUL (Unzer), a vu la gale répercutée produire l'*érysipèle*.

Un autre observateur, UN SEUL encore (Richard), l'a vue produire la *carie*.

UNE SEULE FOIS, également, on a vu lui succéder la *cataracte*, UNE SEULE FOIS la *jaunisse*, UNE SEULE FOIS le *rachitisme*, UNE SEULE FOIS enfin des *douleurs ostéocopes*. Or ces faits isolés méritent-ils une créance sans bornes ? L'éruption cutanée, à la répercussion de laquelle ont succédé les symptômes ou les maladies dont il vient d'être question, était-elle bien la gale (1) ?

Admettons-le, toutefois, puisqu'on ne saurait prouver le contraire. La *cataracte*, la *jaunisse*, le *rachitisme*, la *carie* et les dou-

---

(1) Dieu sait ce que les anciens auteurs désignent souvent sous le nom de *gale* ; qu'on en juge par l'observation suivante, à laquelle j'en pourrais joindre aisément cent autres de même espèce : « Une jeune dame, enceinte d'environ sept mois, me consulta pour une *gale* qui lui donnait beaucoup de démangeaison et de mauvaises nuits, sans aucune autre incommodité. Je lui conseillai de se faire saigner, d'user de quelques bouillons rafraîchissants, et d'attendre avec patience le terme de son accouchement, etc. La gale résista à tout ce que je lui avais conseillé, et la malade, dans l'impatience de s'en voir délivrée, se frotta, par les conseils d'une femme, d'un onguent qu'on tient tout fait, dans les boutiques, pour la gale : celle-ci, quelques jours après, disparut entièrement ; mais il survint à la malade une tumeur dure et fort douloureuse, de la grosseur d'une noix, entre les deux grandes lèvres, au-dessus du méat urinaire. Consulté de nouveau par cette dame, je ne doutai pas un moment que sa gale n'eût été *vérolique*, et que son mari ne lui eût fait ce présent. Je le confessai ; il me déclara toutes ses anciennes aventures, en me priant de faire pour la santé de son épouse tout ce que je trouverais à propos. » (Dominique RAYMOND, *Traité des maladies qu'il est dangereux de guérir*, p. 76.) Raymond traita sa malade avec le mercure et la guérit. Eh bien, je le demande à tout lecteur de bonne foi : n'est-il pas infiniment probable que, si une carie ou des douleurs ostéocopes eussent succédé à la répercussion de cette *syphilide*, Raymond n'eût pas manqué de croire et d'imprimer qu'il avait vu la répercussion de la *gale* produire la *carie* ou des *douleurs ostéocopes* ? Et ce fait erroné, recueilli par Hahnemann, eût fourni un symptôme de plus à la *psore interne*.

leurs ostéocopes peuvent donc être, en toute rigueur, considérés comme des symptômes de la *psore interne.* Il en sera de même de l'*hydrocéphale*, de l'*œdématie générale*, de la *rougeur du corps entier*, du *gonflement des glandes du cou*, de la *rétention d'urine*, de l'*hydrocèle*, des *collections purulentes dans le mésentère*, du *sphacèle de l'estomac* et du *carreau*, maladies qu'on a vues, *une fois seulement*, ou *deux fois* au plus, succéder à la rétrocession psorique. Mais, à n'en pas douter, ce ne sont pas là les symptômes pathognomoniques de la psore. Poursuivons donc notre statistique. Voici dans quelles proportions numériques ont été constatées les autres manifestations de cette maladie :

Trois observateurs ont signalé la surdité.
Trois également . . . . le diabète.
Quatre. . . . . l'amaurose.
Cinq. . . . . des affections du cerveau.
Six. . . . . la phthisie pulmonaire.
Sept . . . . la paralysie.
Sept . . . . l'aliénation mentale.
Sept . . . . la fièvre tierce.
Huit. . . . . des convulsions.
Neuf. . . . . la pleuro-pneumonie.
Douze . . . . les hémorrhoïdes.
Dix-neuf. . . . . l'épilepsie.
Trente et un. . . . . la fièvre continue.
Trente-neuf. . . . . l'asthme ou le catarrhe suffocant.

Cette dernière liste comprend, comme on le voit, les manifestations les plus fréquentes de la psore interne. Mais peut-on dire que ces manifestations en constituent les signes pathognomoniques? Hélas! non, car il n'est que trop certain que la *phthisie,* la *paralysie*, l'*épilepsie*, les *hémorrhoïdes*, la *fièvre continue* et le *catarrhe suffocant*, peuvent exister indépendamment de la psore.

Néanmoins il est constant que lorsque, sans autre cause flagrante, se manifeste une des maladies qui viennent d'être énumérées, la *psore* peut naturellement être *soupçonnée* d'en être le principe latent. Or si l'on considère ce qu'il y a de vague, de conjectural dans l'étiologie de la plupart des affections chroniques, on conviendra qu'une pareille donnée, quelque incertaine qu'elle soit, est cependant déjà très loin de manquer d'importance. Ce sera donc alors, c'est-à-dire dans les cas obscurs dont je parle,

qu'il sera logique et convenable de recourir aux *antipsoriques*.
Mais auquel? dira-t-on. A celui dont les symptômes ressemblent le
plus exactement aux symptômes de la maladie qu'on aura sous les
yeux. Ah! j'avoue que ce choix sera fréquemment d'une certaine
difficulté; car il en est de la psore comme de la syphilis : en supposant (supposition sans fondement peut-être) qu'elle soit *une*
dans son principe, elle a ses nuances symptomatiques, et ces
nuances, souvent déjà si peu tranchées lorsque le mal est sur la
peau, se confondent encore bien plus quand la maladie est interne.

Avant de parler du soufre et de chacun de ses analogues en particulier, qu'il me soit permis encore de signaler un fait général
qui ressort de la statistique sur laquelle j'ai cru devoir m'appe-
santir.

Si, après avoir établi le bilan des symptômes de la *psore,* on
procède de la même manière à l'égard des symptômes des médicaments que j'ai groupés sous le nom d'*antipsoriques*, on arrive à
ce résultat curieux :

1° Que non seulement les symptômes cutanés de ces médicaments correspondent aux différentes variétés de l'exanthème
galeux, mais encore que, parmi leurs effets internes, les plus
constants, c'est-à-dire les plus caractéristiques, correspondent
précisément aux états morbides qu'on a vus le plus fréquemment
succéder à la répercussion de la *gale* (1); 2° que les effets rares,
au contraire, et en quelque sorte exceptionnels du soufre et de ses
analogues, sont exactement identiques avec les manifestations rares
et exceptionnelles de la psore interne.

Sulphur. *Soufre.* — Corps combustible simple, ou du moins
indécomposé jusqu'à présent (on soupçonne qu'il contient de l'hydrogène), solide, d'une couleur jaune-citron, insipide et sans
odeur; s'électrisant par le frottement, fusible à 108 degrés, et cristallisant en aiguilles demi-transparentes par le refroidissement.

---

(1) N'est-il pas, en effet, incontestable que les *ulcères à la peau*, l'*ophthalmie
subaiguë*, les *hémorrhoïdes*, l'*afflux du sang vers le cerveau* avec toutes ses conséquences (*apoplexie, surdité, paralysie des membres, vertige épileptique*, etc.),
que la *fièvre continue*, et enfin, par-dessus tout, le *catarrhe suffocant*, la *toux*
et généralement les *affections muqueuses des voies aériennes*, sont, avec l'*éruption psoriforme*, les traits dominants et caractéristiques de la pathogénésie du
soufre, de *lobelia inflata*, etc.

Le soufre est insoluble dans l'eau, mais légèrement soluble dans l'alcool; de telle sorte que toutes ses dilutions peuvent être, à partir de la première inclusivement, préparées par la voie humide. Ce métalloïde, extrêmement répandu dans la nature, où on le rencontre soit à l'état natif, dans le voisinage des volcans, en masses amorphes ou cristallisé, soit combiné avec l'hydrogène et différents oxydes métalliques (sulfures), soit enfin combiné avec l'oxygène et les mêmes oxydes (sulfates), fait en outre partie des éléments de plusieurs substances organiques, notamment de toutes les plantes de la famille des Crucifères, dont Baumé, Deyeux, Planche, etc., le regardent comme constituant le principe actif (1).

Le soufre, sans avoir la violence toxique de l'arsenic, du sublimé et de quelques autres substances, est pourtant, pris à doses assez fortes ou suffisamment répétées, un poison susceptible d'occasionner la mort. Les expériences faites par Benk sur des animaux (des chiens et des chats) ne permettent point d'élever de doute à cet égard. Les symptômes qui, chez ces animaux, précédaient la mort, étaient les suivants : anorexie, soif, vomissements (seulement chez les chats), diarrhée; augmentation, puis abaissement de la chaleur cutanée; accélération, puis ralentissement de la circulation; respiration difficile, amaigrissement très prononcé; faiblesse dans les mouvements, prostration, tremblements légers; enfin, assoupissement ou convulsions. A l'autopsie, observe Benk, tous les organes de ces animaux, à l'exception du cœur et des intestins, qui étaient gorgés d'un sang noir et coagulé, présentaient une pâleur remarquable (2).

Le soufre semble agir avec une égale énergie sur les carnassiers et sur les herbivores. On sait, par exemple, qu'il a suffi d'un demi-kilogramme de ce métalloïde pour occasionner la mort d'un cheval (3).

Au surplus, les accidents les plus graves, sinon la mort, ont été constatés chez l'homme à la suite de l'abus du soufre. Morgagni, par exemple, rapporte le cas d'un individu à qui l'usage prolongé de ce médicament avait fait perdre la raison (4); et Olmsted, celui d'un homme chez lequel la même substance, prise longtemps à

(1) *Journal de pharmac.*, t. VIII, p. 367.
(2) *Dissert. syst. experim. de penetrat. sulph. in corpus vivum.* Tubing., 1813.
(3) *Journ. de méd.* de Leroux, t. XXI, p. 70.
(4) *De sedib. et caus.*, etc., l. LV, c. 9.

fortes doses, avait déterminé un amaigrissement général avec paralysie, ankylose, raccourcissement et déformation des membres (1).

Applications empiriques. — « Employé comme désinfectant (2), comme prophylactique (3) dès la plus haute antiquité, usité dans les sacrifices expiatoires des anciens, le soufre paraît avoir été introduit dans la médecine vétérinaire avant de figurer dans notre thérapeutique dont il forme un des plus précieux agents (4). » A peine mentionné dans les œuvres d'Hippocrate, il est recommandé par Dioscoride (5) dans les *maladies de poitrine*, contre lesquelles Pline et Galien l'employaient tant intérieurement qu'extérieurement. Depuis lors, exalté ou déprécié avec une égale exagération, il est resté dans la matière médicale, où jusqu'à présent, d'ailleurs, sa place parmi les autres médicaments est demeurée très incertaine. On en fit successivement un *sudorifique*, un *tonique*, un *stimulant*, un *fondant*, un *désobstruant*, un *expectorant*, un *laxatif*. De nos jours enfin, mais seulement jusqu'à nouvel ordre, selon toute probabilité, le soufre figure au nombre des remèdes *excitants* (6).

Quoi qu'il en soit, il est un certain nombre de maladies contre lesquelles l'efficacité de ce médicament fut sinon généralement reconnue, tout au moins constatée par une foule de médecins dont les noms font autorité. Ces maladies sont les suivantes : quelques *exanthèmes aigus*, notamment la *rougeole*, dont le soufre, d'après Tortual, Muhrbeck et Hufeland, serait le préservatif (7) ; l'*anasarque consécutif aux exanthèmes aigus* (8) ; les *dartres furfuracées*, le *favus*, la *gale* (9) ; la *salivation mercurielle*, l'*embarras gastrique*, les *coliques*, la *dyssenterie*, les *vers intestinaux*, les *hémorrhoïdes*,

(1) *Bullet. des sc. méd.* de Fér., t. VII, p. 159.

(2) L'acide sulfureux pouvait seul être employé comme désinfectant.

(3) Prophylactique de quelle maladie ?

(4) Mérat et Delens, *our. cit.*, t. VI, p. 451.

(5) Lib. IV, c. 73.

(6) Voyez le *Traité de thérap.* de MM. Trousseau et Pidoux, t. II, p. 619.

(7) Giacomini, *Trait. des mat. méd.*, etc., p. 314.

(8) *Idem, ibid.*

(9) « Dans ces affections, dit M. Giacomini, et surtout dans la gale, le soufre est, d'après tous les praticiens, le remède souverain. Personne n'oserait contester que cette substance ne soit le remède le plus approprié contre cette maladie. » (*Loc. cit.*)

les *engorgements abdominaux*, l'*ascite* (1) ; la *leucorrhée* et l'*aménorrhée* ; la *toux*, l'*asthme*, la *phthisie pulmonaire* (2), le *rhumatisme chronique*, la *goutte*, la *scrofule*, le *rachitisme*, enfin quelques *fièvres intermittentes*, consécutives à la suppression de la transpiration (3), etc.

F. Hoffmann, Juncker et Rosenstein ont fait cette judicieuse remarque, que non seulement le soufre guérissait la *gale, mais encore qu'il remédiait aux accidents causés par la répercussion de cet exanthème* : Hahnemann n'est pas allé plus loin.

Cullen qui, selon toute apparence, poussait loin le scepticisme à certains égards, regarde « comme *très incertaines* les propriétés attribuées au soufre, » assertion qui paraît révolter Alibert : « J'emploie, dit ce dernier, trop fréquemment cette substance, et j'en retire des avantages trop manifestes pour que je puisse admettre l'opinion de cet auteur (4). »

Applications homœopathiques (5). — Il n'est peut-être pas une seule maladie contre laquelle le soufre n'ait été proposé. Mais voici, d'après Hahnemann, l'énumération des symptômes contre lesquels il s'est principalement montré efficace :

Irritabilité ; mauvaise humeur et abattement ; timidité ; propension à s'effrayer ; propension à pleurer ; regrets inconsolables à l'égard de toutes les actions commises qui lui semblent mauvaises ; idées religieuses fixes ; *accès d'anxiété* ; anxiété qui force d'ouvrir les vêtements et de chercher le grand air ; violence ; *mal de tête* et difficulté de penser ; faiblesse de la mémoire ; accès fréquents de vertige ; vertiges en se tenant assis ; pesanteur de tête en se baissant ; vertige en sortant de table ; afflux de sang vers la tête, avec bouffées de chaleurs ; mal de tête, la nuit, au moindre mouvement dans le lit ; pesanteur dans la tête ; pesanteur à l'occiput ; céphalalgie tiraillante, comme si la tête allait éclater, tous les

---

(1) Voyez *Biblioth. german.*, t. I, p. 93. — *Nouv. bibl. méd.*, t. I, p. 193. — *Bullet. thérap.*, 15 oct. 1833. — Enfin, J. F. Gmelin, *App. med.*, t. I, p. 198 et suiv.

(2) J. Hennius, Cardiluccius, T. Willis, F. Hoffmann, etc., cités par Gmelin, *App. med.*, p. 1160.

(3) Mérat et Delens, *loc. cit.*

(4) *Nouv. élém. de thérap.*, t. II, p. 325.

(5) Voyez, pour la pathogénésie de *Sulphur*, le tome III des *Maladies chroniques* de Hahnemann, p. 505 et suiv.

jours; céphalalgie lancinante; céphalalgie pulsative au sinciput;
fourmillement et bruissement dans la tête; froid à la tête; tache
froide sur la tête; clôture des paupières le matin; presbytie; gaze
devant la vue; *myopie;* douleur tiraillante dans les oreilles; obturation des oreilles en mangeant; *dureté de l'ouïe;* bruit dans les
oreilles; *bourdonnements d'oreilles;* sécheresse dans le nez; obturation d'une narine; gonflement inflammatoire du bout du nez;
mouchement de sang; saignement de nez; teint pâle, maladif; ru-
gosité de la peau du visage; chaleur à la face; taches hépatiques
sur la lèvre supérieure; mal de dents, le soir; déchaussement des
dents; gonflement de la gencive, avec douleur pulsative; mal de
gorge, qui gêne la déglutition; insipidité des aliments; appétit
trop fort; le matin, goût putride dans la bouche; goût aigre dans
la bouche; répugnance pour les corps gras, répugnance pour les
choses sucrées et acides; *faim canine;* oppression de poitrine
après avoir mangé; rapports acides, brûlants; rapports amers;
éructations de mauvaise odeur, la nuit, pendant le sommeil; régurgitation des aliments et des boissons; malaise avant le repas;
nausées après avoir mangé; nausées le matin; gastralgie constrictive, étreignante, aussitôt après avoir mangé; fouillement au creux
de l'estomac, élancement à l'estomac; *élancements dans le côté
gauche du ventre,* en marchant; élancements au côté gauche de
l'ombilic, en marchant; élancements dans le bas-ventre; douleurs
d'arrachement dans le côté gauche du ventre; douleur constrictive
au-dessous de l'ombilic; pression chronique à la partie supérieure
du ventre; douleur pressive dans le côté gauche du ventre, à crier,
avec constipation; mal de ventre après avoir bu; hypogastre douloureux au toucher; endolorissement, le matin, des muscles du
bas-ventre, comme s'ils étaient trop courts; déplacement de vents,
borborygmes dans le ventre; selle dure; selle tous les deux ou trois
jours seulement; selle involontaire en urinant; chute du rectum
pendant une selle laborieuse; élancements à l'anus en allant à la
selle; *prurit à l'anus;* pissement au lit, la nuit; peu de puissance
génitale; *éjaculation trop précipitée pendant le coït;* sueur fétide
aux parties génitales; prurit et ardeur à la vulve; avance des règles; sang menstruel peu coloré; pression sur les parties génitales;
prurit à la vulve avant les règles; mal de tête avant les règles,
flueurs blanches. Coryza; enchifrènement, âpreté dans le larynx;
fourmillement dans le larynx, qui excite à tousser; toux pen-

dant la nuit; toux continuelle, avec fièvre; *crachement de sang* et point de côté; difficulté de respirer; asthme, avec sifflement et ronflement dans la poitrine et palpitations de cœur; accès de suffocation pendant la nuit; plénitude dans la poitrine; pesanteur dans la poitrine, le matin; lassitude dans la poitrine par l'effet du chant; élancements dans le sternum; élancements à travers la poitrine, jusque dans l'omoplate gauche; ardeur dans la poitrine; pression dans le sternum; prurit aux mamelons; mal de reins; craquement dans le sternum; douleur dans le dos après un travail manuel; *tiraillement dans le dos;* tension à la nuque; tressaillements dans l'articulation du bras; tiraillements dans les articulations du coude, de la main et des doigts; gonflement des bras; *sueur à la paume des mains;* tremblement des mains en exécutant un travail délicat; *engourdissement de quelques doigts,* fourmillement au bout des doigts et des orteils; taches rouges aux jambes, élancements dans les cuisses en marchant vite; *pesanteur des jambes;* froid aux cuisses, avec sueur aux jambes, le matin, dans le lit; faiblesse dans les genoux et les bras; fourmillement dans les mollets et les bras; douleur de luxation à l'articulation du pied; roideur de l'articulation du pied; sueur aux pieds, inquiétudes dans les pieds, érysipèle à la jambe; *froid aux pieds;* froid et roideur aux orteils; froid aux pieds et aux mains; ampoules aux orteils; engelures aux pieds; secousses dans les membres en se tenant assis ou couché; douleurs dans le genou et les autres articulations; éruption ortiée; prurit par tout le corps; *taches jaunes au corps;* ecchymoses à la suite de légers coups; sensibilité à l'air et au vent; bouffées de chaleur; engourdissement des membres, douleurs lancinantes; tremblement intérieur; tressaillements musculaires; propension à contracter des efforts; syncopes et spasmes; inclinaison de la tête en marchant; *somnolence dans la journée,* sommeil trop prolongé la nuit; sommeil non réparateur; envie de dormir après le dîner; coliques pendant la nuit; *soubresauts pendant le sommeil;* sursauts pendant le sommeil; insomnie; sommeil trop léger; insomnie, la nuit, à cause de fourmillements dans les mollets et les pieds; *rêvasseries inquiétantes;* rêves effrayants et parler pendant le sommeil; hallucinations, le matin, en s'éveillant; soif pendant la nuit; sueur jour et nuit; sueur pendant la nuit; sueur aigre toutes les nuits; sueur le matin; forte sueur pendant le travail.

Le soufre était, aux yeux de Hahnemann, l'antipsorique par excellence.

« Lorsque, dit-il, le médecin a reconnu les symptômes de la gale, il lui suffit, en évitant toute application extérieure, d'administrer un ou deux globules de sucre gros comme des grains de pavot, et imbibés d'*alcool soufré* dynamisé, pour guérir complétement un enfant dans deux, trois, quatre semaines de la maladie psorique tout entière, c'est-à-dire de l'éruption et de la psore interne. Ce remède sera bien suffisant et au delà (1). »

Il n'est pas un praticien qui ne sache aujourd'hui à quoi s'en tenir sur la valeur de cette assertion de Hahnemann. Oui, le soufre guérit la gale, mais presque toujours très lentement ; si lentement, que plusieurs des disciples de Hahnemann, désespérant d'atteindre au but en se restreignant à l'usage interne du médicament dynamisé, ont pris le parti blâmable d'y joindre des imbrocations avec une pommade soufrée. J'ai remarqué que c'est principalement chez les sujets sanguins et vigoureux que la gale résiste le plus longtemps à l'usage interne et exclusif de *Sulphur*.

L'efficacité de ce médicament est beaucoup plus tranchée dans le traitement du *favus ;* mais elle est plus que douteuse lorsqu'il s'agit de toute autre espèce de teigne. Les ulcérations chroniques et non vénériennes de la peau sont ordinairement modifiées très vite à l'aide du soufre ; elles changent d'aspect, les bourgeons charnus s'y développent, et la cicatrisation a lieu, dans certains cas, avec une surprenante rapidité. Mais le soufre passe à tort, dans l'esprit de beaucoup de médecins qui en font un grand abus, pour être en quelque sorte le *spécifique* de la *scrofule*. Rien au monde n'est moins fondé : ce qu'on prend pour la *scrofule* n'est pas autre chose que de la *cacochymie ;* celle qui provient du manque d'air, d'une mauvaise alimentation ou d'excès de diverses natures ; voici quels sont les signes de cette cacochymie :

Aspect maladif, visage pâle, étiolé, blafard, terreux ; peau flasque ou rugueuse, ou fine et rosée ; éruptions herpétiques plus ou moins apparentes, ou ayant déjà disparu soit spontanément, soit sous l'influence de moyens répercussifs ; céphalalgie obtuse, mais continuelle ; affaiblissement d'un ou de plusieurs sens ; fièvre lente, avec paroxysme vers le soir ; paresse de corps et d'esprit, sueur

_____

(1) *Doct. et trait. homœopat. des malad. chron.*, t. I, p. 439.

au moindre effort ; dyspnée en travaillant, en marchant, et surtout en montant ; humeur timide, pusillanime, et en même temps irritable, etc.

Cet ensemble de symptômes est bien le tableau de l'état malingre que développent à la longue, chez l'homme sain, tous les antipsoriques, et que, par conséquent, tous guérissent ou améliorent ; mais, enfin, on ne peut pas dire que ce soit là la *scrofule*.

J'ai autrefois employé très fréquemment le soufre contre les *glandes au cou*, et presque toujours sans succès, à l'exception des cas où ces glandes se trouvaient ulcérées. Voici alors ce qui arrivait : la suppuration se tarissait, la plaie se cicatrisait ; puis, un ou deux mois plus tard, la maladie repullulait sur un autre point.

Le soufre ne réussit que rarement dans la *carie*. Ordinairement il améliore l'état général ; mais cette amélioration n'est que passagère, si l'on ne recourt pas à temps à un moyen plus convenable.

Ce médicament a rendu de grands services contre les *affections cérébrales* anciennes, avec douleur fixe au front et diminution de l'ouïe, et dans certaines *paralysies*. Les *épilepsies* qu'il a guéries étaient très probablement d'origine psorique : je n'ai jamais eu l'occasion de l'employer dans ce cas.

Son action prononcée sur l'intestin rectum explique les nombreux succès qu'on en a obtenus dans le traitement des *hémorrhoïdes*, ainsi que des divers accidents qui les accompagnent ou succèdent à leur suppression.

Enfin, c'est surtout dans les *affections chroniques des voies aériennes* qu'on a eu souvent à constater l'efficacité de *Sulphur*. Mais a-t-il réellement guéri la *phthisie pulmonaire*? Au moins est-il certain qu'il en a souvent enrayé la marche pour plusieurs années. Quelquefois, il est vrai, cette suspension des symptômes de la phthisie, bien que très complète pendant un certain temps, pendant quelques semaines, par exemple, n'est, pour le malade comme pour le médecin, qu'une éphémère illusion. Nul doute, au surplus, que le soufre n'ait souvent arrêté dans leur développement des affections très graves des voies aériennes, affections qui, sans être précisément, je le suppose, la phthisie tuberculeuse, n'en eussent pas moins amené très promptement la mort. J'ai recueilli, pour mon compte, plusieurs observations de ce genre, celle, entre autres, d'un fermier des environs de Bagnoles, en Normandie, dont deux frères étaient morts poitrinaires, d'après le diagnostic des médecins qui les avaient soignés, et qui, positivement, présentait lui-même tous les signes d'une phthisie au deuxième degré.

Le soufre est rarement employé dans les maladies aiguës. Cependant rien ne saurait le remplacer dans certaines phases anormales des fièvres exanthémateuses. « Lorsque la maladie (la *variole*) suit une marche irrégulière, lorsque l'éruption tend à se répercuter; lorsque les pustules, au lieu d'être transparentes ou jaunes, sont verdâtres, violacées ou noires; lorsque le sang dont elles se remplissent annonce une décomposition de cette humeur et la prochaine apparition de phénomènes putrides, c'est à *Sulphur* qu'il faut recourir (1). »

Camph., *Crot. tigl.*, *Puls.* et *Coff.*, sont les plus sûrs antidotes de *Sulphur*.

Croton tiglium. — Voyez page 79.

Lobelia inflata. *Lobélie.* — Espèce du genre *Lobelia*, de la famille des Campanulacées.

Cette plante, qui croît aux États-Unis, est âcre et dangereuse. Aussitôt qu'elle est dans l'estomac, elle provoque des nausées, des vomissements, des coliques, des sueurs, et, dit-on, une sorte de narcotisme (2). Suivant le docteur John Andrew, des États-Unis, elle agit comme *vomitive*, *expectorante* et *diaphorétique*. Le peuple, en Amérique, la connaît sous le nom d'*asthma-wead* (herbe à l'asthme), et c'est en effet dans les affections catarrhales et spasmodiques des voies aériennes que la *Lobelia inflata* a été employée avec le plus de succès. Le docteur Cutter, entre autres, qui était asthmatique, s'est guéri en en faisant usage, et a écrit un mémoire sur ce sujet.

Quelques médecins anglais ont employé la *Lobelia* avec succès contre la *leucorrhée*. En France, M. Bidault de Villiers n'a cherché à l'utiliser que comme *émétique*.

Expérimentée à doses homœopathiques, la lobélie offre un grand nombre de symptômes analogues à ceux du soufre. Son ac-

---

(1) *Traité homœop. des malad. aig. et chron. des enfants.* Paris, 1850, p. 166.

(2) *Notice sur l'emploi du Lobelia inflata dans l'asthme et comme émétique*, par Bidault de Villiers, dans la *Nouv. biblioth. méd.*, t. V. p. 226.

tion sur la peau, la tête et les membranes muqueuses, se rapproche particulièrement de celle de ce dernier.

On peut lire, dans le *Manuel* de M. Jahr, la pathogénésie de *Lobelia inflata* que cet écrivain a extraite de l'*Hygie*. Mes expériences personnelles m'ont fourni les symptômes suivants :

Céphalalgie pressive à l'occiput, plus rarement au front, n'occupant quelquefois qu'un des côtés de la tête (le gauche), augmentée par le mouvement, le soir, et surtout la nuit ; céphalalgie périodique continuelle, l'après-midi, et allant en augmentant jusqu'à minuit, avec alternative tierce d'accès violent et d'accès plus faible. Le retentissement de la toux cause dans la tête des douleurs intolérables ; vertiges en marchant, surtout en montant ; élancements au vertex ; chaleur et sueur à la tête et au visage ; rougeur circonscrite à l'une des joues ; sentiment d'un épuisement général, besoin impérieux de rester au lit ; moral inquiet, peur d'une fin prochaine. Frilosité ; accès de fièvre intermittente, avec frissons plus ou moins prolongés vers le milieu du jour, suivis de chaleur et de sueur jusqu'au lendemain matin ; alternative de chaleur et de frissons pendant la journée.

Eruption entre les doigts, sur le dos des mains et aux avant-bras, de petites vésicules accompagnées d'un prurit fourmillant, et ressemblant exactement à celles de la gale.

Bouche sèche ou remplie d'une salive visqueuse très abondante ; mauvais goût dans la bouche ; insipidité des aliments, langue blanche et chargée ; grand désir de café ; inappétence ; répugnance pour toute espèce d'aliments ; soif, surtout pendant les frissons ; nausées ; régurgitations aigres ; hoquet ; pyrosis ; envies de vomir, après avoir bu ; constriction à l'estomac ; flatuosités ; gargouillement dans le côté gauche du ventre ; émission de vents fétides ; ballonnement du ventre, qui est sensible au toucher ; constipation ; selles en bouillie ; diarrhée verdâtre. Augmentation de la sécrétion urinaire ; besoin presque continuel d'uriner ; urines aqueuses ou brunes, avec sédiment rouge abondant ; douleur tensive dans les aines, pression sur les parties génitales.

Chatouillement dans la gorge, provoquant des accès de toux à chaque instant ; toux violente, ébranlante, se reproduisant par longues quintes, suivie d'une abondante expectoration de mucosités filantes, adhérentes au pharynx. Respiration anxieuse, difficile, haletante, avec sentiment de constriction à la poitrine, quelquefois d'un seul côté; accès de suffocation, avec angoisse extrême et se prolongeant quelquefois la nuit entière; sensation d'une plaie dans la poitrine au-dessous de la clavicule; angine de poitrine, avec douleur qui s'étend à l'épaule et au bras; endolorissement de la nuque et de la région dorsale; lassitude extrême des jambes; crampes dans les mollets.

Peu d'homœopathes, jusqu'à présent, ont fait usage de la lobélie. L'analogie frappante de l'éruption que me causa ce médicament, avec celle de la *gale récente*, me détermina à l'essayer contre cette maladie; le succès répondit à mes prévisions. Dans la suite, j'employai, concurremment contre la gale, *Lobelia* et *Croton*, ainsi que je l'ai indiqué dans mon *Traité des maladies des enfants*. Je tiens encore aujourd'hui cette combinaison pour bonne, bien que des expériences ultérieures m'aient prouvé qu'elle n'était point infaillible.

Lobelia m'a réussi dans un exanthème *papuleux* d'origine notoirement psorique, puis enfin dans un cas presque désespéré de *catarrhe suffocant*. La malade était une vieille fille (d'une quarantaine d'années), un peu sourde, d'une humeur exaltée et fantasque; elle était pâle, blême, émaciée, très sujette à des épistaxis terribles de la narine gauche. Ces hémorrhagies, qui duraient quelquefois pendant plusieurs jours, sans interruption, allaient jusqu'à produire la syncope. L'affection des bronches, qui me détermina à prescrire *Lobelia*, se manifesta tout d'un coup sous une forme franchement intermittente. La toux et la dyspnée prenaient vers les deux heures de l'après-midi, après une heure de frissons, et se prolongeaient jusqu'au lendemain matin. Le pouls était développé et fréquent; il y avait des sueurs profuses accompagnées d'un malaise excessif pendant la nuit. Une forte douleur, constrictive et lancinante, occupait tout le côté gauche du thorax, et se propageait, dans toute la longueur du bras correspondant, jusqu'au bout des doigts. La toux, qui revenait par longues quintes, surtout à partir de sept heures du soir, retentissait douloureusement dans la tête, et provoquait une abondante expectoration muqueuse. Pendant l'accès, le visage était rouge et baigné de sueur. Enfin, une rétention d'urine très pénible, mais qui cessait vers le matin, complétait ce triste état, contre lequel plusieurs médicaments, entre autres *Nux vom.* et *Digital.*, s'étaient montrés absolument impuissants. Cette demoiselle affirmait, d'ailleurs, n'avoir jamais eu ni la *gale*, ni aucune autre maladie de peau. *Lobelia* la guérit en très peu de jours, et sembla même prévenir le retour des épistaxis, qui du moins, trois mois après, n'avaient pas encore reparu. L'état de l'ouïe n'avait d'ailleurs subi aucun changement.

Camph. et *Ipeca.*, d'après M. Jahr, seraient les antidotes de *Lobel. infl.* Ce médicament fait lui-même cesser très vite plusieurs symptômes, et particulièrement les symptômes cutanés de *Merc. cor.* et de *Zinc.*

Mercurius corrosivus. — Voyez page 131.

Mercurius solubilis. — Voyez page 98.

Lycoperdon bovista. *Vesse de loup.* — Espèce du genre *Lycoperdon*, qui a donné son nom à une famille naturelle, les Lycoperdonées ou Lycoperdacées.

Ce champignon globuleux, qu'on mange, dit-on, en Italie (1), avant sa maturité, se remplit, en mûrissant, d'une poussière noirâtre qui crève, avec un léger bruit, l'enveloppe qui la contient; d'où le nom que lui a donné le vulgaire. Cette poussière, qui cause de la cuisson et une irritation plus ou moins vive, si elle est portée dans les narines et surtout dans les yeux, serait très vénéneuse, selon Bulliard, et pourrait même déterminer la mort si l'on en avalait une certaine quantité. Au dire de Tournefort, cette poussière ne serait qu'astringente, et il assure qu'en Allemagne tous les barbiers s'en servent pour mettre sur les coupures de rasoir. Quoi qu'il en soit, le *Lycoperdon bovista* n'avait jamais été employé en médecine avant d'être dynamisé : c'est un médicament intéressant et présentant quelques symptômes tout à fait originaux; ce qui fait que, dans un bon nombre de cas, aucun autre ne saurait le remplacer. Son action sur la peau, les muqueuses, le ventre, etc., qui se rapproche incontestablement de celle du soufre, m'a déterminé à le placer à la suite de ce médicament; mais, en raison de certains phénomènes qui lui sont propres, nous le retrouverons mentionné, à la fin de ce volume, parmi les analogues du fer (2).

(1) Paulet, *Traité des champignons*, p. 446.
(2) Voyez, pour la pathogénésie du *Lycop. bovista*, la *Matière médicale pure* du docteur Roth. Paris, 1852, t. II, p. 133.

Voici, d'ailleurs, les principaux symptômes que ce médicament est susceptible de faire cesser :

Frilosité; alternative de frisson et de chaleur passagère, principalement l'après-midi, avec soif ardente, surtout pendant le frisson; accès périodique de froid, non suivi de réaction fébrile, dans la matinée ou le soir; augmentation de la chaleur générale toutes les après-midi; forte chaleur générale, avec soif, toute la journée. Envie de dormir pendant la journée, après et même pendant les repas; sommeil agité la nuit, avec rêves anxieux (de spectres, de serpents, etc.); *prurit violent à la peau, que le grattement exaspère plutôt qu'il ne l'apaise, principalement à la chaleur du lit*, et qui se fait particulièrement sentir à la partie antérieure du cuir chevelu, sur l'aile du nez, au-dessous du nez, à la commissure des lèvres, au menton, sur les épaules, à la face interne des bras, aux mains, aux hanches, au côté interne des genoux, aux jarrets et à la plante des pieds; *éruption psoriforme aux mains et aux pieds* (1); papules lenticulaires, dures, accompagnées d'un prurit brûlant, que le grattement exaspère, à la poitrine et aux mains.

Trouble de l'intellect; distraction; affaiblissement de la mémoire; tristesse; découragement; gaieté, loquacité; franchise insolite à l'égard de ses propres défauts; abattement moral et physique vers le soir. Accès fréquents de céphalalgie sourde avec faiblesse générale; *céphalalgie distensive, comme s'il y avait un abcès dans le cerveau;* très violent mal de tête vers les trois heures du matin, qu'une forte sueur dissipe peu à peu, *céphalalgie pulsative, qui ne s'apaise que vers le matin; sensation comme si la tête augmentait de volume, au point de devenir énorme* (ce symptôme qui se manifeste ordinairement la nuit); *céphalalgie généralement augmentée par le décubitus*, ou la marche au grand air; étourdissements le matin, *allant jusqu'à la perte momentanée des sens;* douleur tractive ou contusive, ou élancement à l'extérieur de la tête; forte sueur au cuir chevelu; chute des cheveux; ardeur, élancements ou pression dans les yeux; yeux ternes et abattus; vue trouble le matin; *illusions de la vue :* les objets semblent plus rapprochés qu'ils ne le sont en effet; *agglutination des paupières, le matin; prurit dans les oreilles*, bourdonnement d'oreilles, affaiblissement de l'ouïe;

(1) *Bovista* fit apparaître ce symptôme chez un malade à qui je l'avais prescrit contre une céphalalgie.

otorrhée purulente et fétide; enchifrènement, coryza fluent ; croûtes dans les narines ; épistaxis le matin ; pâleur du visage, le matin ; alternative de pâleur et de rougeur du visage ; *pustules formant des croûtes persistantes au-dessous du nez, avec enflure de la lèvre supérieure;* ulcération brûlante aux commissures des lèvres ; gonflement de la gencive ; atrophie de la gencive ; ulcération de la gencive; odontalgie fouillante ou tractive, soulagée par la chaleur et le mouvement ; *douleur sourde dans les incisives supérieures, avec gonflement pâle et considérable de la lèvre correspondante, et quelquefois forte sueur à la tête;* sorte de torpeur de la langue et de tout l'intérieur de la cavité buccale, qui fait bégayer en parlant; sécheresse de la bouche ; goût amer, putride ou de sang dans la bouche; grande faim ; soif; vomissement d'eau le matin ; *coliques très douloureuses, avec froid général le matin, en se levant,* plus rarement le soir ; ballonnement du ventre, qui est si douloureux extérieurement et intérieurement, qu'on n'ose y toucher et qu'on est forcé de marcher ployé ; gargouillement et borborygmes, surtout dans le flanc gauche ; émission de vents fétides le soir et le matin; besoin pressant et quelquefois inutile d'aller à la selle, *le matin; diarrhée le matin;* selles irrégulières ; constipation ; ténesme douloureux ; prurit dans le rectum comme par des ascarides. Fréquent besoin d'uriner ; urine trouble, argileuse; cuisson et élancement dans l'urètre ; sensation voluptueuse aux parties génitales de la femme; sommeil agité ou insomnie ; mal de tête vertigineux après le coït; leucorrhée âcre, corrosive; règles avancées, décoloration du sang menstruel ; *violente douleur de courbature dans les lombes, le bas-ventre et les cuisses, qui ne permet pas de monter des escaliers, avant, pendant et après les règles.*

Enrouement le matin, toux sèche l'après-midi ; constriction de la poitrine, respiration courte et gênée pendant un travail manuel ; points dans la poitrine; battements de cœur anxieux; *sueur abondante et d'odeur forte* aux aisselles. Roideur douloureuse du dos ; brisement dans les articulations des membres ; tension dans les membres, comme si les tendons étaient trop courts; crampes dans les mollets, le matin au lit.

Je me suis servi avec succès de *Bovista* contre une sorte d'éruption rouge, croûteuse, siégeant aux jarrets et aux cuisses. Cette éruption, que l'on regardait comme congéniale chez un garçon de dix-sept ans, disparaissait quelquefois pendant des mois entiers, sans que la

santé du sujet en parût affectée, puis se reproduisait avec les chaleurs ; quelquefois même elle ne disparaissait que pendant une
semaine ou deux, pour reparaître avec la pleine lune. La sensation
que donne *Bovista* d'une augmentation énorme du volume de la
tête, a révélé un jour à M. Petroz l'indication de ce médicament
qui amena la guérison, dans un cas de névrose compliquée et si
grave, que Hahnemann, qui avait été consulté, avait déclaré le
malade incurable, en raison du trop grand nombre de médicaments que lui avait déjà fait prendre, sans aucun résultat, un autre
homœopathe. Enfin, j'ai eu moi-même à me louer du *Bovista* dans
un cas d'*hystérie* chez une dame de quarante ans, qui présentait
les symptômes abdominaux de ce médicament, et avait de plus,
au bout du nez, une sorte de rougeur herpétique très ancienne.
Cette tache résista au traitement ; mais tous les autres symptômes
se dissipèrent assez vite.

L'usage du café, du vin, et de tous les alcooliques, aggravent
singulièrement les symptômes du *Lycop. bovista*.

Le camphre est l'antidote de ce médicament.

Asterias. *Etoile de mer.* — Genre d'Échinodermes pédicellés.
La décoction d'asterias passait autrefois pour *apéritive*. On regardait en outre comme *antiépileptique* la fumée que répandent ces
animaux quand on les brûle ; enfin les cendres de leur charpente
osseuse étaient employées comme *dessiccatif*.

« Les premières notions qui me furent données sur l'utilité de
l'asterias, dit M. Petroz, à qui nous devons la pathogénésie de ce
médicament, étaient relatives à son emploi contre l'*épilepsie*, auquel le célèbre Cotugno avait accordé quelque confiance ; mais
cette maladie, dont les causes et le siége diffèrent tant, quoique
ses symptômes soient si souvent les mêmes, sera longtemps encore
une de celles contre lesquelles les efforts des médecins seront infructueux (1). »

En effet, l'expérience a détruit en grande partie les espérances
que l'expérimentation, bien plus encore qu'une équivoque tradition, nous avait d'abord portés à fonder sur l'asterias à l'égard de
l'épilepsie ; mais l'action puissante de ce médicament sur différents

(1) *Journ. de la Société gallic. de méd. homœopath.*, t. I, p. 502.

organes, et spécialement sur la peau (1), n'en fait pas moins un des agents les plus précieux de notre matière médicale.

Symptômes purs d'Asterias (2). — Excitation cérébrale en sens opposés; tristesse, propension à pleurer; gaieté extraordinaire; besoin de se livrer à un travail intellectuel ou à un exercice violent; léger trouble de l'intelligence; aptitude au travail d'esprit; exaltation de la sensibilité morale.

Sensation subite de plénitude, comme de congestion, et même parfois comme d'un coup de sang à la tête; chaleur à la tête; sensation de trouble dans le cerveau; plénitude de la tête, qui semble en distendre les parties latérales; élancements dans la tempe droite; élancements passagers au front, aux tempes, et surtout à l'occiput; douleurs fugaces dans la région pariétale droite, douleur pressive au front ou au sinciput, se dissipant vers le midi; battements dans la tête; douleur térébrante, de courte durée, au-dessus de l'œil gauche, avec trouble de la vue; dans la nuit, réveil avec un grand trouble : il semble que le cerveau soit ébranlé par des commotions électriques. Sorte de vide dans la tête; conscience presque nulle; pensée d'une attaque d'apoplexie; à la suite de cette sensation, qui dure plusieurs minutes, fièvre, avec pouls dur, très accéléré, battements violents de la carotide droite; persistance de cet état jusqu'à la fin de la journée du lendemain. Vertiges en marchant, avec insensibilité des membres inférieurs. — Les symptômes cérébraux apparaissent le matin, cessent pendant la journée, et se reproduisent le soir.

Chaleur et rougeur aux yeux, regard fatigué, difficulté de supporter la lumière; les yeux sont tirés en arrière; clignotement des paupières, dont le bord libre est rouge.

Épistaxis; éternuments et coryza, le matin, au réveil.

Élancements, rapides comme l'éclair, dans le conduit auditif; violentes détonations dans les oreilles; bruits de rivière, de vagues; obtusion de l'ouïe du côté droit.

---

(1) J'en ai personnellement conservé des traces pendant plusieurs mois : j'ignorais alors que le *plomb*, ainsi que je l'ai découvert depuis, était l'antidote de l'*asterias*.

(2) Cette pathogénésie n'ayant été publiée que dans le *Journ. de la Société gallicane*, qui n'est pas à beaucoup près entre les mains de tous les homœopathes, je crois rendre service à la plupart de mes lecteurs en la reproduisant ici.

Coloration fugace ou persistante du visage ; sorte d'hébétude dans la physionomie.

Gonflement de la langue, douleur tiraillante à cet organe ; parole embarrassée, salive abondante dans la bouche ; élancements vifs et passagers aux dents supérieures ; pensée de mordre ; irritation passagère de la gorge.

Manque d'appétit ou appétits étranges et incertains ; dégoût pour la viande ; goût obtus.

Douleur sourde qui semble occuper tout le trajet de l'œsophage ; fréquentes éructations ; douleur sourde ou constrictive à la région précordiale.

Douleur obtuse, par secousses, dans le côté droit du ventre et près du nombril ; flatuosités incarcérées ; fortes coliques, avec frisson alternant avec bouffées de chaleur au visage ; alternation de gonflement du ventre, avec diminution de son volume dans les vingt-quatre heures ; tiraillement dans les parois du ventre.

Constipation, avec envie inutile d'aller à la selle ; diarrhée, selle liquide, de couleur brune, partant comme un jet violent ; plusieurs selles molles dans la journée ; chaleur dans le rectum ; gonflement hémorrhoïdal ; flux hémorrhoïdal.

Urine fréquente, limpide, abondante, ou épaisse et visqueuse ; chaleur dans l'urètre en urinant.

Fréquentes érections pendant le sommeil ou le matin ; tressaillement dans l'utérus ; sensation de pression sur les organes inférieurs du ventre, qui gêne la marche ; sensation générale comme si les règles devaient paraître ; humidité inaccoutumée du vagin, qui soulage ; retard des règles, en même temps qu'on éprouve les coliques et les autres souffrances qui les accompagnent ordinairement, et qui ne cessent qu'à l'apparition du flux menstruel, plus abondant que de coutume ; chaque matin, au lit, exaltation de l'appétit vénérien ; obsession de désirs, avec ébranlement nerveux et crainte de ne pouvoir supporter ces pénibles sensations.

Élancements dans la partie antérieure et inférieure de la poitrine, à droite et à gauche du sternum ; douleur de traction vers la partie interne de la poitrine, d'avant en arrière, douleur dont le point de départ est sous le mamelon gauche, et qui s'étend dans toute la partie interne du bras, jusqu'à l'extrémité du petit doigt ; endolorissement de tout le côté gauche de la poitrine, augmenté par le mouvement ; douleur sous le sternum ; sensation comme si

le sein gauche était tiré en dedans; anxiété nocturne , causée par
des battements onduleux dans la poitrine; battements de cœur
forts et fréquents; palpitations tressaillantes; il semble que le
cœur cesse de battre; anxiété dans le cœur; taches pruriantes;
éruption miliaire ou furfuracée entre les seins; gonflement des
seins comme à l'approche des règles.

Douleur tiraillante au dos et au sacrum.

Inquiétudes dans les membres supérieurs; douleur qui se prolonge de l'articulation du pouce jusqu'à l'épaule; engourdissement
des mains, avec froid au bras; douleur lancinante au coude
gauche; apparition au coude gauche d'une tache rouge circulaire,
qui se couvre d'une couche furfuracée, sèche et friable; démangeaison vive autour de l'ongle du pouce de la main gauche.

Lassitude et faiblesse extrême des membres inférieurs; douleur
dans la hanche gauche; élancements brûlants dans le grand tro-
chanter et l'articulation coxo-fémorale gauches, se propageant
comme un éclair au côté externe du jarret; élancements à la partie
antérieure de la cuisse; douleur dans le genou gauche; douleur
dans les articulations du pied; tiraillement douloureux à la plante
des pieds; douleur qui ressemble à une douleur de goutte, à l'articulation du gros orteil du pied gauche avec le premier métatarsien; rougeur et chaleur de la peau à cette partie; démangeaison
très vive, très incommode aux cuisses et aux jambes , avec recrudescence vers les six heures du soir, au grand air; éruption aux
cuisses, aux jambes et aux cous-de-pied de petites vésicules, pruriantes, se déchirant très aisément et se transformant en petits
ulcères brûlants, larges et superficiels, qui durent plusieurs jours
avant de se cicatriser.

La chaleur augmente le malaise; grand désir de boissons et de
lotions froides : le café aggrave tous les symptômes et les fait même
reparaître plusieurs jours après qu'ils ont cessé.

Les observations cliniques qu'a déjà fournies l'asterias sont rapportées dans un article intéressant de M. Petroz, article que je ne
saurais trop engager le lecteur à consulter (1).

M. Petroz, qui m'a fort approuvé d'avoir classé l'asterias parmi
mes *antipsoriques*, a employé ce médicament avec beaucoup de
succès contre un bon nombre de *dermatoses chroniques* , d'an-

_____

(1) *Journal de la Société gallicane de médecine homœopathique.* Paris, 1851,
n° de janvier.

ciens ulcères et des *affections cancéreuses*. Relativement à ces dernières, M. Petroz a remarqué : 1° que le médicament ne se montrait efficace que dans le cas *où le sein gauche* (et non le droit) était
le siége du mal ; 2° qu'il était insuffisant pour achever la guérison. C'est qu'en effet l'action d'*Asterias*, non plus que celle de
Sulph., dans les maladies cutanées, ne dépasse guère l'épaisseur du
derme. Enfin, *Aster.* a guéri (comme *Sulph.*, etc.) *certaines congestions cérébrales, accompagnées de constipation opiniâtre*, et suspendu *pour un certain temps* des accès d'épilepsie.

Ainsi que je suis parvenu à m'en convaincre, *Plumb.*, et surtout
Zinc., sont antidotes d'*Asterias*.

Æthusa cynapium. *Petite ciguë.* — Espèce du genre *Æthusa*,
de la famille des Ombellifères, de la pentandrie digynie de Linné.

Cette plante annuelle, qui croît dans les jardins abandonnés,
dans les décombres, les terres en jachère, etc., a quelquefois été
confondue avec le *cerfeuil* et mangée comme tel ; d'où sont résultés
des accidents plus ou moins graves et même la mort. Inusitée
dans l'ancienne thérapeutique, la petite ciguë n'est encore que très
imparfaitemel connue des homœopathes. Il en existe cependant deux
pathogénésies, la première publiée par MM. Hartlaub et Trincks,
et que M. Jahr a résumée dans son *Manuel*, la seconde publiée en
1847, par M. Petroz, dans le *Bulletin de la Société de médecine
homœopathique*. C'est à l'aide de cette dernière, appuyée de quelques observations cliniques, que je suis parvenu à classer *Æthusa
cynapium*, dont l'action générale a certainement de l'analogie avec
celle de *Sulphur*, et qui, par un très grand nombre de ses symptômes, se rapproche particulièrement de *Bovista* (1) et d'*Asterias*,
à la suite desquels je l'ai placée.

Résumé des symptômes purs d'Æthusa cynapium, d'après M. Petroz (2) :

Difficulté de fixer son attention ; lenteur ou instabilité des

(1) De *Bovista* principalement.

(2) M. le docteur Roth a publié dans le Iᵉʳ volume de sa *Matière médicale
pure*, p. 169, une pathogénésie de l'*Æthusa cynapium* dans laquelle les observations de M. Petroz sont fondues avec celles de MM. Hartlaub et Trincks, et d'un
certain nombre de symptômes toxiques empruntés à divers auteurs. J'ai lu attentivement cette compilation, et l'impression qui m'en est restée est que M. Roth
aurait mieux fait de publier isolément la pathogénésie de M. Petroz, en se bornant à y ajouter ses propres observations.

idées; absence d'idées; perte de connaissance ou sorte de stupéfac-
tion comme si un corps était placé entre les organes des sens et
les objets extérieurs; tristesse quand on est seul; gaieté loquace,
facétieuse; hilarité; anxiété avec une sensation de poids sur la
poitrine; humeur concentrée et pleureuse; disposition à l'em-
portement; excès de susceptibilité morale; développement très
prononcé de ces symptômes après avoir bu du vin et surtout pendant l'ivresse (1).

Douleurs dans les membres qui empêchent de s'endormir; sueur
en s'endormant; froid général pendant le sommeil; contorsion des
yeux et légers mouvements convulsifs en s'endormant; rêves fatigants le matin; réveil fréquent.

Pouls petit et fréquent; pouls irrégulier; palpitations qui re-
tentissent dans la tête; palpitations avec vertige; céphalalgie;
agitation.

Fièvre, surtout le matin, avec frissons; horripilation, brisement
dans les membres; froid intérieur, tandis que le visage est chaud
et coloré; grand malaise, disposition au délire pendant la période
algide; sueur à l'apparition de laquelle diminuent les symptômes
précédents.

Peau sèche, brûlante; prurit fourmillant à la chaleur du lit, surtout le soir; éruption de taches rouges; éruption herpétique.

Vertiges en étant assis, en se levant, en marchant au grand air,
particulièrement vers le milieu du jour; sensation de tension dans
la tête; tension au-dessus de la racine du nez; battement dans la
tête; douleur au vertex; pression dans les yeux; douleur de déchirement dans ces organes; la tête a de la propension à tomber en
arrière. Ces symptômes, qui sont soumis à un retour périodique,
existent souvent avec pâleur de la face, tremblement dans les mâchoires, douleur dans la région précordiale; ils ont lieu surtout au
réveil, et sont facilement renouvelés par le refroidissement; ils
cessent pendant le sommeil et sont diminués par un dégagement
de flatuosités; sensation de contraction au cuir chevelu.

Élancements autour des yeux et dans les orbites; distension des
yeux; convulsion des yeux; douleur d'excoriation aux yeux et aux
paupières; les objets paraissent plus volumineux qu'ils ne le sont

_____

(1) Il en est de même des symptômes moraux de *Bovista* et d'*Asterias.*

en effet; diplopie; les symptômes comme ceux de la tête se montrent de préférence au réveil et au grand air.

Élancements aux oreilles de dedans en dehors; sensation de chaleur qui s'échappe de l'oreille; défaut de cérumen; écoulement puriforme par le conduit auditif; sifflement dans les oreilles.

Chaleur passagère à la face; douleurs tiraillantes, déchirantes, à la face; sensation de froid au menton et à la commissure des lèvres; sueur au visage; petites vésicules à la peau du visage; taches jaunâtres à la lèvre supérieure; tressaillement des muscles autour de la bouche; visage fatigué, exprimant l'angoisse.

Aphthes dans la bouche; odontalgie rongeante (aux dents inférieures); douleur d'élancement à la voûte du palais; sensation comme si la langue était trop longue; parole lente, embarrassée; rougeur et gonflement du voile du palais et de ses parties environnantes; gêne jusqu'à faire craindre la suffocation; prurit, grattement et rougeur dans la gorge; douleurs dans les glandes sousmaxillaires.

Goût de fromage, d'oignon, salé, difficile à définir, existant avant comme après le repas; inappétence quoique la langue soit nette; inappétence le soir seulement; rapports ayant le goût des aliments; rapports après avoir bu; nausées avec abattement; vomissement de matières verdâtres; vomissement avec frisson, sueur et faiblesse; sueur froide à la face; endolorissement de la région épigastrique; contraction douloureuse de l'estomac; sensation de fouillement dans le ventre; battement dans le ventre; froid dans le ventre; endolorissement des hypochondres; selles d'aliments incomplétement digérés, peu de temps après le repas, ou la nuit; constipation; selles diarrhéiques verdâtres; contraction du rectum; gonflement des hémorrhoïdes; hémorrhoïdes fluentes; sensation de sécheresse à l'anus.

Besoin fréquent d'uriner; urines pâles et abondantes, ou rouges et sortant avec difficulté, donnant un sédiment blanc; douleur incisive à la vessie.

Respiration courte, anxieuse, sibilante, surtout en étant couché sur le dos; toux ébranlante, principalement au lit; sensation de constriction de la poitrine comme par un lien; douleur aux glandes mammaires; gonflement de ces organes.

Tiraillement ou sensation de faiblesse dans le lit.

Douleur et engorgement aux glandes axillaires; pesanteur des bras; roideur arthritique de l'articulation du coude; gonflement des avant-bras et des mains; crampe à la main; fourmillement dans les doigts; contraction des doigts.

Douleur térébrante ou lancinante, ou de paralysie dans les membres inférieurs; fourmillement dans les pieds.

Les symptômes d'*Æthusa*, aggravés, ainsi que ceux de *Bovista* et d'*Asterias*, par le café, le vin, l'ivresse, l'eau chaude, le séjour au lit, sont améliorés par la marche au grand air et même aussi par la conversation.

L'*Æthusa cynapium*, suivant M. Petroz, a été utile dans l'*inflammation chronique du bord des paupières*, la *pustule sur la cornée*, l'*amaurose commençante*, le *gonflement des glandes*, l'*éruption dartreuse au bout du nez*, le *gonflement des glandes du cou*, celui *des glandes axillaires*, les *éruptions autour des articulations*, la *sécheresse de la peau*, les *nodosités de la peau*, les *dartres pruriantes dans la chaleur*, celles *qui saignent facilement*.

Si l'on joint à ces états morbides *certains troubles de l'innervation* caractérisés par une *gaieté loquace*, des *illusions et des hallucinations du sens de la vue*, le *renversement de la tête en arrière*, la *fixité momentanée du regard*, l'*embarras dans la parole*, des *vertiges vers le milieu du jour*, etc., des *sueurs aux moindres efforts*, une *toux sèche* et de la *dyspnée dans l'après-midi*, on aura les principaux traits du tableau nosographique auquel correspond *Æthusa*.

Le camphre est très probablement l'antidote de ce médicament.

Cicuta virosa. *Cicutaria* de Lamarck. *Ciguë vireuse* (1). — Plante vivace, du genre *Cicuta*, de la famille des Ombellifères, de la pentandrie digynie.

La ciguë vireuse croît sur le bord des fossés, des ruisseaux et des étangs, dans le nord et l'est de la France. Sa tige est cylindrique, fistuleuse, glabre, ainsi que toute la plante, striée, rameuse, dressée, haute de un à deux pieds. Ses feuilles, d'un vert

---

(1) Et non *Ciguë aquatique*. Cette dernière (*Phellandrium aquaticum* de Linné) croît en effet dans l'eau, tandis que l'autre ne croît qu'au bord de l'eau. Ces deux plantes, que différencient des caractères botaniques assez tranchés, n'ont probablement pas non plus les mêmes propriétés médicinales. Il est donc important de ne pas les confondre sous une même dénomination. C'est de la *Ciguë vireuse*, et non de la *Ciguë aquatique*, qu'il est question dans l'ouvrage de Wepfer, *Cicutæ aquaticæ historia*.

foncé, et qui exhalent, surtout si on les froisse entre les doigts, une odeur nauséeuse et stupéfiante, sont grandes, à pétiole creux, plusieurs fois ailées, à folioles étroites et dentées en scie. Ses ombelles sont lâches et sans involucre. Sa racine, pivotante, chevelue et allongée comme celle du panais, avec laquelle on l'a quelquefois confondue (1), est grosse, charnue, anfractueuse intérieurement. Lorsqu'on la coupe ou qu'on l'écrase, elle laisse suinter un suc laiteux, jaunâtre et d'une saveur très âcre. C'est ce suc de la racine fraîche et récoltée à l'époque de la floraison qui, mêlé avec une quantité égale d'alcool, forme la teinture mère de notre *Cicut. vir.*

La ciguë vireuse passe pour être la plus vénéneuse de toutes les Ombellifères. A l'exception des chèvres, qui, dit-on, la broutent impunément (2), elle fait périr très rapidement dans le tétanos et les convulsions tous les animaux qui en mangent. On pense même généralement que son énergie toxique dépasse celle de la ciguë officinale (*Conium maculatum*). C'est là ce qui avait fait supposer à Haller, et surtout à Bulliard, que c'était le suc de la ciguë vireuse qu'avaient été condamnés à boire Socrate et Phocion ; mais les investigations récentes des botanistes voyageurs ont enlevé à cette opinion ce qu'elle pouvait avoir de spécieux, attendu qu'ils se sont assurés que la *Cicuta virosa* n'existait point dans le Péloponèse, où abonde au contraire, notamment dans les environs d'Athènes, le *Conium maculatum* (3).

Quoi qu'il en soit, aucun médecin avant Hahnemann n'avait osé prescrire intérieurement la ciguë vireuse. On ne l'employait qu'extérieurement, et d'après la recommandation de Linné, contre les *douleurs goutteuses.* C'est à ce titre qu'elle entrait dans la composition de l'emplâtre de ciguë de la pharmacopée danoise (4).

M. Mayer, cité par M. Roth (5), recommande une forte décoction de noix de galle contre l'empoisonnement par la ciguë vireuse.

Peut-être quelques homœopathes seront-ils surpris que j'aie

---

(1) Wepfer, *Cicutæ aquat. hist.*, p. 5.

(2) *Id.*, p. 135.

(3) Mérat et Delens, *Dict. de mat. méd.*, t. II, p. 282. Il est infiniment probable que le *Conium macul.* possède, en Grèce, des propriétés plus actives que celles qu'il a dans nos climats.

(4) Hahnemann, *Mat. méd.*, t. II, p. 495.

(5) *Mat. méd. pure*, t. II, p. 495.

classé ce médicament parmi les analogues du soufre. Mais lorsqu'on
a suffisamment étudié les symptômes purs de la ciguë vireuse;
lorsqu'on est parvenu à saisir l'enchaînement naturel de ces symptômes ; lorsque surtout on a vu , ainsi que j'ai eu l'occasion de
l'observer : 1° les désordres de l'intellect, des sens, de la myotilité, etc., que détermine la ciguë, succéder à la rétrocession d'une
ancienne affection herpétique, primitivement fixée au visage et
parfaitement analogue , d'après la description qui m'en fut faite,
à celle qui constitue un des symptômes primitifs de ce médicament ; 2° tous ces phénomènes morbides disparaître successivement sous l'influence de ce même médicament, administré sur
cette seule donnée de la préexistence de l'affection herpétique
dont je parle, on est forcé de convenir que la *psore* et la ciguë ne
sont point étrangères l'une à l'autre. Mais de là faut-il conclure,
dira-t-on, que la psore à laquelle correspond la ciguë est identique avec la psore à laquelle correspond le *soufre*? Eh! malheureu
sement non , je n'en suis que trop convaincu, car cette identité
simplifierait singulièrement la pratique de l'homœopathie. Mais
il n'y a point d'*identités* en médecine : en pathologie tout aussi
bien qu'en thérapeutique, il n'y a que des *analogies*. Or , si l'on
compare entre elles les maladies auxquelles correspondent le
soufre, l'asterias, le bovista, la ciguë, etc., il me paraît impossible
de ne pas reconnaître qu'il existe entre ces maladies une certaine
parenté. Pour mon compte , si je ne puis encore me résigner à les
considérer, avec notre illustre maître, comme les manifestations
différentes d'un seul et même principe morbide, la psore, je n'hésite point à les accepter comme autant de *psores* très voisines les
unes des autres , c'est-à-dire comme autant d'espèces d'un même
genre, ayant chacune toutefois leurs traits distinctifs , dans la
forme de leur efflorescence cutanée, dans le siége où celle-ci se
manifeste de prédilection , de même enfin , que dans la prédominance des symptômes internes consécutifs à la rétrocession du
symptôme externe. Et, à cet égard, qu'il me soit permis de signaler
en passant, je n'ose dire une loi, mais au moins une série de faits
qui méritent attention. Je dirai donc qu'il résulte pour moi d'observations rigoureuses, que l'organe ou les organes entrepris à la
suite d'une rétrocession psorique sont à peu près constamment
celui ou ceux qui se trouvent le plus en rapport de voisinage ou
de fonction avec les parties où siégeait l'exanthème.

Ainsi, tandis que la rétrocession de l'exanthème galeux proprement dit, auquel correspondent à des nuances près, *Sulphur.*, *Croton*, *Lobelia*, *Mercurius corros.* et *solub.*, et qui est en général disséminé sur tout le corps, *mais plus particulièrement sur les membres thoraciques*, donne lieu aux manifestations les plus diverses, mais *plus particulièrement à des affections pulmonaires ;* la rétrocession des exanthèmes auxquels correspondent *Bovista*, *Æthusa* et *Cicuta*, donneront lieu principalement à des *maladies cérébrales*, parce que ces exanthèmes ont le plus habituellement leur siége *à la partie antérieure du cuir chevelu ou à la face.* Enfin la rétrocession de l'exanthème que guérit la ratania, exanthème que je crois être le premier à avoir constaté et qui apparaît surtout *à la région lombaire*, engendrera de préférence des *maux de reins et de matrice*.

Au surplus, je le dis encore : ces observations sont loin d'impliquer à mes yeux l'existence d'une loi absolue : néanmoins je les ai crues dignes d'être soumises à l'attention des homœopathes.

Hahnemann n'a en quelque sorte fait qu'esquisser, comme il le dit lui-même, l'étude des effets de la ciguë vireuse sur l'homme bien portant. Mais on trouvera dans la *Matière médicale pure* de M. Roth (t. II, p. 425) une pathogénésie assez étendue, bien qu'encore très incomplète, de ce médicament.

Des symptômes probablement nombreux, mais encore très vaguement déterminés, auxquels *Cicut. vir.* pourrait être opposée avec succès, je me bornerai à citer les suivants :

Eruption chronique à la partie antérieure du cuir chevelu, à la face et aux mains, de pustules lenticulaires, d'un rouge vif, confluentes, suintantes, ordinairement accompagnées d'un faible prurit qui ne se fait sentir qu'à la chaleur ou qu'aux parties où de nouvelles pustules commencent à apparaître.

Pesanteur de la tête, surtout au front, en se levant le matin ; étourdissement comme dans l'ivresse, au point de chanceler et de tomber en avant ; céphalalgie sourde, vertigineuse, que soulagent les boissons froides et surtout l'émission des gaz intestinaux ; tristesse ; sorte de stupeur ; exaltation de la susceptibilité ; propension à s'effrayer de tout ; sursauts au moindre bruit ; affaiblissement de la mémoire au point d'oublier son propre nom ; le malade commence une phrase, et ne peut l'achever, parce qu'il a déjà perdu de vue non seulement ce qu'il voulait dire, mais ce qu'il vient de dire ; illusion sur soi-même, au point de se croire un enfant par exemple ; hallucinations de l'ouïe , plus rarement de la vue ; spasmes toniques et cloniques avec écume à la bouche, cris, vociférations, etc. ; besoin irrésistible de s'étendre ou de se rouler sur le sol ; aliénation mentale complète et affectant d'un jour à l'autre des formes différentes.

Fixité involontaire du regard, rougeur des yeux, photophobie, agglutination nocturne des paupières ; écoulement purulent par l'oreille, avec douleur d'abcès dans l'oreille interne ; affaiblissement de l'ouïe ; hémorrhagies par les oreilles ; ulcérations dans les narines et aux angles de la bouche.

Bégaiement sans déviation ni tremblement sensible de la langue ; langue nette et naturelle, malgré l'existence de plusieurs symptômes graves ; hoquet ; régurgitations aqueuses le matin ; *faim canine ;* pincements et borborygmes bruyants dans le ventre ; tranchées après le repas ; *flatuosités très abondantes et fétides ; tumeur arrondie, peu sensible à la pression, dans l'hypochondre gauche* (1) ; *constipation ;* rétention d'urine ; émission fréquente d'une petite quantité d'urine aqueuse.

Enrouement ; toux avec prurit et chaleur dans la poitrine ; douleur brûlante aux mamelons ; gonflement des muscles du cou ; *douleur sourde augmentée par le toucher tout le long de la colonne vertébrale ; tremblement des membres,* incertitude *des mouvements et de la démarche.* Fièvre avec ralentissement du pouls.

Le camphre et l'opium font cesser les symptômes de la ciguë vireuse.

Ratania, et non **Ratanhia.** — Nom donné par les Péruviens, et conservé par les médecins espagnols à la racine du *Krameria triandra,* sous-arbrisseau du genre *Krameria,* de la famille des Polygalées, de la tétrandrie monogynie, genre dédié à Kramer, botaniste allemand.

---

(1) Intumescence chronique de l'ovaire (de quelle nature ?) chez une dame de cinquante-huit ans, ayant cessé d'être réglée à la suite d'une peur, depuis l'âge de trente ans, néanmoins de forte constitution , irritable, nerveuse et fantasque autant qu'il est possible de l'être. *Cicut. vir.* produisit immédiatement un calme extraordinaire qui persista plusieurs semaines durant lesquelles la tumeur diminua sensiblement. Peut-être aurais-je obtenu davantage de *Cicut.* si la malade, qui était étrangère, n'eût été forcée de quitter Paris, et par conséquent d'abandonner son traitement.

Ce végétal, qui croît abondamment au Pérou et dans l'Amérique du Sud, fut découvert en 1779 par Ruiz, qui l'envoya à Linné. En 1808, Bourdois de Lamotte traduisit en français la dissertation publiée en 1796 par Ruiz, sur les propriétés de la *Ratania*, et insérée dans les *Mémoires de l'Académie royale de Madrid* (1). Mais la rareté de cette racine en France, par suite de l'interception de la navigation transatlantique, empêcha l'usage de s'en répandre jusqu'en 1816, époque où un mémoire de M. Hurtado, médecin espagnol réfugié (2), attira de nouveau sur elle l'attention du public médical.

Applications empiriques. — Les allopathes ont abusé de la *Ratania* comme ils abusent de tous les médicaments; mais je suis en même temps forcé de le reconnaître : il n'est peut-être pas de substances dont le hasard leur ait mieux révélé les véritables propriétés. Employée tour à tour comme *astringente* et comme *tonique*, la racine du *Krameria* arrêta souvent des hémorrhagies passives (*épistaxis, hémoptysie, métrorrhagie*, etc.). On s'en servit avec succès contre le *scorbut de la bouche*, les *flux muqueux* de diverse nature (*catarrhes chroniques des bronches, du vagin, du gros intestin*, etc.), contre certaines *incontinences d'urine*, l'*œdème chronique de la peau* (3). M. le docteur Tournel, qui ne se doutait guère sans doute que la *Ratania* fût un *abortif*, eut l'heureuse inspiration de la prescrire comme tonique dans des cas où l'avortement paraissait imminent, et de préserver ainsi de fausses couches des femmes délicates et maladives qui, jusque-là, n'avaient pu mener à bien aucune grossesse (4). Enfin, un praticien dont nous apprécions tous la haute intelligence, et auquel il n'a manqué que de devenir homœopathe pour être un des premiers médecins du siècle, M. Bretonneau (de Tours) parvint à guérir, à l'aide de la ratania, une des maladies les plus opiniâtres et les plus douloureuses qui existent, la *fissure à l'anus*. MM. Trousseau et Pidoux, qui mentionnent dans leur *Traité de thérapeutique* cette utile découverte, y joignent des commentaires que je ne puis m'empêcher de reproduire, tant ils mettent en relief l'inanité des théories allopathiques :

(1) *Journ. de méd.* de Leroux, Corvisart et Boyer, t. XV, p. 80.

(2) Observations sur l'efficacité de la *Ratania* dans les hémorrhagies passives (*Bullet. de la Soc. d'émul.*, et *Journ. de méd.* de Leroux, t. XXXVII, p. 216).

(3) Voy. *Biblioth. méd.*, t. XVII, et *Journ. de méd.* de Leroux, t. XVI.

(4) *Journ. univ. des sc. médic.*, t. XXVIII, p. 225.

« Certes, disent ces auteurs, quand on voit tous les chirurgiens préoccupés, les uns presque exclusivement, les autres beaucoup trop encore, de la constriction spasmodique du sphincter, on ne peut pas être rationnellement conduit à injecter dans le rectum des médicaments propres à exagérer cette constriction, la ratania, par exemple. »

C'est pourtant ce qu'a fait M. Bretonneau, se fondant sur les considérations suivantes :

« La constipation et l'effort que faisait le bol excrémentitiel contre le sphincter qu'il distendait et qu'il déchirait souvent, étant évidemment, dans un grand nombre de cas, la cause de la fissure, la constipation était encore le plus grand obstacle à la guérison.

» Or la constipation s'accompagne souvent d'un changement fort remarquable dans la dernière portion du rectum : immédiatement au-dessus du sphincter, le rectum se dilate en ventre d'amphore, puis se rétrécit de nouveau au niveau de l'angle sous-vertébral. Dans ce ventre d'amphore, les matières s'accumulent et forment un bol d'une grosseur énorme, de telle façon que, chaque fois que le malade va à la garde-robe, l'excrétion est vraiment assimilable à une sorte d'enfantement.

» Bretonneau pensa que, pour vaincre ces constipations accompagnées ou non de fissure, il était convenable de rendre à la dernière portion de l'intestin le ressort qui lui manquait, et la ratania lui parut parfaitement appropriée à cet usage. Il donnait donc, dans le cas de constipation simple, coïncidant avec la dilatation du rectum, des lavements avec l'extrait de ratania, dissous dans l'eau, avec addition de teinture alcoolique de ratania.

» Une dame était traitée par lui, qui avait, en même temps que la constipation dont nous parlons ici, une fissure à l'anus qui lui causait d'atroces douleurs, et qui avait même gravement compromis sa santé. Il lui faisait prendre chaque jour un quart de lavement de ratania, et bientôt constipation et fissure se trouvèrent guéries.

» Vinrent d'autres malades constipées et atteintes de constrictions spasmodiques de l'anus, avec fissures. La même médication mit fin à tout. Ce fut alors que, n'ayant plus égard à la constipation qui manque dans certaines fissures, il crut néanmoins devoir essayer la ratania, et le même succès couronna cet essai.

» Une induction fort rationnelle lui fit faire le premier pas ; ensuite, des faits qu'il n'appelait pas éveillèrent son attention ; il n'eut qu'à les constater, et une expérimentation attentive et réfléchie le mena jusqu'à une médication *qui n'est nullement rationnelle* (pour MM. Trousseau et Pidoux), mais qui est bonne en fait, et c'est le principal.

» En effet, cette médication serait rationnelle si la constipation était toujours cause ou complication de la fissure (1); mais nous voyons assez fréquemment des malades, atteints de fissure, avoir de la diarrhée, ou tout au moins des garderobes molles, ou bien encore prendre des lavements matin et soir, de manière à empêcher tout effort contre le sphincter, et cependant la fissure persiste.

» ..... Il nous resterait à demander comment et par quel mécanisme agit la ratania dans la curation de la fissure à l'anus.

» A cette question on répondra : « Cela guérit, que vous importe le comment? » Et tout en confessant qu'en thérapeutique *c'est presque toujours ainsi que l'on peut et que l'on doit répondre*, l'esprit cependant, inquiet et curieux, voudra se rendre compte et cherchera une explication qui le satisfasse (2). »

Pour le médecin homœopathe, cette *explication qui satisfasse* transpire par tous les pores des faits dont je viens de reproduire le récit ; mais MM. Trousseau et Pidoux ne veulent point de celle-là ; et, comme il leur est impossible d'en trouver une autre, ils se voient acculés à cette triste négation de toute théorie, de toute doctrine médicale : « Cela guérit, parce que... cela guérit. »

Symptômes purs de la ratania (3). — *Humeur mobile*, acariâtre, querelleuse ; *découragement profond dans la solitude, mais qui se dissipe dans la conversation, et fait place quelquefois à une sorte de gaieté ; irascibilité continuelle*. Accablement et somnolence dans la journée, surtout après le repas du soir. Frissons et horripilations, *avec bâillements* et soif dans la soirée. Fièvre et insomnie

---

(1) Est-il donc rationnel en allopathie de combattre la constipation avec des astringents ?

(2) Tome I, p. 108.

(3) Les symptômes imprimés en italiques sont le fruit de mes observations personnelles : je les donne pour certains, les ayant constatés *plusieurs fois*, entre autres sur une de mes malades qu'un allopathe avait gorgée de *Ratania*. Les autres symptômes sont ceux que M. Jahn a collationnés d'après Hartlaub et Trinks.

nocturnes; réveils fréquents. Réveils en sursaut, avec anxiété et peur; sueurs nocturnes.

Peau maladive. — *Éruption de petits boutons rouges ou blancs qui ne suppurent pas, se manifestant particulièrement entre les épaules et à la région lombaire, et persistant très longtemps.*

Céphalalgie pressive au front; congestion à la tête et au visage, avec chaleur et sentiment de plénitude; tressaillement, cuisson et élancements dans la tête; douleurs dans la tête comme si le crâne allait éclater, surtout en se tenant assis et courbé.

Douleur dans les yeux, comme s'ils étaient pris dans un étau et qu'on ne pût pas les remuer. Contraction et sensation brûlante dans les yeux, surtout le soir; inflammation de la sclérotique; sensation comme s'il se plaçait une peau devant les yeux; tache blanche devant l'œil qui empêche de voir; myopie; tressaillement et frémissement des yeux et des paupières; agglutination des paupières et larmoiement le matin.

Déchirement dans les oreilles; prurit et élancements dans l'oreille; tintement, bruit de cloches dans les oreilles.

Prurit au nez; chaleur âcre et croûtes dans les narines; éternument fréquent; épistaxis; coryza sec, avec oblitération complète au nez.

Bouffées de chaleur au visage; prosopalgie déchirante; vésicules brûlantes sur la partie rouge de la lèvre supérieure.

Sécheresse de la bouche, la nuit; accumulation de salive dans la bouche; *gonflement des gencives, ramollissement fongueux des gencives*, qui saignent très aisément et donnent un sang de saveur acide; odontalgie déchirante, ou tressaillante, ou fouillante, surtout le soir; sensation brûlante sur la langue; mal de gorge en avalant à vide; contraction crampoïde de la gorge, qui arrête la voix.

Goût fade le matin; soif le soir; dégoût des aliments et des boissons; renvois ayant le goût des aliments, ou à vide; hoquet violent qui cause de la douleur à l'estomac; nausées, vomituritions, vomissement des aliments, surtout la nuit; vomissements aqueux; *vomissement de mucosités striées de sang;* douleur d'ulcération à l'estomac; douleur brûlante, ou sécante, ou constrictive à l'estomac; ballonnement de la région épigastrique.

Tiraillements et sensation de froid à la région ombilicale. Ballonnement du ventre; lancinations, *pincements* et mouvements, comme par un être vivant dans les hypochondres (*surtout le gauche*), élancements, pincements et contraction dans les aines.

Selles dures, avec envie pressante d'aller à la garderobe ; selles incomplètes ; sortie des boutons hémorrhoïdaux ; *hémorrhoïdes très douloureuses* ; hémorrhoïdes fluentes ; selles molles, diarrhéiques, accompagnées, précédées et suivies de maux de reins, de tranchées et douleur brûlante à l'anus. *Chaleur sèche à l'anus, avec élancements subits que la malade compare à des coups de canif ; suintement par l'anus.* Diarrhée sanguinolente ; après la selle, *étourdissement* et douleur à la tête comme si elle allait se briser.

Envie pressante et fréquente d'uriner, le jour et la nuit, avec émission peu abondante. Augmentation considérable de la sécrétion urinaire ; urine pâle. Pression sur les parties génitales, suivie de leucorrhée ; règles trop hâtives, trop abondantes et de trop longue durée, avec douleur dans le bas-ventre et dans les reins. Métrorrhagie ; avortement. *Retard des règles ; suppression des règles, avec gonflement du ventre et des seins, au point de simuler une grossesse pendant plusieurs mois : une leucorrhée abondante, avec tranchées et maux de reins continuels, accompagne cet état* (1).

Toux sèche, avec chatouillement dans le larynx, et douleur d'ulcération dans la poitrine. Dyspnée au moindre effort ; constriction douloureuse des deux côtés de la poitrine ; élancements dans la poitrine avec suffocation, surtout en montant des escaliers ; *toux catarrhale.*

Fourmillement et éruption pruriante à la région dorsale ; roideur de la nuque ; déchirement dans la nuque, avec pesanteur de tête ; douleur de brisement aux reins et dans le dos ; douleurs tensives et tractives depuis la nuque jusqu'au sacrum.

Déchirement dans l'épaule, les bras, les avant-bras et les poignets ; contractions crampoïdes dans les coudes et les doigts. Douleurs tractives ou déchirantes dans les cuisses, les genoux, les jambes, les pieds et les orteils ; tension et sensation de brûlement dans les cuisses ; tressaillements dans les cuisses, les mollets et les pieds.

La plupart des symptômes de la ratania se manifestent dans la soirée, la nuit et le matin. *Le mouvement et le grand air les soulagent ; les inquiétudes morales les exaspèrent à un degré excessif.*

_____

(1) Qui ne céda qu'à *Mercur. solub.*

C'est presque toujours après *Sulph.*, *Bovist.* ou *Sepia* et *Silicea*, dans les affections utérines, que j'ai obtenu de bons effets de *Ratania*.

Je ne connais pas l'antidote de ce médicament.

GROUPE IV.

TYPE : ARSENICUM ALBUM.

Il n'existe pas d'agent thérapeutique plus puissant, plus diffusible, et, s'il est permis de s'exprimer ainsi, plus complet que l'arsenic. Sa sphère d'activité semble embrasser simultanément toutes les parties de l'organisme. Les considérations que j'ai présentées sur l'action générale des médicaments du groupe *Mercure*, dans lequel on l'a vu déjà figurer, lui sont particulièrement applicables. Mais si, faisant abstraction de cette action générale de l'arsenic, on porte seulement son attention sur les phénomènes partiels qu'il produit le plus spécialement, on ne tarde pas à reconnaître que ces phénomènes établissent entre lui et un grand nombre d'autres médicaments des connexions évidentes.

L'arsenic agit d'une manière tranchée et à peu près constante :

1º Sur les voies digestives ;
2º Sur les organes de la tête ;
3º Sur l'appareil locomoteur ;
4º Sur l'enveloppe cutanée.

De là quatre séries d'analogues, dont voici l'énumération.

1ʳᵉ SÉRIE. — *Affections des voies digestives.*

Veratrum album.	Indigo.
Argentum.	Bryonia alba.
Zincum.	Sulphur.
Mercurius.	Cina.
Lycopodium.	Lachesis.
Nux vomica.	Carbo vegetabilis.
Colocynthis.	Ferrum metallicum.
Sepia.	Bismuthum.
Copaivæ balsamum.	Petroleum.
Alumina.	Nux moschata.
Plumbum.	

2ᵉ SÉRIE. — *Affections de la tête.*

Belladona.	Capsicum.
Bryonia alba.	Aconitum.
Carbo vegetabilis.	Cedron.
Opium.	Thuya.

3ᵉ SÉRIE. — *Affections de l'appareil locomoteur.*

Argentum.	Plumbum.
Ferrum metallicum.	Arnica.
Zincum.	Capsicum.
Opium.	

4ᵉ SÉRIE. — *Affections de la peau.*

Lobelia inflata.	Sulphur.
Sepia.	Argentum.
Ferrum metallicum.	Mercurius.

La formation de ces quatre séries, et surtout peut-être l'ordre relatif des médicaments qui les composent, ont exigé de ma part de longues méditations. Les trois dernières séries sont, en grande partie, formées des médicaments qui figurent dans la première, mais énoncés dans un ordre différent, attendu que telle substance qui, par son action sur les voies digestives, se rapproche beaucoup de l'arsenic, s'en éloigne quelquefois, plus ou moins, par sa manière d'agir sur la tête, les membres ou la peau. Quoi qu'il en soit, abandonnant aux investigations du lecteur la vérification de ces trois dernières séries, dont la discussion analytique m'entraînerait beaucoup trop loin, je ne m'occuperai ici, avec quelques détails, que des médicaments qui composent la première.

On reconnaîtra d'ailleurs aisément que, de tous les analogues de l'acide arsénieux, ce sont ceux-ci qui s'en rapprochent le plus, tant par l'ensemble des phénomènes physiologiques qu'ils produisent, que par la nature des maladies contre lesquelles ils se sont montrés efficaces. Ces maladies sont surtout les suivantes :

Gastrite et *gastro-*, dans leurs nuances diverses, depuis le *choléra épidémique à la simple dyspepsie;* la *dyssenterie,* les *engorgements abdominaux,* les *fièvres intermittentes,* l'*ascite;* la *fièvre typhoïde,* les *diarrhées chroniques,* les *vers intestinaux,* la *constipation,* les *hémorrhoïdes;* les *céphalalgies* et l'ophthalmie *pério-*

diques; l'*aliénation mentale*, l'*épilepsie*, principalement l'*épilepsie vermineuse; certaines toux accompagnées de dyspnée* ou d'*accès d'asthme;* plusieurs *affections de l'appareil génito-urinaire*, plusieurs formes d'*hystérie;* quelques *dermatoses aiguës* ou *chroniques,* se liant le plus souvent avec une affection plus ou moins obscure des voies digestives ou de l'appareil génito-urinaire; des *crampes dans les membres,* la *chorée,* des *névralgies périodiques,* notamment la *sciatique,* certaines *paraplégies* ou *paralysies partielles,* l'*amaigrissement* général ou partiel.

Broussais, s'il eût expérimenté l'arsenic, n'eût pas manqué d'y trouver la confirmation de son idée favorite, à savoir que toutes les maladies n'étaient au fond que la *gastro-entérite.* Mais si, au lieu de s'en tenir seulement à l'arsenic, il se fût avisé d'étudier successivement tous les analogues de ce dernier, le célèbre systématique eût bien été forcé de reconnaître que si la gastro-entérite s'épanouissait dans l'organisme entier, au point de constituer une maladie générale ou de simuler une multitude d'affections hétérogènes, il s'en fallait de beaucoup qu'elle eût dans son principe l'unité qu'il lui supposait.

Au surplus, nous sommes aujourd'hui aussi éloignés de ce fameux système de Broussais, qui a pourtant fait tant de bruit dans le monde, que si dix siècles s'étaient écoulés depuis la mort de son auteur. Aussi, tout en admettant que, parmi les effets physiologiques de l'arsenic et de ses analogues, un des plus constants soit, pour chacun de ces médicaments, une affection particulière des voies digestives, me garderai-je bien, d'une part, de considérer cette affection, comme résultat nécessaire, infaillible de leur action sur l'organisme, et, d'autre part, de ne voir, comme l'eût sans doute fait Broussais, dans leurs autres symptômes, que les épiphénomènes de l'affection dont je parle.

Selon toute probabilité, les homœopathes, tout en conservant les principaux éléments de mon groupe *Arsenicum,* y apporteront avec le temps d'importantes modifications auxquelles je souscris d'avance.

Arsenicum album. *Acide arsénieux, Oxyde blanc* ou *Deutoxyde d'arsenic,* enfin vulgairement et improprement *Arsenic.*

Ce composé, qui a été trouvé à l'état libre dans la nature, mais rarement et toujours en petites quantités, provient en général des

mines de cobalt. On l'obtient en grillant le minerai arsénifère
dans des fourneaux à réverbère, munis de longues cheminées hori-
zontales. L'arsenic s'oxyde et se transforme ainsi en acide arsénieux qui vient se condenser dans ces cheminées, où on le recueille
pour le purifier, à l'aide de nouvelles sublimations, pour les besoins
des arts et de la médecine.

L'acide arsénieux est solide, ordinairement en morceaux demi-
transparents, comme du verre dépoli, ou d'un blanc mat à l'extérieur, avec cassure vitreuse à l'intérieur, ou enfin complétement
opaques. Réduit en poudre, si cette poudre n'est pas trop fine, il
a tout à fait l'aspect du sucre. Sa pesanteur spécifique est de 3,738.
Demi-vitreux, il se dissout dans 103 parties à 15 degrés, et dans
9,33 parties du même liquide bouillant; opaque et blanc, il se
dissout dans 80 parties d'eau à 15 degrés, et dans 7,72 parties
d'eau bouillante. La saveur de l'acide arsénieux est d'abord très
faible, lente à se manifester, et finit par devenir d'une légère
âcreté que M. Devergie compare à celle des pommes sures (1). Il
est inodore, se volatilise comme l'arsenic métallique au rouge
obscur, et comme lui, également, cristallise en aiguilles tétraèdres. Projeté sur des charbons incandescents, il forme une fumée
blanche d'*odeur alliacée*. C'est qu'alors le charbon, en se décomposant, a mis à nu de l'arsenic métallique, auquel cette odeur appartient ; car si, au lieu de le jeter sur des charbons ardents, on le
jette seulement dans un creuset ou sur une plaque métallique
chauffés au rouge, la fumée blanche qu'il forme, en se volatilisant
sans se décomposer, reste complétement inodore.

Tout le monde connaît les propriétés délétères de l'acide arsénieux, et les crimes innombrables dont il a été l'agent ont naturellement soulevé contre son emploi thérapeutique des préventions
qui sont loin d'être éteintes. Le protoxyde de fer hydraté (2),
administré à temps, en est le contre-poison. Je souligne ces mots,
administré à temps, car les préparations de fer ne paraissent agir
comme antidotes de l'acide arsénieux que *chimiquement*, c'est-à-
dire en le transformant en arséniate de fer insoluble ; d'où il résulte que si le peroxyde de fer n'est administré qu'après l'absorption du toxique, son emploi devient insuffisant, sinon même

(1) *Médecine légale*, t. III, p. 410.
(2) Ou au besoin le sous-carbonate de fer.

entièrement inutile. Or des expériences sur des animaux, faites iį
y a six ou sept ans, et que je n'ai pu renouveler depuis, quelque
désir que j'en eusse, faute d'un local *ad hoc*, m'ont prouvé que,
dans ce cas, l'*extrait aqueux d'opium*, *à doses massives* (*de 5 à
20 centigr.* pour des chiens de moyenne taille), *était, par excellence, l'antidote de l'acide arsénieux*. Malheureusement je ne possède aucune observation confirmative, *chez l'homme*, du fait que
je signale, mais que je livre néanmoins comme digne de tout leur
intérêt, aux toxicologistes.

Applications empiriques. — Les anciens ne paraissent avoir
connu ni l'arsenic métallique ni l'acide arsénieux. L'*orpiment*
(sulfure jaune d'arsenic), et surtout le *réalgar* (sulfure rouge du
même métal), seraient, au dire de Harles (1), les seules préparations arsenicales dont eussent fait usage non seulement les Grecs,
mais encore les Arabes du xe siècle. Quelques passages de Rhazès
et d'Avicenne me porteraient d'ailleurs à penser que ces derniers
employaient de préférence le réalgar intérieurement (contre la
toux et l'*asthme*), et l'orpiment extérieurement (contre la *gale,
les *dartres* et la *lèpre*).

Après plusieurs siècles d'un abandon à peu près complet, les
préparations arsenicales commencèrent à reparaître dans la thérapeutique externe avec Théodore et Guy de Chauliac. Le premier
s'en servait dans le traitement des *ulcères scrofuleux ;* le second,
à titre d'escarrotique, pour ouvrir les *hydrocèles* (2). Plus tard,
les pâtes arsenicales furent particulièrement employées à combattre
le *cancer*, c'est-à-dire une maladie tellement désespérée, qu'on ne
voyait aucun inconvénient à lui opposer les agents les plus dangereux. L'usage de ces préparations, nonobstant leur peu de
succès et les accidents qu'elles ont souvent occasionnés, s'est
perpétué jusqu'à nos jours. Quelques unes ont même joui d'une
grande célébrité. Telles sont, entre autres, la pâte de Rousselot,
celle du frère Cosme, les poudres de Justamond et de Plukket, la
pommade d'Hellmund, acquise par le gouvernement prussien, et
qui ne diffère pas essentiellement de la pâte du frère Cosme, le
remède anticancéreux de Davidion, celui de Guy, celui de Che-

---

(1) *De arsenici usu in medicina.* Norimberg., 1811.
(2) Gmelin, *App. med.*, t. I, p. 259.

net, etc., etc. (1). Mais l'homœopathie n'a rien à voir dans ces
tristes arcanes, exploités le plus souvent par le charlatanisme et la
cupidité.

D'après Desgranges (2), Linserbarht, plus connu sous le nom
de Lentilius, et qui exerçait la médecine à Stuttgard vers la fin
du XVIIe siècle, serait le premier qui aurait employé l'acide arsénieux, au moins dans les *fièvres d'accès*. Mais réservons quant à
présent, pour ne point la scinder en nous attachant à l'ordre chronologique, cette importante question de l'acide arsénieux dans le
traitement de ces fièvres, et jetons un coup d'œil rapide sur les
autres maladies contre lesquelles ce médicament fut tour à tour
préconisé.

Le *cancer*, les *dermatoses*, la *scrofule*, la *syphilis*, la *phthisie
pulmonaire*, l'*asthme* et l'*angine de poitrine*, certaines *céphalalgies
périodiques*, les *névralgies faciales*, le *rhumatisme*, la *chorée*, et
enfin la *rage :* telles sont les principales affections contre lesquelles l'empirisme, le plus souvent à bout de moyens, a osé recourir à l'oxyde blanc d'arsenic. Il s'en faut bien, personne n'en
doute, que le succès ait toujours couronné ces hasardeuses tentatives. Mais ce qui est incontestable, c'est que plusieurs d'entre
elles ont réussi, ce que nous explique suffisamment d'ailleurs la
pathogénésie d'*Arsenicum*.

Cancer. — « On a cherché depuis longtemps, disent MM. Mérat
et Delens, à combattre le cancer par l'administration intérieure
de préparations arsenicales. Zeller est un des premiers qui aient
vanté dans ce cas l'acide arsénieux. Lefebure de Saint-Ildephont,
Ronnow, Schmalz, Adair, Desgranges, etc., assurent en avoir
obtenu de bons effets; le docteur Minniks, de Philadelphie, dit
la même chose, etc. (3). »

Malheureusement ce ne sont là que de simples assertions à l'appui

---

(1) Voy. Gmelin, *loc. cit.*, et Mérat et Delens, *Dict. de mat. méd.*, les articles
ARSENIC et ARSENICAUX, t. I.

(2) *Usage de l'arsenic dans la médecine interne*, par le docteur Desgranges,
médecin à Lyon (*Journ. génér. de méd.*, t. XXX, de la page 241 à 264 pour la
première partie, et de 303 à 372 pour la seconde). Ce mémoire, auquel Thiébault
répondit par des lieux communs empruntés en partie à l'*Annus medicus* de Sorck,
est très digne d'être lu. — Voy. d'ailleurs, pour cette réponse de Thiébault, le
tome XXXII de la même publication, p. 3 et suiv.

(3) *Loc. cit.*, p. 422.

desquelles ne se produisent que des faits non seulement très peu
nombreux, mais encore, pour la plupart, d'une authenticité douteuse. Cependant je ne sache pas qu'on ait contesté ni à Ronnow (1)
ni à Minniks la validité de leurs observations. Thiébault lui-même,
détracteur passionné de l'arsenic, s'abstient d'en parler dans sa
réponse à Desgranges, bien qu'elles soient mentionnées dans le
Mémoire de ce dernier. Quant aux cures si nombreuses dont se
glorifiait Lefebure ou plutôt Lefebvre de Saint-Ildephont, j'avoue
qu'elles me paraissent beaucoup plus contestables. Le titre seul de
la brochure qu'il publia en 1774 suffirait pour me les faire suspecter : *Remède* APPROUVÉ *pour guérir radicalement le cancer occulte,
manifeste* ou *ulcéré,* etc. APPROUVÉ de qui? De personne, sinon
de son auteur, ainsi que nous l'apprend une déclaration officielle
de Missa, à cette époque censeur royal (2). Lefebvre imposait donc
au public, et dès lors, à mon avis, il ne mérite plus aucune créance.
Mais ce n'est pas tout : le mode d'administration de l'acide arsénieux qu'il indique dans sa brochure, mis à l'épreuve par les
plus chauds partisans de l'arsenic, n'eut dans leurs mains aucun
succès. Ainsi Desgranges, que MM. Mérat et Delens citent par
erreur au nombre des médecins qui auraient obtenu de bons résultats des préparations arsenicales dans le traitement du cancer,
s'exprime en ces termes : « Aussitôt que la brochure de Lefevre
parut, nous avons essayé à l'hôpital de Lyon son remède sur plusieurs femmes affectées de cancer aux seins, aux aines et à la matrice, exécutant à la lettre sa prescription; aucune de ces malades
n'en a ressenti de soulagement : toutes en ont éprouvé des angoisses précordiales, des spasmes et des souffrances dans l'estomac
et les intestins, avec des malaises qui nous firent renoncer à nos
essais (3). Metzger et Fodéré ne furent pas plus heureux que Desgranges. Mais de là faut-il conclure que l'acide arsénieux, pris
intérieurement, et j'ajoute même administré selon la méthode de
Lefebvre (4), n'ait jamais guéri de cancer? Telle n'est point mon

(1) *Mémoires de l'Académie des sciences de Stockholm,* année 1778.
(2) On peut lire cette déclaration de Missa dans l'*Ancien journal de médecine,*
t. XLIV, p. 568.
(3) *Mém. cit.,* p. 356.
(4) Lefevre prescrivait 4 grains d'acide arsénieux dans 2 livres d'eau, dont le
malade prenait chaque jour une cuillerée coupée de lait, par conséquent environ

opinion, car les faits négatifs n'infirment point les faits positifs.
Tout ce qu'on peut affirmer, c'est que, dans l'espèce, ces faits sont
excessivement rares dans les annales de l'empirisme.

Dermatoses. — Ici les faits abondent, et si l'on ne consultait
que les travaux des allopathes modernes, leur pratique, à cela près
des doses, concorde si bien avec la nôtre, qu'on serait tenté de
croire que leur application de l'acide arsénieux au traitement interne des maladies cutanées n'est qu'un plagiat fait à la doctrine
de Hahnemann; mais je crois sincèrement qu'il n'en est rien. En
effet, dès l'année 1789, Adair publie les heureux effets qu'il a
obtenus de l'oxyde blanc pris intérieurement dans les *dartres
rebelles* (1). Rush, de Philadelphie, vers la même époque, confirme
les observations d'Adair. Enfin, dès 1806, Girdlestone, mais surtout Willan et Pearson, en Angleterre, avaient déjà popularisé
par de nombreux succès ce mode de traitement que Biett fut un
des premiers à essayer en France. M. Cazenave (2) s'exprime ainsi
touchant l'emploi de l'acide arsénieux dans les affections cutanées :
« Il est aujourd'hui démontré que l'on obtient des effets merveilleux de l'administration des préparations arsenicales, non seulement dans les formes sèches des maladies de la peau, mais encore
dans l'eczéma et l'impétigo chroniques. Ce moyen réussit moins
bien dans les affections papuleuses, et, en général, il a presque
toujours échoué dans les diverses formes du genre porrigo, de
l'acné, du sycosis, etc. Il peut être d'un grand secours dans l'éléphantiasis des Grecs ; enfin il n'est pas applicable, en général, au
traitement des exanthèmes aigus. » Je me plais à reconnaître que
l'homœopathie n'aurait rien à ajouter à ces observations.

Scrofule et syphilis. — Un assez grand nombre de faits, parfaitement avérés, témoignent de l'efficacité de l'arsenic dans certains
cas d'ulcères scrofuleux. Les observations de Physick, de Philadelphie, de Hans Loane, de Otto sur ce sujet, firent beaucoup de
bruit dans le monde médical, à l'époque où elles parurent. Celles,
entre autres, qu'Otto a publiées en 1805 dans le *Philadelphia*

1/16 de grain par dose, que l'on portait progressivement jusqu'à 1/8 de grain. On
joignait à cela des lotions ou des injections dans le vagin avec la même solution ,
l'usage du petit-lait, etc. (Voyez sa brochure.)

(1) *Medic. comment. of a Soc. of phys.* London, 1783-1789.

(2) *Dictionnaire de médecine en 30 volumes,* article ARSENIC. — Comparez
Devergie, *Bulletin de l'Académie de médecine*, Paris, 1844, t. IX, p. 1026.

medical Museum (1), sont pour nous, homœopathes, des plus caractéristiques. Il s'agit, en effet, d'*ulcères de mauvaise nature à la
face, avec carie des os et corrosion de la lèvre supérieure.* — Voilà
pour la scrofule. — Quant à la syphilis, les faits sont moins no-
toires. Mais pouvait-il en être autrement? L'immense prévention
qui règne depuis deux siècles et demi dans les écoles, en faveur
de la spécificité absolue et exclusive du mercure dans les maladies
vénériennes, ne permettait guère l'intronisation d'un *antisyphilitique* non mercuriel ; et pourtant on sait de quelle vogue a joui et
jouit même encore aujourd'hui en Angleterre, et surtout dans
l'Inde, la fameuse tisane antisyphilitique de Feltz, dont l'élément
actif n'est qu'une mixture d'arsenic et d'antimoine. Bien plus,
un médecin de notre époque (Cullerier) a substitué à cette mixture
une dose fixe d'acide arsénieux, et n'en a pas moins obtenu des
succès. « Dans certaines maladies vénériennes, dit Desgranges (2),
où le mercure aggrave les ulcérations, Girdlestone en arrête les
progrès avec la solution arsenicale. » Enfin, M. Boudin, sur les
travaux duquel nous aurons bientôt à nous étendre à l'occasion
des fièvres intermittentes, partage notre opinion, ou, si l'on veut,
mon opinion personnelle touchant les propriétés antisyphilitiques
de l'acide arsénieux. « La science est déjà riche de faits, dit cet
auteur, dès qu'il s'agit de certaines formes de syphilis, même rebelles au mercure, et qui cèdent, comme par enchantement, aux
tisanes de Feltz et d'Arnould, dont l'activité est due principalement à l'arsenic qui s'y trouve combiné à l'antimoine. Quelques
observations recueillies dans ma pratique m'autorisent à penser
que l'arsenic peut rendre de très grands services dans la syphilis
constitutionnelle (3). »

Phthisie pulmonaire, asthme, névralgies, etc. — Bien que, au
dire de Desgranges, Hippocrate, Galien et les Arabes employassent
les préparations arsenicales contre la *toux avec expectoration purulente*, et nonobstant quelques observations ambiguës de Beddoës et
de Girdlestone, je ne crois pas qu'on ait jamais guéri la *phthisie
pulmonaire* au moyen de l'acide arsénieux. Mais il s'en faut bien

(1) Tome I, p. 47.
(2) *Mém. cit.*, p. 362.
(3) *Traité des fièvres intermittentes, rémittentes et continues*, etc., Paris,
1842, p. 266.

que j'élève les mêmes doutes à l'égard des guérisons d'*angine de poitrine*, d'*asthme humide*, *avec accès périodique de suffocation nocturne et complication d'œdème des membres inférieurs et de la face*, ou même d'*ascite* et de *leucophlegmasie générale*, attribuées à ce médicament. Ces cures ont, dans la pathogénésie d'*Arsen. alb.*, leur brevet d'authenticité. Il en est de même de certaines guérisons de *phthisie mésentérique* (carreau), de *névralgies faciales*, de *céphalalgies périodiques* (dont Fodéré rapporte à lui seul sept exemples) (1), de *coqueluche*, de *trismus*, d'*épilepsie* et de diverses autres *névroses*, dont les observations sont disséminées dans les auteurs. Peut-être même l'*hydrophobie* ne serait-elle point à placer ici en dehors de la catégorie de ces dernières, bien qu'on ait l'habitude de la considérer comme incurable, par la grande raison que le plus souvent on ne lui oppose que des agents absurdes, ou qu'on ne commence à la traiter qu'à une époque où, en effet, il n'est plus possible de la guérir. Voici, d'ailleurs, ce que nous lisons à cet égard dans le *Dictionnaire* de Mérat et de Delens : « Russel, dans son ouvrage sur les serpents de l'Inde, rapporte trois expériences qu'il a faites avec des succès variés, au moyen des pilules de Tanjore (en grande partie composées d'acide arsénieux) sur divers animaux mordus par des *serpents venimeux* : il annonce avoir donné ces pilules, avec succès, à quatorze personnes mordues par des *chiens enragés*, mais avant le développement de l'hydrophobie. . . . .

. . . .

J.-P. Ireland a employé l'acide arsénieux à haute dose, dans les mêmes cas, avec un succès constant ; il en rapporte cinq exemples. Dans ces divers cas, l'acide arsénieux a toujours déterminé ou des vomissements ou des selles (2). » Selon toute probabilité, l'acide arsénieux, administré à doses infinitésimales, eût également prévenu les accès d'hydrophobie, et n'aurait pas eu l'inconvénient de provoquer des vomissements et des selles diarrhéiques. Au surplus, nous reviendrons forcément sur ce sujet à l'occasion de la belladone.

Il ne nous reste donc plus, actuellement, qu'à procéder à un exa-

(1) *Recherches expérimentales sur la valeur des différents remèdes substitués au quinquina*, etc. Paris, 1809, in-8.

(2) *Loc. cit.*, p. 442.

men aussi sommaire que possible de celles de toutes les propriétés de l'acide arsénieux que les médecins de l'école signalent comme la plus importante, ou, pour mieux dire, de la seule propriété que ne peuvent absolument lui contester ceux qui ne le regardent point encore aujourd'hui, avec Störk, Didier, Peyrilhe, etc., comme un *poison* qui ne saurait que nuire et qui ne devrait en conséquence, à aucun titre, figurer dans la matière médicale. Il s'agit ici de la *spécificité* de l'acide arsénieux dans les *fièvres intermittentes :* grande question qui se débat depuis plus de cent cinquante ans, et qui, selon toute apparence, n'est pas près d'être jugée définitivement par messieurs des Facultés. Et cependant ce ne sont pas les faits qui font défaut : ils sont tellement nombreux, qu'on ne pourrait plus les compter. En effet, depuis Rosinus Lentilius, que nous avons déjà nommé, ou plutôt depuis Hadrien Slevogt (1) et Melchior Frick (2) jusqu'à Joseph Plenciz (3), c'est-à-dire de la fin du xvii⁰ siècle à la fin du xviii⁰, l'acide arsénieux ne cessa d'être employé en Allemagne contre les fièvres d'accès. La violence des détracteurs de cet héroïque médicament suffirait seule à prouver quel enthousiasme il excitait parmi ses partisans. A la tête des premiers figure le célèbre Störk, qui apporta dans cette polémique la passion et la verve acrimonieuse qu'on lui vit déployer, quelques années plus tard, à l'occasion du magnétisme animal. Mais Keil, Bernhardt, les deux Plenciz, etc., etc., chauds partisans de l'arsenic, s'appuyaient sur des milliers de résultats heureux, contre lesquels les diatribes de Störk devaient être sans effet. Aussi la vertu fébrifuge de l'arsenic est-elle restée jusqu'à présent populaire en Allemagne (4).

L'usage des préparations arsenicales dans le traitement des fièvres intermittentes fut introduit en Angleterre par Fowler, en Amérique par Barton, en Italie par Brera, et, dans ces différentes contrées, elle produisit les résultats que depuis un siècle en obtenaient les médecins allemands. Mais en France, si incontestables

---

(1) *De exceptionibus, sive permissione prohibitorum et prohibitione permissorum.* Iena, 1700.

(2) *Paradoxa de venetis.* Ulmæ, 1711.

(3) *Acta et observata medica.* Viennæ, 1783.

(4) Particulièrement en Prusse, où le professeur Schœnlein, de Berlin, fait un grand usage de ce médicament.

que fussent les services qu'elles rendaient dans les pays voisins, elles ne purent jamais vaincre complétement les préjugés mis en émoi par ce terrible nom d'arsenic. Il ne fallut même rien moins que l'extrême cherté du quinquina par suite de l'interception des mers, durant l'empire, pour décider un petit nombre de médecins à les essayer comme *succédanées* de cette écorce exotique. MM. Fodéré, Lordat, C.-L. Dufour, A. Boullier, J.-C. Dupont, Desgranges, etc., furent les principaux auteurs de cette innovation qui fit scandale, nonobstant la plus entière réussite (1). Enfin, dès que la paix de 1815 eut rendu le quinquina aux allopathes français, ils se hâtèrent d'abandonner les préparations arsenicales qui retombèrent dans le plus complet oubli, et y restèrent jusqu'à l'époque récente où un des médecins de notre armée a entrepris leur réhabilitation.

M. Boudin, aujourd'hui médecin en chef de l'hôpital militaire du Roule, est un esprit éminemment distingué, nourri de fortes études, et éclairé de cette expérience spéciale que peut presque seul acquérir le médecin militaire, en étudiant les maladies dans des contrées différentes et sous des latitudes diverses. J'ajoute que M. Boudin, s'il n'est pas ostensiblement homœopathe, est, ou du moins *était* très près de le devenir à l'époque (1842) où, n'étant encore que médecin en chef de l'hôpital de Marseille, il a publié son *Traité des fièvres.* Il a lu Hahnemann, le cite deux ou trois fois et en parle avec respect. Je dirai plus : s'il n'en accepte pas explicitement la doctrine, il lui emprunte franchement quelques uns de ses procédés. Que si maintenant on se demande comment il a pu se faire qu'engagé dans cette voie, M. Boudin ne soit pas allé plus loin, et se soit même efforcé dans la suite, comme nous le dirons bientôt, de revenir sur ses pas,... la réponse est embarrassante.

Quoi qu'il en soit, je n'hésite point à considérer l'ouvrage de M. Boudin comme une des productions les mieux pensées, les plus originales et les plus piquantes de l'allopathie moderne. Il en est peu dont la lecture m'ait inspiré plus d'intérêt et causé plus de plaisir. Cette monographie se distingue particulièrement de la plupart des autres en cela que les aperçus de détails, quelque-

---

(1) Voy. *Journ. génér de méd.*, t. XLVIII, p. 242.

fois aussi neufs qu'ingénieux, y sont constamment dominés par un esprit essentiellement généralisateur.

M. Boudin commence par circonscrire nettement la question dont il prétend s'occuper : l'*intoxication paludéenne*. Le *type*, c'est-à-dire l'intermittence, la rémittence ou la continuité des phénomènes fébriles, ne constitue pas pour lui la manifestation caractéristique d'une maladie particulière, ni même d'une classe spéciale de maladies. En effet, une multitude d'affections de nature très différente sont également susceptibles de revêtir la forme intermittente, de même que, d'après l'observation de Hahnemann dont s'appuie notre auteur, une foule d'agents toxiques ont la propriété de provoquer des symptômes intermittents. Cette remarque judicieuse entraîne après elle, pour le dire en passant, cet important corollaire, qu'il est absurde de traiter, comme le font nos adversaires, toutes les maladies intermittentes par un seul et même médicament. Telle est donc la cause palpable des insuccès si fréquents du quinquina dans le traitement de ces maladies et des cachexies journellement engendrées par les abus de ce médicament si aveuglément prodigué.

En ce qui concerne les fièvres paludéennes, les phénomènes d'intermittence, de rémittence ou de continuité, n'exprimeraient, selon M. Boudin, que les différents degrés d'intensité avec laquelle agirait sur l'économie le miasme générateur de ces fièvres. «Si l'on considère attentivement, dit-il, le mode de phénoménisation des maladies de marais sous des latitudes variées ou dans l'évolution des saisons de l'année, ou enfin à divers degrés d'élévation au-dessus du niveau du sol, on est frappé du rapport rigoureux dans lequel se rencontre constamment le type de la manifestation morbide avec l'intensité de la matière miasmatique, rapport tel que la progression dans la *dose* de matière dégagée par le foyer entraîne une progression correspondante de type de plus en plus *continu* de la maladie.

» Le type tierce qui domine dans le nord de l'Europe est dominé lui-même dans les pays chauds par le type quotidien, rémittent et même continu. En revanche, sous l'influence progressive des chaleurs dans l'évolution annuelle, on voit dans le nord de l'Afrique se dérouler une succession de types tout à fait analogue à celle que produisent les marais dans le rapprochement progressif de l'équateur, de telle façon que les fièvres tierces de

l'hiver y sont successivement remplacées par les quotidiennes,
les rémittentes, et enfin par les *continues* (1). » Cette théorie
paraît juste, et M. Boudin l'appuie de preuves auxquelles il est
difficile de répondre. Cependant, s'il est vrai, comme il le soutient,
que la tendance du type à devenir continu soit en rapport exact
avec l'intensité du *miasme*, comment nous expliquer l'*intermittence*
des *fièvres pernicieuses*, de ces fièvres qui tuent, si l'on n'obvie à
temps au second ou au troisième accès? Leur violence témoigne
assez de l'*intensité* de la cause qui les produit. Pourquoi donc, plus
que toutes les autres, ne sont-elles pas *continues*?... En définitive
on ne saurait nier, M. Boudin lui-même en conviendra, que si
l'intermittence seule ne suffit pas à caractériser une maladie, cette
étrange et inexplicable périodicité de symptômes n'appartient
pourtant pas indifféremment et au même degré à toutes les maladies connues, de même que tous les médicaments ne seraient pas
également, à beaucoup près, susceptibles de la produire ou de la
faire cesser. L'arsenic, par exemple, dont nous nous occupons,
l'arsenic, cet *antipériodique* par excellence de Slevogt, de Frick,
de Fowler, de Pearson, de Fodéré, etc., etc., ne serait-il pas, à
faibles doses, un des agents médicamenteux ou toxiques, comme
l'on voudra, dont les effets auraient le plus de tendance à affecter
la forme intermittente? « J'ai vu, dit M. Boudin, survenir une
fièvre intermittente quotidienne que je fus obligé de combattre par
la quinquine, chez un de mes malades qui, pour cause d'ichthyose,
avait pris vingt-quatre centièmes de grain d'acide arsénieux en
douze jours. Y avait-il là simple coïncidence? Je l'ignore ; toujours
est-il qu'à part l'affection cutanée, ce malade jouissait de la meilleure
santé, et que sa fièvre intermittente se manifesta à une époque où
aucune maladie semblable ne régnait en ville (2). » Ce fait isolé
ne prouve rien pour M. Boudin, et je le conçois. Cependant de
son propre aveu, Biett en aurait observé d'à peu près semblables
à l'hôpital Saint-Louis, et je suis convaincu qu'il serait facile, en
compulsant avec soin les auteurs, d'en réunir un assez grand nombre
du même genre. Morgagni, entre autres, si je ne me trompe, en rapporte un ou deux exemples. Au surplus, à quoi bon ces recherches ?
M. Boudin sait aussi bien que je le sais moi-même, que l'image
complète de la fièvre paludéenne qu'il nomme lui, *fièvre* ou plutôt

(1) *Our. cit.*, p. 120.
(2) *Id.*, p. 262.

affection limnhémique, est, avec toutes ses formes, depuis la forme *diarrhéique* à la forme *tétanique*, dans la pathogénésie de l'oxyde blanc d'arsenic, par Hahnemann et ses élèves.

Toutes les affections *limnhémiques*, quels que soient leur type et leur mode de phénoménisation, seraient produites, suivant M. Boudin, par une cause *unique* (mais *multiple* dans son unité, comme nous le verrons bientôt), les effluves de la végétation paludéenne. Une opinion qui, sur ce point, appartient en propre à notre auteur, et que je me sens très porté à partager, est que ce ne sont ni les effluves de l'eau croupissante, ni ceux d'un détritus végétal, mais bien les émanations de *plantes encore vivantes* qui constituent le miasme paludéen. Quelques unes de ces plantes sont déjà connues. On peut citer entre autres le *Chara vulgaris*, le *Rizophore*, le *Calamus*, l'*Anthoxanthum odoratum*, si abondant, au dire de Nepple, dans les marais de la Bresse, où on le connaît sous le nom de *flouve;* enfin, d'après M. de Humboldt, les racines du *manglier* et du mancenillier qui, lorsqu'elles cessent d'être recouvertes par l'eau, sont considérées par les habitants des deux Indes comme productrices de la fièvre. Mais d'après cette variété de végétaux *fébrifères*, comment admettre une *complète identité de nature* entre toutes les maladies paludéennes? Pour M. Boudin, non seulement les fièvres intermittentes endémiques dans le département de l'Ain, celles du nord-est de l'Afrique, de la Morée et du Sénégal, mais encore celles des deltas du Gange, du Nil et du Mississipi, c'est-à-dire le choléra, la peste et la fièvre jaune, ne seraient que les manifestations ou, pour ainsi dire, les divers degrés d'acuité d'une seule et même maladie. « Ce n'est pas seulement, dit-il, entre les formes morbides ordinaires, observées endémiquement dans toutes les contrées marécageuses, qu'il y a identité de nature, et je croirais n'avoir soulevé que bien faiblement le voile qui recouvre la vérité, si je me bornais ici à faire ressortir l'origine identique des fièvres intermittentes, rémittentes, continues et larvées, ainsi que les diarrhées et les dyssenteries endémiques dans les pays de marais. J'ai vu à plusieurs reprises, dans le nord de l'Afrique, l'intoxication marécageuse non pas mentir, mais exprimer avec une telle fidélité le choléra de l'Inde, qu'il était de toute impossibilité de décider *à priori*, s'il y avait commencement d'épidémie de choléra ou seulement fièvre *cholérique sporadique*. Dans une autre circonstance, unique à la vérité, j'ai observé dans le marais de Navarin, en Morée, une *fièvre ictérique-pernicieuse, avec vomissements de matière noire*, et rappelant assez bien l'ensemble de la fièvre jaune des Antilles. Enfin-, dans la même campagne de Grèce en 1828, j'ai pu constater, chez un certain nombre d'individus qui avaient succombé à des fièvres paludéennes graves, un gonflement tout à fait insolite des ganglions de l'aine et du cou, accident qui n'était pas sans analogie avec ce qui s'observe dans la maladie de Constantinople et d'Alexandrie (1). »

Indépendamment de l'analogie symptomatique, réellement remarquable dans certains cas, des maladies dont vient de parler M. Boudin, cet auteur déduit encore l'identité de leur nature de deux ordres de faits : 1° d'une sorte d'antagonisme que *toutes* présenteraient à l'égard de quelques autres affections telles que la *phthisie pulmonaire* et la *fièvre typhoïde*, antagonisme tel qu'on ne verrait jamais celles-ci et celles-là coexister dans les mêmes lieux ; 2° de ce que *toutes* également seraient conjurées par un même médicament, l'*acide arsénieux*.

Je laisse de côté, si intéressante qu'elle soit, la question d'antagonisme qui nous entraînerait hors de notre sujet (2). Quant à

(1) *Traité des fièvres intermittentes, rémittentes et continues des pays chauds et des contrées marécageuses.* Paris, 1842, p. 154.

(2) Si l'antagonisme qui paraît exister entre la fièvre typhoïde et les affections paludéennes est un fait curieux, mais sans intérêt du point de vue pratique, il n'en est pas de même, à beaucoup près, d'un semblable antagonisme entre ces dernières et la phthisie pulmonaire. Les climats tempérés ou les bords de la mer, Madère, Nice, ou l'Italie en général, voilà les lieux que les médecins, pour la plupart, conseillent à leurs poitrinaires d'habiter. (Voy. l'ouvrage de M. le docteur Ed. Carrière, *Le climat de l'Italie sous le rapport hygiénique et médical.* Paris, 1849.) Or, la mortalité énorme des phthisiques à Malte, à Gibraltar, à Corfou, et surtout à Naples, prouve surabondamment que ni la chaleur du climat, comme on le croit généralement, ni le voisinage de la mer, comme le pensaient Cullen et Laënnec, ne sont suffisants, je ne dis même pas pour guérir la phthisie, mais seulement pour l'enrayer. Eh bien, d'après M. Boudin, qui s'appuie d'ailleurs sur les données statistiques les plus concluantes, les marais de la Romagne, tout le littoral nord-ouest de l'Afrique, le delta du Nil, et, qui plus est, nonobstant une température assez froide, le delta du Rhin, et les cantons marécageux du Lancashire, en Angleterre, offriraient aux poitrinaires une immunité presque certaine. (On consultera sur la question de l'Antagonisme, les *Annales d'hygiène publique*, t. XXXIII, p. 58; t. XXXVI, p. 5, 368; t. XXXVIII, p. 237. — *Bulletin de l'Académie de médecine*, t. VIII, p. 931, 936, 948; t. IX, p. 212; t. X, p. 1041.) C'est aux homœopathes qu'il appartient de rechercher, dans la pathogénésie des plantes marécageuses, la valeur et la raison de ces faits.

l'efficacité de l'acide arsénieux contre toutes les maladies dont il s'agit, je la reconnais avec M. Boudin, ou, pour mieux dire, je suis heureux de penser qu'il la reconnaît avec moi ; car je ne sache pas que l'*allopathie* puisse s'accommoder de l'emploi de l'*arsenic* contre des *vomissements*, des *diarrhées*, des *crampes* et autres symptômes cholériques ; mais cette efficacité est-elle, comme paraît le penser l'auteur, une preuve irréfragable de l'*identité* en question ? L'admettre serait supposer qu'un même médicament ne peut guérir des maladies de nature différente : hypothèse insoutenable, attendu que des millions de faits la démentent. En définitive, je présume qu'il en est du miasme paludéen comme de la psore : il est à la fois *un* et *multiple*, comme je l'ai dit déjà. Mais ce qui, selon moi, serait pour la science d'un immense intérêt, serait de déterminer, par des recherches faites aux différents foyers des épidémies marématiques, à quel genre de végétation paludéenne correspond le plus ordinairement, non le plus spécialement, telle ou telle forme de ces épidémies.

Ainsi donc, M. Boudin traite indistinctement toutes les *affections limnhémiques*, quels que soient leurs symptômes, par l'acide arsénieux ; et sa pratique est en cela, tout au moins, dans l'immense majorité des cas, parfaitement conforme à celle des homœopathes. Il suffit d'avoir observé les différentes manifestations morbides de l'infection paludéenne, et d'avoir lu dans Hahnemann (comme l'a fait M. Boudin) la pathogénésie de l'acide arsénieux, pour être forcé d'en convenir. Le médecin en chef de l'hôpital militaire de Marseille est donc SCIEMMENT *homœopathe*, du moins en ce qui concerne les fièvres limnhémiques et l'arsenic, et c'est tout au plus si entre lui et nous resterait à débattre la question des doses. Qu'on en juge par le passage suivant : « Après avoir débuté, dans mes expérimentations, par un vingt-quatrième de grain, je me suis assuré par des essais successifs, et qui aujourd'hui ont été répétés, avec des résultats identiques avec les miens, par bon nombre de médecins de Marseille, que l'acide arsénieux, convenablement préparé, conserve à la dose, en quelque sorte microscopique, d'un centième de grain (*un demi-milligramme*), toute son énergie médicinale, non seulement dans le traitement des fièvres des marais, mais encore dans celui d'une foule d'autres maladies. Il y a plus : j'ai souvent obtenu, avec une seule prise d'un centième de grain de ce médicament la disparition radicale

de fièvres contractées soit en Algérie, soit au Sénégal, et qui
avaient jusqu'alors résisté aux médications les plus variées, y
compris le sulfate de quinine et le changement de climat (1). »
Mais ce n'est pas tout encore : de quel véhicule pense-t-on que
se serve M. Boudin pour l'administration de ses doses presque infinitésimales d'acide arsénieux? De l'eau distillée sans doute ; car
elle est d'usage en pharmacie pour toutes les préparations minérales,
et la double propriété que possède l'oxyde blanc d'arsenic de se
dissoudre dans ce liquide, et d'être à peu près dénué de saveur,
lève à la fois tout obstacle et tout inconvénient. Eh bien! non. A
l'exemple de Hahnemann, M. Boudin préfère le *sucre de lait* à
l'eau distillée. Il consent bien à ce que chaque dose soit prise en
dissolution dans de l'eau ; mais il paraît tenir (encore à l'exemple
de Hahnemann) à ce que le mélange d'arsenic et de sucre de lait
ait préalablement subi un certain temps de *trituration*. Voici, du
reste, sa formule :

℞ Acide arsénieux. . . . 1 centigramme (1/5ᵉ de grain).

Ajoutez successivement, et par petites portions :

    Sucre de lait pulvérisé. 1 gramme (20 grains).

Triturez dans un mortier de verre assez longtemps (au moins 10 minutes)
pour que le mélange soit intime, et divisez en 20 paquets, dont chacun
représentera ainsi 1/2 milligramme ou $\frac{1}{100}$ de grain d'acide.

« Cette préparation, ajoute l'auteur, est celle à laquelle j'ai le
plus souvent recours : on en prend un paquet délayé dans une
cuillerée d'eau, cinq ou six heures avant le moment présumé de
l'accès.

» Cette formule convient encore dans les maladies cutanées
rebelles et les affections vénériennes invétérées (2). »

On peut juger par le tableau suivant, qui ne comprend au reste
qu'une partie des observations de M. Boudin, que, malgré l'exi-
guïté (relative) des doses qu'il employait en 1842, les résultats
de sa pratique étaient, pour le moins, aussi satisfaisants que ceux
qu'avaient obtenus autrefois de doses beaucoup plus considérables
Fowler (3), Fodéré, Lordat, etc.

(1) *Ouvr. cit.*, p. 276.

(2) *Id.*, p. 313.

(3) Fowler n'obtient sur 240 fiévreux traités par sa *liqueur minérale* que
171 guérisons. (Voy. son ouvrage : *Medical reports on the effects of arsenic in the*

MALADIES.	Vierges de tout traitement antérieur guéries par l'arsenic.	Rebelles au quinquina guéries par l'arsenic.	Rebelles à l'arsenic guéries par le quinquina.	Rebelles à la fois au quinquina et à l'arsenic.	TOTAL.
Fièvres quotidiennes.	102	19	4	3	128
Fièvres tierces.	53	11	3	0	67
Fièvres quartes	2	4	1	2	9
Fièvres quintanes	1	2	0	0	3
Fièvres non réglées	18	13	2	2	35
Fièvres dites larvées.	12	8	3	1	24
TOTAL des résultats obtenus.	188	57	13	8	266

Ainsi, dans 266 cas de fièvre intermittente, de formes et de types différents, l'oxyde blanc d'arsenic, à la dose d'un centième de grain, administré seulement les jours d'accès, et suspendu les jours d'apyrexie (c'est ainsi que procédait M. Boudin), n'a échoué que chez vingt et un malades. Dans ces 21 cas, d'ailleurs, le quinquina s'est montré tout aussi impuissant que l'arsenic. Qu'en conclure? sinon que les homœopathes ne sauraient trop se pénétrer de cette maxime : qu'il n'y a point de *spécifique absolu*, et que, même lorsqu'il s'agit de l'infection marématique, il peut se rencontrer des cas où, soit en raison des conditions individuelles de constitution, de tempérament, d'idiosyncrasie, etc.; soit en raison de la nature particulière du miasme qui a causé la maladie, il est nécessaire de la combattre par d'autres médicaments que l'arsenic et le quinquina.

Mais si, même dans le voisinage des marais, l'acide arsénieux n'est point infaillible contre les fièvres, résultats évidents de leurs émanations, la prétendue spécificité de ce médicament devient bien plus problématique encore lorsque, loin des foyers des épidémies paludéennes, on essaie de s'en servir contre des maladies

cure of agues, remitt. fevers, and period. headaches, London, 1786.) — Fodéré (*loc. cit.*) est encore moins heureux que Fowler; enfin M. Lordat (*Journ. gén. de méd.*, t. XXIII, p. 281) reproche à l'arsenic de laisser, après la guérison de la fièvre, une bouffissure de la face ou même de tout le corps qu'on est obligé de combattre par le *safran de mars apéritif* (antidote de l'arsenic).

dont la cause est inconnue, et qui n'ont de commun avec celles-là qu'un petit nombre de symptômes et l'intermittence de ces derniers. Il n'est pas d'homœopathe qui ne sache qu'alors quinze ou vingt médicaments, sinon même un plus grand nombre, doivent attirer son attention tout à l'égal de l'arsenic. Serait-ce donc des considérations de cette nature qui, sans faire renoncer M. Boudin à son médicament de prédilection, l'auraient déterminé à modifier, dans son ensemble, sa thérapie des *fièvres intermittentes*, à ne prescrire, par exemple, l'acide arsénieux qu'après avoir fait vomir ses malades à l'aide de l'ipéca et du tartre stibié, et à le prescrire à la dose effrayante de *cinq à six centigrammes* par jour? Voici, d'après la dernière édition du *Traité de thérapeutique* de MM. Trousseau et Pidoux (1), en quoi consiste la *méthode actuelle* du médecin en chef de l'hôpital du Roule :

Première règle. — Ouvrir le traitement par un vomitif (ipéca, 1 gramme; tartre stibié, 1 décigramme), si la fièvre s'accompagne d'embarras gastrique, de suppression, ou seulement de diminution de l'appétit.

Après la fièvre coupée, revenir au vomitif, pour peu que le retour de l'appétit complet se fasse attendre, afin de permettre le plus promptement possible une alimentation substantielle et abondante.

Deuxième règle. — Donner l'acide arsénieux à doses fractionnées, c'est-à-dire en plusieurs prises, dont la dernière doit être administrée au moins deux heures avant le moment présumé de l'accès; proportionner la dose au genre spécial des fièvres, genre variable selon les lieux, les saisons, les individus.

Profiter de la tolérance au début du traitement pour élever le plus possible la dose d'acide arsénieux, en en donnant *tous les quarts d'heure* 1 milligramme ou seulement 1 demi-milligr. (1 gramme ou 1 demi-gramme de la solution) (2).

A mesure que la tolérance baisse, diminuer graduellement la dose et insister sur le fractionnement; s'il y a lieu, prendre le médicament en partie ou en totalité par le rectum.

Prendre le médicament pendant les jours d'apyrexie aussi bien qu'aux jours d'accès.

Le continuer pendant un temps proportionné à l'ancienneté de

_____

(1) Tome I, p. 261.

(2) Comme on le voit, il n'est plus ici question de *sucre de lait.*

là maladie, ainsi qu'à son caractère plus ou moins rebelle aux traitements antérieurs. Dans les fièvres de première invasion, le continuer au moins pendant huit jours après l'entière cessation des accès, etc.

Troisième règle. — Faire usage d'une alimentation substantielle aussi abondante que possible, et n'ayant d'autre limite que l'appétit et la faculté de digérer. La faire consister de préférence en bœuf, en mouton rôti; boire un vin généreux en quantité proportionnée au degré de la détérioration de la constitution du malade; s'abstenir, autant que possible, de boissons aqueuses.

Tout ceci s'éloigne beaucoup, comme on en peut juger, de l'ancienne pratique de M. Boudin. J'avoue d'ailleurs que j'ignore entièrement en quoi consiste, pour ce médecin, la supériorité de sa thérapeutique actuelle sur sa thérapeutique de 1842. Serait-ce que, depuis qu'il prescrit des grains au lieu de centièmes de grain d'acide arsénieux, il ne rencontre plus de fièvres intermittentes réfractaires à ce médicament? J'aurais grand'peine à le croire. Ou bien serait-ce seulement, comme il le dit, ou plutôt comme le disent MM. Trousseau et Pidoux, qu'il ne serait plus obligé, dans aucun cas, de recourir au quinquina? Mais cette proscription absolue de ce dernier médicament serait-elle donc si rationnelle, qu'il faille s'en applaudir? En définitive, ce qui me frappe le plus et ce que je crois le mieux comprendre dans la nouvelle méthode de M. Boudin, c'est qu'elle démontre : 1° Qu'à l'aide de certains agents médicamenteux, accessoirement employés, et de certaines combinaisons hygiéniques, on parvient à faire supporter aux individus atteints d'affections paludéennes des doses véritablement toxiques, en toutes autres conditions, d'acide arsénieux; 2° que cette *tolérance* est en outre, et toutes choses égales d'ailleurs, proportionnelle à l'intensité de la maladie; ce qui, du reste, n'apprend rien de nouveau ni aux homœopathes, ni même aux contro-stimulistes. Qui ne sait, en effet, qu'on a pu donner impunément jusqu'à 12 grains d'extrait d'opium, en vingt-quatre heures, dans le *delirium tremens*, et jusqu'à 100 grains de tartre stibié dans la *pneumonie*? Quoi qu'il en soit, je vais essayer de faire comprendre les véritables raisons de cette tolérance des malades de M. Boudin relativement à l'acide arsénieux.

Ainsi que nous l'avons dit déjà à l'occasion des analogues du mercure, dont fait partie l'acide arsénieux (voy. p. 93), l'action physiologique de ce dernier, envisagée dans son ensemble, est essentiellement *hyposthénisante*. Il s'ensuit que les êtres fortement vitalisés lui résistent incomparablement mieux que ne le font les êtres naturellement faibles et d'organisation peu vivace, *sans cependant être malades;* car, dans ce dernier cas, les conditions du problème pourraient être complétement changées. Voilà pourquoi, tandis que les plus faibles doses d'arsenic déterminent une mort prompte chez les animaux herbivores, tels que les lapins, les poules, etc., les carnassiers en supportent au contraire, sans peine, des quantités énormes : *une once* d'arsénic, donnée à un ours par Réaumur, ne fit que le purger ; et, dans l'est de la France, l'expérience a depuis longtemps appris à nos paysans qu'ils devaient renoncer à ce poison pour se débarrasser des loups et autres carnassiers nuisibles ou dangereux; car c'est en vain qu'ils en employaient des livres entières à bourrer des quartiers de charogne laissés en appât sur la neige, à la lisière des bois ou au fond des fourrés habités par ces animaux.

Mais, dira-t-on peut-être, ces faits ne sont que les expressions d'une loi générale depuis longtemps connue. Qui ne sait, en effet, que les lions, les tigres et les loups ont la vie plus dure que ne l'ont les chevaux, les lapins et les poules? Il n'est donc pas surprenant que ces derniers résistent moins que ne le font ceux-là à l'action délétère de l'acide arsénieux. Or, à cela je répondrai : que s'il est vrai qu'en thèse générale la résistance aux agents de destruction est incomparablement plus considérable chez les animaux carnassiers que chez les herbivores ou les granivores, *il est cependant certains poisons qui, ainsi que nous l'avons dit déjà* (voy. p. 51), *démentent cette loi, et qui, relativement, agissent avec plus d'énergie sur les premiers que sur les autres.* Ceci n'est point, comme on pourrait le croire, une vaine spéculation : l'exemple seul de la noix vomique me suffira, dans la suite, pour le démontrer.

Mais si maintenant on considère que chez tous les animaux, y compris l'homme, qui, sous le rapport de son organisation physique, tient à la fois des carnivores et des herbivores, la puissance délétère de l'acide arsénieux est exactement en rapport inverse avec le degré de vitalité que possède chacun d'eux ; si l'on considère en outre que cette vitalité elle-même dépend au moins en grande partie du genre d'alimentation dont font usage chaque espèce et chaque individu, on ne tarde pas à comprendre comment les malades de M. Boudin trouvent, dans la diète exclusivement animale et fortifiante qu'il leur impose, une sorte d'immunité contre les doses excessives d'acide arsénieux qu'il leur prescrit. Ce n'est d'ailleurs pas tout encore : l'ipécacuanha et le tartre stibié ont pour propriété (le premier surtout, ainsi que le savent tous les homœopathes) de neutraliser en partie les effets de l'arsenic ; il s'ensuivrait donc que M. Boudin verserait d'une main le poison, et de l'autre l'antidote. Si ses malades, comme on l'assure, se trouvent bien de cette étrange méthode, je n'ai rien à objecter, car la vraie médecine, à mon avis, est la médecine qui guérit. Je confesse, néanmoins, que jusqu'à plus ample éclaircissement, je demeurerai convaincu que M. Boudin était en 1842 plus près de la vérité qu'il n'en est aujourd'hui.

Si, maintenant, on veut se donner la peine de réfléchir aux considérations qui précèdent, on trouvera l'explication d'une série de vérités que confirment journellement les applications homœopathiques de l'arsenic. Ainsi :

1° L'arsenic étant susceptible de produire chez l'homme sain cet amoindrissement général de la vitalité (cacochymie), qu'entraîne à peu près inévitablement l'usage prolongé et exclusif d'une diète végétale (surtout composée d'herbages et de fruits aqueux), il s'ensuit qu'en vertu de la loi des semblables, l'arsenic qui, à doses toxiques, est pour les individus débilités par la diététique dont je parle le poison le plus redoutable, est en même temps, à doses infinitésimales, le médicament le mieux approprié à leur constitution et à la plupart de leurs maladies (1).

2° L'arsenic convient essentiellement, et cela chez presque tous les individus, aux affections aiguës (indigestions, etc.), accidentellement occasionnées par une ingestion surabondante d'aliments herbacés (melon, fraises, fruits en général, mais surtout fruits aqueux). C'est qu'en effet, soit à l'état aigu, soit à l'état chronique, les maladies qui proviennent de l'abus d'une alimentation végé-

---

(1) Voilà pourquoi les allopathes, qui n'ont jamais su distinguer l'action physiologique des médicaments de leur action dynamique, font de l'arsenic tantôt un *débilitant*, tantôt un *tonique*. — J'ose d'ailleurs affirmer qu'il s'agit ici d'une loi commune à tous les médicaments : chacun d'eux, en effet, s'adapte particulièrement à la constitution des malades qui, se portant bien, seraient le plus susceptibles d'en ressentir les effets toxiques.

tale herbacée, et celles que peut déterminer l'acide arsénieux, sont en tous points de formes identiques.

3° Enfin, l'arsenic paraît être dans la très grande majorité des cas le *spécifique* des maladies sporadiques ou épidémiques dues à des émanations végétales. Il est à remarquer que dans les affections suraiguës de cette dernière catégorie, telles que le *choléra*, la *fièvre jaune*, la *fièvre pernicieuse* et la *peste*, le malade, quelle que soit sa constitution, semble réellement tomber en quelques heures au dernier degré de cette cacochymie que les effluves plus bénins de nos marais européens ne produisent qu'à la longue, et que très rarement, dirai-je même, d'une manière aussi complète.

Au surplus, ce ne sont là que des aperçus généraux et très vagues, par conséquent, sur les vertus thérapeutiques de l'acide arsénieux. Ce n'est qu'en étudiant la pathogénésie de ce médicament qu'on peut arriver à la découverte des applications presque innombrables dont il est susceptible (1).

Applications homœopathiques. — Voici la liste des principaux états morbides contre lesquels l'acide arsénieux dynamisé s'est montré utile :

Affections des personnes épuisées par les excès ou par une mauvaise alimentation, de constitution lymphatico-nerveuse, irritables, portées à la tristesse, disposées aux flux muqueux, à l'hydropisie ou aux éruptions dartreuses ; affections endémiques parmi les habitants des lieux bas et marécageux ; cachexies par abus du mercure, de l'iode et surtout du quinquina ; atrophie partielle ou générale ; syphilis constitutionnelle ; bouffissure pâle et ramollissement des tissus ; engorgement des glandes ; *accès de fièvre, de névralgie ou de faiblesse générale revenant à heures ou à jours fixes ; accès d'anxiété, la nuit, qui forcent à quitter le lit ;* frisson, le soir, avec pandiculation et agitation ; aggravation des douleurs par le repos ; douleurs ostéocopes ; *augmentation des douleurs, en étant couché, sur les parties souffrantes ;* douleurs ressenties pendant le sommeil ; humeur hypochondriaque ; trouble de conscience comme si l'on avait commis une mauvaise action ; accès périodiques d'hystérie, d'épilepsie et de paralysie ; affaiblissement de la mémoire et des autres facultés intellectuelles ; surimpressionnabilité passagère, puis affaiblissement des sens ; *aliénation mentale* avec pleurs et divagation

(1) Voyez, pour cette pathogénésie, les *Maladies chroniques* de Hahnemann, t. I, p. 410.

sinistre ; délire furieux, avec envie de mordre comme dans l'hydrophobie ; teinte terreuse, bleuâtre, cadavéreuse de la peau ;
prurit brûlant, insupportable qu'on n'apaise point en se grattant ;
pemphigus sanguinolents ; *variole maligne ;* éruption de taches
rouges, arrondies et brûlantes ; éruption de boutons rouges qui
crèvent et se transforment en ulcères rongeants ; *impetigo* et *eczema*
chroniques ; *elephantiasis des Grecs ;* ulcères à bord élevé et calleux, entourés d'une auréole rouge, luisante, à fond lardacé ou
noirâtre, avec douleur brûlante, que la chaleur artificielle soulage
et que le froid exaspère ; suppuration ichoreuse et fétide des ulcères ; suppression de toute suppuration, avec aggravation des
souffrances ; pesanteur au front ; mal de tête en sortant de table ;
céphalalgie stupéfiante, pressive, pulsative ; vertiges à tomber,
surtout le soir, en étant assis, ou plutôt encore en se levant de son
siége après un certain temps de repos ; *hémicranie des plus douloureuses,* revenant par accès périodiques, avec sueur visqueuse
et froid glacial au cuir chevelu, et violent prurit après chaque
accès ; ulcérations au cuir chevelu ; chute des cheveux et de la
barbe ; gonflement, quelquefois énorme, de toute la tête, du visage
et du cou ; *inflammation des yeux,* avec photophobie ; douleur
vulsive, dans certains cas, atroce, occupant le fond de l'orbite ;
proéminence des globes occulaires et écoulement abondant, même
dans une obscurité complète, de larmes corrosives ; froid glacial
aux yeux pendant les accès de douleur ; contraction des pupilles ;
mouches volantes ; injection et hypertrophie des vaisseaux de
la cornée, d'où résulte une gaze noire ou blanchâtre qui inter-
cepte le rayon visuel ; *amaurose ;* gonflement œdémateux ; sécheresse excessive ou tremblement continuel des paupières ; bruissement dans les oreilles ; *otalgie ;* affaiblissement de l'ouïe ; facies
hippocratique ; tiraillements et élancements] çà et là au visage ;
douleur sourde dans les os du nez ; *dartres rouges au front et aux
joues ;* couperose ; gerçure et gonflement des lèvres, nodosités dans
leur épaisseur ; éruption aux lèvres ; saignement des gencives ;
bouche sèche ou remplie d'une salive visqueuse, amère, quelquefois sanguinolente ; odontalgie vulsive, augmentée par le froid ; vacillement et chute des dents ; *mauvaise odeur de la bouche ; saveur
comme de chair corrompue dans la bouche et la gorge ;* aphthes dans la
bouche ; langue chargée, gercée, ulcérée, brunâtre, noire, trem-
blotante ; grattement dans la gorge hors le temps de la déglutition ;

sorte de paralysie du pharynx et de l'œsophage qui rend la déglutition presque impossible ; *angine gangréneuse;* répugnance pour les aliments cuits; appétence pour le lait, les fruits ou le café ; *difficulté habituelle à digérer les aliments tirés du règne végétal et les laitages,* lesquels donnent des aigreurs et des flatuosités; *faim excessive;* soif ardente ou plutôt besoin continuel d'humecter la bouche et la gorge d'un liquide froid; *accès périodiques de boulimie;* hoquet et *éructations aigres* ou putrides après chaque repas; nausées avec afflux d'eau à la bouche, après chaque repas; *indigestions de fruits ou de laitages;* vomissements violents de matières brunâtres; |gastrite suraiguë; *fièvre jaune; choléra sporadique et asiatique; disposition chronique aux nausées et aux vomissements;* gastrite subaiguë entretenue par un corps étranger métallique dans l'estomac; pesanteur d'estomac ; *douleur ardente dans l'estomac* et l'épigastre; *pyrosis;* ballonnement et sensibilité excessive de la région épigastrique, avec gêne anxieuse à la région précordiale, comme si le cœur était écrasé; dartres à l'épigastre; induration du foie; *ardeur dans les entrailles;* maux de ventre excessifs, surtout à gauche; flatuosités d'odeur putride; douleur de plaie, de brûlure dans le ventre ; sueur froide et visqueuse au ventre ; ulcère à l'ombilic; *ascite;* selles cuisantes, avec violentes coliques; selles diarrhéiques vertes; *lienterie; dyssenterie;* constipation; prolapsus extrêmement douloureux du rectum ; *ascarides;* hémorrhoïdes brûlantes; gonflement des aines; paralysie de la vessie; difficulté d'uriner; strangurie; gonflement des parties génitales ; *gangrène des ramoneurs;* exaltation momentanée de l'appétit vénérien, *suivie d'impuissance;* lascivité chez les femmes; règles trop hâtives pâles, surabondantes et trop prolongées ; dysménorrhée; *aménorrhée* avec écoulement âcre par le vagin.

Obturation des narines ; violent coryza ; sécheresse et brûlement au larynx; constriction spasmodique de cet organe ; *toux sèche, le soir;* crachement de sang ; *accès de suffocation, le soir après s'être mis au lit;* oppression de poitrine en montant ; coqueluche; *angine de poitrine;* élancements dans le sternum ; pression au sternum; douleurs tiraillantes et déchirantes, la nuit, depuis le coude jusque dans l'aisselle ; ulcères cuisants au bout des doigts; déchirements et tiraillements dans la hanche, la cuisse et l'aine; crampes dans les cuisses; *sciatique;* déchirement dans le tibia; douleur contusive dans l'articulation du genou; dartres pruriteuses

14.

au jarret, anciens ulcères aux jambes qui causent de l'ardeur et des élancements ; lassitude dans les jambes ; varices ; *ulcères rongeants à la plante des pieds et aux orteils ;* douleurs cuisantes aux orteils en marchant.

Les symptômes produits par l'acide arsénieux semblent d'autant plus affecter la forme nerveuse, que le médicament est pris à dilution plus élevée. Il s'ensuit que les basses dilutions de l'arsenic conviennent particulièrement aux affections organiques et surtout aux affections suraiguës des entrailles. Aussi l'expérience m'a-t-elle démontré qu'en général il réussissait incomparablement mieux, dans le *choléra,* à la douzième dilution qu'à la trentième : atteint moi-même de cette maladie en 1849, j'ai nettement constaté la circonstance que je signale.

Ipeca., Veratr. alb., China, Nux vom., et surtout *Camph.,* sont, suivant la prédominance de tels ou tels symptômes, les principaux antidotes d'*Arsen. alb.*

Veratrum album. *Varaire, Vératre blanc, Ellébore blanc.* — Espèce du genre *Veratrum,* de la famille des Colchicacées, de l'hexandrie triandrie.

Cette plante, qui croît en Europe et surtout en France dans les pâturages de l'Auvergne, des Vosges, du Jura, des Alpes et des Pyrénées, a une racine tubéreuse, obtuse, longue de un à deux pouces, une tige dressée, de grandes feuilles ovales lancéolées, des fleurs en grappes rameuses, terminales, d'un vert pâle ; des fruits à trois coques ovoïdes, contenant des graines planes, ailées, assez nombreuses. La teinture mère de veratrum est préparée, dans les pharmacies homœopathiques, avec la racine seule de cette plante, séchée, réduite en poudre et mise en macération dans l'alcool pendant cinq ou six jours.

Le *Veratrum album* est un poison violent. Trois gros de sa racine ont suffi pour causer la mort d'un chien de moyenne taille. M. le docteur Gohier, qui eut l'idée de traiter des chiens galeux en les lotionnant d'une décoction de cette racine, les vit tomber immédiatement dans un assoupissement léthargique : ils poussaient des hurlements plaintifs et douloureux, vomissaient, avaient les flancs agités, le pouls accéléré, les yeux hagards, comme s'ils eussent été épileptiques ou enragés (1). Appliquée fraîche sur la peau, la

(1) Mérat et Delens, *ouvr. cit.,* t. VI, p. 858.

racine de l'ellébore blanc agit sur cette membrane à la façon des caustiques, et y détermine promptement une rougeur brûlante et même des ampoules ; cuite et placée sur l'estomac, elle provoque le vomissement.

Applications empiriques. — A peu près abandonné de nos jours par la médecine des écoles, en raison de la violence de ses effets sur l'économie, le *Veratrum album* a joui pendant plusieurs siècles, dans l'antiquité, d'une renommée immense. Hahnemann a publié, en 1812, sur ce sujet, un mémoire intitulé *Dissertatio histo-rico-medica de helleborismo veterum* (1). Ce mémoire contient : 1° des recherches intéressantes sur l'identité de l'*ellébore blanc* des Grecs et de notre *Veratrum album* ; 2° l'exposition complète de l'*elléborisme*, sorte de médication qui, dans l'antiquité, constituait, pour ainsi dire, toute une doctrine médicale. Ce mémoire de Hahnemann, véritable prodige d'érudition, est une chose sinon des plus utiles, du moins les plus curieuses qu'il nous ait laissées. Ce qui en ressort principalement est l'importance énorme que les anciens attachaient au veratrum.

Cette plante était alors le remède de tous les maux désespérés. Aussi voyait-on les malades réputés incurables se rendre en foule à Anticyre, ville de la Grèce où se pratiquait le plus spécialement l'elléborisme, et un certain nombre d'entre eux, dit-on, s'en retournaient guéris. « Le printemps, nous dit Hahnemann, était la saison que les médecins de l'antiquité croyaient la plus propice aux évacuations par l'ellébore ; au second rang ils plaçaient l'automne, et s'il fallait choisir entre l'hiver et l'été, ils préféraient l'été pour les vomissements, l'hiver pour les purgations.

» Les cas où l'on défendait l'emploi de l'elléborisme étaient les asthmes, la toux, les ulcères intérieurs, par exemple, les phthisies pulmonaire et hépatique, l'hémoptysie, lors même que le sujet paraissait être bien portant (on craignait la rupture d'une veine dans les poumons, surtout chez les personnes maigres ayant la poitrine étroite et le cou long, c'est-à-dire un *habitus* phthisique, vu que ces sujets ont presque toujours des tubercules dans la poitrine, la respiration difficile et une toux violente) ; les maux de gorge, les maladies du cou ; les douleurs à l'orifice cardiaque chez les sujets qui vomissent avec difficulté ; la lienterie ; la cataracte à son début ;

---

(1) Traduit en français, il fait partie de l'ouvrage de S. Hahnemann, *Études de médecine homœopathique*, Paris, 1850, page 155 à 228.

les maux de tête qui amènent, par intervalles, des douleurs violentes, avec rougeur de la face et distension des vaisseaux; enfin l'étranglement hystérique (1). »

L'ellébore, ajoute Hahnemann, était encore interdit dans toutes les fièvres, excepté dans quelques cas de fièvre quarte. Les vomissements qu'il provoque semblaient également défavorables aux personnes chargées d'embonpoint, pléthoriques ou sujettes à s'évanouir. Enfin, les sujets pusillanimes, quelles que fussent leurs maladies, ne pouvaient supporter un traitement qui exigeait beaucoup de courage et d'énergie.

L'extrême violence de ce traitement était la grande raison qui empêchait de l'appliquer dans les cas indiqués par Hahnemann. Mais ces exclusions, dont quelques unes étaient à la vérité légitimes, reposaient cependant, pour la plupart, sur les préjugés de la doctrine des contraires. C'est ainsi que de nos jours, les médecins allopathes se garderaient bien de ne pas poser en principe, que pour administrer l'arsenic avec avantage, il importe pardessus tout que les voies digestives soient dans un état parfaitement normal, ce qui est tout simplement un contre-sens.

« Les cas où l'on employait surtout l'ellébore étaient les *maladies prolongées et violentes, sans fièvres;* les *aliénations mentales;* la *mélancolie;* les *douleurs anciennes des pieds* et de l'*articulation coxo-fémorale;* les *douleurs des articulations;* la *goutte* à son début; l'*épilepsie;* les *spasmes des muscles de la face;* la *paresse d'esprit;* la *perte de connaissance* (apoplexie) ; les *vertiges* qui obscurcissent le cerveau; la *paralysie chronique;* les *maux de tête opiniâtres;* la *langueur;* l'*éléphantiasis* et autres *exanthèmes de la peau;* de plus, la *calvitie,* la *chute de la barbe,* le *cauchemar,* l'*hydrophobie* confirmée, les *calculs néphrétiques,* les *crudités anciennes,* le *flux cœliaque,* les *maladies de la rate,* le *goître,* le *cancer occulte,* bien que ce remède ne parût pas convenir aux *ulcères* proprement dits; enfin une multitude presque innombrables de maladies (2). »

Nonobstant le témoignage d'Aétius, de Rufus, de Celse, de Pline, etc., nous ne pouvons pas admettre que le veratrum convînt et réussît dans toutes ces maladies. Ce médicament, administré suivant la méthode des médecins d'Anticyre, n'était en définitive

---

(1) *Ouvr. cit.*, p. 192.
(2) *Id.*, p. 198.

qu'une panacée monstrueuse, dont on avait soin de taire les ravages, tandis qu'on en exaltait les succès ; ce qui, du reste, eut toujours lieu pour toutes les panacées.

Quoi qu'il en soit, l'elléborisme tomba en désuétude vers l'époque où vivait Galien, qui, par ses théories, contribua à le ruiner. Au moyen âge, il n'en était plus question. Aussi Murray ne nous apprend-il rien sur le veratrum, si ce n'est que les chasseurs espagnols se servaient autrefois du suc de sa racine pour empoisonner leurs flèches, d'où résultait que les blessures faites par ces armes étaient, dit-on, immédiatement mortelles (1). Enfin, de nos jours, la plupart des médecins et des botanistes qui ont parlé de l'ellébore blanc ne paraissent pas savoir au juste quelle était la plante que les anciens employaient sous cette dénomination : témoin l'article ELLÉBORE du *Dictionnaire des sciences médicales* (2) dont l'auteur confond évidemment à chaque instant notre *Veratrum album* avec les autres espèces d'ellébore, qui cependant par leurs propriétés diffèrent beaucoup de celui-là (3).

Applications homœopathiques. — Il existe entre les symptômes purs de l'ellébore blanc et ceux de l'acide arsénieux la plus frappante analogie. Aussi ces deux médicaments ont-ils été fréquemment administrés dans des maladies semblables : la *cachexie consécutive à l'abus du quinquina*, la *gastrite* et la *gastro-entérite*, les *coliques*, la *constipation*, la *diarrhée*, la *lienterie*, les *ascarides*, la *dyssenterie*, le *choléra sporadique* et *épidémique*, l'*ascite*, la *céphalalgie* et l'*ophthalmie périodiques*, la *toux*, l'*asthme*, la *coqueluche*, la *dysménorrhée*, l'*hystérie*, la *chorée*, les *fièvres* et les *névralgies périodiques*, les *crampes dans les membres abdominaux*, la *sciatique*, les *paralysies*, l'*amaigrissement*, plusieurs *exanthèmes*, l'*affaiblissement des sens et de l'intellect*, l'*aliénation mentale*, etc. Mais est-ce à dire que dans toutes ces maladies, il puisse jamais être indifférent de prescrire l'arsenic ou le veratrum ? Le supposer serait absurde. Que dans certains cas, le praticien hésite entre les deux, il n'est malheureusement pas possible qu'il en soit autrement ; mais encore faut-il au moins qu'il ait, en théorie, certaines raisons de se décider. Or, indépendamment de quelques nuances symptoma-

(1) *Apparat. medic.*, t. V, p. 145.

(2) Tome XI, p. 436.

(3) Voyez, pour la pathogénésie du *Veratrum album*, la *Matière médicale pure* de M. Roth, t. II, p. 386.

tiques que j'indiquerai tout à l'heure, c'est de la constitution, du tempérament et du genre de vie habituelle de son malade qu'il doit déduire ces raisons.

C'est presque toujours aux foyers même de nos maladies que la Providence semble avoir placé les remèdes les plus propres à les guérir (1). Eh bien, ce n'est ni dans les vallées, ni dans les plaines marécageuses, mais, au contraire, sur le versant des montagnes que croît l'ellébore blanc. L'analogie nous porte donc tout d'abord à penser qu'il doit mieux s'approprier au tempérament vif et sanguin des habitants des montagnes qu'au tempérament flegmatique, *aqueux*, pour ainsi dire, des habitants des contrées basses et humides. Or l'expérience, pour moi du moins, confirme pleinement cette hypothèse. Le veratrum tient, à certains égards, une sorte de milieu entre l'arsenic et la noix vomique. En thèse générale, il convient aux enfants, aux femmes et aux jeunes sujets, sanguins ou sanguins-nerveux, de caractère gai, d'humeur mobile, et que n'ont pas, de longue date, épuisés les excès ou une abstinence forcée. Je vais d'ailleurs, dans le résumé suivant de ses symptômes purs, indiquer, en les soulignant, ceux qui lui appartiennent en propre, ou que du moins ne produit que très rarement l'arsenic.

Accablement *comme par un air trop chaud;* abattement général; chute des forces avec froid à toutes les parties du corps, *à l'exception quelquefois du visage et des mains; propension à se coucher;* chaleur sèche ou avec sueur, le soir au lit, avant minuit; chaleur ardente à toutes les parties du corps, suivie de sueur; pouls lent et effacé; fièvre quotidienne, tous les soirs, ou soir et matin; bâillements; pandiculations; envie de dormir *avec sursauts produits par la frayeur, qui empêchent le sommeil;* vivacité extrême de l'esprit qui empêche de dormir; insomnie; sommeil comateux; coma vigil; lassitude somnolente qui force à rester au lit le matin; miliaire rouge et prurlante à la chaleur du lit, ou même pendant la journée; éruption psoriforme; anxiété extrême, *augmentée par la station debout ou la marche; malaise à l'air libre; agitation et*

---

(1) Nous avons déjà présenté dans notre introduction (voy. page 49) cette considération réellement capitale et sur laquelle, en conséquence, nous ne saurions trop fortement insister. Nous aurons indubitablement plusieurs fois encore l'occasion d'y revenir.

besoin de s'occuper; sagacité, hilarité; exaltation des facultés affec-
tives; diminution de la mémoire et des autres facultés intellectuelles; irascibilité; *douce mélancolie qui porte à verser des pleurs;*
gémissements, même pendant le sommeil; trouble de conscience;
prévisions sinistres; *réminiscence pénible, principalement le matin*
au lit, des erreurs ou des fautes qu'on a commises dans sa vie, et des
événements fâcheux qui en sont résultés; taciturnité; *timidité;*
accès de défaillance et de syncope; délire calme, *avec visage se-*
rein; aliénation mentale, *avec divagations plaisantes ou terreurs*
paniques et envie de s'enfuir; étourdissements continuels; vertiges
augmentés par la marche; afflux du sang vers la tête; douleur de
brisure ou de pression dans le cerveau; céphalalgie compressive
d'une tempe à l'autre, ou constrictive comme si toute la tête était
serrée par un lien; céphalalgie sourde, accompagnée d'une sorte
de bruissement dans le front; sensation de froid au vertex (et en
même temps froid aux pieds); pression au vertex, qui devient
pulsative *pendant le mouvement;* sensations simultanées de froid
et de chaleur à la tête et avec sensibilité des cheveux; hémicranie
pressive, tractive ou pulsative, *le plus souvent du côté droit,* avec
froid et sueur visqueuse à la partie entreprise; flexion involontaire du cou qui fait pencher la tête en avant, et douleurs atroces
à l'occiput, si l'on essaie de la redresser; chaleur aux yeux; élancement dans leurs angles; ophthalmie violente; *douleurs tran-*
chantes dans les yeux; larmoiement; photophobie; vive douleur
contusive dans le globe oculaire (droit), que la pression de la
main fait cesser; dilatation ou contraction des pupilles; *dilata-*
tion énorme des pupilles, avec suspension momentanée de la vue;
diplopie; étincelles et mouches volantes, principalement en se
levant de son siége; sécheresse cuisante des paupières; agglutination des paupières *par une chassie sèche,* après avoir dormi.
Élancements dans les oreilles; bruissements, bruits d'ouragan
dans les oreilles; *sensation comme d'un souffle alternativement*
chaud et froid qui s'échapperait de l'oreille; obtusion de l'ouïe.
Douleur pressive au nez; éruptions de taches rouges et de vésicules au dos du nez; sécheresse des narines; coryza sec ou fluent;
saignement de nez; *odeur de fumier dans le nez.* Teinte livide du
visage; facies hippocratique; chaleur et rougeur du visage et des
yeux, avec frisson fébrile et *disposition à s'effrayer;* sueur au visage
en marchant; douleur tiraillante et tensive dans la moitié *droite*

du visage ; miliaire rouge à la joue droite ; tiraillement et pincement dans les muscles du visage ; douleur contusive dans les muscles masticateurs, *en mangeant ;* occlusion des mâchoires ; gonflement, avec douleur constrictive, des glandes sous-maxillaires ;
éruption boutonneuse, douloureuse surtout au toucher, au coin de
la bouche ; ardeur et gerçure des lèvres ; odontalgie pressive *qui*
devient tiraillante pendant la mastication ; sécheresse et empâtement de la bouche, le matin ; sécheresse de la langue et des lèvres,
le soir ; ardeur dans la bouche, *comme si l'on avait mâché du*
poivre ; engourdissement du palais et obtusion du goût ; goût
putride *herbacé, comme de fumier,* dans la bouche ; goût acide dans
la bouche ; *goût piquant, semblable à celui de la menthe poivrée,*
dans la bouche et la gorge, avec nausées et soulèvement de cœur ;
salivation abondante, visqueuse ou spumeuse ; *absence d'appétit ;*
répugnance pour les aliments chauds ; appétence pour le fruit et
les acides ; soif l'après-midi et le soir ; âpreté dans la gorge ; constriction spasmodique de la gorge ; sensation de froid dans la gorge.
Éructations, rapports à vide, amers ou acides ; nausées, avec goût
de bile dans la bouche ; nausées en mangeant, avec faim et pression à l'estomac qui cesse après le repas ; vomissements bilieux ;
vomissements violents auxquels succède un accablement extrême ;
vomissements et en même temps diarrhée ; douleur brûlante à
l'estomac ; douleur d'estomac comme par une faim énorme ; défaillance d'estomac avec froid interne et pression à la région épigastrique. Tressaillement des muscles du ventre ; coliques sans
envie d'aller à la selle ; colique venteuse qui envahit tout le ventre,
avec constipation et émission difficile des flatuosités ; violentes et
fréquentes émissions de flatuosités ; tranchées, surtout le soir et
le matin (vers les quatre heures) ; *la marche augmente les coli-*
ques ; douleur de brisure dans tout le ventre ; élancements isolés
dans les hypochondres ; tension dans les régions inguinales, comme
s'il allait s'y former une hernie. Constipation comme par inertie
du rectum, qui se laisse distendre par l'accumulation de matières
fécales dures et d'un volume anormal ; constipation avec ténesme ;
selles liquides involontaires ; selles aqueuses, *quelquefois complé-*
tement inodores ; brûlement à l'anus ; hémorrhoïdes borgnes. Urine
âcre, jaune, et qui se trouble dès sa sortie ; pincement dans l'urètre
hors le temps de la miction ; grande sensibilité des parties génitales ; excitation de l'appétit vénérien ; avance ou suppression des

règles, dans ce dernier cas, avec nausées et céphalalgie, surtout le matin.

Grattement dans le larynx; constriction spasmodique et suffocante du larynx; yeux rouges et proéminents; toux sèche, provoquée par un chatouillement dans les petites bronches ; toux violente, continuelle, et avec expectoration *muqueuse* abondante ; toux creuse, avec douleurs tranchantes dans le ventre; dyspnée; accès d'asthme *en marchant ;* constriction douloureuse de la poitrine; douleurs tranchantes dans la poitrine; douleur constrictive et comme crampoïde dans le côté gauche de la poitrine ; violents battements de cœur. Roideur ou faiblesse paralytique des muscles de la nuque; douleur pressive, tractive et comme de brisure, tout le long de la colonne vertébrale, *pendant la station debout ou la marche ;* engourdissement des membres. Douleurs dans les membres sur lesquels on est couché; douleur rhumatismale, avec sensation de gonflement de la partie entreprise, aux bras et aux membres abdominaux; sciatique; sensation de brisure dans les cuisses; faiblesse et pesanteur dans les pieds; enflure passagère des pieds ; crampes dans les pieds; prurit brûlant au talon ; froid dans les pieds, comme s'ils étaient aspergés d'eau froide; élancements aux orteils; *aggravation de toutes les douleurs par le mouvement.*

La plupart des symptômes du *Veratrum album* se manifestent principalement le matin, quelquefois dans l'après-midi, plus rarement le soir.

L'expérience m'a prouvé que la *staphisaigre* était, dans la plupart des cas, l'antidote de ce médicament.

Argentum. — Voyez page 107.

Zincum. — Voyez le groupe dont ce médicament est le type.

Lycopodium. — Même observation que pour *Zincum.*

Nux vomica. *Noix vomique.* — C'est la semence et non le fruit (1), comme on a coutume de le dire, du *Strychnos nux vomica* ou *Vomiquier,* arbre de l'Inde, du genre *Strychnos,* de la

---

(1) Le fruit du vomiquier est une baie globuleuse de la grosseur d'une orange, et contenant, au milieu d'une pulpe aqueuse, 12 à 15 des graines connues sous le nom très impropre de *noix vomiques.* Suivant de Candolle (*Essai sur les propr. médic. des plantes*, p. 208), cette pulpe serait acidule et mangeable. C'est le contraire qui a lieu, comme on le sait, pour le fruit de la coloquinte, dont la pulpe est vénéneuse, tandis que les graines en sont douces et inoffensives.

famille des Apocynées de de Jussieu, ou des Strychnées de de Candolle, de la pentandrie digynie de Linné.

Le bois, l'écorce et les racines de cet arbre sont d'une excessive amertume, et sont employés, dans les pays où il croît, contre les *fièvres intermittentes* et les *morsures de serpent*. Ses semences, dont nous-avons spécialement à nous occuper, sont rondes, très plates et légèrement déprimées vers leur centre, ce qui leur donne à peu près la forme de boutons d'habit. Elles sont d'un gris verdâtre, luisantes, soyeuses, inodores, d'une consistance cornée, d'une amertume âcre et nauséeuse. Leur texture feutrée les rend impulvérisables ; il faut les râper pour les diviser. J. Bauhin est le premier qui les ait fait connaître en Europe.

La noix vomique est un poison dont la violence égale et surpasse même celle de l'acide arsénieux ; mais, entre son action physiologique et celle de ce dernier, existe un contraste frappant, que nous avons signalé déjà (voy. p. 205), et tout à fait curieux à étudier. Tandis que l'arsenic semble procéder à l'extinction de la vie par l'élimination ou l'annihilation du principe qui l'entretient, la noix vomique tend au même but par une voie diamétralement opposée. On dirait qu'au lieu de déprimer les fonctions vitales, elle ne les désordonnât qu'en les exagérant ; si bien qu'en vertu de cette hypothèse, il faudrait admettre que les hommes et les animaux qui présenteraient le moins de résistance à son action délétère seraient précisément ceux que la nature a doués d'une vitalité plus grande. Or c'est là justement ce que des observations fortuites ont pleinement vérifié. M. le docteur Desportes, qui expérimenta un des premiers en France la noix vomique sur des animaux, reconnut, à sa grande surprise, que, tandis que 20 ou 25 grains de cette substance suffisaient pour déterminer presque instantanément la mort d'un chien de moyenne taille, une dose triple de celle-là n'incommodait pas même une chèvre, et qu'il n'en fallait pas moins de *quatre-vingt-douze fois autant* pour empoisonner une poule (1). Aussi bien est-il aujourd'hui de

(1) *Thèses de la Faculté de Paris*, 1808, n° 54. — Les expériences de M. Desportes ont été répétées, l'année suivante, avec les mêmes résultats par MM. Raffeneau-Delile et Magendie. — Voy. la *Thèse* de M. Raffeneau-Delile, *sur les effets du poison de Java, appelé Upas tieuté, et sur la noix vomique*, etc., Paris, 1809, n° 53, et le mémoire lu à l'Institut le 24 avril de la même année par M. Magendie. — L'école rasorienne aurait pu, ce me semble, tirer un grand parti de semblables

notoriété populaire que la noix vomique, si bénigne pour les ruminants et les gallinacés, est au contraire le poison par excellence
de tous les animaux de proie, mangeurs de chair, *à vie dure,* comme
l'on dit, tels que les loups, les renards, les corbeaux, etc., animaux
sur lesquels l'arsenic, si redoutable aux premiers, est presque sans
action. Notons, d'ailleurs, que ces faits, si curieux et si étranges
en apparence, sont restés jusqu'à présent sans interprétation, et
que je crois être le premier à signaler la loi physiologique qu'ils
paraissent impliquer.

Mais ce qui mérite surtout d'attirer l'attention du médecin homœopathe, c'est que cette sorte d'antagonisme si caractéristique,
qui existe entre le mode d'action de l'arsenic et celui de la noix
vomique sur des animaux d'espèces différentes, et, à certains
égards, opposées, ressort également, et de la manière la plus tranchée, des symptômes purs que l'un et l'autre de ces médicaments
produisent chez l'homme. Qu'on en juge par le tableau suivant

expériences, et il y a presque lieu de s'étonner qu'elle n'ait pas su le faire. Il est
vrai, du reste, que les résultats de ces expériences se fussent souvent trouvés en
désaccord avec ses préceptes, parce qu'il n'est pas possible de faire concorder la
vérité avec l'erreur. Quoi qu'il en soit, il me paraît indubitable que la médecine
puisse un jour utiliser bien autrement qu'elle ne l'a fait jusqu'à présent l'expérimentation des toxiques sur les animaux. Je n'ignore pas, et les expériences mêmes
que j'ai citées en fournissent la preuve, qu'il n'est pas possible de déduire en thèse
absolue l'action même générale que telles ou telles substances exerceront sur
l'homme des effets que produisent ces substances sur telles ou telles espèces
d'animaux. Mais si l'on y regarde de près, on reconnaîtra qu'en définitive l'organisation humaine est en quelque sorte la synthèse de toutes les organisations
animales, si bien que, étudiée dans ses idiosyncrasies, elle présente évidemment
des analogies individuelles avec une multitude d'espèces animales. Je ne sais même
jusqu'à quel point il serait paradoxal de pousser jusqu'aux phénomènes moraux
la recherche de ces sortes d'analogies. Beaucoup des facultés de l'âme semblent en
effet subordonnées à la complexion du corps, c'est-à-dire à la prédominance relative de tels ou tels de ses éléments constitutifs. Si donc on parvenait un jour à
savoir pourquoi le bœuf mange impunément le phellandre aquatique qui empoisonne le cheval, tandis que le cheval mange sans en être incommodé le cerfeuil
sauvage et l'ache d'eau qui font périr le bœuf; pourquoi plusieurs ruminants se
nourrissent sans inconvénient des baies du daphné mézéréon, de la belladone et
de la ciguë, si dangereuses pour l'homme; pourquoi le cochon supporte des
doses monstrueuses de kermès minéral; pourquoi le faisan digère les graines de
la pomme épineuse, l'étourneau celles du laurier-cerise, la perdrix celles du
lierre, le perroquet celles du mancenillier, etc., etc.; si, dis-je, on découvrait un
jour le pourquoi de toutes ces singularités, je ne serais nullement surpris que cela
fît faire un grand pas à la thérapeutique.

des principaux points de contraste que présentent entre elles les pathogénésies des deux médicaments dont il s'agit, expérimentés tous deux dans des conditions identiques.

ARSENIC.	NOIX VOMIQUE.
1° Symptômes se manifestant de préférence à gauche.	1° Symptômes se manifestant de préférence à droite.
2° Abaissement et ralentissement du pouls.	2° Élévation et accélération du pouls.
3° Abaissement de la température générale du corps.	3° Élévation de la température générale du corps.
4° Aggravation des symptômes par le froid, le repos et l'abstinence de nourriture.	4° Aggravation des symptômes par la chaleur, le mouvement et les aliments.
5° Besoin de manger; faim dévorante.	5° Répugnance pour les aliments.
6° Goût putride de *chair corrompue* dans la bouche et la gorge.	6° Goût putride *herbacé* dans la bouche et la gorge.
7° Exaspération des douleurs par le décubitus sur les parties entreprises.	7° Diminution des douleurs en se couchant sur les parties entreprises.
8° Phénomènes nerveux (convulsions, etc.), ne se manifestant qu'à la longue, etc., etc.	8° Phénomènes nerveux se manifestant presque de prime abord, pour peu que le médicament ait été pris à fortes doses, etc., etc.

Hâtons-nous toutefois d'ajouter que, si *négative* que puisse sembler, d'après ce tableau, la similitude que j'admets entre la pathogénésie de l'arsenic et celle de la noix vomique, cette similitude n'en devient pas moins très *positive* dès l'instant où des constitutions de nature opposée chez les expérimentateurs viennent rétablir le parallélisme des phénomènes.

Le contre-poison de la noix vomique, prise en grande quantité, paraît être l'*ammoniaque*. Au moins Sauvages raconte-t-il, dans sa *Nosologie méthodique*, l'histoire d'un étudiant en médecine qui, ayant avalé une semence entière de noix vomique réduite en poudre, se guérit parfaitement en prenant, de quart d'heure en quart d'heure, six gouttes d'*alcali volatil*. Ce fait est d'autant plus curieux et d'autant plus vraisemblable pour les homœopathes, qu'ils savent, d'une part, que l'analogie la plus extraordinaire existe entre les effets de la noix vomique et ceux de l'alcool à hautes doses, et que, d'autre part, l'ammoniaque liquide a depuis longtemps été recommandée, et avec raison, contre l'ivresse. Au surplus, personne n'ignore que l'alcool lui-même est aussi un des plus sûrs antidotes de la noix vomique.

Applications empiriques. — L'habitude dont ne se sont jamais départis les médecins allopathes, de ne prescrire la noix vomique qu'à des doses énormes, fait qu'ils ne connaissent qu'une très petite partie des propriétés si nombreuses et si variées dont jouit ce médicament. Se fondant seulement, d'une part, sur un petit nombre d'expériences aussi mal faites que possible sur des animaux, et, d'autre part, sur des observations pathologiques portant invariablement sur un même ordre de faits, ils s'obstinent à ne voir dans la noix vomique qu'un *excitant* de l'appareil rachidien, ou, avec les disciples de Rasori, un *hyposthénisant spinal*. Aussi, beaucoup de médecins homœopathes, peu versés dans l'étude de l'ancienne matière médicale, ont-ils le tort de penser qu'en dehors de l'école hahnemannienne, la graine du vomiquier n'a jamais été employée autrement que ne l'est aujourd'hui la strychnine, c'est-à-dire dans la *paraplégie*. Et cependant il n'y a guère plus d'une quarantaine d'années (1811) que M. le professeur Fouquier, guidé par les phénomènes convulsifs ou tétaniques observés sur les animaux, et procédant, il le pensait du moins, en vertu de la loi des contraires, essaya pour la première fois, dans la *paralysie des membres abdominaux*, le médicament qui nous occupe (1). Il était d'ailleurs évident que les expériences mêmes sur les animaux dont s'appuyait M. Fouquier impliquaient d'autres applications thérapeutiques que celles qu'il en avait déduites. En effet, dès la fin du xviie siècle, Wepfer et Conrad Brunner, en essayant la noix vomique sur des chiens, avaient remarqué qu'avant de plonger ces animaux dans un état tétanique, elle provoquait chez eux des *vomissements bilieux* et de *violentes déjections alvines* (2); et M. Desportes lui-même avait constaté, une seule fois il est vrai, mais d'une manière très prononcée, les traces d'une phlogose gastrique occasionnée par l'ingestion de cette substance (3). Au surplus, les annales de la thérapeutique, de 1770 à 1811, c'est-à-dire

---

(1) Voy. *Bulletin de la Société de la Faculté de médecine de Paris*, t. V, p. 249, 271 et 352.

(2) Wepfer, *Histor. cicut. aquat.* Lugd. Bat., 1733, p. 248.

(3) *Loc. cit.*

depuis les premiers essais de Hufeland à ceux de M. le professeur Fouquier, abondent en faits tendant à prouver l'efficacité de la noix vomique contre une foule de maladies très différents de la paralysie (1). Plusieurs auteurs l'ont recommandée contre les *fièvres intermittentes*, à type quotidien, tierce ou quarte. Ludovici, Wedel, Buchner, Junghaus, etc., la considéraient comme un *antipériodique* équivalant au quinquina. Murray, auquel j'emprunte le témoignage de ces médecins, ajoute qu'on a vu la noix vomique administrée avec succès contre la *toux*, l'*asthme*, les *douleurs arthritiques*, l'*hypochondrie*, l'*hystérie*, l'*épilepsie vermineuse*, *certaines manies avec absence opiniâtre du sommeil*, l'*hydropisie*, etc. (2).

Mais c'est surtout dans la *dyssenterie* que la noix vomique, avant qu'on en eût aveuglément restreint l'emploi au traitement des paralysies rachidiennes, s'était acquis une réputation méritée. « La dyssenterie, dit M. Bayle, est une des maladies contre lesquelles la noix vomique a montré le plus d'efficacité. Odhélius a guéri plusieurs individus atteints de cette affection ; Hartmann en a guéri *neuf ;* Hagstrom a prouvé, par *quelques centaines* d'observations, l'utilité de cette substance dans une épidémie de cette maladie. Dans une autre épidémie, Hufeland en a fait usage chez *cent quarante* malades avec un succès si complet, que la plupart des sujets furent guéris après le second ou le troisième jour. » Ces observations sont, comme on le voit, assez nombreuses pour être concluantes. Comment peut-il donc se faire que les journaux allopathistes, s'il leur arrive (ce qui du reste ne leur arrive pas souvent) de rapporter un cas de diarrhée ou de dyssenterie guéries à l'aide de la noix vomique, par quelques plagiaires des procédés hahnemanniens, ne nous présentent jamais ces faits que comme des étrangetés inouïes ? L'ouvrage si intéressant de M. Bayle, qui est pourtant une de leurs autorités, ne serait-il donc lu que par les homœopathes ? En vérité, je serais tenté de le croire. Mais si les

(1) Un agrégé de la Faculté de Paris, M. A.-L.-J. Bayle, a publié dans le tome II de sa *Bibliothèque de thérapeutique* (de la page 128 à la page 248) une série de petits mémoires, pour la plupart traduits de l'allemand, et comprenant la plus grande partie des travaux originaux publiés sur la noix vomique, depuis le milieu du dernier siècle jusqu'à nos jours. Je ne saurais trop recommander aux médecins homœopathes cette précieuse compilation.

(2) *Apparat. medic.*, t. I, p. 480 et suiv.

adversaires de l'homœopathie dédaignent, je ne sais pourquoi, les travaux de M. Bayle, ils ne me semblent pas faire beaucoup plus de cas du *Traité de thérapeutique* de M. Giacomini (je ne parle pas de Murray qu'on ne lit plus depuis quarante ans). Or M. Giacomini donne la liste suivante, liste très authentique, car l'auteur l'appuie d'autorités sans nombre, des maladies contre lesquelles la noix vomique s'est montrée efficace : *Inflammations franches, rhumatisme, goutte, cardialgie, coliques douloureuses, dyssenterie, choléra, hydropisie, peste d'Orient, fièvres intermittentes, coqueluche, hydrophobie, délire hypochondriaque, folie, épilepsie, hystérie, myélite chronique, paralysies de nature diverse* (1).

A la vérité, ni M. Giacomini, ni aucun des auteurs qu'il cite, ne spécifient dogmatiquement les conditions idiosyncrasiques indispensables au succès de la noix vomique dans le traitement des maladies qui viennent d'être énumérées. Mais ces conditions ressortent clairement des observations cliniques évoquées par le célèbre professeur de l'université de Padoue, et il suffirait de rapprocher ces observations pour en déduire, relativement à l'emploi du médicament qui nous occupe, des préceptes généraux qu'a d'ailleurs explicitement confirmés la pratique des homœopathes (2).

Applications homœopathiques. — La noix vomique, ce poison si redoutable, comme nous l'avons dit, aux animaux de proie, est, lorsque l'ensemble des symptômes l'indique, particulièrement appropriée aux maladies des hommes, qui, par leur constitution sèche et vigoureuse, la rigidité de leurs muscles, leur activité physique et morale, leurs passions, leur humeur ardente, irritable, et au besoin concentrée, offrent, nonobstant l'élévation de l'espèce, de vagues traits d'analogie avec ces animaux.

Aussi est-ce avec raison qu'on a dit (car l'expérience le confirme tous les jours) que la noix vomique s'adaptait principalement aux maladies des personnes de tempérament vif, disposées à la colère, aux yeux et cheveux noirs, au teint brun, jaunâtre ou fortement coloré ; aux constitutions bilieuses, sèches et robustes. Et, en effet, si l'on se donne seulement la peine de lire les soixante-neuf observations rapportées dans le travail de M. Bayle, notamment

---

(1) *Ouvr. cit.*, p. 558.

(2) Voyez, pour la pathogénésie de la *noix vomique,* la *Matière médicale pure* de M. le docteur Roth, t. II, p. 446.

le Mémoire de M. le professeur Fouquier, on verra que la plupart des malades chez lesquels la noix vomique a obtenu un prompt succès présentaient d'une manière plus ou moins saillante, et indépendamment de la nature spéciale de leur maladie, les conditions physiologiques que je viens d'esquisser. Inutile d'ailleurs d'ajouter que les homœopathes ne sauraient, sous peine d'erreur, déduire de ces considérations une règle pratique absolue. Nous voyons, en effet, tous les jours telle maladie donnée modifier, et pour ainsi dire transformer quelquefois, avec une rapidité surprenante, l'habitude extérieure et surtout le caractère d'un individu : d'où peut résulter pour le médecin l'obligation de prescrire à cet individu tel médicament qu'on aurait cru d'abord incompatible avec son idiosyncrasie.

En général, la noix vomique convient plutôt aux habitants des lieux élevés et des contrées sèches et chaudes qu'aux habitants des vallées ou des pays froids et humides; ce qui est, comme on le voit, le contraire de l'acide arsénieux. Voilà justement pourquoi lors de l'épidémie dyssentérique de 1795, la noix vomique réussit bien à Iéna « pays, observe Hufeland, que *sa situation élevée* expose très peu à cette maladie (1). » Et voilà également pourquoi *c'est surtout dans les cliniques d'Italie*, comme le remarque M. Giacomini, que la noix vomique a produit des résultats heureux (2). Enfin, la similitude frappante qui existe entre les effets physiologiques des alcooliques et ceux de la noix vomique nous explique suffisamment l'efficacité que ce médicament a si souvent montrée, non seulement contre les symptômes immédiats ou consécutifs d'une ivresse accidentelle, mais encore contre les suites fâcheuses d'un abus prolongé des spiritueux.

« La noix vomique, dit Hahnemann, convient surtout lorsque l'état du malade est plus grave dans la matinée qu'à toute autre époque de la journée, et quand il s'éveille dès trois heures du matin, qu'ensuite il est obligé de veiller à cause des idées qui viennent en foule assiéger son esprit, et qu'enfin c'est au point du jour seulement qu'il tombe involontairement dans un sommeil plein de rêves graves, d'où il sort plus fatigué qu'en se couchant, avec peu de disposition à se lever. Elle convient de même à ceux qui,

(1) Mém. trad. par M. Bayle, *Bibl. de thérap.*, t. II, p. 137.
(2) *Loc. cit.*

plusieurs heures avant de se coucher, ne peuvent résister au sommeil et s'endorment même sur une chaise (1).» A cela, j'ajouterai que la chaleur précédant le frisson, la constipation précédant la diarrhée, la sécheresse mordicante des muqueuses nasales ou bronchiques précédant la flux catarrhal, sont, avec les autres signes physiques ou moraux déjà mentionnés, les symptômes généraux qui sont le plus susceptibles d'appeler l'attention du praticien sur l'opportunité de *nux vomica*.

Au surplus, ce médicament étant presque toujours un des premiers qu'étudient les homœopathes, et un de ceux par conséquent dont la pathogénésie leur est le plus familière, je m'abstiendrai d'énoncer ici les symptômes particuliers qui en indiquent l'emploi.

Camph., *vin.*, *cham.* et surtout *lach.*, sont, suivant les cas, les antidotes de la noix vomique dynamisée.

Colocynthis. *Coloquinte.* — Partie charnue de la péponide du *Cucumis colocynthis*, plante grimpante, originaire de l'Orient, du genre *Cucumis*, de la famille des Cucurbitacées, de la Monoécie syngénésie.

Cette substance, d'une amertume proverbiale, figure parmi les *drastiques* de l'ancienne matière médicale. La coloquinte est un poison, mais moins violent peut-être qu'on ne le croit généralement. Colombier raconte, par exemple, que plusieurs soldats en avalèrent, en une ou deux doses, un fruit tout entier pour se guérir de blennorrhagies aiguës, et qu'ils parvinrent à leur but sans éprouver d'accidents (2). J'ai vu, pour mon compte, un empirique administrer à ses malades des doses énormes d'une teinture alcoolique de coloquinte, sans qu'il en résultât d'autres suites fâcheuses que de violentes coliques, des selles sanglantes et un ténesme très douloureux, mais qui persistaient rarement plus de vingt-quatre heures. Le bouillon de bœuf, disait cet empirique (et je me suis convaincu de l'exactitude du fait), était le meilleur *calmant* qu'on pût prendre pour apaiser les tranchées. Cependant M. Orfila rapporte que trois gros de poudre de coloquinte introduits dans l'estomac d'un chien, ont suffi pour le faire périr en douze heures, et que cinq onces de vin dans lequel on avait fait infuser deux gros

(1) *Mat. méd. pure*, t. III, p. 121.
(2) *Code de médec. milit.*, t. V, p. 420.

et demi de la même substance, ont déterminé la mort d'un autre chien, dans un laps de temps à peu près égal. Chez ces deux animaux, l'estomac et le rectum étaient enflammés, mais non les intestins grêles, où apparemment, dit M. Orfila, le poison passe trop vite pour laisser des traces (1). Cette explication de M. Orfila est certainement erronée. La coloquinte agit principalement sur l'estomac, et plus encore sur le gros intestin, parce que ces deux portions du tube digestif sont particulièrement comprises dans sa sphère d'activité. Il suffit, pour s'en convaincre, d'observer les effets de la coloquinte employée extérieurement, appliquée, par exemple, sur la région ombilicale, soit en pulpe fraîche, soit en teinture aqueuse ou alcoolique, soit enfin en poudre délayée : ces effets sont exactement semblables à ceux qui résultent de l'introduction du toxique dans les voies digestives. Ce fait a été constaté par plusieurs médecins, notamment par Geoffroy et par Hermann, qui le mentionne dans sa *Matière médicale.*

Applications empiriques. — Il en est de la coloquinte comme de la noix vomique, de la bryone, etc. Les doses énormes auxquelles l'ont toujours employée les médecins de l'ancienne école, ne leur ont jamais permis d'en apprécier les propriétés dynamiques. Cependant, il paraîtrait que, même à pareilles doses, elle aurait produit de bons résultats dans quelques cas d'*épilepsie,* de *mélancolie,* de *manie,* d'*asthme,* etc. (2). Fabre, dans son *Traité des maladies vénériennes* (3), recommande contre la *gonorrhée chronique,* une teinture vineuse, dont la coloquinte, le safran et la crème de tartre forment les principaux ingrédients. Il est d'ailleurs avéré depuis longtemps que la coloquinte a plusieurs fois guéri la gonorrhée : témoins les observations de Colombier, celles de Schröder, de Hermann, etc. Mais quelles espèces de gonorrhée ? C'est ce que des recherches ultérieures sur les effets pathogénésiques de ce médicament, pourront seules nous apprendre. Murray rapporte que son ami Dahlberg, médecin de la reine de Suède, se servait avec beaucoup de succès de la coloquinte contre *certaines douleurs chroniques de la tête* et *des parties voisines (sic).* Enfin, on lit dans le *Dictionnaire univ. de Mat. médic.* de MM. Mérat et Delens : « La

(1) *Toxicologie,* t. II, 1ᵉ partie, p. 18.
(2) Murray, *Apparat. med.,* t. I, p. 410.
(3) Tome II, p. 368.

coloquinte n'a pas seulement été employée comme purgatif drastique : on s'en est servi comme vermifuge, hydragogue, emménagogue, désobstruante ; on l'a prescrite dans la sciatique, les douleurs occasionnées par le mercure, le rhumatisme, la goutte, la
rage même, etc. (1). »

Applications homœopathiques. — La pathogénésie de la coloquinte
étant restée jusqu'à présent extrêmement incomplète (*Voy.* Hahnemann, *Mat. médic. pure*, t. II, p. 160), il s'ensuit que les applications méthodiques de ce médicament sont encore loin d'avoir
reçu l'extension dont elles sont probablement susceptibles. Cependant la coloquinte a déjà rendu à l'homœopathie quelques notables
services ; elle s'est surtout montrée utile dans les maladies où
existaient les symptômes suivants :

Humeur anxieuse et concentrée ; froid et frisson, avec chaleur au
visage, sans soif ; sensation de froid aux extrémités inférieures, notamment aux genoux et à la plante des pieds, bien que ces parties
fussent chaudes ; tremblement des membres comme après une peur
ou une vive contrariété ; agitation le soir au lit ; rêves vifs pendant
le sommeil ; sueur nocturne abondante, d'odeur urineuse, à la
tête, aux mains, aux cuisses et aux pieds ; prurit cuisant, le soir
au lit, que le grattement n'apaise que momentanément, et qui
oblige à remuer sans cesse ; miliaire blanche (2) ; céphalalgie compressive, au front ou au sommet de la tête ; *céphalalgie semi-latérale, pressive, tractive, crampoïde, quelquefois périodique* (*le plus
souvent vers les cinq heures de l'après-midi*) ; douleurs violentes
dans la tête qui forcent à quitter le lit et se dissipent quelquefois
en marchant. Ophthalmie ; douleurs sécantes dans les yeux ; prosopalgie avec rougeur et tension des téguments, le plus souvent du
côté gauche ; pâleur du visage ; odontalgie tractive ou pulsative ;
langue chargée ; bouche amère ; âpreté dans la gorge ; absence de
soif ; nausées et renvois bilieux, surtout après le repas ; crampes
dans la gorge avec renvois à vide ; vomissements bilieux ; pression
violente à l'estomac et à la région précordiale ; ballonnement du
ventre ; coliques comme à la suite d'un refroidissement ; douleurs
sécantes, constrictives, dans les intestins, qui forcent à se ployer

(1) Tome II, p. 487.

(2) La noix vomique produit également ce symptôme, qui contraste avec la miliaire rouge de l'arsenic.

en deux ou à se rouler à terre ; aggravation, par la position assise ou couchée, de ces douleurs que soulage au contraire un mouvement violent ; *fièvre bilieuse, coliques et selles sanglantes (quelquefois de sang pur)*, à la suite d'une violente contrariété, d'un accès de colère, mais surtout d'une *humiliation ou d'un accès d'indignation ;* constipation ; diarrhée spumeuse, d'odeur aigre, de matières verdâtres (d'un vert clair comme du vert-de-gris) ou sanguinolentes, et, *dans ce cas seulement*, accompagnée de ténesme ; brûlement à l'anus et dans le rectum ; *hémorrhoïdes fluentes ;* ténesme de la vessie ; rétention d'urine ; émission abondante d'une urine aqueuse pendant les douleurs ; afflux du sang vers les parties génitales ; excitation de l'appétit vénérien ; impuissance ; règles avancées et trop abondantes ; métrorrhagie ; *avortement* (1) ; *fièvre puerpérale ;* nodosités douloureuses dans les mamelles.

Toux sèche le soir et le matin ; accès d'asthme avant minuit ; douleurs tractives ou de meurtrissure dans les membres ; crampes dans les mains ; *douleur rhumatismale dans la hanche droite, paraissant limitée au tendon des muscles psoas et iliaque réunis*, douleur qui se fait sentir, surtout pendant la marche, et plus encore, lorsque étant assis on essaie de croiser les jambes en plaçant la cuisse droite sur la gauche ; *coxalgie ;* sciatique ; roideur dans les genoux ; crampes dans les mollets ; déchirement à la plante des pieds, pendant le repos.

En général, les symptômes de la coloquinte se manifestent le matin, et plus encore le soir avant minuit. Quelques uns d'entre eux sont aggravés par le mouvement, le plus grand nombre par le repos. L'attouchement soulage les douleurs.

Camph., cocc., coff., caust., staphys. et *cham.*, sont les antidotes connus de ce médicament.

Sepia, Copaiva, balsamum et **Alumina.** — Voy. le groupe formé par ces trois médicaments.

Plumbum. — Voy. p. 118.

Indigo. — Le produit connu dans le commerce de la droguerie sous le nom d'*indigo*, est obtenu par la fermentation des feuilles de plusieurs espèces d'*indigofera*, plantes de la famille des Légumineuses.

---

(1) J'en ai vu un exemple.

L'introduction de cette substance dans la thérapeutique est due au docteur Idler (de Berlin), qui prétend en avoir obtenu d'excellents résultats dans le traitement de l'*épilepsie*. Au dire de ce médecin, sur seize épileptiques traités par l'indigo, cinq auraient guéri sans récidive, et les onze autres auraient éprouvé de l'amélioration. Le docteur Moriz-Strahl, qui a publié plusieurs faits à l'appui des allégations de M. Idler, assure, en outre, qu'il a retiré quelques avantages de l'emploi de l'indigo dans les *douleurs néphrétiques*, l'*aménorrhée avec spasmes* et l'*hystérie* (1). MM. Andral, Bérard et Pariset ont expérimenté sans succès l'indigo dans ces différents cas; mais d'autres praticiens, entre autres M. Lenoble (de Versailles) et M. Lesueur, affirment lui avoir vu guérir, l'un des *épilepsies*, l'autre la *danse de Saint-Guy*. Enfin j'ai moi-même, il y a dix ans, employé l'indigo à fortes doses, sans aucun profit pour le malade, dans un cas d'épilepsie. — La vérité de tout cela est que l'indigo n'est pas plus que ne le sont le mercure, l'arsenic, la noix vomique, etc., etc., le *spécifique* de l'épilepsie. Bien plus, je suis convaincu que les névroses épileptiformes auxquelles correspond l'indigo, doivent se rencontrer très rarement dans la pratique, en dehors des affections vermineuses.

Voici, d'après la pathogénésie de l'indigo récemment publiée par M. Roth (2), le résumé des symptômes purs de ce médicament, dont l'action générale tient à la fois de celle de la noix vomique et de celle du lycopode :

Excitation des facultés intellectuelles; disposition à rire ou tristesse morose avec abattement général; tressaillements musculaires à différentes parties du corps; froid ou chaleur à tout le corps; pouls le plus souvent accéléré et spasmodique; somnolence le matin ou vers midi; réveil fréquent la nuit; réveil de très bonne heure, avec céphalalgie, oppression de la poitrine et faiblesse générale; rêves agréables, de voyage, ou anxieux, de querelles, etc.; éruption boutonneuse à la face et sur tout le corps.

Congestion du sang vers la tête, quelquefois avec palpitations de cœur et pouls accéléré; céphalalgie avec vertige tout à fait extraordinaire, plénitude du ventre et émission de flatuosités; pression aux tempes ou tout autour de la tête, comme par un lien;

---

(1) *Journ. de pharm.*, t. XXI, p. 328.
(2) *Mat. méd. pure*, t. I, p. 293.

étourdissement en rentrant de l'air libre dans l'appartement, ou pendant la marche; sensation ondulatoire dans le cerveau, avec léger trouble de la vue, en étant assis; hémicrânie pulsative, lancinante ou déchirante, principalement du côté droit, quelquefois avec élancements à l'estomac; bouillonnement à l'occiput; élancements à la bosse occipitale gauche, et en même temps au-dessous de l'omoplate et au bras du même côté. Pression dans les yeux; élancement et prurit dans leurs angles; tressaillement des paupières. Douleurs pressives, lancinantes, déchirantes ou térébrantes dans les oreilles; bruissements dans les oreilles. Grande irritation à la racine du nez; déchirement aigu dans le côté droit du nez; éternument violent, suivi d'épistaxis, principalement le soir. Bouffées de chaleur à la face; chatouillement aux joues; éruption de boutons rouges, principalement à la joue droite; élancement dans le maxillaire supérieur; douleur pressive à la parotide. Odontalgie déchirante, même dans les dents saines.

Bouche sèche ou salivation; vésicules sur la pointe de la langue; sensation de contracture sur les côtés de la langue; constriction du pharynx; goût métallique, fade ou douceâtre dans la bouche; anorexie; plus rarement augmentation de l'appétit; brûlement au palais, gonflement des amygdales. Éructations; rapports acides, amers ou ayant un goût d'encre; nausées; vomissements muqueux, sans contraction violente du diaphragme, sans angoisses et sans grande fatigue; vomissements avec diarrhée; douleur pressive ou sécante à l'estomac; violentes tranchées dans l'estomac; cardialgie; sensation de plénitude et gargouillements dans le ventre; coliques néphrétiques; coliques violentes qui réveillent après minuit, et forcent d'aller à la garde-robe; douleur à la région ombilicale; élancements à l'hypochondre droit, s'étendant jusqu'à l'épaule; coliques suivies de selles molles et cessant après les selles; plusieurs selles liquides par jour; diarrhée bilieuse. Pression sur la vessie; fréquent et pressant besoin d'uriner, avec émission peu abondante d'une urine trouble et brûlante; émission très abondante d'une urine trouble, muqueuse, au milieu de fortes contractions du col de la vessie et de fortes douleurs dans la région de cet organe, le jour seulement; élancements dans l'urètre; prurit dans l'urètre, au gland et au scrotum. Appétit vénérien, d'abord très déprimé, puis très exalté; avance des règles.

Chatouillement dans le larynx; douleur, comme par des griffes, dans la trachée artère et les bronches; abondante expectoration muqueuse; toux; pression et élancements à la poitrine, douleur de crampe dans la poitrine (à l'air libre). Élancement dans la mamelle (gauche), que le frottement fait cesser, mais qui se reproduit ou plus haut ou plus bas; douleur tensive à la région du cœur; palpitations en marchant vite.

Furoncles au cou; élancements tiraillants dans le muscle rhomboïde (gauche). Coups lancinants et élancements sourds à la région lombaire; faiblesse ou lassitude dans les membres; douleurs pulsatives dans les articulations; prurit et élevures sur le dos de la main; douleur vive, gonflement et sensation de raccourcissement des tendons à la plante du pied gauche.

J'ai employé deux ou trois fois l'indigo avec un succès remarquable, dans des *fièvres vermineuses*, chez des enfants de dix à douze ans, lymphatiques, apathiques, maussades, et en même temps grands mangeurs. Les symptômes qui existaient dans ces cas étaient : frilosité, toux catarrhale revenant par longues quintes, dans la soirée; langue blanchâtre et humide; haleine d'odeur aigre et fétide; ventre assez gros, mais mou; petite diarrhée, ou plutôt selles en bouillie grisâtre, d'odeur aigre, se reproduisant deux ou trois fois dans les vingt-quatre heures; oxyures vermiculaires dans le rectum, sortant même quelquefois de l'anus pendant le sommeil. — L'indigo m'a réussi une fois contre une diarrhée demi-liquide, sans coliques (trois à quatre selles par jour, provoquées surtout par le mouvement), chez un vieillard obèse et se livrant fréquemment à des excès de table. Enfin, ce médicament m'a également rendu quelques services dans le catarrhe chronique de la vessie, et, concurremment avec *plumb.* et *sepia*, dans un cas de rétrécissement de l'urètre, consécutif à une ancienne gonorrhée.

Le camphre est l'antidote de l'indigo.

Bryonia alba. — Voy. le groupe dont ce médicament est le type.

Sulphur. — Voy. p. 153.

Cina. *Semen contra*, par abréviation de *Semen contra vermes*, *Semence contre les vers.*

Cette substance, qui contient des fleurs non développées, des écailles calicinales, de petites feuilles roulées, des fragments de rameaux, des débris végétaux hétérogènes, puis enfin divers corps

étrangers tels que du sable, de petites coquilles, etc., paraît provenir de deux espèces d'artémises (on ne sait au juste lesquelles)
cultivées en Orient, les uns disent au Mogol, les autres en Perse, etc.
Quoi qu'il en soit, le semen contra, que les caravanes russes impor-
tent de l'Asie occidentale, et qui, pour l'ordinaire, nous arrive
par la Baltique, est, depuis longtemps, employé par les médecins
d'Europe comme *anthelminthique*.

Bouillon-Lagrange a extrait du *Semen contra* une huile essentielle, de couleur légèrement citrine, de saveur âcre et amère,
ayant un peu l'odeur de menthe, et dans laquelle résident, selon
lui, les propriétés actives du médicament qui nous occupe (1). En
effet, quelques gouttes de cette huile, appliquées à l'ombilic, se
sont montrées suffisantes pour provoquer la purgation, et déterminer chez des enfants l'expulsion de lombrics.

Les doses excessives auxquelles est habituellement administré
le *Cina*, ont plus d'une fois rendu cette substance meurtrière. Mais
plus souvent encore son inopportunité, dans les cas où on la prescrivait, était la véritable raison de ses insuccès. Rien de plus faux,
comme on le sait, que la théorie des anthelmintiques, généralement
admise par les médecins allopathes. Considérant les vers intestinaux comme cause de maladies dont ils ne sont que les effets,
l'unique objet de leur médication est de tuer ces parasites, per-
suadés qu'une fois ce résultat obtenu, la maladie guérira d'elle-
même. Les homœopathes savent assez à quoi s'en tenir sur ce point,
pour que je croie inutile d'y insister. « Ce qu'il y a de certain, dit
Hahnemann, c'est que, quand ces animaux (les lombrics) existent en grande quantité, leur présence dépend toujours d'un état
morbide du corps, d'une psore qui se développe, et sans la guérison de laquelle ils ne tardent pas à reparaître, malgré le semen
contra; de sorte que leur expulsion n'aboutit à rien, et qu'un traitement si mal dirigé a souvent pour résultat de faire périr l'enfant,
après l'avoir longtemps tourmenté (2). » Attribuer les vers intestinaux à une *psore qui se développe*, est assurément, dans beaucoup
de cas, une hypothèse très hasardée; mais ce qui est positif, c'est
que la présence des entozoaires se lie toujours à une affection intestinale, de nature variable, à laquelle, en conséquence, différents

(1) *Journ. de pharm.*, t. VII, p. 542.
(2) *Mat. méd.*, t. III, p. 567.

médicaments peuvent convenir, et qu'ils ne disparaissent sans retour qu'à la guérison radicale de cette maladie. Le *Cina*, je n'en disconviens pas, s'adapte fréquemment à cette espèce d'affection intestinale génératrice des vers, et voilà pourquoi ce médicament, sans être plus *vermicide* que ne le sont l'arsenic, le lycopode, etc., a cependant quelquefois, même à doses massives, opéré la guérison radicale d'entérites vermineuses. Mais la pratique allopathique ne s'arrête point à ces subtilités. Qu'on ouvre, par exemple, le *Traité de matière médicale* de MM. Trousseau et Pidoux, au chapitre des *Anthelmintiques*, on y trouvera mentionné, dans un inconcevable pêle-mêle, le mercure, l'arsenic, l'antimoine, l'étain, la mousse de Corse, le semen contra, etc. Tous ces médicaments sont, d'après nos auteurs, également *vermifuges;* et le choix, par conséquent, en est laissé au bon plaisir du praticien.

« Le semen contra a aussi été présenté comme stomachique, résolutif des engorgements viscéraux, antispasmodique, propre à combattre la dyspepsie, diverses névroses, etc.; mais il est inusité aujourd'hui sous le rapport de ces propriétés (1). »

Ce médicament s'est surtout montré utile lorsque existaient les états morbides suivants :

Humeur capricieuse; pleurs et cris chez les enfants dès qu'on les touche; anxiété qui augmente à l'air libre; *fièvres intermittentes quotidiennes, avec boulimie et vomissements;* froid à grelotter, même auprès du feu; paroxysmes le matin au réveil, ou plus fréquemment le soir; chaleur à la tête et quelquefois aux mains; *aspect maladif;* bâillements et somnolence pendant la journée; *sommeil anxieux;* rêves pénibles, *grincement de dents et soubresauts pendant le sommeil;* délire; *convulsions partielles ou générales; accès tétaniques ou épileptiformes,* mais le plus souvent *sans perte entière de la connaissance.* Céphalalgie pressive de haut en bas, ou compression d'une tempe à l'autre, quelquefois diminuée en se baissant; *céphalalgie alternant avec une douleur sourde, pressive dans le bas-ventre;* obnubilations et pleurs (chez les enfants), le matin au réveil; yeux brillants ou abattus; *pupilles dilatées,* plus rarement contractées; *amblyopie;* fourmillement aux pau-

(1) Mérat et Delens, *loc. cit.*, t. VI, p. 303. — Voyez, pour la pathogénie du *Semen contra*, la *Matière médicale pure* de Hahnemann, t. III, p. 568.

pières; *démangeaison fourmillante dans les narines, qui oblige les enfants à se gratter le nez sans cesse et à introduire leurs doigts dans les narines jusqu'à provoquer l'épistaxis; fréquents saignements de nez,* le matin et surtout le soir; coryza; écoulement purulent par les narines; visage pâle, abattu, *bouffi, bleuâtre autour des lèvres;* douleurs pressives ou tiraillantes, quelquefois périodiques, aux pommettes; prurit aux joues; mal de dents provoqué par l'inspiration de l'air frais; haleine fade ou d'odeur aigrelette ou putride; ordinairement langue nette et humide, ou blanche sans enduit; sécheresse dans la bouche et la gorge; éructations le matin; défaut d'appétit; *boulimie;* défaillance d'estomac avec horripilation; soif; hoquet; *régurgitation après le repas d'un liquide aigre ou amer; vomissements, avec violents efforts, de glaires filantes et même d'ascarides;* pression au creux de l'estomac, qui gêne la respiration; *ventre gros, tendu et sensible au toucher, surtout à la région ombilicale; tortillements autour du nombril; pincements continuels soit à la région ombilicale, soit à l'hypochondre gauche; coliques* (à la suite du refroidissement des pieds) *avec besoin pressant d'aller à la garde-robe et d'uriner,* suivies *d'une selle molle, blanchâtre et rubanée; fièvre vermineuse;* selles diarrhéiques, blanchâtres, d'odeur aigre. Urine blanche, spumeuse, abondante, et se troublant peu de temps après sa sortie. *Fourmillement voluptueux aux parties génitales qui portent les enfants des deux sexes à l'onanisme; règles accompagnées de tranchées et de douleurs qui ressemblent à celle de l'enfantement;* pulsations à l'hypogastre, avant ou pendant les règles, immédiatement au-dessus du mont de Vénus; rougeur à la vulve; *leucorrhée âcre, verdâtre,* et même écoulement de sang par le vagin *chez des petites filles.*

Chatouillement dans le larynx et la trachée artère, qui force à tousser; petite toux rauque dans la soirée; toux précédée d'une sorte d'accès d'éclampsie, pendant lequel l'enfant se redresse tout à coup, le regard fixe et tout le corps roidi, comme s'il allait avoir un accès d'épilepsie; gémissements à la suite des quintes de toux; accès d'asthme en se tenant debout; *coqueluche* chez les enfants cacochymes ou à diathèse vermineuse; toux avec expectoration glaireuse abondante (chez les enfants ou les femmes); poitrine oppressée; élancement sous le sternum et dans les côtés du thorax; constriction crampoïde de la moitié gauche de la poitrine.

Sensation pénible de lassitude dans le dos comme pour être resté trop longtemps debout, augmentée par le mouvement et non diminuée par l'application de la main; élancements pressifs, çà et là, à toutes les parties du corps; déchirements crampoïdes dans les bras et les mains; tremblement et faiblesse des mains; douleurs de paralysie, de tiraillement ou de crampe dans les membres abdominaux ; extension crampoïde des jambes et des orteils.

Le camphre est l'antidote du semen contra.

Lachesis. — Un grand nombre de symptômes établissent entre ce médicament et l'arsenic des rapports incontestables. Cependant son action générale le rapproche davantage encore des analogues de *Bellad.*; et notamment d'*Agaric. musc.*, à la suite duquel j'ai cru devoir en conséquence renvoyer son histoire.

Carbo vegetabilis. *Charbon de bois.* — « Autrefois, dit Hahnemann, les médecins croyaient le charbon dépourvu de propriétés médicinales: l'empirisme seul faisait entrer quelquefois celui de tilleul dans les poudres composées, par exemple, dans celle contre l'épilepsie, sans pouvoir alléguer aucune preuve en faveur de l'efficacité qu'il lui attribuait. Ce fut seulement lorsque Lowitz fit connaître les propriétés chimiques du charbon, notamment celle dont il jouit, de détruire l'odeur des substances en putréfaction, et de mettre les liquides à l'abri de la corruption, que les médecins commencèrent à l'employer sous la forme de topique. Ils prescrivaient aux personnes qui avaient une mauvaise haleine de se nettoyer la bouche avec du charbon pulvérisé, et cette même substance leur servait également pour faire cesser sur-le-champ l'odeur désagréable exhalée par d'anciens ulcères. Prise aussi intérieurement à la dose de quelques gros, elle corrigeait la fétidité des selles, dans les dyssenteries d'automne. Mais ce n'était pas là une application dynamique, et telle que le charbon pénétrât dans l'intérieur de la sphère vitale. La bouche qu'il avait nettoyée, ne restait inodore que pendant quelques heures, et la fétidité ne tardait point à reparaître. L'ancien ulcère ne prenait point un meilleur caractère, et l'odeur qu'il exhalait auparavant se reproduisait sans cesse. Il en était de même à l'égard de celle des déjections alvines dans les dyssenteries. Ainsi, réduit en poudre grossière, le charbon ne peut guère, non plus, produire qu'un effet purement chimique. On peut l'avaler en quantité assez considérable sans qu'il exerce la moindre influence sur la santé (1). »

J'avoue qu'il ne me paraît pas facile de déterminer où finit l'action *chimique* du charbon de bois sur l'économie, et où commence son action *dynamique*. Je ne suis pas même bien convaincu que cette distinction établie par Hahnemann, entre ces deux modes d'action, soit admissible en ce qui concerne spécialement le charbon. Il est clair, d'ailleurs, que le charbon, réduit seulement en poudre grossière, n'est pas susceptible d'être absorbé au même point que l'est le charbon dynamisé. De là résulte que, dans le premier cas, ce médicament n'agit guère que localement, mais encore ne m'est-il pas démontré : 1° que son action profonde, lorsqu'il est absorbé, soit essentiellement différente de celle qu'il exerce, dans le cas contraire, sur les tissus avec lesquels il se trouve en contact; 2° que son absorption soit absolument nulle, dès l'instant où l'on a négligé l'emploi des procédés homœopathiques pour en opérer la division.

On sait, en effet, que depuis quelques temps, bon nombre de médecins allopathes, à l'exemple de M. le docteur Belloc, emploient avec plus ou moins de succès le charbon de bois pulvérisé dans le traitement de certaines affections gastriques (2). Que cette prétendue innovation de M. Belloc ne soit qu'un plagiat fait à l'homœopathie, là n'est pas la question. Mais toujours est-il que le charbon de peuplier (la préférence accordée à ce dernier sur celui de tout autre bois est, je le pense, sans fondement) a positivement produit des résultats, sans avoir subi aucune espèce de dynamisation. Ainsi M. Belloc a constaté : 1° que le charbon de peuplier en poudre, à la dose de 10 à 12 grammes, provoquait ordinairement des gardes-robes fréquentes et assez abondantes, sans diarrhée proprement dite; 2° qu'il était utile, soit dans les *gastralgies* avec constipation, soit dans les *gastrites chroniques* qui s'accompagnent d'éructations nidoreuses, et de temps en temps de diarrhée. Ce dernier cas surtout, je me plais à le reconnaître, est précisément un de ceux où le charbon a le plus de chance de succès, et cette circonstance seule suffirait pour me faire croire à l'exactitude des observations de M. Belloc : observations qui prouvent que, con-

(1) *Doctrine homœopathique des maladies chroniques*, t. III, p. 2.
(2) *Bulletin de l'Académie de médecine*, Paris, 1850, t. XV, p. 280 et suiv.

trairement à l'opinion de Hahnemann, le charbon non dynamisé est loin d'être absolument inerte (1).

Mais que signifie ce fugitif aperçu de M. le docteur Belloc, sur les propriétés médicinales du charbon, auprès des inductions si nombreuses et si importantes qui découlent de l'étude des symptômes purs de ce médicament (2)?

Les symptômes suivants sont ceux qui réclament le plus particulièrement l'emploi du charbon végétal :

Anxiété; mauvaise humeur; irritabilité; désir de la mort tant on se sent malheureux ; agitation continuelle, avec tremblement; hilarité spasmodique; propension à s'effrayer; battements çà et là dans le corps; convulsions partielles; accablement excessif, allant jusqu'à la défaillance; envie de dormir le matin, dans l'après-midi et le soir de bonne heure; insomnie nocturne avec agitation intérieure; réveils en sursauts; *peur de spectres pendant la nuit;* propension à se refroidir; froid général; frissons et horripilations dans l'après-midi ou dans la soirée, ou même dans la nuit, suivis de chaleur passagère; fréquentes bouffées de chaleur; fièvre intermittente avec chaleur brûlante aux extrémités ; sueurs nocturnes ou matutinales; prurit à la peau ; éruptions miliaires ortiées; ulcères fétides et saignant facilement ; *amaigrissement;* afflux du sang vers la tête; pesanteur de tête; propension à se refroidir la tête ; céphalalgie pressive surtout au-dessus des yeux, aux tempes et à l'occiput; céphalalgie à la suite des nausées; céphalalgie nocturne; tension crampoïde dans le cerveau; douleur tractive aiguë dans les téguments de la tête, surtout au front et à l'occiput; douleur dans les yeux par suite de fatigue de ces organes ; ardeur dans les yeux: douleur pressive dans les yeux; agglutination nocturne des paupières; bourdonnement d'oreilles; écoulement purulent par l'oreille; *absence de cérumen;* otalgie dans la soirée; prurit dans les narines; coryza violent avec enrouement; *épistaxis fréquentes et prolongées, surtout la nuit et le matin, après s'être baissé ou après avoir fait des efforts en allant à la garde-robe;* pâleur du visage; douleurs tractives, tiraillantes, brûlantes dans les os de la face ; dartres à la face; gonflement des parotides; gerçure des lèvres;

(1) On verra dans la suite qu'il en est de même du lycopode.

(2) Voyez, pour la pathogénésie du charbon de bois, les *Maladies chroniques* de Hahnemann, t. II, p. 4.

odontalgie constrictive, ou rongeante, causée par le froid ou par le chaud portés dans la bouche ; vacillement des dents ; saignement des gencives ; sécheresse de la bouche ou afflux d'eau à la bouche ; fétidité de l'haleine ; *amertume de la bouche ;* goût salé dans la bouche ; grattement dans la gorge ; exscréation d'une grande quantité de mucosités dans la gorge ; manque ou *excès d'appétit* et de soif ; dégoût prolongé pour la viande ; désir d'aliments salés ou sucrés ; éructations ; *rapports amers ;* régurgitation de la graisse qu'on a mangée ; régurgitation des aliments, surtout des aliments gras ; renvois aigres surtout après le repas ; pesanteur d'estomac après le repas ; sueur en mangeant ; pression au creux de l'estomac, comme si le cœur allait être écrasé ; nausées continuelles.

Élancements sous les côtes ; élancements à la rate ; douleur lancinante et tensive au foie ; douleur contusive dans les hypochondres ; sensibilité de l'épigastre en y touchant ; *émission sans fin de vents par le bas ;* coliques excitées par le mouvement d'une voiture ; constipation ; selles muqueuses de couleur claire ; selles insuffisantes ; prurit à l'anus ; hémorrhoïdes à l'anus ; saignement par l'anus à chaque selle ; diminution de la sécrétion urinaire ; fréquentes et pressantes envies d'uriner ; pissement au lit ; urine foncée en couleur ; douleur cuisante en urinant ; pression dans les testicules ; *affluence extraordinaire de pensées voluptueuses ; pollutions fréquentes ; onanisme pendant le sommeil ;* éjaculation trop prompte pendant le coït ; écorchure, prurit ou ardeur aux parties génitales *même chez les petites filles ;* gonflement des parties génitales ; règles trop hâtives et trop abondantes ; *règles faibles et pâles ;* vomissements pendant les règles ; leucorrhée avant les règles ; *écoulement* laiteux, *jaunâtre, verdâtre,* par le vagin ; *excoriations à la vulve ;* inflammations des mamelles.

Enrouement prolongé ; enrouement le matin ; toux avec expectoration de mucosités jaunâtres ou verdâtres ; *oppression en marchant ;* élancements ou douleurs cuisantes à la poitrine ; hydropisie de poitrine ; taches brunâtres sur la poitrine.

Roideur de la nuque ; douleur tiraillante dans le dos ; *douleur dans le côté gauche de l'hypogastre, comme après avoir soulevé un fardeau trop pesant ;* engourdissement des membres ; brisement dans les membres, surtout le matin en sortant du lit ; douleur de luxation dans les articulations ; douleur dans le coude en fermant la main ; chaleur dans les mains ; inquiétude dans les membres inférieurs; engourdissement du genou ; dartre au genou ; crampes dans les mollets la nuit ; insensibilité continuelle des pieds ; sueur aux pieds ; rougeur et gonflement des orteils, avec douleur lancinante.

Une répugnance prolongée pour les aliments gras et les laitages, est un des symptômes gastriques qui indiquent le mieux le charbon végétal. Mais ce médicament s'adapte surtout aux formes subaiguës de la *gastro-colite*, et je suis porté à penser qu'on en a fait abus dans le traitement du *choléra épidémique*, dont quelques homœopathes sont allés jusqu'à voir en lui le *spécifique* (1). *Antiseptique* comme l'arsenic, mais dans des conditions différentes, le charbon est susceptible de rendre les plus grands services dans les cas pathologiques dont ses symptômes offrent l'image. Je l'ai vu guérir radicalement et en quelques jours une petite fille de sept ans qui, *depuis plus de six mois*, présentait les symptômes suivants; irascibilité extrême ; teint jaunâtre du visage; avec légère rougeur aux joues pendant les accès de mauvaise humeur ; grande maigreur, surtout de la moitié supérieure du corps; pesanteur de tête; toux avec oppression pendant la marche; ballonnement du ventre ; constipation ; prurit à l'anus; prurit à la vulve, avec *leucorrhée âcre* (cause ou effet de l'onanisme?). — Le charbon comme le semen-contra, m'a réussi plusieurs fois contre des écoulements vaginaux chez de très jeunes enfants. L'action puissante de ce médicament sur les organes sexuels le rend très propre, dans certains cas, à combattre la surexcitation de ces organes, les rougeurs et les excoriations à la vulve, les pollutions avec érections et images lascives et l'onanisme involontaire, ainsi que j'ai eu maintes fois l'occasion de le constater.

« L'arsenic, le camphre et le café cru, ont été conseillés, dit Hahnemann, comme antidotes du charbon de bois ; mais l'éther nitrique paraît préférable. » Or, l'expérience m'a convaincu que dans ce cas le *fer métallique* était encore préférable à l'éther nitrique.

Ferrum metallicum. — Voyez le groupe dont ce médicament est le type.

Bismuthum. *Bismuth*, ou plutôt *oxyde de bismuth*. — Ce médicament, très peu connu encore des homœopathes, car sa patho-

---

i (1) Le *spécifique* du choléra, si ce spécifique existait, serait bien plutôt, assurément, l'arsenic que le charbon.

génésie, nonobstant celle qu'en a publiée Hahnemann (1), est presque entièrement à faire, n'a jamais, à proprement parler, été employée par les médecins de l'ancienne école. Ainsi, je crois que Hahnemann commet une erreur lorsqu'il parle des éloges prodigués à l'*oxyde de bismuth* par Odier, Carminati et Bonnat : c'était du *sous-nitrate de bismuth* (*calx wismuthi alba*), et non de l'oxyde de ce métal dont ces médecins faisaient usage. Je suis d'ailleurs très porté à penser qu'il existe entre les effets thérapeutiques du sous-nitrate et ceux de l'oxyde la plus grande analogie : ma présomption, à cet égard, repose sur des observations cliniques assez nombreuses déjà pour être concluantes.

Les maladies contre lesquelles le sous-nitrate de bismuth paraît avoir été administré avec succès sont les suivantes : :

Congestion cérébrale; migraine (même indépendante d'une affection gastrique); *délire fébrile* (dans des maladies aiguës), *tétanos; épilepsie; fièvres intermittentes; gastrite aiguë* (après des émissions sanguines), avec fièvre, rougeur de la langue, vomissement et douleur vive à l'estomac ; *cardialgie* avec excessive irritabilité de l'estomac ; *cardialgie* due à l'abus des condiments; *spasmes* et *crampes d'estomac; diarrhée; vers intestinaux, dyssenterie opiniâtre, choléra asiatique; douleurs* (crampoïdes?) *aux reins et au pubis pendant les règles; inflammation de matrice; aménorrhée douloureuse; urétrite; blennorrhée vénérienne* (très probablement sycosique); *afflux de sang à la poitrine; pneumonie; arthrite* (2).

Cette énumération sèche d'affections si disparates entre elles, n'implique assurément aucune indication précise sur les propriétés thérapeutiques du bismuth. Mais je suis convaincu que, lorsqu'on aura suffisamment étudié l'action physiologique de ce médicament, on reconnaîtra qu'il existe en effet, pour chacune de ces maladies, une nuance particulière à laquelle il correspond.

Autant que j'en puis juger par mon expérience personnelle, l'oxyde de bismuth convient surtout aux enfants frêles et irritables, aux femmes nerveuses, et plus généralement aux sujets débilités, soit par des émotions morales, soit par de longues maladies, pâles, maigres, d'une impressionnabilité exagérée et disposés aux flux muqueux apyrétiques.

---

(1) *Mat. méd. pure*, t. I, p. 564.

(2) Voy. Giacomini, *Traité de thérapeutique*, p. 479.

MM. Trousseau et Pidoux, dans la dernière édition de leur *Traité de thérapeutique*, ont formulé, touchant l'emploi du sous-nitrate de bismuth dans les affections des voies digestives, des préceptes que j'ai lieu de croire très justes, et qui, l'expérience m'en a plusieurs fois fourni la preuve, ne s'appliquent pas moins bien à l'oxyde dynamisé qu'au sous-nitrate en substance. « Le sous-nitrate de bismuth, disent ces médecins, convient aux personnes dont les digestions sont habituellement laborieuses, et s'accompagnent souvent d'éructations nidoreuses et de tendance à la diarrhée. Quand les éructations sont acides, ou qu'il n'y a que des flatuosités purement inodores, le médicament échoue presque toujours.

» Il est indiqué dans les vomissements chroniques non fébriles qui succèdent à une gastrite aiguë, à une indigestion, à l'ingestion d'un médicament violemment irritant, et dans les gastralgies qui compliquent si souvent cet état. Il est donc particulièrement utile dans la gastrite subaiguë, etc. » Ceci est vague, et d'ailleurs beaucoup moins juste que ne l'est ce qui précède et ce qui suit :

« Mais quand la gastralgie s'accompagne de constipation habituelle, qu'il n'y a pas de vomissements, ou que les vomissements sont purement glaireux, insipides ou acides, etc., etc..... le sous-nitrate de bismuth ne rend que peu de service (1). »

En général :

L'absence de fièvre, des rapports indoreux, des vomissements muqueux ou brunâtres et de mauvaise odeur, une petite diarrhée séreuse, intermittente, ou enfin des selles en bouillie, de couleur claire et d'odeur putride, *précédées de douleurs crampoïdes à l'estomac et de pincement dans le ventre*, tels sont les symptômes gastriques qui indiquent le mieux l'oxyde de bismuth.

Lorsque, chez les enfants à la mamelle, ces symptômes sont sympathiques d'une éruption dentaire difficile et douloureuse, le médicament dont il s'agit a les plus grandes chances de les faire cesser très rapidement.

J'ai employé avec succès l'oxyde de bismuth : 1° contre une toux nocturne très fatigante (chez une femme hystérique et d'humeur si fantasque qu'elle touchait de très près à la démence) ; 2° dans un cas de *cystite subaiguë* (après *Plumbum*), accompa-

(1) *Ouvr. cit.*, t. II, p. 724.

gnée de violentes douleurs crampoïdes à la vessie, ne se manifestant que par accès irréguliers; 3° dans plusieurs cas de dysménorrhée chez des femmes hystériques; 4° enfin, et avec le plus brillant résultat dans un cas de *phlegmasia alba dolens*. Le membre abdominal gauche était surtout le siége de la maladie. Ce fait, joint à un autre à peu près semblable, que m'a communiqué M. Petroz, est, avec le mode d'action très caractéristique du bismuth sur l'appareil génito-urinaire, ce qui m'a surtout déterminé à compter ce médicament au nombre des analogues du *Thuya occid.*, parmi lesquels on le retrouvera.

Le camphre et surtout le colchique neutralisent les effets du bismuth.

Petroleum. *Oleum petræ*, *Oleum gabianum*, *Pétrole.* — Matière bitumineuse, d'un jaune rougeâtre, de consistance oléagineuse, d'une odeur pénétrante et tenace.

On trouve le pétrole en France, en Angleterre et en Italie. A peu près abandonné de nos jours par les médecins allopathes, il a été employé autrefois contre les *maux de dents*, les *engelures*, et même les vers intestinaux (en frictions sur le ventre); intérieurement comme *tonique* et *antispasmodique*, ce qui ne nous apprend pas grand'chose (1).

Selon Hahnemann (2), le pétrole s'est surtout montré utile dans les maladies où les symptômes suivants prédominaient :

Anxiété; propension à s'effrayer; surexcitation; défaut de mémoire; étourdissements; *vertige ;* mal de tête par suite de dépit; céphalalgie gravative, lancinante; battements dans l'occiput; éruption à la tête et à la nuque; croûtes au cuir chevelu; chute des cheveux; gaze devant les yeux; presbytie, myopie; sécheresse de l'oreille interne; surdité (après acide nitrique). *Bruits divers dans les oreilles;* couleur jaune de la face; gonflement des glandes sous-maxillaires; langue chargée, blanche; mauvaise haleine; goût putride et pâteux dans la bouche; dégoût pour les aliments cuits et chauds; dégoût de la viande; faim canine; éructations bruyantes; *envie de vomir ;* mal de mer; défaut d'appétit; épigastre

---

(1) Gmelin, *Apparat. medic.*, t. I, p. 153.

(2) Voyez *Traité des maladies chroniques*, t. III, p. 186, pour la pathogénésie de *Petroleum*.

tuméfié et douloureux au toucher ; tranchées dans le ventre ; hernie inguinale ; *selles dures ;* selles fréquentes pendant la journée ; diarrhée ; incontinence d'urine ; pissement au lit ; rétrécissement de l'urètre ; ardeur dans l'urètre ; *prurit* et suintement au *scrotum ;* pollutions fréquentes ; écoulement de liquide prostatique ; sécheresse du nez ; coryza ; enrouement ; toux le soir, après s'être mis au lit ; toux sèche pendant la nuit ; toux suffocante pendant la nuit, sans expectoration ; élancements dans le côté de la poitrine ; palpitations de cœur ; dartre sur la poitrine ; *mal de reins* qui ne permet pas de rester debout ; mal dans le dos ; dartre à la nuque, déchirement dans les mains ; taches brunes aux poignets ; gerçures à la peau des mains et des doigts, en hiver ; roideur arthritique des articulations des doigts ; dartre au genou ; élancements dans le genou ; froid aux pieds ; enflure des pieds ; cors aux pieds ; ulcérations opiniâtres aux orteils ; douleurs tiraillantes à la tête, au front, aux tempes et dans les dents molaires ; *engourdissement des membres ;* craquement et roideur dans les articulations ; aversion pour le grand air ; douleur dans les engelures ; chairs luxuriantes dans les ulcères ; rêves vifs ; difficulté de s'éveiller le matin ; chaleur pendant la nuit ; fièvre le soir, d'abord du froid, puis chaleur au visage, avec froid aux pieds, même pendant la nuit.

Quelques observations empiriques m'ont décidé à essayer le pétrole dans la *dyssenterie*, concurremment avec *Ipeca.*, ainsi que je l'ai indiqué ailleurs (1), ce qui m'a très bien réussi.

Camph. serait, d'après Hahnemann, l'antidote de *Petrol.*

Nux moschata. *Noix muscade*, ou simplement *Muscade*, fruit du *Myristica moschata* (*aromatica* ou *officinalis* de quelques botanistes) ; en français, *Muscadier.*— Espèce du genre *Myristica*, placé par de Jussieu dans la famille des Laurinées, dont on l'a détaché depuis pour en faire le type d'une famille nouvelle, celle des Myristicées.

Le muscadier est un arbre dont la hauteur peut atteindre 9 ou 10 mètres, à branches verticillées, à feuilles ovales, entières et alternes. Originaire des Moluques, où il abonde encore aujourd'hui, principalement dans les îles de Banda et d'Amboine, d'où on l'a transporté à Bourbon, à Mascareigne, à l'île de France, aux

---

(1) *Traité des maladies des enfants*, Paris, 1850 p. 323.

Antilles, à Cayenne, etc., cet arbre présente cette particularité que, dans les contrées brûlantes qu'il habite, il a besoin, pour acquérir tout son développement, d'un terrain frais, humide et couvert. Aussi les Hollandais, qui ont eu pendant plusieurs siècles le monopole exclusif de son exploitation, ont-ils toujours eu le soin de le cultiver à l'ombre d'autres arbres élevés et touffus : le *Canarium commune* était particulièrement (et sans doute est encore aujourd'hui) celui dont ils se servaient pour abriter leurs plantations. Or, si l'on se rappelle cette étrange et admirable prévoyance de la nature, plusieurs fois déjà signalée dans cet ouvrage, et qui consiste à juxtaposer d'une manière à peu près constante, dans toutes ses productions, les causes morbifiques et les agents les plus propres à les neutraliser, il est difficile de ne point admettre qu'il n'y ait pas quelque induction thérapeutique à tirer de ces conditions toutes particulières réclamées par la culture du muscadier.

Le fruit de cet arbre, dont nous avons spécialement à nous occuper, est un drupe piriforme ou ovoïde légèrement déprimé aux deux bouts, de la grosseur d'un œuf de poule, marqué d'un sillon longitudinal et dans lequel on distingue trois parties, à savoir : 1° une enveloppe extérieure ou *brou*, qui est d'un blanc rosé, charnue, filandreuse, épaisse de 1 centimètre environ, et s'ouvre, lors de la maturité, en deux valves incomplètes ; 2° d'une seconde enveloppe ou *arille*, sorte de cupule entourant complétement l'amande à la base, où elle adhère et pénètre dans la semence ; puis se divisant en lanières plates, rameuses, déchiquetées, inégales, qui enveloppent toute la noix en rampant à sa surface, qu'elles sillonnent. C'est cette partie, la plus aromatique de toute la plante, d'un rouge vif lorsqu'elle est fraîche, mais jaunissant par la dessiccation, qui est connue vulgairement sous le nom de *macis*, ou sous la dénomination très impropre, ainsi qu'on en peut juger, de *fleurs de muscade* ; 3° enfin, la semence ou *noix* proprement dite, offrant une coque mince, fragile, lisse, brune, striée extérieurement par l'empreinte du macis, et dans laquelle est contenue une amande de consistance ligneuse et légèrement évidée à son centre lorsqu'elle est sèche, ovoïde comme la noix entière, grisâtre, légèrement veinée de pourpre, d'une saveur chaude et d'une odeur fortement aromatique que tout le monde connaît : c'est la muscade du commerce et des officines.

Célèbre de longue date dans l'art culinaire, cette substance, dont il se fait une prodigieuse consommation dans presque tous les pays intertropicaux, de même que dans le nord de l'Europe, n'a jamais été, que nous sachions, régulièrement expérimentée sur les animaux. Tout ce qu'on peut dire à cet égard, c'est que les pigeons, d'après Rumphius (1), la mangent impunément, de même que l'oiseau de paradis qui s'en montre fort avide, mais que parfois pourtant, au dire de Forster (2), elle enivre et fait même périr.

Quant aux accidents que l'abus de la muscade est susceptible de provoquer chez l'homme, ils ont été constatés par d'assez nombreux observateurs. Ainsi Rumphius, Lobel, Schmidt, Cullen, Ainslie, etc., lui ont vu produire différents désordres du système nerveux, notamment une sorte d'ivresse, des vertiges, du délire, de la stupeur, l'insensibilité, l'oppression de poitrine, et même l'apoplexie cérébrale; résultats qui, au dire de Ferrein (3), seraient communs dans l'Inde et dans les autres contrées où il se fait une grande consommation de muscade. Plusieurs auteurs tiennent même pour vénéneuses les émanations de l'arbre qui la produit, et assurent qu'il est dangereux de se reposer à son ombre.

Applications empiriques. — La muscade est un des remèdes favoris des médecins indous. Ils la donnent surtout dans les *fièvres adynamiques*, dans les *longues maladies d'intestins* et dans l'*asthme humide* (4). Selon Murray, elle convient principalement contre les *vomissements spasmodiques*, les *débilités de l'estomac et des intestins*, les *flatuosités incarcérées*, la *diarrhée* et la *dyssenterie apyrétiques* (5). « En Europe, disent MM. Mérat et Delens, on conseille rarement la muscade seule; on l'associe à d'autres aromates, et c'est seulement comme tonique qu'on la prescrit, surtout lors de la débilité des organes digestifs, dans certaines diarrhées chroniques ou comme cordiale pour ranimer la circulation trop affaiblie, et quelquefois dans la langueur de certaines fonctions, telles que celles de l'utérus, comme dans la chlorose, des muscles, comme dans la paralysie; dans l'hypochondrie, le vomissement spasmodique, à la suite de quelques dyssenteries, la goutte ato-

(1) Cité par Murray, *Apparat. med.*, t. VI, p. 138.
(2) *Observat. during a voyage round the world*, p. 171.
(3) *Mat. méd.*, t. II, p. 216.
(4) Ainslie, *Mat. ind.*, t. I, p. 201.
(5) *Loc. cit.*

nique, etc. (1). » Enfin la muscade a encore été conseillée (j'ignore avec quel succès) comme masticatoire dans la *paralysie de la langue*, contre la *toux des femmes enceintes*, enfin par F. Hoffmann et Cullen (2), mais associée à l'alun contre les *fièvres intermittentes*.

Applications homœopathiques. — Nous devons à M. Helbig la seule pathogénésie de la noix muscade qui me soit connue. Encore suis-je forcé d'avouer que je ne connais de cette pathogénésie que le résumé qu'en a publié M. Jahr dans son *Manuel ;* mais ce résumé contient, j'en ai la conviction, la plupart des symptômes caractéristiques du médicament qui nous occupe. Plusieurs de ces symptômes qui, dans leur ensemble, rappellent évidemment ceux de l'arsenic, correspondent nettement à un certain nombre des affections pathologiques les plus fréquentes dans un pays chaud tel que celui dont est originaire le muscadier, et qui peuvent souvent avoir pour cause le refroidissement, en se reposant, étant en sueur, dans un lieu frais et humide tel que celui où l'on rencontre cet arbre habituellement. Au nombre de ces symptômes, par exemple, je citerai les suivants :

Diarrhée comme à la suite d'un refroidissement ; grande sensibilité à l'air froid, avec peau sèche et peu disposée à la transpiration ; odontalgie aggravée par l'air frais et soulagée par l'eau chaude ; douleurs tractives dans les membres et les articulations, comme après un refroidissement ; état de refroidissement, comme quand on se rafraîchit subitement après la sueur, avec douleur dans la nuque et dans tous les os ; sensibilité extrême de tout le corps ; douleurs éphémères, erratiques, mais ne cessant que pour se reproduire bientôt, etc., etc.

La plupart des symptômes de *Nux mosch.* sont d'ailleurs, comme ceux de l'arsenic, aggravés par le repos, le froid et l'obscurité, et soulagés au contraire par le mouvement, la lumière du jour et la chaleur.

Les médecins homœopathes ont employé la muscade à peu près dans les mêmes circonstances où l'empirisme avait déjà essayé ce médicament, c'est-à-dire dans les *fièvres adynamiques,* les *rhumatismes* dus à la répercussion de la sueur et surtout dans la *goutte*

---

(1) *Dict. de mat. méd.*, t. IV, p. 536.
(2) *Treat. of the mat. med.*, t. II, p. 204.

rentrée, c'est-à-dire lorsque les douleurs goutteuses ont abandonné les membres pour se fixer à quelque viscère, notamment à l'estomac.

On a dit que la noix muscade convenait principalement aux affections des enfants et des femmes; mais je ne sais jusqu'à quel point cette assertion est fondée. J'ai, pour mon compte, prescrit *Nux mosch.* à des vieillards et à des hommes adultes (des goutteux) avec succès. En définitive, je doute que ce médicament soit jamais d'une très grande utilité, ou tout au moins d'un usage-journalier sous la latitude tempérée que nous habitons. — Le cumin, suivant M. Helbig, en serait l'antidote.

GROUPE V.

TYPE : PULSATILLA. — ANALOGUES : SILICEA — GRAPHITES — CALCAREA CARBONICA — PHOSPHORUS — HEPAR SULFURIS CALCAREUM (1).

CARACTÈRES COMMUNS.

L'action des médicaments qui composent ce groupe porte spécialement sur l'ensemble de l'appareil vasculaire. Tous les symptômes qui leur sont communs-*semblent* dépendre d'un petit nombre de phénomènes primordiaux (*gêne de la respiration, engouement des voies aériennes, battements tumultueux ou irréguliers du cœur*, etc.), concourant à rendre l'hématose incomplète, et d'où résulte :

Pulsations çà et là, isochrones au pouls ;

Coloration en noir et diminution de la fluidité du sang ;

Gonflement des veines et engouement du réseau capillaire, constituant une sorte de pléthore de mauvais aloi ;

Diminution de la chaleur et de l'activité vitales ;

---

(1) *Fer. muriat., Cham. vulgaris* et *Gadus* seront très probablement un jour ajoutés aux analogues de la pulsatille; mais en tout état de cause, *Chamom.* restera toujours le type d'un groupe, attendu la prédominance de quelques symptômes qu'elle possède en dehors des symptômes communs à la pulsatille et à ses analogues.

Congestion du sang vers la tête et engorgement des sinus veineux de cette région ;

Sensation de lourdeur et de plénitude au cerveau ;

Douleur de même nature, accompagnée quelquefois de secousses apoplectiques, soit au centre, soit, mais plus habituellement, dans la moitié droite du cerveau ;

Vertiges et obnubilation comme dans l'apoplexie complète, surtout si la pression atmosphérique est moindre que d'habitude, ce qui arrive, par exemple, à l'approche des orages, au sommet des montagnes, et plus généralement sur tous les lieux élevés ;

Accès de somnolence comateuse, comme dans l'asphyxie (par le charbon, par exemple) après les repas (qui augmentent la fréquence du pouls), l'après-midi ou le soir ;

Obtusion des sens ;

Gonflement des yeux et des glandes lacrymales ; larmoiement ;

Empâtement et amertume bilieuse de la bouche et de la gorge, avec gonflement des glandes salivaires, salivation (au début de l'action), très souvent adypsie, et dans certains cas même répugnance pour les aliments liquides, comme si l'on avait la crainte instinctive d'ajouter encore au trop-plein des vaisseaux ;

Répugnance pour les aliments gras, et surtout pour les graisses proprement dites ;

Plénitude à l'estomac et dans tout le ventre due, à n'en pas douter, à l'engouement veineux du foie, de tout le système de la veine porte, du pancréas, etc. ;

Nausées ; régurgitations rances ; vomissements aqueux ou bilieux ;

Suppression de la sécrétion biliaire, et par suite : constipation, selles décolorées, blanchâtres comme de la glaise ; selles d'aliments indigérés ; ou bien (effet secondaire et définitif, je suis très porté à le croire) : supersécrétion de la bile, et surtout du mucus intestinal ; d'où résultent :

Selles molles, diarrhée passive, sans coliques, qui semble plutôt soulager qu'affaiblir et se prolonge indéfiniment (1) ;

Engouement veineux ou catarrhal de l'appareil génito-urinaire ;

Sorte d'engourdissement, de torpeur des organes génitaux avec

_____

(1) Comme chez les phthisiques, par exemple.

absence d'érections et de volupté (surtout chez les femmes) pendant le coït, ou excitation permanente des mêmes organes (1);

Pesanteur de l'utérus;

Règles retardées malgré les signes évidents d'une fluxion vers la matrice; noires, sortant en caillots, et le plus souvent avancées ou retardées, et en même temps appauvries;

Écoulement de sang par le vagin dans l'intervalle des règles;

Métrorrhagies passives;

Flueurs blanches laiteuses;

Coryza fluent précédé d'enchifrènement, et ordinairement d'irritation à la gorge;

Angine, avec boursouflement de la muqueuse pharyngienne, laryngienne ou trachéale;

Toux grasse précédée de dyspnée, de douleurs et d'embarras à la poitrine;

Douleurs d'abcès dans la poitrine;

Catarrhe opiniâtre, finissant dans certains cas par devenir purulent; hémoptysie; ulcérations des poumons.

Appesantissement et lourdeur des membres et du corps entier;

Douleurs d'abcès dans les membres;

Douleurs erratiques ordinairement distensives; douleurs qui coupent la respiration;

Rougeur bleuâtre, même sans augmentation de la chaleur locale, à certaines parties;

Varices;

Pétéchies;

Efflorescence de taches rouges, papuleuses, à la peau (principalement des côtés de la tête, du visage, du cou et de la poitrine);

Infiltration des pieds;

Abcès (panaris) aux extrémités;

Cauchemars pendant le sommeil;

Nécessité de se coucher la tête plus élevée que le reste du corps;

Douleurs se manifestant particulièrement aux parties sur lesquelles on n'est pas couché, mais vive recrudescence de ces dou-

(1) Peut-être en raison de la compression du cervelet par le sang qui s'y porte en surabondance et y séjourne, comme cela a lieu dans certaines asphyxies : telle est peut-être la raison de l'érotisme si fréquemment observé chez les phthisiques.

leurs, en changeant de position, dans les parties sur lesquelles le corps reposait, etc., etc.

On retrouvera la pulsatille et ses analogues dans plusieurs autres groupes, notamment dans celui qui a pour type l'ipécacuanha.

Hepar sulfuris, qui termine la série des analogues de pulsatille, est celui de tous, en effet, qui s'éloigne le plus de cette dernière. Les symptômes d'*Hepar* semblent tenir, à la fois, des deux éléments qui le constituent, le soufre et la chaux. Aussi est-il antipsorique, bien que je ne l'aie pas mentionné parmi les analogues de *Sulphur*, et forme-t-il une sorte d'intermédiaire entre le groupe qui a pour type ce dernier, et le groupe auquel je l'ai annexé.

MALADIES CORRESPONDANTES.

Affections surtout des femmes ou des hommes de constitution à la fois pléthorique (primitivement) et débile ; maladies organiques du cœur, des artères ou des veines (anévrismes, varices, etc.); congestions passives avec gonflement, sans augmentation de chaleur des parties entreprises ; abcès cutanés ; maladies des voies aériennes ; catarrhe aigu ou chronique ; engouement pulmonaire ; pneumonie ; abcès au poumon ; phthisie tuberculeuse (?) Apoplexie cérébrale (surtout à droite) avec engourdissement, convulsions ou paralysie des membres du côté opposé ; vertige ; céphalalgie ; céphalalgie périodique, surtout lorsque l'accès accompagne, précède ou suit immédiatement l'écoulement menstruel ; ophthalmie ; cataracte ; amaurose (particulièrement de l'œil droit); état variqueux des veines de la cornée et de la sclérotique ; épiphora ; fistule lacrymale ; indigestion de viandes et surtout de graisses ; fièvres bilieuse, pétéchiales, pourprée, miliaire ; typhus ; fièvre typhoïde ; constipation chronique ; lienterie ; diarrhée sans mal de ventre ; diarrhée chronique ; diarrhée nocturne ; prolapsus du rectum ; hémorrhoïdes ; cystite ; catarrhe de la vessie ; rétrécissement de l'urètre ; maux de reins ; gonflement du testicule droit ; métrite ; affections diverses des femmes enceintes ; aménorrhée ; dysménorrhée ; pertes passives ; leucorrhée (ténue ou lactescente); impuissance ; stérilité, cancer au sein ; rougeole, miliaire (à la poitrine); érysipèle erratique ; dartres rouges au visage (couperose); dartres sur les côtés de la tête (avec chute des cheveux); kystes adipeux ; rhumatisme (principalement au cou, aux épaules, au bas du dos, dans les hanches et les ge-

noux); *goutte erratique; ulcères* (aux extrémités); *panaris, verrues; désordres intellectuels* de nature diverse.

Pulsatilla. *Pulsatille.* — Petite plante herbacée du genre Anémone, de la famille des Renonculacées, de la polyandrie polygynie.

La pulsatille croît, dans la plupart des contrées de l'Europe centrale, sur les collines arides et découvertes ou dans les bois sablonneux. On la reconnaît à ses tiges sans feuilles, hautes de trois pouces, portant une collerette découpée au-dessous des fleurs. Celles-ci sont terminales, grandes, composées de cinq pétales, droits, velus en dehors, sans calice et renfermant, au milieu d'étamines et de pistils nombreux, des graines surmontées d'une longue queue soyeuse.

On confond habituellement la pulsatille avec l'anémone des prés. Cependant quelques botanistes protestent contre cette confusion, et M. Spach, entre autres, va jusqu'à faire de ces plantes deux genres différents (1), ce qui me paraît au moins une superfluité, car la seule différence qui existe entre l'anémone des près et la pulsatille est que dans la première les pétales, au lieu d'être droits, sont réfléchis à leur sommet. Les propriétés médicinales de ces deux plantes paraissent être d'ailleurs exactement les mêmes, à cela près, je le suppose, de la nature des lieux où on les récolte.

La saveur des feuilles, de la tige et même de la racine de la pulsatille fraîche est âcre, brûlante et nauséeuse. Le suc en est, diton, vésicant jusqu'au point de produire la gangrène des parties avec lesquelles on le laisserait suffisamment en contact; mais ces propriétés se perdent, en grande partie, par la dessiccation, et les animaux ruminants, tels que les moutons et les chèvres, mangent sans répugnance comme sans inconvénient la pulsatille desséchée, mêlée à d'autres herbes.

On doit à Stoerk les premières observations sérieuses, sinon sur les effets physiologiques, du moins sur quelques effets thérapeutiques de la pulsatille (2).

Applications empiriques. — Stoerk employait surtout la pulsatille dans les maladies chroniques des yeux (*cataracte, amaurose,*

---

(1) *Diction. univers. d'hist. natur.*, article ANÉMONE.

(2) Voy. *Libell. de usu pulsat. nigricantis medico.* Vindeb., 1771, in-8. — Stoerk s'est servi dans ses expériences de l'anémone des prés, très commune dans les environs de Vienne, où au contraire l'*Anem. pulsat.* est rare.

taies de la cornée). Parmi les vingt observations de ce genre qu'il a publiées, la plus remarquable est celle d'une jeune fille atteinte d'une amaurose double depuis sa première enfance, et à laquelle il rendit la vue en deux mois. Il prescrivait simultanément la pulsatille sous deux formes différentes, à savoir en extrait à l'intérieur, et en poudre insufflée dans l'œil, à titre de collyre sec. Cette insufflation causait d'abord une vive douleur, accompagnée d'un larmoiement abondant ; puis les accidents préexistants diminuaient avec elle et finissaient, dans certains cas, par disparaître.

Stoerk ne me paraît pas avoir exactement apprécié l'action de la pulsatille dans les maladies de l'appareil génito-urinaire. Pour lui cette plante était *antisyphilitique*, et c'est en cette qualité qu'il lui aurait vu guérir des *ulcères au pudendum, à la langue et à la gorge ;* des *douleurs artérielles nocturnes* (c'est-à-dire un des symptômes les plus caractéristiques de la pulsatille), des *caries*, et enfin des *condylômes*. Tout cela est possible ; mais ces divers états morbides étaient-ils bien réellement de nature syphilitique ? c'est ce dont le médecin de Vienne ne me paraît pas fournir de preuves suffisantes. La plupart des observations de Stoerk sont d'ailleurs parfaitement expliquées par la pathogénésie de la pulsatille. Ainsi aucun homœopathe ne s'étonnera qu'il ait pu guérir avec l'extrait de cette plante : 1° *un ulcère sordide au pied, avec dartre serpigineuse au cou et à l'épaule ;* 2° une *paralysie du bras droit*, datant de cinq années ; 3° une *paralysie des cuisses ;* 4° une *tumeur blanche au genou ;* 5° enfin, la *mélancolie*.

Murray (1) cite les médecins qui répétèrent avec plus ou moins de succès les expériences de Stoerk. Bergius dit avoir essayé la pulsatille sans succès dans un cas d'*amaurose*, ce qui n'a rien de surprenant (2). Bonnet fut plus heureux. Il trouva dans ce médicament un moyen de guérir des *dartres* qui avaient résisté à tout ce qu'on avait employé jusqu'alors pour les faire disparaître (3). Enfin, à une époque moins éloignée de la nôtre (1808), le docteur J. de Ramm publia plusieurs observations témoignant des bons effets de la pulsatille dans l'*asthme* et la *coqueluche* (4),

---

(1) *Apparatus medicaminum*, t. III, p. 99 et suiv.

(2) *Mat. med.*, p. 491.

(3) Ancien *Journ. de méd.*, t. LVIII, p. 476.

(4) Même collection, t. XVI, p. 604.

maladies contre lesquelles il nous arrive fréquemment à nous-
même de l'employer en vertu de la loi de similitude.

Aujourd'hui la pulsatille est complétement abandonnée des médecins allopathes qui, pour la plupart, vont jusqu'à ignorer qu'aucun de leurs devanciers se soit jamais servi de cette plante, dont
MM. Trousseau et Pidoux ne font pas même mention dans leur
Traité de thérapeutique (1).

Applications homœopathiques. — « L'emploi médicinal de la pulsatille, dit Hahnemann, sera d'autant plus salutaire que dans les
maux auxquels cette plante convient, sous le rapport des accidents
corporels, il y aura en même temps mauvaise disposition de l'esprit et propension au chagrin tranquille ou du moins à la douceur
et à la résignation, surtout si pendant ses jours de santé, le malade était bienveillant et doux (même léger et inconséquent). Elle
convient donc principalement aux complexions lymphatiques, et
par conséquent est peu appropriée aux hommes prompts à prendre
leur parti et précipités dans leurs mouvements, même lorsqu'ils paraissent portés à la bienveillance.

» Ce qu'il y a de plus favorable, c'est que le malade se sente de
temps en temps quelque disposition à être frileux, et qu'il n'éprouve
pas de soif.

» La pulsatille convient chez les femmes, surtout quand leurs
règles ont coutume de retarder de quelque temps, de même aussi
lorsqu'elles sont obligées d'attendre longtemps le soir avant que
le sommeil les gagne, et quand c'est le soir qu'elles se trouvent
le plus mal. Elle sert dans les accidents provenant de l'usage de
la viande de porc (2). »

A cela nous ajouterons : Que l'action générale de la pulsatille
semble corrélative aux effets immédiats ou consécutifs qui pourraient résulter de l'abus non d'aliments gras dans le sens que l'on
donne communément à ces mots, mais de *graisses* proprement
dites; de même que l'arsenic correspond aux abus des crudités,
la noix vomique aux abus des viandes fortes et des boissons

---

(1) Voyez, pour la pathogénésie de la *Pulsatilla*, la *Matière médicale pure* de
Hahnemann, t. III, p. 342. — Des nombreuses pathogénésies que nous a laissées
Hahnemann, celle de la pulsatille est une de celles auxquelles il paraît avoir le
plus coopéré personnellement; aussi est-elle une des plus intéressantes et des
mieux caractérisées de sa matière médicale.

(2) *Loc. cit.*, p. 344.

spiritueuses; que la pulsatille convient surtout aux personnes qui, par la prédominance relative du tissu adipeux dans leur constitution, leur chair blanche, leurs formes arrondies, leur douceur de caractère et leur humeur changeante, offrent les traits saillants du sexe féminin; que ce médicament est particulièrement indiqué lorsque les symptômes moraux et physiques de la maladie présentent une grande mobilité, c'est-à-dire de fréquentes alternatives de tristesse et de gaieté douce, de rougeur et de pâleur du visage, de frissons et de chaleur, de sécheresse et de moiteur à la peau, lorsque enfin les douleurs se déplacent rapidement et sans cause apparente (1).

Il est peu de maladies contre lesquelles on n'ait essayé la pulsatille; mais c'est surtout lorsque existaient un certain nombre des symptômes suivants qu'on a vu son emploi couronné de succès:

Symptômes de *soufre*, de mercure, de quinquina ou de *camomille*, causés par l'abus ou l'usage inopportun de ces médicaments (principalement des eaux sulfureuses); tristesse; envie *de pleurer* ou de rire sans sujet; aversion pour toute espèce de travail; lassitude *avec appesantissement* de tout le corps; inquiétude sur sa santé ou sur ses affaires; *esprit indécis;* caractère peureux (peur de revenants) le soir ou la nuit; *anxiété*, avec appréhension d'une mort prochaine; *anxiété, le soir au lit, comme si l'on se sentait menacé d'une attaque d'apoplexie;* anxiété *avec battements de cœur* et tremblement des membres; çà et là *pulsations artérielles, pénibles, perceptibles au toucher; veines saillantes*, sur les mains par exemple, *même sans chaleur à la peau; varices;* chaleur et rougeur des joues, assez souvent *de la joue droite seulement*, suivies de froid et de pâleur; accès d'évanouissement annoncés par une chaleur subite, une sueur abondante au visage, un obscurcissement de la vue comme par un nuage et le tremblement des membres; *douleurs d'abcès internes* à différentes parties; douleurs *qui coupent la respiration, bien que leur siége soit ailleurs que dans les voies aériennes;* douleurs *erratiques*, avec gonflement des parties entreprises; rougeur violacée de certaines parties, sans augmentation de chaleur, et même avec froid; *engelures; frilosité;* fièvre, ordinairement avec froid suivi de chaleur sèche, ou frissons alternant à

_____

(1) Tous les praticiens savent qu'aucune de ces indications ne doit être prise dans un sens absolu.

courts intervalles avec la chaleur, principalement *le soir au coucher du soleil*, ou l'après-midi ; *adypsie pendant les frissons*, et soif pendant la chaleur, seulement lorsque celle-ci est très intense, ou plutôt encore s'il y a de la sueur ; disposition à suer au moindre effort ; sueur, dans certains cas, d'un seul côté du corps, ordinairement *du côté droit ; somnolence*, quelquefois irrésistible *le soir* ou dans l'après-midi ; *sommeil agité la nuit, avec chaleur sèche ;* réveils fréquents ; rêves désagréables, effrayants ; insomnie avec affluence d'idées hétérogènes et confuses ; *douleurs se manifestant surtout au côté sur lequel on n'est pas couché, et se calmant quelquefois par le décubitus sur la partie malade ;* sommeil comateux avec rêvasseries à haute voix ; sueur abondante et quelquefois fétide pendant le sommeil ; *prurit ardent que le grattement n'apaise pas,* surtout à la poitrine (en haut de la région sternale), aux côtés du cou et au visage ; *éruption de taches rouges papuleuses ; rougeole ; érysipèle erratique ;* éruption causée par une indigestion de graisse, *notamment de graisse de porc ; symptômes alternants,* le plus ordinairement aggravés *par la position assise*, quelquefois par le décubitus, plus rarement par un mouvement doux, presque toujours par le passage d'un air frais à l'air chaud de l'appartement.

Vertiges revenant par accès l'après-midi, *surtout le soir*, plus rarement le matin, *en étant assis, en se baissant, en levant les yeux,* ou même en marchant ; *céphalalgie gravative*, tensive, *pulsative,* avec *sensation de plénitude* à la tête comme dans une indigestion, ou de vide, comme à la suite de veilles et d'excès de table ; *coups vifs et isolés dans la moitié droite du cerveau ;* élancements *partant de l'occiput* et traversant toute la tête ; *céphalalgie nocturne avec nausées ;* céphalalgie pulsative et tiraillante, *qu'une pression exercée avec la main soulage ;* éruption de petites pustules purulentes au cuir chevelu. Bouffissure des yeux ; prurit aux yeux ; *injection des vaisseaux de la sclérotique ; ophthalmie ;* douleur profonde dans les orbites ; *obscurcissement de la vue comme par un nuage ; cataracte ; amaurose ; photophobie ; flamboiement devant les yeux, surtout à l'air.* Afflux de sang vers les organes auditifs ; bourdonnements d'oreilles ; *otorrhée aiguë ; obstruction de l'ouïe ;* tension au visage ; abcès à la racine du nez ; gonflement des glandes salivaires ; odontalgie, avec sensation de plénitude aux gencives, se manifestant surtout l'après-midi ou le soir, ordinairement *aggravée par les boissons chaudes* et soulagée par l'eau froide, quoique l'inverse puisse avoir lieu, mais beaucoup plus rarement; *langue chargée, ageustie; goût* putride, herbacé, *comme de viande gâtée, de graisse rance ou de pus* dans la bouche le matin; goût *amer* dans la bouche *après avoir mangé; répugnance pour le beurre* et le lait; tous les aliments semblent *amers* ou trop salés; *mucus visqueux tapissant comme d'une pellicule l'intérieur de la bouche et la gorge; défaut d'appétit; absence de soif;* nausées et envie de vomir, *comme si l'on avait bu de l'huile;* nausées, avec salivation abondante et mal de tête; hoquet après le repas; répugnance pour la fumée de tabac; rapports après avoir mangé de la pâtisserie, *comme de graisse rance ou de vieux suif;* le soir, *après avoir mangé et s'être mis au lit, vomissements, avec efforts violents, de mucosités aigres, verdâtres,* qui brûlent le pharynx comme ferait du feu; pesanteur à l'estomac; *battements isochrones au pouls, à la région épigastrique;* mal de ventre en marchant; *colique venteuse, surtout le soir, après le repas;* douleur d'abcès sous les fausses côtes, s'étendant jusqu'au sacrum; mal de ventre pinçant, corripiant, *comme si la diarrhée allait s'établir;* mal de ventre *après être allé à la selle; fièvre typhoïde;* fréquentes selles molles mêlées de mucosité; *diarrhée bilieuse* (principalement la nuit); *diarrhée sans aucune douleur; selles de matières blanches*(1); constipation; *hémorrhoïdes borgnes ou fluentes.* Vive sensibilité au toucher de toute la région hypogastrique; pression et élancements à la région de la vessie comme par des vents incarcérés; *ténesme de la vessie;* flux d'urines aqueuses; rétrécissement de l'urètre; urine brune avec sédiment gélatineux ou briqueté; *écoulement muqueux par l'urètre* et *gonflement du testicule droit;* prurit au prépuce et *au scrotum;* le soir et le matin, *excitation de l'appétit vénérien;* douleurs tensives, tractives, semblables à celles de l'accouchement, dans les régions utérine et lombaire; *retard des règles; règles supprimées par une peur;* règles avancées; *règles insuffisantes, ne coulant que pendant le jour;* règles difficiles, bien qu'abondantes, avec *sang noir et en caillots; douleurs spasmodiques dans le bas-ventre, nausées, serrement à la gorge, afflux d'eau à la bouche, obnubilations, envie d'aller à la selle; engourdissement des membres abdominaux pendant les règles;* élancements dans la poitrine pendant les règles; *leucorrhée lactescente.*

(1) Tous les médicaments du groupe pulsatille ont ce symptôme alternant de supersécrétion bilieuse ou de suppression de la bile dans le duodénum, ce qui donne lieu à des selles blanches, couleur de marne.

Coryza avec perte de l'odorat ou mauvaise odeur dans le nez;
écoulement purulent *par la narine droite;* épistaxis pendant le
coryza; *angine catarrhale,* avec céphalalgie, peau moite, brûlante
et absence de soif; *bronchite aiguë; toux surtout le soir et la nuit,*
avec expectoration abondante; toux lorsqu'on est étendu dans son
lit et qui cesse si l'on s'assoit; engouement des poumons; crachats
rouillés; pneumonie; hémoptysie; constriction à la base de la poitrine; expectoration purulente avec fièvre hectique; accès de suffocation, principalement pendant le décubitus; *afflux du sang vers*
le cœur, avec accès d'angoisse; *gonflement des seins comme si le*
lait y affluait. Rhumatisme aigu, avec ou sans gonflement *à la*
nuque, au côté droit du cou et à l'épaule droite; élancements entre
les épaules; roideur douloureuse du dos; *brisement au sacrum*
exaspéré par le mouvement; rhumatisme avec sensation de pesanteur à l'épaule droite; *paralysie du bras droit;* douleur de luxation à la hanche, principalement pendant le retard des règles;
brisement des membres inférieurs; faiblesse des genoux qui rend la
marche vacillante, même sans qu'il y ait de vertige; *gonflement*
autour des malléoles; ulcère au cou-de-pied; térébration dans les
talons; douleur à la plante des pieds, qui semble siéger au périoste
avec insensibilité des parties molles.

Beaucoup de praticiens abusent de la pulsatille dans l'*aménor-*
rhée et la *dysménorrhée.* Il leur suffit, pour ainsi dire, qu'une
maladie coïncide avec ces symptômes pour qu'ils croient ce médicament indiqué. Quelquefois, ce qui est plus abusif encore, on
s'imagine conjurer une maladie qui se manifeste peu avant
l'époque présumée des règles, en activant à l'aide de la pulsatille
l'apparition de celles-ci. La pulsatille ne convient réellement dans
l'aménorrhée qu'autant que cet état s'accompagne d'une fluxion
évidente vers l'utérus, et dans la dysménorrhée qu'autant que le
peu de sang qui apparaît est noir et sort en caillots.

La camomille, le soufre, le café et la noix vomique sont les principaux antidotes de la pulsatille. Mais lorsque cette dernière,
administrée intempestivement, a surtout porté sur les voies
aériennes, l'expérience m'a prouvé que le meilleur antidote était
alors *Calcarea phosphorata.*

Silicea. *Silicea, Pierre à fusil, Caillou blanc décarbonaté,*
Oxyde de silicium ou Acide silicique, etc. — Bien que dans

quelques anciens traités de matière médicale, il soit question de la silice et de ses composés sous la dénomination vague de *terræ siliceæ*, la nullité complète des documents allopathiques relatifs à cette substance nous autorise à la considérer comme un médicament nouveau, c'est-à-dire dont l'introduction dans la thérapeutique appartient exclusivement à l'homœopathie. Quel parti d'ailleurs aurait pu tirer l'ancienne médecine d'un minéral très probablement inerte dans les conditions où la nature le fournit? Je me contente néanmoins de dire *très probablement*, car il ne m'est pas absolument démontré que la silice réduite en poudre très fine, et ingérée sous cette forme dans les voies digestives, soit nécessairement dénuée de toute action sur l'économie. Ce serait une expérience à faire; expérience au surplus dont je n'attacherais qu'un prix médiocre à connaître les résultats.

M. Auguste Rapou, dans son *Histoire de la doctrine médicale homœopathique*, appelle quelque part la sépia : « la *pulsatille des maladies chroniques;* » or c'était la silice et non la sépia que M. Rapou aurait dû nommer ainsi. Je connais, en effet, peu de médicaments qui aient entre eux plus d'affiliation qu'il n'en existe entre la silice et la pulsatille. C'est au point que je me suis demandé si la première ne ferait point partie des éléments actifs de la seconde : supposition qui ne présente rien en soi de trop déraisonnable, attendu que la pulsatille, comme toutes les autres anémones, affectionnant les terrains *sablonneux* et y croissant habituellement, il n'y aurait rien d'impossible à ce que ces plantes s'assimilassent le principe dominant du sol qui les nourrit. Mais ce n'est là, je le reconnais, qu'une hypothèse très hasardée, puisqu'elle n'a pas même pour base des données fournies par l'analyse chimique (1).

Quoi qu'il en soit, si l'on compare attentivement et symptôme à

(1) L'analyse de la pulsatille a été faite plusieurs fois, notamment par Vauquelin et par Schwartz ; malheureusement ces chimistes se sont bornés à en rechercher les principes immédiats et n'en ont pas déterminé les éléments constitutifs. Une substance blanche, cristalline, insipide, volatile, inflammable, à laquelle ils ont donné le nom d'*anémonine* et qu'ils considérèrent comme le principe actif des anémones, a particulièrement fixé leur attention. Mais l'anémonine contient-elle de la silice ? C'est ce que j'ignore.

Il serait assez curieux de savoir si le vin blanc de Bourgogne *à bouquet de pierre à fusil* dont les vignerons de la Côte-d'Or boivent chaque matin, *pour se*

symptôme les effets purs de la silice et ceux de la pulsatille, on
est frappé de l'analogie, et quelquefois même de la complète similitude que ceux-ci présentent avec ceux-là. Mais si de l'étude
comparative de la pathogénésie de la silice et de celle de la pulsatille nous passons à l'examen des faits cliniques qui se rapportent
à ces deux médicaments, c'est alors que l'identité de leur action
générale ressort pour nous d'une manière plus saisissante encore.

De toute évidence la silice correspond aux formes chroniques
des maladies que la pulsatille combat avec le plus de succès à
l'état aigu : afflux du sang vers la tête, plus spécialement à la
tempe droite ou au vertex ; mal de tête quotidien ; photophobie ;
larmoiement ; ageustie ; répugnance pour les aliments gras , avec
goût de rance ou d'huile dans la bouche ; affections catarrhales des
voies aériennes ; gonflement latéral droit de la nuque et du cou ;
douleur rhumatismale à l'épaule droite, dans le dos et dans le sacrum ; engourdissement des membres ; douleur de panaris ou d'engelures ; suppression des règles avec battements de cœur ; gônfle-
ment du bas-ventre, etc. , etc. Il est à remarquer toutefois que les
symptômes de la silice diffèrent de ceux de la pulsatille, en cela
qu'ils sont plus continus, plus profonds et plus persistants. C'est
ainsi que les sécrétions muqueuses, excitées par la pulsatille, deviennent aisément purulentes sous l'influence de la silice. Cette
dernière présente aussi deux ordres de phénomènes qui, à des degrés et sous des aspects différents, appartiennent à la plupart des
médicaments énergiques : ce sont d'une part une sorte de défaillance intérieure avec besoin de réparer ses forces en mangeant ,
faim canine, etc. ; d'autre part des crises nerveuses, plus ou moins
étranges et qui semblent se rattacher à cette sensation d'épuisement. Au moins m'a-t-il semblé que cette coïncidence entre un
besoin impérieux de manger et les accidents nerveux était, dans le

---

guérir de la pituite, ne contiendrait pas aussi de la silice. A la vérité, je ne suis
pas convaincu de l'efficacité de ce vin blanc contre la maladie que les paysans
bourguignons nomment la pituite ; mais ce dont je suis beaucoup plus sûr, c'est
qu'il la leur donne. Tout autre vin, dira-t-on, produirait le même effet. Cela ne
serait pas impossible. Cependant il est hors de doute que les propriétés des végétaux sont jusqu'à un certain point subordonnées à la composition chimique
du sol dans lequel ils croissent. Qui pourrait donc affirmer que ces propriétés ne
résultent pas en partie des sels calcaires ou autres inhérents aux divers terrains et
naturellement dynamisés par le mécanisme de l'assimilation végétale ?

traitement des névroses, une des plus sûres indications de la silice.
Et j'ai constaté de plus que toutes les affections nerveuses contre
lesquelles ce médicament a le plus de chance de succès sont
réveillées ou se manifestent avec un surcroît de violence, toutes les
fois que, par suite de circonstances fortuites, d'une fantaisie, ou
des prescriptions d'un médecin à système, les malades ont été
condamnés à subir l'abstinence.

Ce sont là d'ailleurs, avec la soif, et la prédominance des symptômes, le matin au réveil plutôt que dans l'après-midi ou le soir,
les principaux traits différentiels de la silice et de la pulsatille.
Mais en ce qui concerne l'action générale de ces deux médicaments
sur l'appareil vasculaire sanguin, elle est sinon la même, du moins
de même nature. Peut-être néanmoins celle de la silice porterait-
elle plus spécialement que celle de la pulsatille sur le système capillaire.

Enfin, un certain nombre d'expériences que j'ai le regret de
n'avoir pas poussé assez loin tendraient à me faire croire que la pathogénésie de *Silic.* se rapprocherait d'autant plus de celle de
Pulsat., qu'elle serait établie sur les effets purs du premier de ces
deux médicaments pris à dilutions plus basses.

Voici d'ailleurs, d'après Hahnemann (1), la liste des symptômes
qui indiquent surtout l'emploi de *Silicea.* La très grande majorité
de ces symptômes appartient aussi bien à la pulsatille qu'à
la silice, ainsi qu'il est facile de s'en convaincre en les rappro-
chant de la pathogénésie de celle-là :

Propension à la colère ; *mauvaise humeur ;* aversion pour le
travail ; surexcitabilité ; dépit et contrariété à la moindre occasion ; découragement ; agitation ; défaut de mémoire ; *malaise en
lisant et en écrivant ; incapacité de penser ;* étourdissement ; sorte
d'ivresse, le soir ; vertige qui oblige à se tenir ; chaleur dans la
tête ; mal de tête en s'échauffant ; *céphalalgie depuis la nuque jusqu'au vertex,* qui empêche de dormir la nuit ; *mal de tête quotidien ;* déchirement avec chaleur au front, pendant la matinée ;
pesanteur au front depuis midi jusqu'au soir ; douleur tiraillante
dans la tête ; douleur dans la tête comme si elle allait éclater ; céphalalgie pulsative ; migraine ; déchirements et élancements dans

(1) Voyez, pour la pathogénésie de *Silicea,* le *Traité des maladies chroniques,*
t. III, p. 431.

les yeux et les os de la face ; *sueur à la tête, le soir ;* croûtes humides et pruriteuses à la tête ; élévations tuberculeuses sur la peau de la tête ; *chute des cheveux ; presbytie ;* photophobie ; *aveuglement par la lumière du jour ;* cataracte ; *taches noires qui voltigent devant les yeux ;* sorte de voile gris devant les yeux ; *amaurose ;* étincelles devant les yeux ; faiblesse des yeux ; confusion des lettres en lisant à la lumière artificielle ; accès d'aveuglement subit ; nécessité de recourir aux lunettes pour lire et écrire ; fistule lacrymale ; *larmoiement au grand air ;* déchirement dans les yeux ; *suppuration des yeux qui colle les paupières le matin ;* rougeur des yeux avec douleur dans leurs angles ; inflammation des yeux ; bruits dans les oreilles ; *dureté de l'ouïe ;* douleur térébrante dans les oreilles ; élancements de dedans en dehors dans les oreilles ; éruption boutonneuse sur le nez ; rougeur du bout du nez ; éruption boutonneuse dans le nez ; *sensation pénible de sécheresse dans le nez ;* obstruction des deux narines ; anosmie ; *épistaxis ;* fendillement de la peau du visage ; chaleur à la face ; gonflement osseux à la mâchoire inférieure ; tiraillement et élancement pendant la nuit dans la mâchoire inférieure ; roideur dans le cou qui empêche de fermer les mâchoires ; ulcération à la partie rouge de la lèvre inférieure ; dartre au menton ; gonflement des glandes sous-maxillaires ; fouillement et élancement dans les dents ; douleur térébrante dans les dents ; douleur déchirante dans les dents et la joue entière, jour et nuit ; secousses dans les dents en les suçant avec la langue ; odontalgie déchirante qui se dirige vers l'oreille en mangeant ; saignement de la gencive ; sécheresse dans la bouche ; *cuisson à la langue ; ageustie ;* mucosités continuelles dans la bouche ; *amertume de la bouche* le matin ; rapports ; rapports aigres ou de graisse rance ; rapports ayant le goût des aliments ; nausées le matin ; *nausées continuelles et vomissement ;* nausées après tous les mouvements qui échauffent ; nausées après avoir mangé ; vomissement après avoir bu ; nausées tous les matins, avec douleur dans la tête et les yeux, en tournant ceux-ci ; impossibilité de digérer la viande ; *envie de vomir avec frisson ; grande soif ;* tout ce qu'il mange lui répugne ; répugnance pour les choses cuites ; *dégoût pour la viande ;* l'enfant refuse le sein et vomit dès qu'il le prend ; *pesanteur d'estomac ;* pesanteur d'estomac après avoir bu rapidement ; *douleur au creux de l'estomac en appuyant dessus ; étreinte au creux de l'estomac ; mal d'estomac, depuis des années*, après avoir mangé ; plénitude après avoir mangé ; dureté et gonflement à la région hépatique ; dureté et gonflement du ventre, à droite et dans le milieu, au-dessus de l'ombilic avec dureté en y touchant ; tension et dureté du ventre chez les enfants ; gonflement du bas-ventre ; ardeur dans le bas-ventre ; borborygmes dans le ventre, en remuant le corps ; *déplacement de vents ;* émission difficile de vents ; hernie inguinale douloureuse ; pincements dans le ventre ; tranchées dans le ventre ; *tranchées dans l'hypogastre, sans diarrhée ;* colique de constipation ; mal de ventre avec diarrhée ; fièvre vermineuse chez les scrofuleux ; plusieurs selles féculentes par jour ; constipation ; paresse du ventre ; resserrement du ventre avec beaucoup d'inutiles envies d'aller à la selle ; prurit à l'anus ; miction fréquente ; *pissement au lit, la nuit ;* absence des désirs vénériens et faiblesse des organes copulateurs ; fréquentes idées lascives involontaires ; excès d'appétit vénérien ; prurit au prépuce ; *règles trop abondantes ;* cessation des règles pendant plusieurs mois ; règles trop hâtives et trop peu abondantes ; écoulement de sang par la matrice pendant la lactation ; flueurs blanches âcres, excoriantes ; *flueurs blanches en urinant ;* fleurs blanches avec tranchées dans le ventre, à la région ombilicale ; *prurit à la vulve.*

Éternument incomplet ; *éternuments immodérés ou trop fréquents ; obstruction du nez depuis des années ; enchifrènement, coryza continuel ;* coryza fréquent ; coryza qui fait cesser un enchifrènement chronique ; *enrouement ;* asthme pendant le repos ; *asthme en travaillant ;* asthme en marchant vite ; respiration bruyante en marchant vite ; perte de la respiration en se couchant sur le dos ; perte de la respiration en se baissant ; perte de la respiration en courant ; perte de la respiration en toussant ; *toux, avec crachement de pus ; toux* avec crachats muqueux ; toux suffocante la nuit ; *oppression de poitrine ;* oppression de poitrine en toussant et en éternuant ; battement dans le sternum ; élancements de la poitrine au dos ; élancements au-dessous des côtes gauches ; mal de reins ; tiraillement spasmodique dans le sacrum qui oblige de se coucher et ne permet pas de se redresser ; élancements dans le dos ; déchirement dans le dos ; courbature au tronc ; élancement dans les lombes, en se tenant assis et couché ; douleur contusive entre les omoplates ; faiblesse dans le sacrum, le dos et la nuque ; gonflements glandulaires à la nuque ; douleur d'engourdissement dans le bras sur lequel

on est couché ; pesanteur du bras ; impossibilité de tenir longtemps
le bras levé ; faiblesse et tremblement du bras, à la suite d'un léger
travail ; douleur tiraillante dans le bras ; rhumatisme dans les bras ;
verrues au bras ; commencement de paralysie à l'avant-bras ; la main
laisse tomber les objets qu'elle saisit ; élancements pendant la nuit
dans l'articulation de la main, qui remontent jusque dans le bras ;
fourmillement dans les doigts ; douleurs dans les articulations des
doigts en les comprimant ; *roideur et défaut de force dans les
doigts;* panaris ; tiraillement et roideur dans les jambes ; pression
dans les muscles de la cuisse ; enflure du genou ; douleurs tiraill-
lantes dans les jambes ; engourdissement des mollets ; engourdissement des pieds, le soir ; le soir, après avoir travaillé, crampes
du mollet ; élancement dans la malléole en appuyant le pied à
terre ; *froid aux pieds* ; *sueur aux pieds ;* suppression de la sueur
des pieds et froid aux pieds ; fétidité des pieds ; enflure des
pieds ; chatouillement voluptueux à rendre furieux en grattant
doucement un petit point de la plante du pied ; tubercules cutanés
durs et douloureux à la plante du pied ; cors aux pieds ; élancements dans les cors ; ulcération au gros orteil, avec douleur lancinante ; révolution de sang et soif après avoir bu un peu de vin ;
propension aux efforts ; sueur en marchant doucement ; *promptî-
tude à se refroidir,* en se découvrant les pieds ; fétidité des ulcères ;
prurit par tout le corps, aux jambes, avec une mauvaise mine ;
ulcère prurient à la cuisse et à la cheville ; charbon ; élancements
pendant la nuit dans toutes les articulations ; convulsions dans les
membres, jour et nuit ; épilepsie ; rhumatisme dans les bras et
les jambes ; engourdissement des membres ; faiblesse dans les
membres, le soir ; courbature dans les membres, le soir ; faiblesse
nerveuse ; prostration générale ; tendance à se trouver mal en restant couché sur le côté ; envie de dormir l'après-midi ; fréquents
bâillements ; sommeil tardif, le soir dans le lit ; sommeil très léger
pendant la nuit ; beaucoup de rêves et fréquents réveils ; *beaucoup
de rêves toutes les nuits; rêves inquiétants;* ronflement en dormant ; sursauts pendant le sommeil ; parler en dormant ; sueur la
nuit ; visions effrayantes pendant la nuit ; sécheresse du nez, la
nuit ; fréquents frissons tous les jours ; sueur abondante et aigre ,
la nuit.

La silice, jusqu'à présent, a surtout été employée dans les maladies chroniques ; mais il est aussi beaucoup d'affections aiguës.

contre lesquelles elle peut être franchement indiquée. Il n'est peut-être pas de médicaments dont je fasse un plus fréquent usage, et il n'en est positivement aucun qui m'ait rendu de plus grands services. Voici quelques unes des maladies, où j'ai eu surtout à m'en louer : 1° *Rougeole*, à son début, *avec soif*, céphalalgie pressive et étourdissements *le matin*. 2° *Apoplexie cérébrale*, avec perte de connaissance, précédée (pendant trois ou quatre jours) de céphalalgie étourdissante, d'*élancements profonds à la région pariétale droite* et de douleurs à la fois *gravatives et crampoïdes dans les bras*, et suivie d'une paralysie presque complète (du mouvement et de la sensibilité) du bras et du membre abdominal gauches, chez une jeune femme de petite taille, *très grasse*, blonde, à peau blanche et rose, d'un caractère vif, irascible, enfin, mère déjà de quatre enfants, *dont elle allaitait le dernier*. Chez cette intéressante malade, pour laquelle je ne fus appelé que le lendemain de l'accident principal (l'hémiplégie), la silice dissipa *en deux jours* tous les accidents, à commencer par la céphalalgie qui subsistait encore. 3° *Métrorrhagie* continuelle (depuis six semaines) chez une femme brune, *grasse* et vigoureuse. Cette femme, qui était blanchisseuse à Grenelle, et que je vis à peine trois ou quatre fois en tout à mon dispensaire, attribuait sa maladie à l'immersion prolongée des pieds dans l'eau froide. Dès la première semaine *Silicea*, qui arrêta l'hémorrhagie presque instantanément, amena une telle amélioration et produisit un tel changement dans l'habitude physique de la malade, que j'avais peine à la reconnaître la semaine suivante : elle ne prit pas d'autres médicaments. 4° *Stérilité*, avec abaissement de l'utérus, antéversion et légère induration du col, règles avançant chaque mois de sept à huit jours, peu abondantes et douloureuses ; douleur *pulsative* à la région de l'ovaire droit, qui rendait la station impossible ; chaleur incommode à la peau de la région hypogastrique, tandis que les pieds et les genoux étaient glacés, surtout la nuit ; *absence totale de volupté pendant le coït, sans qu'il y eût toutefois répugnance pour les rapports conjugaux*, chez une jeune dame très brune, mais dénuée d'embonpoint. Ce fait, que j'aurai probablement un jour l'occasion de publier *in extenso*, offre surtout ceci de remarquable, que *pendant plus de trois mois* la silice *administrée sans interruption*, à des dilutions diverses, il est vrai, produisit une amélioration régulièrement progressive, et qui ne se démentit pas un seul instant jusqu'au jour où la *malade devint enceinte* (1). 4° *Avortement*. Une jeune dame, blonde, vive, impressionnable, mariée depuis dix mois, enceinte de sept mois et demi, après avoir éprouvé pendant quelques jours de l'embarras à la tête et une douleur sourde à la région lombaire, est prise à la suite d'une promenade un peu longue et de quelques émotions morales désagréables de violents maux de reins qui ne tardent pas à dégénérer en douleurs d'enfantement. Les contractions de l'utérus étaient sensibles à la main ; un peu de sang rosé paraissait à la vulve. *Silicea* fit cesser immédiatement tous les accidents, et cette dame passa très bien les six dernières semaines de sa grossesse. 6° *Céphalalgie pressive continuelle* de haut en bas (sur toute la tête), avec *prurit intermittent à la vulve*, sans autres symptômes appréciables, chez une dame de quarante ans, blonde, apathique, à teint rosé et *très grasse*. 7° *Affections chroniques du cœur.*

En général, et contrairement à l'opinion que paraissent avoir beaucoup d'homœopathes, la silice convient principalement aux sujets *lymphatico-sanguins*, plutôt qu'à ceux qui sont seulement *lymphatiques* ou *cachectiques*. Un contraste remarquable existe à cet égard entre ce médicament et la sépia et ses deux analogues. Aussi ai-je eu plusieurs fois l'occasion de constater que la sépia, le copahu ou l'alumine, s'étaient montrés particulièrement funestes à des personnes au tempérament desquelles était essentiellement appropriée la silice, qui, en effet, les avait guéries. Cependant il est certaines maladies chroniques dans le traitement desquelles il peut convenir d'employer alternativement *Silic.*, *Sep.* et *Alum.*; mais cette combinaison n'est jamais salutaire aux malades de tempérament sanguin, ou sanguin nerveux. La sépia suppose toujours, comme l'arsenic ou le mercure, un *fond hyposthénique*, s'il est permis de parler ainsi, dans les affections auxquelles elle est applicable ; ce qui est généralement l'inverse pour les médicaments du groupe *Pulsatille*.

Le soufre est l'antidote de la silice, comme il est un de ceux de la pulsatille ; mais le foie de soufre calcaire couvre mieux et neutralise plus complétement les symptômes de celle-là.

---

(1) Elle était mariée depuis deux ans et avait déjà suivi, l'année précédente, un traitement homœopathique qui n'avait pas sensiblement amélioré son état.

Graphites. *Graphite, Plombagine, Mine de plomb, Percarbure de fer.* —Substance d'un gris noirâtre, à reflets métalliques, grasse au toucher, insipide, inodore, et dont on se sert pour fabriquer les crayons noirs, dits crayons d'Angleterre.

Le graphite n'est pas plus un minerai de plomb qu'un carbure de fer : on le considère aujourd'hui comme du carbone pur ou presque pur, c'est-à-dire auquel seraient mêlés, mais non combinés, et cela dans une proportion infime, des atomes de fer natif. « La première idée d'employer cette substance en médecine, dit Hahnemann, est due au docteur Weinhold, qui y fut conduit dans son voyage en Italie, en voyant que les ouvriers d'une fabrique de glaces, à Venise, l'employaient extérieurement contre les dartres : il les imita, et décrivit les résultats auxquels il est arrivé (1). » Dès cette époque, et peut-être même avant la publication du mémoire de Weinhold (2), Ruggieri employait déjà le graphite intérieurement et extérieurement, dans le cas où le recommande le médecin allemand. Peu de temps après (1812), Hufeland mentionna dans le troisième Rapport de l'Institut polyclinique de Berlin l'observation d'une dame de quarante et un ans, guérie par l'usage interne et externe de la plombagine d'une *couperose* qui avait résisté à tous les moyens employés jusque-là. Enfin, en 1817 et 1818, le même praticien publia plusieurs faits du même genre.

Quant aux allopathes français, je ne sache pas qu'aucun d'entre eux ait fait usage du graphite, à l'exception du docteur Marc, qui a publié (3) quelques observations tendant à confirmer celles de Weinhold, de Ruggieri et de Hufeland, touchant l'efficacité de ce médicament dans certaines maladies chroniques de la peau. Mais, ainsi que l'observe judicieusement Hahnemann, il s'en faut bien que l'emploi du graphite doive être limité, comme le pensaient ces médecins, à la thérapie de quelques espèces de dartres (4).

Plus on étudiera la pathogénésie du graphite, plus on se con-

(1) *Doctrine des malad. chron.*, t. II, p. 226.

(2) *Le graphite considéré comme moyen curatif contre les dartres* (en allemand). Leipzig, 1809 ; 2ᵉ édition, Meissen, 1812.

(3) *Bibliothèque médicale*, t. XLV, p. 109.

(4) Voyez, pour la pathogénésie de ce médicament, les *Maladies chroniques* de Hahnemann, t. II, p. 230.

vaincra de l'intimité des rapports qu'elle présente avec celles de la pulsatille et (surtout peut-être) de la silice. Ainsi :

Humeur anxieuse, indécise et changeante ; aversion pour le travail ; vertiges avec obnubilation ; sorte d'ivresse le matin ; sensation de plénitude ou de vide dans la tête ; somnolence dans la journée ; coups vifs, isolés, profonds dans la moitié droite du cerveau ; flamboiement devant les yeux ; suspension de la faculté visuelle ; photophobie ; larmoiement à l'air ; odeur fétide dans les narines ; coryza purulent ; chaleur erratique à la face ; éruption rouge, papuleuse, ou analogue à des piqûres de puce, à la face et sur tout le corps ; goût amer dans la bouche ; répugnance pour les aliments liquides ; soif (plus rarement) ; nausées le matin ; rapports rances ; répugnance pour les aliments gras ; pression et battements à l'épigastre ; selles molles, ténues, rubanées, incomplètes et fréquentes ; douleur dans le ventre après la selle ; gonflement du bas-ventre ; hémorrhoïdes ; ténesme de la vessie, suivi de flux d'urine aqueuse ; aménorrhée et dysménorrhée ; leucorrhée aqueuse ; gonflement du testicule droit ; prurit et gonflement à la moitié droite du scrotum ; excitation de l'appétit vénérien ; absence de volupté pendant le coït ; impuissance ; engouement catarrhale des voies aériennes ; battement de cœur ; battements artériels çà et là ; douleurs d'abcès profonds ; gonflement des veines ; douleurs erratiques ; douleurs dans les parties sur lesquelles on n'est pas couché ; faiblesse dans les membres avec pesanteur aux parties entreprises ; hémiplégie ; rhumatisme à la nuque avec gonflement du côté droit du cou ; brisement au sacrum ; enflure des pieds ; sueur, pendant la nuit, d'odeur urineuse ; envie de dormir pendant la journée ; sommeil troublé par des rêves, etc., etc., sont autant de symptômes qui n'appartiennent pas moins au graphite qu'à la pulsatille et à la silice. J'ajoute que les maladies auxquelles correspondent ces trois médicaments sont nominalement les mêmes. Je laisse donc au lecteur le soin de déterminer leurs caractères différentiels et d'établir, relativement à leurs applications, les nuances symptomatiques qui peuvent décider de la préférence que peut, suivant les cas, mériter chacun d'eux.

Il n'est pas douteux pour moi que le graphite ne soit susceptible d'être utilisé dans les affections aiguës, tout aussi bien que dans les maladies chroniques. Et, quoique jusqu'à présent il ne me soit pas encore arrivé de le prescrire dans la *rougeole*, je n'en suis pas moins convaincu qu'il peut se présenter des cas où, dans le traitement de cette maladie, il serait mieux indiqué que tout autre agent thérapeutique.

« Quand il y a, dit Hahnemann, constipation chronique, et qu'un retard de quelques jours dans les règles fait naître des accidents, on ne peut souvent se dispenser de recourir au graphite. »

L'arsenic et la noix vomique seraient, suivant Hahnemann, les antidotes de ce médicament.

Calcarea carbonica. *Chaux carbonatée, Sous-carbonate de chaux, Marbre blanc,* etc.

L'insolubilité presque absolue de ce sel aurait dû éloigner les anciens médecins de l'idée d'en faire un médicament. Cependant plusieurs substances qui, telles que la craie, la coquille d'œuf, l'écaille d'huître, ou les concrétions connues sous la dénomination très impropre d'*yeux d'écrevisse*, ne sont, en définitive, que des variétés de chaux carbonatée, ont autrefois joui d'une certaine célébrité en thérapeutique. Il serait ici hors de propos de rechercher ce qu'il y avait de vrai ou d'imaginaire dans les vertus médicinales attribuées à ces substances, qui d'ailleurs étaient trop rarement administrées sans mélange d'autres drogues, pour qu'il fût bien possible de préciser les effets qui leur appartenaient en propre. Mais parmi les préparations calcaires anciennement usitées, il en est une dont l'appréciation offre moins de difficultés, et dont l'histoire peut être, jusqu'à un certain point, considérée comme la tradition empirique de notre *Calcarea carbonica :* je veux parler de l'*eau de chaux.* Ce n'est pas que je prétende qu'il existe entre les effets physiologiques et thérapeutiques de l'eau de chaux et notre chaux carbonatée une identité complète; mais enfin, lorsque Hahnemann lui-même a reconnu qu'il existait entre les symptômes purs du carbonate de chaux et ceux de l'acétate de chaux assez d'analogie pour qu'il crût convenable de relater les uns et les autres dans une pathogénésie commune (1) , il nous est bien permis d'admettre qu'entre les propriétés générales de l'eau de chaux et celles de la chaux carbonatée, la différence n'est pas énorme. J'ajouterai d'ailleurs que cette hypothèse est d'autant plus légitime, que l'eau de chaux, pour peu qu'elle reste exposée à l'air,

---

(1) En indiquant, il est vrai, par des astérisques, les symptômes du *Calc. acetic.*

en absorbe l'acide carbonique de telle façon, qu'une pellicule de
sous-carbonate se forme très promptement à sa surface. Il est donc
au moins curieux de rechercher aujourd'hui jusqu'à quel point les
applications empiriques de ce médicament coïncident avec la pathogénésie de la chaux carbonatée.

L'eau de chaux paraît avoir été employée en médecine dès la
plus haute antiquité. Hippocrate en fait mention dans plusieurs
de ses livres (1), et la préconise dans plusieurs maladies, notamment contre la *lèpre*. Fabrice d'Aquapendente la recommandait
en fomentation dans les *hydropisies enkystées*. D'après Gmelin (2),
Monro la prescrivait intérieurement et extérieurement contre la
teigne; Bell contre les *verrues molles et suppurantes*, et généralement contre les *exanthèmes chroniques humides* (3) ; Gutanner
contre les *anciennes gonorrhées;* Jaeger contre le *panaris ulcéré*.
Morton (4), Boerhaave (5), Graham (6) considéraient l'eau de chaux
comme un des meilleurs remèdes à opposer aux *ulcérations scrofuleuses ou scorbutiques de la bouche, des organes génitaux et des membres*. L'eau de chaux pour ces médecins était, suivant leurs expressions, un *dessiccatif*, un *astringent*, un *fondant* et un *antiseptique*
(sans doute parce qu'ils avaient remarqué qu'elle faisait cesser la
mauvaise odeur des ulcères, ce qui est, en effet, *dans certains cas*,
une de ses propriétés). Ils la recommandaient en conséquence dans
les *diarrhées chroniques*, le *cancer ulcéré*, la *gangrène*, etc. Dans
une multitude de cas, au dire de Gmelin (7), on a vu la *pituite*
(c'est-à-dire probablement le catarrhe chronique des voies aériennes) céder à l'usage suffisamment prolongé de ce médicament :
assertion que confirmèrent ultérieurement les observations de Mon-
ginot, qui prétendit en outre avoir eu beaucoup à se louer de l'emploi de l'eau de chaux dans la *coqueluche* (8).

Enfin l'eau de chaux a encore été préconisée dans les *affections*

(1) Particulièrement au livre II des *Épidémies*, sect. 5.

(2) *Apparat. medic.*, t. I, p. 11 et suiv.

(3) Voy. les sympt. 1475 et suiv. de la pathogénésie de *Calc. carb.*

(4) *Opera medica*, édit. de Genève, p. 148.

(5) *Elem. chem.*, t. II, p. 316.

(6) Voy. *Medical observations by a society of physicians.* London, 8 vol., t. I,
p. 286.

(7) *Loc. cit.*, p. 13.

(8) *Journ. gén. de méd.*, t. XLIV, p. 290.

rhumatismales et *goutteuses*, dans la *fièvre vermineuse* et les *fièvres intermittentes*.

Notons d'ailleurs que les partisans les plus déclarés de la solution calcaire, nonobstant les succès qu'ils lui attribuaient dans les maladies dont l'énumération précède, s'accordaient tous sur ces points : 1° qu'elle ne convenait jamais que dans les formes chroniques de ces maladies ; 2° qu'elle était toujours contre-indiquée lorsqu'il y avait fièvre inflammatoire ou inflammation franche de quelque organe important ; 3° qu'elle était mal supportée par les individus de tempérament sec et disposés aux spasmes ; 4° enfin, qu'elle pouvait être nuisible au début de la dyssenterie, ou lorsqu'il existait une congestion sanguine vers la tête ou les reins (1). Évidemment la plupart de ces contre-indications ne reposaient que sur des préjugés allopathiques. Il suffisait qu'on eût vu l'eau de chaux, administrée à contre-temps, déterminer (ce qui devait arriver souvent) des spasmes, de la fièvre, des congestions à la tête ou aux reins, etc., pour qu'on la supposât nécessairement funeste dans tous les cas où ces symptômes existaient.

Aujourd'hui l'eau de chaux, bien déchue de son ancienne renommée, n'est plus guère employée qu'à titre de *lithontriptique*, c'est-à-dire à l'effet de transformer en urate de chaux soluble les calculs d'acide urique, procédé iatro-chimique dont je n'oserais pas garantir les succès. Un petit nombre de médecins, néanmoins, parmi lesquels je dois citer M. Bretonneau, ont essayé de mettre à profit, à l'égard de l'eau de chaux, quelques unes des traditions des siècles passés. M. Bretonneau s'en sert dans la *diarrhée chronique*, particulièrement lorsqu'il soupçonne l'existence d'ulcérations à l'intestin grêle et surtout au rectum.

Telle est donc, très abrégée, l'histoire médicinale de l'eau de chaux, histoire fort peu connue, j'ose l'affirmer, de la plupart des médecins allopathes, mais sur laquelle, à n'en pas douter, avait depuis longtemps médité Hahnemann, lorsqu'il se décida à l'éclaircir en expérimentant l'écaille d'huître dynamisée (2).

La *Calcarea* est un des médicaments que les homœopathes eux-mêmes ont souvent le tort d'employer empiriquement, dans les

_____

(1) Gmelin, *loc. cit.*, p. 23.

(2) Voyez, dans ses *Maladies chroniques*, t. I, p. 545, cette intéressante pathogénésie.

maladies chroniques, le plus habituellement, avec l'espérance de modifier, sans qu'ils sachent trop comment, une diathèse ancienne ou congéniale. Quelques rares succès ne suffisent point pour justifier une pareille méthode, à laquelle, dans aucun cas, je ne saurais adhérer. Je sais très bien que le carbonate de chaux, comme le phosphore ou l'acide phosphorique, c'est-à-dire comme toutes les substances qui entrent en proportion considérable dans la composition du corps humain, exercent sur l'organisme une action profonde et persistante; mais c'est là, ce me semble, une raison de plus pour qu'il ne soit jamais administré au hasard.

En général, la chaux, lorsque les symptômes de la maladie l'indiquent, convient principalement aux enfants blonds et gras, maussades et pleureurs, avec l'apparence habituelle d'une certaine vigueur, ou chez lesquels le travail de l'ossification s'effectue difficilement; aux jeunes gens obèses; aux adultes des deux sexes, blonds, avec des yeux bleus, disposés aux affections catarrhales subaiguës et aux rhumatismes chroniques; aux femmes à peau blanche, de caractère doux ou indifférent, chez lesquelles les règles avancent d'ordinaire et sont abondantes, et qui sont sujettes à éprouver soit après les repas, soit pendant la promenade, pour peu que l'air soit frais, de la chaleur au visage et de la rougeur au bout du nez; enfin aux sujets âgés des deux sexes, de constitution sèche, méridionale, à teint jaunâtre, ayant eu autrefois des dartres, et éprouvant volontiers des accès de maussaderie, de névralgie ou de goutte. C'est surtout dans les maladies où prédominaient quelques uns des symptômes suivants, que le carbonate de chaux s'est montré salutaire :

Abattement; maussaderie ou pleurs sans sujet; *disposition à s'effrayer;* appréhension de mort prochaine; susceptibilité excessive; égoïsme; paresse; indifférence pour toutes choses; lassitude après la moindre marche; *grande sensibilité au froid;* sueur au moindre effort; sécheresse et rudesse de la peau; dartres furfuracées; *verrues* sur les membres, et même à la face; éruption de taches rouges papuleuses à différentes parties du corps; *lipômes; anxiété* et frissonnement *à l'approche du soir; envie de dormir de bonne heure le soir;* réveil fréquent la nuit; insomnie; agitation dans le lit; rêves inquiétants; accès d'épilepsie pendant la nuit; fièvre tierce l'après-midi ou le soir, avec chaleur précédant le froid. Tête habituellement entreprise comme si elle était comprimée au front par une planche, avec difficulté de penser; vertiges *en montant sur des lieux élevés* (1); *douleur profonde et subite dans la moitié droite du cerveau en se baissant ;* étourdissements et tremblement le matin, après avoir quitté le lit; pesanteur et pression au front, qui obligent de fermer les yeux; mal de tête causé par la moindre application d'esprit; douleur térébrante au front; céphalalgie *pulsative* à l'occiput; battement au centre du cerveau; céphalalgie martelante après avoir marché au grand air; bouffées de chaleur à la tête; céphalalgie et bruissement dans la tête, avec chaleur aux joues; *froid glacial au côté droit de la tête; sueur à la tête, le soir; chute des cheveux ;* prurit aux yeux; *gonflement des yeux; injection des vaisseaux de l'œil ;* élancements dans les yeux; *douleur profonde partant du fond de l'orbite de l'œil droit, comme si le globe oculaire était écrasé d'arrière en avant; photophobie, larmoiement* le matin ou au grand air; fistule lacrymale; obscurcissement de la vue après avoir mangé ou en lisant; hémiopie; mouches volantes ou sorte de gaze opaque devant les yeux; il semble que des étincelles électriques échappent des yeux (même dans l'obscurité); *agglutination des paupières* pendant la nuit, et plus encore *pendant le sommeil du matin ;* élancements dans les oreilles; écoulement de pus par les oreilles; craquement dans l'oreille en avalant; *battements dans les oreilles ;* tintements d'oreilles; bourdonnements d'oreilles; bruissement dans les oreilles, avec dureté de l'ouïe; bruit éclatant dans les oreilles; *obtusion de l'ouïe ; mal au nez;* obturation des narines par un pus jaune et fétide; *saignement de nez ;* fétidité du nez; odeur de fumier dans le nez; douleur à la face; prurit et éruption à la face; éphélides; prurit et

---

(1) « Vertiges en montant un escalier; vertige *en montant sur un toit* », dit Hahnemann. Ce symptôme, dont l'expression me sembla d'abord puérile, est cependant au fond un des plus caractéristiques de la chaux carbonatée. J'ai soigné récemment un jeune homme, grand voyageur, atteint depuis quelques années d'une affection de la poitrine et du ventre, dont l'ensemble indiquait parfaitement *Calcarea*, qui en effet amena une guérison rapide. Or ce malade, qui n'avait jamais eu de vertige avant l'affection, datant déjà de quelques mois, pour laquelle il me consultait, et qui même à cette époque n'en avait pas habituellement, en avait éprouvé récemment en gravissant les montagnes des Alpes, ce qui ne lui était pas arrivé, dans les mêmes circonstances, deux ou trois ans auparavant. L'espace *l'épouvantait,* suivant son expression, et la seule idée de se trouver sur la plateforme d'une des tours de Notre-Dame, où il était autrefois monté sans la moindre répugnance, lui donnait la *chair de poule.*

boutons pruriteux dans la barbe; éruption autour de la bouche; douleur dans les glandes sous-maxillaires; mal de dents après avoir bu froid; odontalgie tiraillante et lancinante, jour et nuit, que le froid et le chaud renouvellent ou exaspèrent; fouillement et cuisson dans les dents; *dentition difficile chez les enfants;* enflure douloureuse des gencives; saignement facile des gencives; *sécheresse de la langue*, la nuit ou le matin, en s'éveillant; grenouillette; accumulation de mucosités dans la bouche et dans la gorge; *amertume de la bouche, le matin;* défaut d'appétit; *absence d'appétit, avec soif continuelle;* répugnance pour les aliments chauds et surtout pour la viande; faim pressante le matin; faim peu de temps après avoir mangé; insatiabilité; chaleur à la peau après avoir mangé; afflux de sang à la tête et au visage, quelquefois avec battement de cœur, après avoir mangé; rapports après le repas; *rapports amers;* rapports aigres aussitôt après avoir pris du lait; *pesanteur d'estomac, à jeun et après avoir mangé;* pesanteur la nuit (avec soif) au creux de l'estomac; spasmes d'estomac; douleur pinçante ou lancinante, ou sécante, au creux de l'estomac; sensibilité de la région épigastrique, qui ne permet pas de supporter des vêtements serrés; gonflement, avec douleur pressive, de la région épigastrique; tension dans les deux hypochondres; mal de ventre pressif, lancinant, sans diarrhée; tranchées dans le haut du ventre; tranchées dans le bas-ventre, l'après-midi, avec vomissements des aliments pris quelques heures auparavant; froid dans le bas-ventre; *gonflement et dureté du bas-ventre; déplacement de vents;* constipation; selles peu abondantes et dures; *selles molles, ténues et fréquentes; selles d'aliments non digérés; diarrhée chronique sans mal de ventre;* selles blanches comme de la marne; sortie involontaire d'excréments liquides; sortie des hémorrhoïdes, avec douleur brûlante, en allant à la selle; *diarrhée violente, fétide, la nuit ou vers le matin, avec prolapsus du rectum, pression énorme vers l'anus et les parties génitales qui sont tuméfiées, érections continuelles et douloureuses, angoisses extrêmes* (1); abattement et courbature après être allé à la selle; *prurit et ascarides dans le rectum;* ténesme de la vessie, ou plus souvent émission très fréquente d'urines; écoulement de sang par l'urètre; pissement de

---

(1) Chez un vieillard de soixante-six ans, sec, nerveux, dartreux et goutteux, *Calcarea* fit cesser très rapidement ces symptômes alarmants.

sang; pensées lascives; défaut d'appétit vénérien; faiblesse des facultés génitales; *absence de volupté pendant le coït;* élancements et ardeur dans les parties génitales mâles pendant l'éjaculation; douleur pressive dans le vagin; pression sur la matrice; *symptômes d'avortement;* élancements à l'orifice utérin; prurit à la vulve; varices aux grandes lèvres; *hémorrhagie utérine; règles trop hâtives et trop abondantes;* tranchées pendant les règles; *flueurs blanches âcres avant les règles.*

Enchifrènement, surtout le matin; coryza énorme; *coryza chronique; coryza purulent;* enrouement; poitrine grasse; toux le soir dans le lit; *toux la nuit,* en dormant; toux le matin; *toux sèche;* crachats jaunes et fétides; pesanteur d'estomac en toussant; oppression de poitrine; perte de la respiration en se baissant; *élancements dans le côté de la poitrine pendant le mouvement;* ardeur dans la poitrine; *battements de cœur la nuit; élancements au cœur;* fourmillement dans les muscles pectoraux; gonflement des seins; *roideur de la nuque, gonflement des glandes du cou;* maux de reins; grande facilité à être atteint de lumbago, soit par suite d'un effort, soit en s'exposant à un courant d'air; douleur pressive dans le bras droit; douleurs rhumatismales, pendant la nuit, dans les bras; *lassitude dans les bras,* faiblesse paralytique des mains; enflure des mains; *sueur aux mains;* tophus arthritiques aux mains et aux pieds; engourdissement des doigts, même à la chaleur; *pesanteur* des membres et surtout des pieds; spasmes dans les fesses; élancements aux cuisses; *varices aux cuisses;* engourdissement des jambes en se tenant assis; roideur des jambes; crampes dans les jambes; ulcères aux jambes; élancements et déchirement dans le genou; tiraillement dans les genoux; enflure du genou (droit); ardeur à la plante des pieds; gonflement de la plante des pieds; froid aux pieds le soir; *sueur aux pieds;* engourdissement des pieds le soir; sensibilité des gros orteils; *élancement dans les cors.*

Les douleurs auxquelles correspondent *Calcarea* se manifestent principalement dans la position assise ou pendant le décubitus au lit; elles sont alors surtout ressenties dans les parties sur lesquelles le corps est resté pendant un certain temps appuyé.

Il existe, à certains égards, une sorte de corrélation négative entre les symptômes du mercure soluble, ou, mieux encore peutêtre, ceux de l'acide nitrique et les symptômes de *Calcarea.* Ce contraste, qui m'a plusieurs fois frappé, est d'autant plus remarquable, que l'acide nitrique est un des meilleurs antidotes de la chaux carbonatée.

Phosphorus. *Phosphore.* — Corps simple découvert en 1673 par Brandt, alchimiste de Hambourg, et peu de temps après par Kunkel, en Saxe, et par Robert Boyle, en Angleterre.

Le phosphore est solide, incolore, transparent, flexible, lumineux dans l'obscurité, exhalant une odeur *sui generis* qu'on a comparée à celle de l'ail. Fusible à 43 degrés centigrades, il est très volatile et a tant d'affinité pour l'oxygène que, exposé à l'air libre, il brûle à toutes les températures, en laissant dégager une fumée blanche d'acide phosphorique, lumineuse dans l'obscurité. Il est insoluble dans l'eau, mais assez soluble dans l'alcool, l'éther, les huiles grasses et volatiles. Le phosphore, très répandu dans la nature combiné à l'oxygène et à la chaux, ne saurait s'y rencontrer à l'état libre. On l'extrait de l'urine des animaux, et plus habituellement de leurs os, dont le phosphate de chaux constitue en très grande partie, comme on le sait, l'élément solide.

Applications empiriques. — Le phosphore ne fut pas plutôt découvert qu'on essaya de l'utiliser en thérapeutique. Kunkel en composa ses *pilules lumineuses*, qu'il prescrivait contre diverses maladies chroniques, et peu d'années après Kramer, médecin de l'électeur de Saxe, prétendit avoir guéri comme par enchantement à l'aide du phosphore plusieurs malades atteints de *démence*, d'*épilepsie* et de *fièvres malignes*.

M. le docteur Bayle, dont j'ai déjà eu l'occasion de citer les travaux, à propos de la noix vomique, a collationné le plus grand nombre des applications (allopathiques) heureuses du phosphore, publiées tant en Allemagne qu'en France, mais surtout en Allemagne, depuis Kramer jusqu'à Loebenstein-Lebel, c'est-à-dire de 1738 à 1815 (1). Cette savante compilation ne comprend pas moins d'une *centaine* d'observations dont les principales sont empruntées à Mentz, Morgenstern, P. J. Hartmann, Bœnnekenius, Weickard, Conradi, Alphonse Leroy, Jacquemin, Hufeland, Coindet, Odier, Lobstein, Frank, Crell, Midy, Peilroux, Pilger et Loebenstein-

_____

(1) *Bibliothèque de thérapeutique.* Paris, 1830, t. II.

Lebel (1). Les maladies sur lesquelles portent ces observations sont les suivantes :

1° Vingt-cinq *fièvres continues* (de celles qu'on désigne communément sous les noms de fièvres typhoïdes, putrides, ataxiques, adynamiques, etc.), présentant comme symptômes principaux : augmentation de la chaleur, accélération plus ou moins considérable du pouls, délire, coma, divers symptômes nerveux, éruptions pétéchiales, miliaires ou pourprées (presque toujours à la poitrine et au cou), agitation ou prostration des forces, souvent fétidité des excrétions ; enfin, à l'instant où, chez la plupart des malades, on s'était décidé à recourir au phosphore : signes précurseurs d'une mort prochaine, tels que : pouls faible, imperceptible, extrémités froides, suspension des sens, extinction de la sensibilité.

2° Six *fièvres bilieuses.*

3° Trois *fièvres intermittentes* (tierces) ayant résisté au quinquina et à plusieurs autres médicaments.

4° Six cas d'*œdème général*, consécutifs à des fièvres putrides, avec prostration extrême, froid des extrémités, petitesse du pouls, suspension des sens, etc.

5° Une *rougeole* de mauvais caractère, avec disparition de l'exanthème (que rappela le phosphore), dyspnée, anxiété précordiale, etc.

6° Deux *pneumonies* (du côté gauche) accompagnées de phénomènes ataxiques.

7° Deux *pleurésies* très graves, mais dont malheureusement les symptômes sont incomplétement décrits.

8° Une *affection croupale.*

9° Une *ophthalmie chronique.*

10° Un *rhumatisme chronique* dans les jambes (incomplétement décrit).

11° Deux *apoplexies cérébrales*, dont une accompagnée de convulsion dans le bras droit et le membre abdominal du même côté, et dont l'autre avait été plusieurs fois aggravée par la saignée.

12° Deux *hydrocéphales.*

13° Deux *céphalalgies périodiques*, dont l'une, qui se reproduisait presque tous les dix jours chez une dame nerveuse et délicate,

(1) Loebenstein-Lebel, *Recherches et observations sur le phosphore.* Strasbourg, 1815.

se liait à une menstruation irrégulière, et dont l'autre était de nature goutteuse.

14° Une sorte de *catalepsie*, consécutive à une couche, et dont la guérison succéda à une éruption miliaire.

15° Deux *affections convulsives* incomplétement décrites.

16° Deux *épilepsies*.

17° Une *manie*.

18° Cinq *paralysies*, parmi lesquelles deux consécutives à des symptômes de goutte.

19° Une *goutte sereine* bien caractérisée, et dont la guérison ne peut être attribuée à aucune autre cause qu'à l'administration du phosphore.

20° Une *aménorrhée*.

21° Une *cardialgie* des plus opiniâtres.

22° Une *asthénie sénile* chez un vieillard de quatre-vingts ans (qui fit usage en même temps de quelques autres médicaments).

23° Trois *affections goutteuses*, avec gonflement des articulations et tophus, dont la guérison fut marquée par des sueurs et d'abondantes émissions d'urine.

24° Un *empoisonnement chronique par le plomb*.

25° Enfin une *chlorose*.

Les maladies qui n'ont pas été guéries, mais qui ont éprouvé une amélioration passagère, quelquefois extraordinaire, par l'emploi du phosphore, sont les suivantes : Deux *fièvres typhoïdes pourprées et pétéchiales;* une maladie non qualifiée (observation d'Alphonse Leroy), avec signes évidents d'agonie, et dont la terminaison funeste fut retardée de quinze jours; une *fièvre bilieuse;* une *paralysie;* un cas d'*anasarque* et un d'*ascite.*

Les autres observations recueillies par M. Bayle se rapportent à l'emploi de l'acide phosphorique : nous en reparlerons en temps et lieu.

A n'en pas douter, si les médecins qui ont publié les faits dont il vient d'être question avaient jugé convenable de faire connaître en même temps les cas où le phosphore ne leur avait pas réussi, le nombre de ceux-ci excéderait de beaucoup le nombre des premiers. Mais qu'en faudrait-il conclure en plus de ce que personne n'ignore, à savoir que le phosphore n'est point une panacée universelle, et qu'il n'est susceptible de réussir qu'autant qu'il est administré à propos. Que les médecins allopathes

se donnent la peine de lire, la plume à la main, comme je l'ai
fait moi-même, les soixante-dix-neuf observations rapportées
par leur confrère, M. Bayle ; qu'ils fassent le bilan des symptômes présentés par ces soixante-dix-neuf malades, puis qu'ils
comparent ces symptômes à ceux que produit le phosphore chez
l'homme bien portant, et ils auront le secret des cas pathologiques
auxquels il est applicable. Malheureusement ceci ne pouvait pas
être fait avant l'expérimentation physiologique de ce médicament.
Et voilà pourquoi le phosphore, nonobstant ses succès, est aujour-
d'hui tombé en une telle désuétude dans la thérapeutique des
écoles, qu'il n'en est même plus question dans les traités modernes
de matière médicale.

M. Bayle, qui n'est point homœopathe (ce que j'ai de la peine à
m'expliquer après avoir lu son ouvrage), résume aussi bien que
pouvait le faire un observateur étranger aux recherches hahnemanniennes l'action thérapeutique du phosphore. « Le phosphore,
dit-il, est indiqué : 1° Dans toutes les maladies où la mort est
imminente, par suite de l'atteinte extrême portée à la vitalité,
sans aucune altération profonde de la structure des organes. C'est
ce qu'on voit dans toutes les fièvres continues graves, parvenues à
leur dernière période, soit qu'elles dépendent d'un empoisonnement miasmatique, comme le typhus contagieux, la peste, etc.,
d'une altération spontanée du sang, comme la fièvre dite adyna-
mique ou putride. Dans ces cas, le phosphore ranime la vie, donne
à la nature le moyen de résister efficacement à la maladie, et
d'éliminer par les voies ordinaires d'excrétion la cause matérielle
dont elle dépend. Il est indiqué : 2° dans les maladies aiguës
exanthématiques, toutes les fois que l'éruption s'est supprimée tout
à coup, avec aggravation des symptômes (rougeole, variole, scarlatine, miliaire, érysipèle, fièvres graves avec exanthème (1);
3° dans la pustule maligne, lorsque la fièvre grave qui l'accompagne est portée à un très haut degré, et que les forces paraissent
près de s'éteindre ; 4° dans la goutte et le rhumatisme chronique,

_____

(1) La remarque de M. Bayle, souvent fondée pour la rougeole, le pourpre, la
miliaire, les pétéchies et quelques érysipèles, l'est beaucoup moins en ce qui concerne la variole et la scarlatine. En général, le phosphore ne remédie guère aux
rétrocessions d'exanthèmes qu'autant qu'il résulte de celles-ci des symptômes
ataxiques en même temps que des accidents du côté du cœur et des voies
aériennes.

maladies que la nature guérit ou soulage par de fortes sueurs ou des urines abondantes ; 5° enfin dans toutes les circonstances maladives où il convient de provoquer ces évacuations, et de produire en même temps une excitation prompte et très énergique (1). »

Applications homœopathiques. — Il résulte pour moi des observations cliniques des homœopathes et des miennes en particulier, que le phosphore, lorsque les symptômes de la maladie l'indiquent, convient principalement aux adultes des deux sexes et aux vieillards (beaucoup plus qu'aux enfants) lymphatico-sanguins, sanguins nerveux, blonds, sensibles, d'esprit vif et mobile, doués d'un certain embonpoint, ou maigres et de taille élancée avec la poitrine étroite, et ce qu'on nomme communément une habitude phthisique. Voici d'ailleurs, en grande partie d'après Hahnemann, la liste des symptômes contre lesquels on l'a vu déployer le plus d'efficacité :

Tristesse ; *pleurs* ou rires involontaires ; indécision d'esprit ; indifférence pour les siens ; aversion pour les hommes en général ; disposition à s'effrayer ; irascibilité ; timidité ; *répugnance pour le travail;* accès d'anxiété, *avec gêne de la respiration*, rapports amers et chaleur aux mains ; anxiété surtout le soir, *avec palpitations de cœur* ou tremblement des membres ; *pulsations à différentes parties du corps; vertige d'espèces diverses;* céphalalgie stupéfiante ; afflux du sang vers la tête ; *mal de tête le matin ;* pulsations dans le cerveau ; secousses subites (en se baissant) dans le cerveau ; élancements à l'extérieur, sur le côté de la tête ; prurit à la tête ; *chute des cheveux ;* ardeur et cuisson dans les angles externes des yeux ; inflammation des yeux avec chaleur et douleur pressive ; larmoiement à l'air ; photophobie ; trouble de la vue ; héméralopie ; *myopie:* tous les objets paraissent d'une teinte grise ; cataracte ; glaucome ; *taches noires voltigeant devant les yeux;* difficulté d'ouvrir les paupières ; agglutination nocturne des paupières ; *battements dans les oreilles; bourdonnements d'oreilles;* difficulté d'entendre la voix; *saignement de nez ;* mauvaise odeur qui s'exhale du nez ; défaut d'odorat ; face terreuse ; rougeur et chaleur des joues ; déchirement dans les deux mâchoires, la nuit ; mal de dent, le matin, en mangeant ; odontalgie lancinante toutes les nuits, jusqu'à deux heures ; bouche amère ; excoriation dans l'intérieur de la bouche ;

(1) *Loc. cit.*, p. 124. — Voyez, pour la pathogénésie du *Phosphorus*, les *Maladies chroniques* de Hahnemann, t. III, p. 245.

mucosités dans la bouche ; *sécheresse dans la gorge* , jour et nuit; *excrétion de mucosités ; le matin;* goût muqueux dans la bouche ; goût de fromage dans la bouche; manque de goût ; *rapports;* rapports spasmodiques; rapports aigres; *absence de soif;* soif dans le milieu de la journée; nausées le matin ; *hoquet* opiniâtre ou périodique ; faim après avoir mangé ; nausées après avoir mangé; faim canine; nausées après avoir pris des choses acides ; ardeur dans les mains après le repas ; paresse et somnolence après le repas; *pesanteur d'estomac après avoir mangé,* avec vomissement des aliments ingérés; sorte de resserrement du cardia, faisant remonter à la bouche les aliments qui viennent d'être avalés; sensibilité du creux de l'estomac; fourmillement au creux de l'estomac; *régurgitations rances ;* difficulté de digérer le lait; *vents* après le dîner; mal de ventre, le matin, dans le lit; *borborygmes, gargouillements dans le ventre*; hernie inguinale ; fort ténesme avant d'aller à la selle ; déchirement dans le ventre avec grand besoin d'aller à la selle; *émission de sang en allant à la selle ; diarrhée des phthisiques;* sortie de lambeaux de tænia; prurit à l'anus; *hémorrhoïdes internes et externes ;* écoulement de mucus par l'anus ; tension dans l'urètre; cuisson dans l'urètre en urinant; ardeur d'urine ; tressaillement brûlant dans l'urètre; érection le soir ; *désir immodéré du coït;* éjaculation trop rapide pendant le coït ; *pollutions fréquentes ; élancements dans le vagin, jusque dans la matrice* ; règles trop abondantes et aqueuses ; *migraine à l'époque des règles ;* flueurs blanches. ·

Enchifrènement ; sécheresse fatigante dans le nez ; écoulement continuel de mucus par le nez; cuisson dans la gorge; crachats muqueux; *chatouillement dans la gorge* qui provoque la toux; toux chronique ; toux excitée par le rire ; toux à vomir ; *toux avec douleur dans la poitrine et enrouement ;* toux pendant la nuit, avec élancement dans le larynx; difficulté de respirer; respiration bruyante ; pression sur la poitrine ; élancements chroniques dans le côté ; douleur cuisante dans la poitrine ; douleur dans le côté gauche de la poitrine, en se couchant dessus; *palpitations de cœur, en se tenant assis;* palpitations de cœur à la moindre émotion ; spasmes des muscles à la poitrine; gonflement des seins (principalement du gauche); douleur contusive dans le dos; *roideur de la nuque;* enflure du cou; douleur dans le bras en le levant; élancements déchirants dans les bras et les omoplates; chaleur aux mains *avec veines saillantes;* tremblement des mains;

douleur pulsative dans les fesses ; spasmes dans les muscles des fesses ; élancement dans la hanche qui remonte vers la poitrine ; douleur tiraillante dans les genoux ; convulsions dans les mollets ; exostose au tibia ; froid aux pieds pendant la nuit ; douleur cuisante à la plante des pieds en marchant ; secousses dans les pieds pendant la journée et la nuit avant de s'endormir ; rhumatisme dans les membres ; engourdissement du bout des doigts et des orteils ; taches rondes, *papuleuses*, jaunes à la poitrine et au bas-ventre ; taches brunes sur le corps ; somnolence pendant la journée ; envie de dormir le matin ; *difficulté de s'endormir le soir ;* sommeil plein de rêves ; rêves terribles ; froid tous les soirs dans le lit ; *chaleur sèche, sans soif, le soir dans le lit ;* chaleur passagère ; *sueur le matin.*

Le soufre, la camomille, le charbon végétal et la violette, sont les médicaments qui sont le plus fréquemment employés concurremment avec le phosphore, au moins dans les affections de poitrine.

Je ne connais pas d'autres antidotes de ce médicament que ceux que M. Jahr indique dans son *Manuel*, c'est-à-dire *Camph.*, *Coff.*, *Nux vom.* et *Vinum*, sur lesquels je ne crois pas qu'on doive compter beaucoup. Quelques faits tendraient à me faire penser que *Cham.* neutraliserait assez promptement les effets de *Phosph.*

Hepar sulphuris calcareum. *Foie de soufre calcaire, Sulfure de calcium.* — Ce composé existe dans la nature ; mais celui qui sert aux préparations homœopathiques est artificiellement obtenu de la calcination à vases clos d'un mélange à parties égales de fleurs de soufre très pures et d'écaille d'huître réduite en poudre fine.

L'histoire médicinale du sulfure de calcium se réduit à peu de choses. On ne s'en servit d'abord qu'extérieurement, contre la *gale*, le *rhumatisme*, la *goutte*, le *goître* et les tumeurs *scrofuleuses.* C. L. Hoffmann et Stoll, entre autres, le recommandaient beaucoup dans ces deux derniers cas (1). En 1794, Hahnemann, cité par Gmelin, proposa de l'employer intérieurement pour combattre la *salivation mercurielle.* Enfin, peu d'années après, on chercha à l'utiliser dans le traitement de l'*asthme* et de la *phthisie pulmonaire.* C'était là assurément une des plus heureuses applications qu'on en pût faire. Je crois que le docteur Busch, de Strasbourg,

(1) Gmelin, *App. med.*, t. I, p. 164.

fut le premier qui en eut l'idée. Busch prescrivait l'extrait d'aconit dans la première période de la maladie, et le foie de soufre calcaire dans la période suivante. S'il faut l'en croire, il aurait obtenu par cette méthode empirique plusieurs guérisons de phthisie confirmée (1). Le professeur Bang, de Copenhague, dit avoir enrayé par les mêmes moyens une *phthisie commençante* (ce qui est au moins très vague) (2). Enfin, de nos jours, le docteur Harel de Tancrel prétend aussi guérir la phthisie pulmonaire en administrant à ses malades un mélange d'extrait d'aconit et de sulfure de calcium. L'action physiologique du foie de soufre calcaire ne justifie qu'incomplétement de semblables assertions. Il est, en effet, certaines phthisies dont il offre exactement les symptômes, et dont il peut en conséquence amener la guérison ; mais il en est d'autres aussi dans le traitement desquelles il serait déplacé et peut-être même nuisible. C'est du moins ce que l'expérience nous démontre tous les jours (3).

Hepar sulphuris, d'après Hahnemann, s'est montré utile lorsque existaient quelques uns des symptômes suivants :

Mécontentement de soi-même et des autres ; réminiscences désagréables ; *humeur revêche, acariâtre, sorte de flegme féroce qui porterait à commettre un meurtre de sang-froid* (même chez des personnes d'un caractère ordinairement bienveillant et gai) (4); douleur térébrante à la racine du nez tous les matins, depuis sept heures jusqu'à midi ; douleur cuisante au-dessus de l'œil, tous les soirs ; élancements dans les yeux ; photophobie ; écoulement de pus fétide par l'oreille ; érysipèle à la face, avec tension picotante ; sécheresse de la gorge ; grattement dans la gorge avec difficulté de parler, mais non d'avaler ; faim canine ; rapports; accès de nausées avec froid et pâleur ; gonflement et pression à la région épigastrique ; maux d'estomac fréquents ; douleur constrictive dans le bas-ventre ; élancements dans le côté gauche du

---

(1) *Rech. sur la nat. et le trait. de la phthisie pulm.*, par J.-J. Busch, in-8, 1800.

(2) *Bullet. des sc. méd.* de Férussac, t. I, p. 213.

(3) Voyez, pour la pathogénésie de ce médicament, les *Maladies chroniques* de Hahnemann, t. II, p. 283.

(4) Hahnemann ne mentionne point ces symptômes moraux : je les ai trop souvent vus céder instantanément à *Hepar* pour ne pas les regarder comme caractéristiques.

ventre ; déplacement de vents ; émission difficile des vents par le bas, le matin ; miction la nuit, en dormant ; écoulement muqueux par l'urètre ; défaut d'appétit vénérien ; absence d'érections ; érections sans énergie pendant le coït ; *émission de liquide prostatique après la miction* ou après une selle dure ; grand retard des règles ; flueurs blanches et excoriations à la vulve ; toux ; forte toux, le soir, dans le lit ; constriction spasmodique de la poitrine, après avoir parlé ; ulcère cancéreux au sein, avec douleur lancinante, brûlante, et odeur de vieux fromage ; douleur déchirante dans le bras ; tiraillement dans le dos, entre les épaules ; sueur fétide aux aisselles ; kyste au bout du coude ; engourdissement des doigts ; douleurs tiraillantes dans les membres, surtout le matin, en s'éveillant ; faiblesse et tremblement après avoir fumé ; bâillements ; propension à suer dans la journée ; chaleur passagère, avec sueur.

Le foie de soufre est souvent indiqué dans les maladies des enfants. La silice, la camomille et surtout la belladone en sont les antidotes.

GROUPE VI.

TYPE : SEPIÆ SUCCUS. — ANALOGUES : COPAIVÆ BALSAMUM — ALUMINA.

Nous avons déjà vu les trois médicaments qui composent ce groupe figurer parmi les analogues de l'arsenic, dont les rapprochent en effet leur action générale essentiellement hyposthénisante comme la sienne, leur manière d'agir sur l'appareil digestif, et, jusqu'à un certain point, sur toutes les membranes muqueuses, sur les systèmes nerveux et l'enveloppe cutanée. Mais leur action toute spéciale sur les organes de la génération, d'où semblent primitivement émaner la plupart de leurs symptômes, m'a déterminé à en faire un groupe particulier. L'analogie qu'ils ont entre eux ressort d'ailleurs nettement de la comparaison de leurs pathogénésies (1), et plus encore peut-être de la vérification clinique de

(1) On trouvera plus loin une pathogénésie du copahu qui, bien que très incomplète, est cependant beaucoup plus étendue que celle que nous a laissée Hahnemann, et que d'ailleurs elle comprend tout entière.

leurs vertus curatives : assertion dont les praticiens reconnaîtront d'autant plus la justesse, qu'ils auront plus l'habitude d'employer l'alumine dans les affections de l'appareil génital.

CARACTÈRES COMMUNS.

Surimpressionnabilité de tout le système nerveux.

Affaiblissement des facultés intellectuelles et exaltation des facultés sensitives.

Troubles hystériques des fonctions cérébrales, portés au point (par l'alumine surtout) de simuler une sorte d'aliénation mentale.

Accès de larmes, de sanglots et de spasmes.

Indifférence, misanthropie, dégoût de la vie, et en même temps *peur extrême de la mort.*

Propension à la frayeur, à l'inquiétude, *et surtout au dépit.*

Aggravation de tous les symptômes par le dépit et les contrariétés (1).

Extrême sensibilité au froid et à l'humidité.

Fièvre le matin, avec froid; petitesse, dépression, et quelquefois ralentissement du pouls.

Bouffées de chaleur au visage, suivies, dans certains cas, d'une sueur éphémère, en mangeant, après les repas, en prenant part à une discussion ou à la moindre contrariété.

Éruptions de plaques rouges, pruriantes et suintantes, planes ou papuleuses, à différentes parties.

Sommeil agité, pendant la nuit, plein de rêves effrayants ou lascifs; réveil fréquent ou de trop bonne heure le matin, avec impossibilité de se rendormir.

Maux de tête hystériques, pulsatifs, térébrants; *battements à l'occiput; douleur à la racine des cheveux; chute des cheveux* et des sourcils; froid à la tête.

---

(1) Il n'est pas de praticien qui ne sache combien les affections de l'appareil génital (qui toutes exaltent au plus haut point l'impressionnabilité de l'âme) subissent d'une manière fâcheuse le contre-coup de toutes les émotions morales vives et désagréables. J'ai vu pour mon compte une gonorrhée que depuis plus d'une semaine j'avais lieu de croire guérie, se reproduire *instantanément* et avec une grande intensité après un accès de colère. Mais c'est surtout dans les maladies de l'utérus qu'on a souvent à observer des recrudescences ou des aggravations dues à des causes purement morales.

Bruissement, sifflement dans les oreilles ; *surimpressionnabilité de l'ouïe.*

Pression sur les yeux, ophthalmie, *avec agglutination des paupières,* par de la chassie sèche ou purulente ; rétrécissement des pupilles ; trouble de la vue ; *grande susceptibilité des yeux à la lumière.*

Éruption dartreuse au bout du nez ; mauvaise odeur dans le nez ; *exaltation de l'odorat.*

Pâleur et aspect maladif du visage ; tension aux joues ; *plaques rouges dartreuses aux joues ou au menton.*

Lèvres fendillées; odontalgie tractive ; *carie des dents ;* sensation de froid aux dents incisives ; *sensation comme si les dents étaient trop longues*, ce qui rend la mastication douloureuse ; *vacillement des dents*, avec douleur ulcérative à leur racine.

Mauvaise odeur de la bouche ; *haleine odorante* (putride ou *d'une odeur pénétrante, sui generis*), *sécheresse de la bouche ; salivation ;* langue chargée le matin ; goût aigre dans la bouche.

Angine aiguë ; gonflement et ulcération des amygdales ; *excréation dans la bouche et dans la gorge de mucosités difficiles à détacher.*

Appétit variable, irrégulier ; sensation de vacuité ou de pression comme par une pierre, à l'estomac ; nausées ; *rapports aigres ;* difficulté de digérer le lait et certains aliments tirés du règne végétal ; accès de vomissements spasmodiques avec efforts violents et menace de suffocation ; gonflement et sensibilité de l'épigastre.

Pression et pesanteur dans le ventre ; distension du ventre comme s'il allait éclater ; borborygmes ; *émission de vents fétides ; tranchées déchirantes ; gonflement du bas-ventre.*

Plusieurs selles chaque jour ; diarrhée qui cause un grand accablement; violente diarrhée avec symptômes cholériques ; production et sortie d'ascarides ; selles insuffisantes ; selles rares et en crottes de mouton ; *écoulement séreux ou purulent par l'anus hors le temps des garderobes; élancements dans le rectum;* hémorrhoïdes borgnes ou fluentes ; *douleur brûlante et élancements à l'anus.*

Pression continuelle sur la vessie, avec douleur de reins, besoin pressant et souvent inutile d'uriner; catarrhe de la vessie; spasmes de la vessie; douleur cuisante et élancements dans l'urètre ; gonorrhée; ulcérations larges et superficielles (faux chancres) *au gland et au prépuce; gonflement des glandes de l'aine; gonflement et même induration d'un testicule* (le gauche ordinairement), *ardeur et gonflement au scrotum; sueur abondante au périnée.*

Exaltation soutenue de l'appétit vénérien; désirs avec impuissance; *éjaculation trop prompte;* absence de volupté pendant le coït.

- *Pression sur la matrice; contractions spasmodiques de la matrice; ardeur à la vulve et dans le vagin; élancements dans le vagin qui pénètrent jusqu'au museau de tanche, et même dans l'utérus; excoriations au col utérin; leucorrhée* avant et après les règles, et les remplaçant dans certains cas; *leucorrhée d'odeur pénétrante ou laiteuse; gonorrhée urétrale ou vaginale chez la femme; dartres rouges, papuleuses* (surtout par l'alumine), *et causant un prurit ardent très incommode, à la vulve.*

Règles avancées, pâles, peu abondantes, accompagnées de divers symptômes hystériques, ou enfin supprimées.

Sensation d'épuisement et agitation qui ne permet pas de dormir, après le coït.

Coryza; *enrouement avec douleur constrictive et d'excoriation au larynx; toux* le matin et le soir, ou continuelle, sèche, ou *avec expectoration de mucosités abondantes, blanchâtres, verdâtres, striées de sang ou ressemblant à du pus;* élancements à la base de la poitrine, à droite, dans les deux côtés de la poitrine; *palpitations de cœur;* irrégularité et intermittence des battements du cœur.

Douleurs rhumatismales *à la nuque, au dos, au sacrum;* élancements entre les épaules et dans les omoplates; sueur et dartres aux aisselles; douleur tensive et déchirante *dans les hanches et dans les cuisses; gonflement du genou,* enflure des pieds et des jambes.

Inquiétude dans les membres; douleurs contusives dans les membres; engourdissement facile des membres; paralysie *partielle;* tressaillements dans les membres; froid aux extrémités.

Diminution des douleurs par le mouvement; aggravation par le froid, le repos et le décubitus sur les parties entreprises; amaigrissement général; aggravation de la plupart des symptômes, la nuit et le matin.

Comme plusieurs homœopathes ont cru remarquer une certaine affiliation entre la sépia et la pulsatille, je ne crois pas inutile de signaler ici les principales dissemblances qui existent entre l'action générale des médicaments qui composent le groupe dont nous nous occupons actuellement, et celle des substances qui composent le groupe précédent. Le tableau suivant offre les traits les plus saillants de ces symptômes différentiels :

Symptômes généraux du groupe Pulsatille.	Symptômes généraux du groupe Sépia.
1° Phénomènes qui semblent tous émaner du cœur et des poumons.	1° Phénomènes qui semblent tous émaner du bas-ventre et plus spécialement de l'appareil génital.
2° Engorgement de tous les vaisseaux sanguins, et surtout des veines (varices, etc.).	2° Dépression du pouls, sorte de vacuité de l'appareil vasculaire.
3° Céphalalgie congestive, quelquefois suivie d'hémiplégie.	3° Maux de tête hystériques; paralysies partielles.
4° Engourdissement du système nerveux; obtusion des sens; sorte de pléthore.	4° Exaltation du système nerveux; surimpressionnabilité; maigreur.
5° Engouement des parenchymes; flux muqueux (diarrhée, etc.) indolents et qui ne fatiguent pas.	5° Flux muqueux, sans congestion très prononcée; diarrhée toujours douloureuse et causant un grand accablement.
6° Perturbation semblant résulter d'une sorte d'inertie, et jamais très aiguë dans les voies digestives.	6° Symptômes gastriques et intestinaux susceptibles de devenir assez aigus pour simuler le choléra sporadique ou les symptômes de l'arsenic.
7° Dysménorrhée avec sang noir en caillots témoignant à la fois d'une certaine pléthore et d'une hématose vicieuse, etc., etc.	7° Dysménorrhée avec sang rose, pâle, pauvre, décoloré, etc., etc.

MALADIES CORRESPONDANTES.

Céphalalgie nerveuse — ophthalmie — coryza — dyspepsie — diarrhée — dyssenterie — choléra sporadique — ascarides — spasmes intestinaux — ascite — néphrite — dysurie — cystite — catarrhe de la vessie — gonorrhée (non syphilitique) *— induration des testicules — bubons* (non syphilitiques) *— métrite — métrorrhagie — prodromes ou suites d'avortement* (chez des femmes hystériques) *— dysménorrhée — leucorrhée — hystérie — nymphomanie — couperose — érythèmes* (quelquefois très opiniâtres à la vulve, au bout du nez, etc.) *— angines — catarrhe pulmonaire,* etc.

Sepia. — Les *Sepias* ou les *Seiches* sont des mollusques marins céphalopodes, privés de coquilles extérieures, de grandeurs très variables, et pourvus d'une poche contenant un liquide d'un brun noirâtre, qu'ils lancent dans l'eau pour la troubler autour d'eux, lorsqu'ils veulent se saisir d'une proie, ou échapper eux-mêmes à la poursuite d'un ennemi.

C'est ce liquide, usité en peinture, et qu'on a cru longtemps, mais à tort, identique avec l'*encre de Chine*, que nous employons en médecine depuis que Hahnemann nous en a fait connaître les propriétés.

La chair des seiches, fort recherchée, dit-on, comme aliment en Grèce, et même dans certaines contrées de l'Italie, est peu estimée en France; elle est généralement coriace et indigeste. Celle de quelques espèces exhale une odeur musquée très prononcée, et que peu de personnes trouvent agréable. Cette chair de la sépia est d'ailleurs d'autant plus suspecte comme aliment, qu'elle est positivement douée de propriétés médicamenteuses.

Applications empiriques. — Hippocrate, suivant MM. Mérat et Delens, prescrivait la seiche dans les maladies des femmes, et la regardait comme *astringente* (1), contrairement à l'opinion de Pline qui la tenait pour *diurétique* et *purgative.* J'avoue que je n'ai pu découvrir, dans les œuvres d'Hippocrate, le passage où ce médecin célèbre établit l'*astringence* de la sépia; mais, en revanche, j'ai trouvé (2) qu'il recommandait le bouillon de *Poulpe* ou de *Calemar* (espèces de seiches) : 1° aux nouvelles accouchées qui n'avaient pu être délivrées de l'arrière-faix; 2° à celles dont les lochies ne s'établissaient point ou étaient accidentellement supprimées. Cette double indication a cela de remarquable, qu'elle nous porterait à penser qu'Hippocrate reconnaissait à la chair de la sépia des propriétés analogues à celles dont est douée sa liqueur excrétoire, dont nous nous servons exclusivement. Mais ce qui est peut-être plus remarquable encore, c'est que plusieurs médecins de l'antiquité, tels que Dioscoride, Soranus, Pline et Marcellus, employaient soit la chair, soit les œufs de la sépia, soit même l'os unique qui forme le squelette de ce mollusque, contre la *leucorrhée,*

---

(1) *Dict. univ. de mat. méd.*, t. VI, p. 329.

(2) *OEuvres complètes d'Hippocrate*, trad. par E. Littré, Paris, 1853, t. VIII, p. 105, 119 et suivantes. *Traité des maladies des femmes*, livre I.

la *gonorrhée*, le *catarrhe de la vessie*, la *gravelle*, les *spasmes de la vessie*, l'*alopécie*, les *éphélides* et certaines *dartres*, c'est-à-dire exactement dans les mêmes circonstances où nous prescrivons aujourd'hui notre *Sepiæ succus* (1).

Inutile, au reste, d'ajouter que depuis des siècles cette substance a cessé d'être employée comme médicament (2).

La sépia, lorsqu'elle correspond aux symptômes spéciaux de la maladie, réussit principalement aux jeunes gens des deux sexes, ou, pour mieux dire, aux personnes qui ont atteint l'âge de la puberté, et n'ont pas encore dépassé l'âge de retour ; de constitution délicate, à peau fine, blanche ou rosée, à cheveux blonds ou roux ; de tempérament nerveux ou lymphatico-nerveux ; en même temps surimpressionnables et avides d'émotions ; enfin, par-dessus tout, portées à l'érotisme ou énervées par les plaisirs de l'amour. Ce médicament est particulièrement indiqué par la coexistence d'un certain nombre des symptômes suivants :

Agitation qui force à changer sans cesse de position et de lieux ; *abattement anxieux comme à la suite de profondes émotions ;* accès de découragement, de pleurs, de sanglots ; extrême inquiétude sur sa santé, même chez les personnes qui, bien portantes, affronteraient volontiers les plus grands dangers et redoutent le moins la mort ; surimpressionnabilité de tous les sens ; aversion pour les occupations habituelles ; indifférence pour les siens ; accès momentanés de vertige, avec perte de connaissance ; affaiblissement de la mémoire ; inaptitude aux travaux de cabinet ; *céphalalgie térébrante, avec froid à la tête extérieurement ;* mal de tête avec nausées et vomissements ; pesanteur de tête ; céphalalgie lancinante et pulsative, *surtout à l'occiput ;* tendance de la tête à tomber en arrière ; *afflux du sang vers la tête*, en se baissant ; douleur de tête augmentée en s'appuyant ou en se couchant sur la partie entreprise ; prurit au cuir chevelu ; éruption rouge vésiculeuse, avec douleur ulcérative à la partie postérieure de la tête ; *chute des cheveux ;* prurit dans les oreilles ; *bourdonnements d'oreilles ;* otalgie ; fourmillement aux yeux, principalement à la lumière artificielle; *ophthalmie purulente ; presbytie ; gaze devant les yeux ;* points

(1) Voy. *Suite de la Mat. méd.* de Geoffroy, t. I, p. 437 et suivantes.

(2) Voyez, pour la pathogénésie de *Sepiæ succus*, les *Maladies chroniques* de Hahnemann, t. III, p. 362.

noirs et zigzags de feu devant les yeux ; amaurose avec rétrécissement des pupilles ; croûtes sèches au bord libre des paupières, le
matin ; *dartre rouge persistante au bout du nez ;* fréquentes bouffées de chaleur au visage ; teinte jaune du visage ; prurit à la face ;
bouffissure érysipélateuse de tout un côté de la face, partant d'une
dent cariée ; *carie des dents ;* odontalgie lancinante le soir ou la
nuit, aggravée par le froid ; élongation des dents qui semblent
repoussées hors de leurs alvéoles ; *lèvres sèches et fendillées ;* gonflement et saignement des gencives ; cuisson aux gencives ; *sécheresse de la bouche et de la gorge ; salivation* abondante et salée (1) ;
haleine odorante ; langue chargée, blanche ; cuisson au bout de
la langue ; constriction au pharynx ; excréation de mucosités le
matin ; faim canine ; répugnance pour les aliments ; *répugnance
pour la viande et le lait ; acidité dans la bouche après avoir mangé ;
rapports aigres ;* rapports ayant le goût des aliments ; douleur
pressive, même à jeun, au creux de l'estomac ; élancements à l'estomac ; tortillements à l'estomac, suivis d'un abondant afflux de
salive à la bouche ; battements au creux de l'estomac, d'autant
plus forts qu'on a mangé davantage ; crampes d'estomac avec spasmes de poitrine ; *mal d'estomac* avec chaleur au visage et à la tête,
grattement dans la gorge et tussiculation après avoir mangé ; *sensation de vide dans l'estomac ;* térébration dans les hypochondres ;
fouillement, pression et tranchées dans l'hypogastre ; pression dans
le bas-ventre, qui remonte jusqu'à l'estomac ; sensation d'un corps
dur dans le bas-ventre ; gonflement du ventre ; sensation de vacuité dans le ventre ; froid au ventre (2) ; *ascite ;* borborygmes
bruyants ; production abondante de flatuosités, surtout après avoir
mangé ; tranchées que renouvellent les mouvements du corps ;
vaines envies d'aller à la selle ; retard des selles ; *selles trop molles ;
diarrhée qui accable* (3) ; diarrhée violente, avec douleurs spasmodiques dans les intestins, surtout pendant la nuit ; selles insuffisantes ; *selles en crottes de mouton ;* ardeur dans le rectum ; four-

---

(1) La salivation et la sécheresse de la bouche, ou tout au moins de la gorge,
sont des symptômes qui peuvent très bien exister simultanément : je l'ai personnellement éprouvé un grand nombre de fois.

(2) La pulsatille et plusieurs de ses analogues correspondent au symptôme
opposé (chaleur incommode à la peau du ventre, et surtout à l'hypogastre.

(3) Contrairement à la diarrhée que produit la pulsatille qui souvent n'*affaiblit
pas* et n'est pas accompagnée de douleurs.

millement et élancements dans le rectum; spasmes du rectum; *prolapsus du rectum en allant à la selle;* suintement muqueux, sanguinolent ou même purulent par l'anus; pression sur la vessie; *spasmes de la vessie; ténesme de la vessie;* urine foncée; cuisson dans l'urètre en urinant; *gonorrhée; gonflement douloureux des testicules* (surtout du testicule gauche); *ulcérations superficielles au gland et au prépuce;* sueur aux parties génitales; dartre rouge suintante aux parties génitales; *pression sur l'utérus; spasmes de l'utérus;* élancements pénétrants dans le vagin; *flueurs blanches, gonorrhée urétrale et vaginale* chez la femme; *engorgement des glandes de l'aine;* règles pâles, peu abondantes et avancées; *métrorrhagie active; ulcérations superficielles au col utérin; érotisme dans les deux sexes; faiblesse des parties génitales.*

Sécheresse fatigante du nez; *enchifrènement;* coryza fluent; enrouement quelquefois subit; toux, le matin et le soir, avec crachats blancs et salés; crachats jaunâtres, difficiles à détacher; crachats fétides; crachats striés de sang; oppression de poitrine en marchant, en montant, ou le soir dans le lit; pression sur le sternum; douleur de poitrine pendant le mouvement; douleur cuisante dans la poitrine; *élancements à la base de la poitrine du côté droit;* élancements dans le côté gauche de la poitrine; point de côté en respirant et en toussant; battements de cœur irréguliers et intermittents, principalement *après les repas;* mal de reins; douleur pressive au sacrum; battements dans le sacrum; fréquentes douleurs dans le dos; éruption pruriteuse au dos; frissonnements dans le dos; déchirements et crampes dans le dos; roideur du dos; *roideur de la nuque;* sueur aux aisselles; dartres suintantes à l'aisselle gauche; lassitude des bras; roideur dans les bras; *tiraillements dans le bras* qui oblige à le laisser pendre; ardeur à la paume des mains; sueur froide aux mains; déformation des ongles des doigts; élancement déchirant depuis le bord supérieur du bassin, en contournant l'aine, jusque dans le devant de la cuisse; paralysie des jambes; secousses lancinantes dans la cuisse qui obligent de soulever la jambe; douleur rhumatismale et enflure au genou; élancements dans les jambes; tiraillements douloureux dans les jambes et le gros orteil; *froid aux jambes et aux pieds;* crampes dans les mollets; enflure des jambes et des pieds; tressaillement des pieds pendant le sommeil dans la journée; élancements sur le cou-de-pied; ardeur et fourmillement dans les pieds; sueur aux pieds ; suppression de la sueur des pieds ; engourdissement des bras et des jambes, surtout pendant un travail manuel ; roideur des articulations de la main, du *genou* et du pied ; ulcères aux articulations des doigts et des orteils ; agitation et battement dans tous les membres ; douleurs brûlantes à différentes parties du corps ; *accès de chaleur passagère ;* chaleur provoquée par le dépit ou une conversation animée ; forte sueur au moindre mouvement du corps ; *manque de chaleur naturelle ;* sensibilité au grand air ; *grande propension à se refroidir ;* aggravation de toutes les douleurs par le froid , surtout le froid humide, et plus encore le contact de l'eau froide ; *taches brunâtres* à la poitrine, au ventre et au dos ; *secousses et tressaillements dans les membres pendant la journée ;* fréquentes pandiculations ; aversion pour le mouvement ; fatigue au moindre effort ; fatigue à trembler ; envie de dormir pendant la journée, ou de trop bonne heure le soir ; hallucinations pendant le sommeil ; rêves inquiétants ou effrayants ; réveil fréquent la nuit ; sommeil non réparateur ; sueur pendant la nuit ; sueur aigre le matin ; aggravation de plusieurs symptômes pendant la nuit ; *ralentissement du pouls.*

La sépia, médicament corrélatif par l'ensemble de ses symptômes, du mercure corrosif chez l'homme et du mercure soluble chez la femme, la sépia est-elle, comme eux, *antisyphilitique?* Voilà, certainement, une question qui mérite examen, mais que pour mon compte je n'hésite point à résoudre par la négative.

Que certaines gonorrhées, contractées dans un coït impur, puissent être guéries par la sépia, c'est là ce dont des faits sans nombre ne permettent point de douter. Mais que ces gonorrhées soient de celles qui, abandonnées à elles-mêmes, infectent de leur principe l'organisme tout entier, et y développent infailliblement à la longue l'ulcère ou le bubon vénériens, les gommes, les syphilides, les exostoses, les caries, les nécroses, en un mot tous les symptômes dits secondaires de la véritable syphilis, c'est ce que je ne saurais admettre.

Ce n'est pas, il s'en faut bien, que je considère comme des affections *nécessairement* locales les gonorrhées que guérit la sépia. Il suffit d'avoir apporté un certain degré d'attention au développement de ces sortes d'affections, pour être convaincu que dès leur principe, c'est-à-dire presque dès le moment où elles sont contractées, elles donnent lieu à une série de symptômes généraux qu'expliquent d'ailleurs surabondamment les rapports de juxtaposition ou de sympathie qui existent entre leur siége apparent, c'est-à-dire l'urètre ou le vagin, et différents organes importants tels que les testicules, la vessie, les reins, l'utérus et ses annexes, le cervelet, le larynx (1), etc. Aussi, sans parler des accidents qu'on a vus quelquefois résulter du transport matériel de l'excrétion gonorrhéique, non vénérienne comme vénérienne, de l'urètre aux narines, aux lèvres, et surtout aux yeux, n'est-il rien pour moi de surprenant dans ce que je nommais autrefois, avec mes maîtres, les *métastases* de la blennorrhagie. L'écoulement urétral ou vaginal que guérit la sépia n'est maintenant, à mes yeux, que le symptôme le plus habituel, ou, pour mieux dire, le plus saisissable d'une maladie *sui generis*, sinon tout aussi diffusible que l'est la syphilis, du moins susceptible comme elle d'envahir l'organisme entier. J'avoue néanmoins que l'appareil génito-urinaire me paraît constituer le plus communément la sphère élective de cette maladie, même dans le cas peut-être moins rare qu'on ne le suppose, où elle ne provient pas d'une transmission d'individu à individu, en d'autres termes, dans le cas où elle se développe spontanément. Alors, à la vérité, un écoulement par l'urètre ou le vagin n'est pas, de toute nécessité, le premier symptôme qui la révèle, de même que le chancre au gland, au clitoris ou dans l'urètre, est loin d'être nécessairement le symptôme initial de la syphilis. Mais enfin, quel que soit le siége apparent de la maladie à laquelle correspond la sépia, on peut affirmer (l'expérience, à cet égard, ne me laisse aucun doute) qu'elle implique *constamment* certains désordres apparents ou latents, organiques ou fonctionnels de l'appareil génital. Quant aux effets secondaires, même les plus graves, de cette maladie, il ne m'est pas possible, je le répète, de les assimiler à ceux de la syphilis, bien qu'ils puissent, dans certains cas, présenter à l'observateur une image confuse de ces derniers. Mais il s'en faut de beaucoup que la sépia, si important que soit son rôle dans notre thérapeutique, exerce sur l'économie l'action profonde du mercure, de l'arsenic, du plomb, des acides nitrique et sulfu-

_____

(1) La corrélation physiologique qui existe entre les organes de la génération et l'appareil vocal est connue de tout le monde. Il serait difficile de l'expliquer anatomiquement, mais que nous importe ? Il n'est donc pas étonnant que les maladies d'un de ces appareils réagissent à peu près constamment sur les fonctions de l'autre. C'est ce qui a lieu de la manière la plus tranchée dans la syphilis, dans l'hystérie, etc.

rique, etc., en un mot des véritables antisyphilitiques. Aussi bien n'a-t-on jamais vu et ne verra-t-on jamais la sépia guérir seule une syphilide papuleuse ou squammeuse, une carie vénérienne, ou même seulement un chancre, si récent qu'on le suppose. Je dirai plus : je nie qu'elle ait jamais enrayé, comme l'ont pensé quelques homœopathes, la phthisie pulmonaire. Ces prétendues phthisies guéries par la sépia n'étaient indubitablement, comme les phthisies guéries par le baume de copahu, que des catarrhes chroniques d'une nature particulière, je n'aurais garde de le contester, mais avec absence de tubercules et de toutes lésions organiques, si ce n'est, au plus, quelques ulcérations superficielles à la muqueuse du larynx, de la trachée ou des bronches.

Quoi qu'il en soit, et nonobstant l'impuissance reconnue de la sépia, non seulement dans la syphilis constitutionnelle, mais encore dans la vérole récente, il n'en reste pas moins constant que ce médicament est un de ceux qui dominent la thérapie de la gonorrhée, maladie qui, si peu redoutable qu'elle soit d'habitude, ne laisse pas que de faire souvent, même sans être, à proprement parler, vénérienne, le désespoir des homœopathes comme des médecins de l'ancienne école. Il serait donc à souhaiter que la nuance de cette maladie à laquelle correspond la sépia pût être déterminée d'une manière précise. Cela serait même d'autant plus désirable, que cette détermination ne manquerait pas de jeter une vive lumière sur les autres applications de ce médicament. Malheureusement il règne encore sur ce point de thérapeutique un vague désespérant que je ne me sens que trop impuissant à dissiper, mais qui tient surtout à ce que l'on confond sous cette dénomination tout au plus générique de gonorrhée une multitude de maladies essentiellement dissemblables et exigeant en conséquence des traitements très différents.

Il y a des gonorrhées *primitives* et des gonorrhées *secondaires*. Par primitives, j'entends celles qui marquent le début d'une maladie dont la nature est encore inconnue, et dont elles peuvent être, dans certains cas, le symptôme unique (1). Par secondaires, j'entends celles qui succèdent à des symptômes (dartres de différentes espèces, douleurs rhumatismales, goutteuses, etc.), ayant déjà fait caractériser la maladie dont elles ne sont pour ainsi dire qu'un épiphénomène. Le traitement de celles qui appartiennent

_____

(1) Symptôme toujours complexe et qu'il importe d'analyser.

à cette dernière espèce est naturellement subordonné à l'ensemble symptomatique de l'affection dont elles dépendent. Quant aux gonorrhées primitives, elles peuvent être syphilitiques, sycosiques, ou enfin non vénériennes. Mais de ce qu'elles ne sont pas vénériennes, s'ensuit-il qu'elles appartiennent toujours à une seule et même espèce, et doivent céder en conséquence à un seul et même médicament, la sépia, par exemple? Je suis loin de le penser; et c'est là, sans aucun doute, une des raisons qui rendent souvent si difficile le choix du médicament dans le traitement de la gonorrhée en général.

Cependant il faut convenir que le praticien, appelé à traiter une gonorrhée, aura déjà singulièrement aplani les difficultés de sa mission, lorsqu'il sera parvenu à se convaincre que l'affection à laquelle il a affaire, appartenant bien positivement à la classe des gonorrhées primitives, n'est en outre ni syphilitique ni sycosique. Mais comment s'y prendra-t-il pour en arriver là?

1° L'inoculation pratiquée suivant la méthode Ricord (1) est, à ma connaissance, le seul moyen de constater le caractère syphilitique d'une gonorrhée. Jusqu'à quel point est-il sûr? Je l'ignore. Ce caractère une fois établi, le groupe *Mercure* offre au praticien les médicaments parmi lesquels il a à choisir le mieux approprié à l'âge, au sexe et à la constitution de son malade.

2° Voici, relativement aux écoulements sycosiques, ce que nous enseigne Hahnemann : « Ordinairement, dit-il, dans ces sortes de gonorrhée, l'écoulement ressemble dès le début à du pus épais ; l'émission de l'urine cause peu de douleur, mais le corps de la verge est gonflé et dur ; on remarque des nodosités glandulaires sur le dos de cet organe, et il est fort douloureux au toucher (2). » *Thuya* et ses analogues sont en pareil cas les médicaments parmi lesquels il convient de choisir (3).

Les hypothèses de la syphilis et de la sycose étant éliminées, il ne nous reste donc plus à déterminer que la nuance de la gonorrhée primitive à laquelle correspond la sépia. Or on la reconnaîtra aux caractères suivants :

(1) Voyez J. Hunter, *Traité de la maladie vénérienne*, avec des additions par Ph. Ricord. Paris, 1851.

(2) *Doctr. et trait. des malad. chron.*, t. I, p. 117, en note.

(3) La *Sepia* n'est pas plus antisycosique qu'elle n'est antisyphilitique : je crois tous les homœopathes d'accord sur ce point.

Conditions générales d'âge et de tempérament précédemment indiquées (voy. pag. 289); *absence de fièvre et de tout autre symptôme indiquant une véritable inflammation;* inertie complète de l'appareil génital pendant les quelques jours qui ont précédé immédiatement l'apparition de l'écoulement ; froid ou disposition à se refroidir des parties génitales ; agacement général du système nerveux presque toujours accompagné d'insomnie, plus rarement de perte d'appétit; fourmillement, titillation voluptueuse et de temps en temps élancements aigus dans l'urètre ou dans le vagin ; envies fréquentes d'uriner avec urines foncées, se troublant peu de temps après avoir été rendues ; écoulement muqueux dans le principe, puis laiteux, et enfin *légèrement* verdâtre, augmentant en abondance du premier au dixième jour, pour diminuer ensuite spontanément à partir du quinzième, mais pouvant toutefois persister pendant des mois et même des années; érections nocturnes douloureuses ou non douloureuses, accompagnées même, chez quelques malades, d'érotisme et de désirs ardents (1).

Notons par-dessus tout que la sépia, essentiellement corrélative à des affections hyposthéniques, a peu de chance de réussir dans la gonorrhée simple, si le malade est d'une nature forte, sanguine et disposée aux inflammations franches, et si la maladie elle-même présente, comme nous l'avons dit déjà, des symptômes évidemment inflammatoires. Il serait d'ailleurs, je pense, superflu d'ajouter que dans toutes les transformations possibles de la dernière espèce de gonorrhée qui vient d'être décrite (gonflement des testicules, hydrocèle, hydarthrose, ophthalmie, angine, etc.), la sépia n'est pas moins bien indiquée qu'elle ne l'est dans le traitement de cette gonorrhée elle-même encore à son premier état.

L'acide acétique, l'aconit et surtout l'éther nitrique ont été

(1) Ces signes sont vagues, j'en conviens ; mais il est à peu près impossible, dans l'état actuel de la science, d'en indiquer de plus précis. *Petroselinum* (remède empirique jusqu'à présent, puisqu'il n'en existe à ma connaissance aucune pathogénésie), lorsque l'écoulement est dès le principe *rosé* et s'accompagne de vives douleurs et de continuelles érections sans désir; *Cannab.,* s'il est de prime abord verdâtre et très abondant; *Pulsat.,* et mieux encore *Silic.,* s'il est *indolent,* séreux, muqueux ou même purulent, *mais avec absence d'érection,* sont encore autant de médicaments qui peuvent être utilisés dans la gonorrhée simple non vénérienne. Disons enfin que *Merc. cor.* et *sol., Creos., Thuy., Plat.,* etc., peuvent être employés avec succès contre cette maladie sans qu'il soit pour cela nécessaire qu'on lui suppose un principe syphilitique ou sycosique.

signalés comme antidotes de ce médicament ; mais, ainsi que me l'a démontré une série d'expériences tout à fait péremptoires, les véritables antidotes de la sépia sont le mercure corrosif *chez l'homme*, et le mercure soluble *chez la femme*.

Copaivæ balsamum. *Baume de copahu.* — Espèce de térében-thine ou d'oléo-résine provenant du *Copaifera officinalis*, arbre de la famille des Légumineuses, qui croît surtout au Brésil, où il est connu sous le nom de *Copaïba* ou de *Copaïva*.

Le baume de copahu est, à l'instant où il s'écoule de l'arbre, de consistance huileuse, presque incolore, d'une odeur aromatique, d'une saveur chaude, âcre et persistante ; en vieillissant, il jaunit un peu, s'épaissit et perd de son odeur. Telle est la con-sommation qu'il s'en fait en allopathie, que c'est par tonneaux de cent à cent cinquante livres qu'on l'expédie du Brésil en Europe.

Applications empiriques. — L'emploi thérapeutique du baume de copahu remonte au moins à deux siècles. Les écrits de Fréd. Hoffmann, de Pringle, de Fuller, de Valcarengh, de Monro, de Simmons, de Pison, de Jacquier et de Swediaur, en font foi. Il est recommandé contre la *blennorrhagie* et les *affections de poitrine accompagnées d'expectoration abondante*, par Tournefort, Ferrein, Geoffroy et Cullen. Mais il cesse d'en être question dans les traités de matière médicale de Schwilgué et d'Alibert. Aussi quelques mé-decins modernes, très haut placés dans l'opinion, se sont-ils ima-ginés qu'ils étaient les premiers à faire usage de ce médicament, et sont même allés, sans trop étonner personne, jusqu'à se dis-puter la priorité de sa découverte : fait inouï et qui seul suffirait à prouver l'inconcevable ignorance en matière médicale de la plupart des médecins allopathes de notre époque.

Murray (1) procède, avec sa conscience habituelle, au dépouille-ment des opinions de ses devanciers et de ses contemporains, tou-chant les propriétés médicinales du baume de copahu. Employé d'abord extérieurement, à titre de vulnéraire et comme antisep-tique dans le traitement des plaies et des ulcères atoniques, dont on avait remarqué qu'il hâtait la cicatrisation, ce médicament fut ensuite, et sans doute par analogie, introduit dans la thérapie in-

---

(1) *Apparatus medicaminum*, t. IV, p. 47 et suiv.

terne des affections réputées essentiellement ulcéreuses, telles que la *phthisie pulmonaire*. Mais Pringle, Roseinstein, Tissot, Fothergill et Quarin, en condamnent l'emploi dans cette maladie, où ils l'accusent d'augmenter la fièvre, l'inflammation et l'obstruction des poumons autour des points ulcérés. D'autres, au contraire, à la tête desquels vient se placer Fuller, lui reconnaissent dans le même cas des vertus merveilleuses. Selon Fuller (1), il déterge les bronches, tonifie les poumons, dissout les tubercules et arrête les toux les plus dangereuses, sinon même la phthisie très avancée. Fréd. Hoffmann le recommande comme utile dans les *ulcérations des poumons*, des *reins*, de *la vessie* et de *la prostate*, pourvu, dit-il, qu'on en fasse usage avec prudence (2). Valcarengh, se fondant sur sa propre expérience et sur celle de Rega et de Sommers, accorde aussi au copahu beaucoup d'efficacité contre les ulcérations des poumons; mais à la condition qu'on ne l'emploie qu'à faibles doses, et que l'usage en soit longtemps continué (3). Monro (4) le croit très utile dans la phthisie, lorsqu'il existe un état de faiblesse et de relâchement. Gessner le recommande dans la même maladie, mais seulement chez les individus d'un sang ténu, d'une constitution lymphatique et qui n'ont pas les nerfs trop sensibles. Enfin, Simmons (5), Lentin et plusieurs autres praticiens du xviiiᵉ siècle, expriment, à l'égard des propriétés *antiphthisiques* du copahu, des opinions à peu près semblables à celles qui viennent d'être rapportées (6).

Les autres citations de Murray sont relatives à l'emploi du

(1) *Pharm. extemp.*, p. 275.

(2) *Obs. phys. chim.*, p. 24.

(3) *Spec. pract. de præcipuis febribus*, p. 173.

(4) *Dis. in the british milit. hospital*, p. 129.

(5) *On the treatment of consumptions*, p. 36, 39.

(6) Il n'est pas difficile d'expliquer, dit M. le docteur Bayle, l'opposition des auteurs, relativement à l'efficacité du baume de copahu contre la phthisie. On sait, d'un côté, que ce médicament est souvent fort utile dans le catarrhe pulmonaire, et de l'autre qu'il était impossible autrefois de distinguer ces deux maladies. Il est donc présumable que ceux qui ont tant vanté le copahu dans la phthisie n'avaient eu à traiter que des catarrhes chroniques, tandis que les autres avaient eu affaire à de véritables phthisiques (*Bibl de thér.*, t. I, p. 435). Ajoutons à la remarque de M. Bayle, qu'il s'en faut bien que tous les catarrhes chroniques des bronches soient indistinctement guéris par le baume de copahu, de telle façon que même en en bornant l'emploi au traitement de cette maladie, sur la foi seule de sa désignation convenue, des observateurs pourraient encore arriver aux résultats les plus contradictoires.

copahu dans le traitement de la gonorrhée. Murray lui-même en condamne l'usage dans la période inflammatoire de cette maladie. Theden attendait, pour le prescrire, que l'écoulement fût devenu presque séreux. Swediaur (1) se loue des hautes doses de ce médicament, dont il faisait prendre à ses malades de cinquante à cent gouttes en vingt-quatre heures. J. Hunter (2) remarque que, très souvent, l'écoulement n'est suspendu que durant l'usage du médicament et reparaît aussitôt qu'on le cesse, d'où il conclut à la nécessité de continuer le copahu pendant cinq ou six jours encore après la guérison apparente de la gonorrhée, etc.

Enfin Murray rapporte, mais sans preuves à l'appui, et sans paraître accorder lui-même beaucoup de foi à ses assertions, qu'en outre des blennorrhées, des catarrhes pulmonaires, de la phthisie et des plaies (par l'usage externe), on a guéri, à l'aide du copahu, des *leucorrhées*, des *maux de reins*, des *suites de calculs*, la *dysurie*, la *colique*, les *flux de ventre*, l'*hydropisie* (3) et des *paralysies*. Ce que je sais aujourd'hui de l'action physiologique du baume de copahu me fait trouver ces guérisons pour le moins très vraisemblables (4).

(1) *Traité des maladies vénériennes*, Paris, 1817.

(2) *Traité de la maladie vénérienne*, avec des additions par Ricord. Paris, 1851, p. 194.

(3) On peut lire dans les *Nouvelles de la république des lettres et des arts*, n° 33, p. 73, une observation remarquable d'hydropisie guérie par le copahu.

(4) Les travaux publiés sur ce médicament, ultérieurement à l'ouvrage de Murray, sont assez peu nombreux, et ne contiennent guère, à y regarder d'un peu près, que la confirmation des faits mentionnés par cet écrivain. Les plus connus de ces travaux sont, par ordre de dates : 1° Un *Mémoire sur le traitement de la blennorrhagie par le baume de copahu d haute dose*, par M. le docteur Ansiaux, chirurgien en chef des hospices civils de Liége, publié en 1816. 2° Un *Mémoire sur l'emploi du baume de copahu à haute dose dans la gonorrhée et l'engorgement consécutif des testicules*, par M. F. Ribes, inséré en 1822, dans la *Revue médicale*, t. IX, p. 10 et suiv. 3° Un *Mémoire sur l'emploi du baume de copahu dans la blennorrhagie, le catarrhe de la vessie et l'engorgement consécutif des testicules*, par le professeur Delpech, également inséré dans la *Revue médicale*, t. VII, p 403. 4° Des *Recherches sur l'emploi du baume de copahu administré en lavement*, par M. le docteur Velpeau, professeur à la faculté de Paris, 1824. 5° Des *Observations de catarrhes pulmonaires guéris par le baume de copahu*, par M. le docteur Laroche, insérées en 1826 dans le *North American and surgical journal*, et traduites depuis en français dans le *Journal universel des sciences médicales*, t. XLVI, p. 365. 6° Enfin, plusieurs *Observations d'orchite, de leucorrhée*, etc., publiées dans différents journaux de médecine. —M. Bayle a réuni tous ces travaux, partie en substance, partie textuellement, dans sa *Bibliothèque de thérapeutique*, t. I.

Conformément à l'esprit dominant de l'allopathie moderne, presque tous les écrits récemment publiés sur le copahu ont principalement pour objet de démontrer les avantages des *hautes doses* de ce médicament. Mais sans entrer dans l'examen de cette thérapeutique brutale, que le matérialisme grossier des organiciens trouverait seul le moyen de justifier, laissons de côté les doses, et contentons-nous d'enregistrer les faits dont la signification pour nous ne saurait être douteuse (1).

M. Ansiaux, qui d'ailleurs n'employait guère le copahu isolément, et ne se servait, dans la plupart des cas, que de la *potion de Chopart*, a traité seulement par ce moyen la gonorrhée aiguë. Sur vingt-six individus atteints de cette maladie, il en aurait guéri vingt-quatre. Chez un de ses malades le médicament aurait été sans résultats, et chez un autre enfin il aurait déterminé une aggravation fâcheuse. Ces deux faits, plus que négatifs, ne suffiraient-ils pas pour prouver que le copahu n'est point, *dans tous les cas*, comme le pense M. Ribes, le *spécifique* de la gonorrhée.

Le mémoire de M. Ribes est, au reste, infiniment plus intéressant que ne l'est celui de M. Ansiaux. M. Ribes a guéri, par l'usage seul du copahu, diverses maladies qui avaient succédé à la suppression de l'écoulement blennorrhagique, à savoir : plusieurs *engorgements des testicules*, un *gonflement des corps caverneux simulant le priapisme*, plusieurs *catarrhes récents de la vessie ;* plusieurs *néphrites*, deux *hydarthroses du genou*, deux *céphalalgies*, deux *ophthalmies*, une *laryngite subaiguë*, une *expectoration muqueuse abondante*.

Delpech, indépendamment d'un très grand nombre de gonorrhées, a, comme M. Ribes, traité avec succès, par le copahu, plusieurs *catarrhes de la vessie* et plusieurs *gonflements consécutifs du testicule*. Delpech termine son mémoire par une remarque curieuse, mais que je crois peu fondée, à savoir, que le copahu réussit mal ou même ne réussit pas chez les femmes.

Le seul fait réellement intéressant que j'aie trouvé dans le mémoire de M. Velpeau est emprunté à l'observation de M. le docteur

---

(1) On a donné à des malades jusqu'à *trente grammes de copahu* en vingt-quatre heures, quelquefois avec des résultats déplorables, j'en pourrais citer des preuves, mais d'autres fois aussi avec succès. Peut-être l'état de prostration occasionné par ces doses énormes a-t-il dans certains cas favorisé l'action naturelle du médicament ?

Bretonneau. Il s'agit d'une jeune femme affectée, à la suite de couches, d'un *vaste abcès* dans la fosse iliaque et sur le devant du bassin, abcès qui s'était ouvert dans la vessie et vidé par l'urètre. Le pus de ce foyer, réuni à la sécrétion considérablement augmentée des mucosités que fournit ordinairement la poche urinaire, coulait en abondance malgré l'usage d'une foule de moyens, « et la malade, dit l'auteur du mémoire, s'épuisait rapidement. » Le copahu, donné en lavement à la dose de 2 gros dans une petite quantité de décoction de *quinquina*, aurait très rapidement fait cesser cet écoulement. Mais faut-il en glorifier le quinquina ou le copahu?... Quant à la gonorrhée, M. Velpeau a constaté que, contrairement à l'opinion de Delpech, elle ne se montrait pas plus rebelle au copahu chez les femmes que chez les hommes; ce qui, dans l'esprit de l'auteur, tiendrait surtout au mode d'administration imaginé par lui.

Les observations de *catarrhes chroniques des bronches*, guéris à l'aide du copahu par le docteur Laroche, sont au nombre de *sept*. Elles ont de l'intérêt; mais il leur manque, comme à l'immense majorité des observations allopathiques, le degré de précision nécessaire à la détermination dogmatique des symptômes pouvant, en thèse générale, indiquer l'emploi de tel ou tel médicament. Je m'explique : Après avoir lu attentivement les sept observations du docteur Laroche, je déclare qu'il me serait impossible de préciser la *nuance* de catarrhe pulmonaire à laquelle correspond spécialement le copahu.

Enfin les guérisons de *leucorrhée* obtenues à l'aide du copahu par MM. Dejaëz, Castel, Lacombe, Armstrong, Larrey, etc. (1), prouvent au moins une chose : c'est que ce n'est pas seulement, comme le pensait Cullen (2), et comme semblent le croire encore MM. Trousseau et Pidoux (3), par un contact immédiat des molécules médicamenteuses avec les parties malades, que le copahu guérit certaines *phlegmasies* des muqueuses.

Une petite partie des effets physiologiques que produit le copahu ressort des observations fortuites des médecins de l'ancienne école. Ces effets, résultats inévitables de l'abus journalier qu'ils font de

_____

(1) Voy. *Biblioth. médic.*, t. XXXV, p. 202 et suiv.

(2) *Mat. médicale*, t. II. C'est là une de ces grosses erreurs qui fourmillent dans les livres de Cullen.

(3) *Traité de thérapeutique*, t. II, p. 604.

ce médicament, constituent ce qu'ils en appellent, non les dangers (dans aucun cas, à les en croire, il ne saurait être dangereux), mais les inconvénients.

« L'*exanthème miliaire* ou *érythémoïde*, disent MM. Trousseau et Pidoux, le *gonflement du testicule*, phénomènes qui se remarquent quelquefois pendant l'administration du copahu, ne sont d'aucun poids dans la considération des motifs qui peuvent contre-indiquer ce remède (1). » Les mêmes auteurs, dans un autre passage, reconnaissent que, « indépendamment de diverses *éruptions vésiculeuses*, le copahu produit encore souvent d'*opiniâtres céphalalgies*. » Mais comment MM. Trousseau et Pidoux s'expliquent-ils, après ces aveux, les guérisons d'*engorgements des testicules* et de *céphalalgie* attribuées au copahu?

Fréd. Hoffmann, Pringle, Fuller, Monro, J. Hunter, Chopart, Swediaur, etc., etc., ont vu le copahu produire des *nausées*, quelquefois des *vomissements*, très souvent des *coliques* et la *diarrhée* (2).

« L'emploi du baume de copahu, disent MM. Mérat et Delens, n'est pas toujours un moyen qui agisse seulement contre le mal pour lequel on l'administre. Il *purge* ordinairement lorsqu'il est donné à dose un peu marquée, comme 1 ou 2 gros; il peut même alors *faire vomir*, et surtout si la dose est plus forte, cas dans lequel il peut produire une vraie *gastrite* ou une *entérite* avec des superpurgations du haut et du bas, etc. Dans d'autres circonstances, il produit l'*inflammation des voies urinaires* et des parties adjacentes. Ainsi, on l'a vu *enflammer l'urètre*, produire la *rétention d'urine*, la *phlegmasie de la vessie*, celle *de la prostate, de l'anus, du rectum*, etc. C'EST UNE CHOSE REMARQUABLE DE VOIR CE MÉDICAMENT CONSEILLÉ POUR GUÉRIR A PEU PRÈS LES MÊMES MALADIES QUE D'AUTRES PRATICIENS LUI VOIENT CAUSER (3). » Est-il donc un seul médicament auquel cette réflexion de MM. Mérat et Delens ne soit point applicable?

Si les médecins allopathes apportaient à l'observation de leurs malades la minutieuse attention qu'exige la pratique de l'homœopathie, ils ne tarderaient point à reconnaître que le baume de co-

(1) *Traité de thérapeutique*, t. II, p. 105.
(2) Murray, *App. med. (loc. cit.)*
(3) *Dict. univ. de mat. médicale*. Paris, 1830, t. II, p. 419.

pahu, indépendamment des vertus thérapeutiques qu'ils lui accordent et des *inconvénients* qu'ils lui reprochent, produit encore soit chez l'homme bien portant, soit chez les malades auxquels il est donné mal à propos, une multitude de symptômes dont ils n'ont jamais songé à tenir compte. La pathogénésie suivante en est la preuve.

Cette pathogénésie du baume de copahu est le résultat d'expériences auxquelles je me suis livré, à deux reprises différentes et à deux années d'intervalle, la première fois en 1847. J'ai fait ces expériences sur moi-même et sur sept ou huit personnes des deux sexes. Elles ont duré à chaque fois plusieurs semaines, le médicament étant pris en gouttes, à la sixième dilution, matin et soir, par quelques uns de mes sujets et par moi-même, plus irrégulièrement par les autres. Malheureusement la plupart de ces personnes étaient des habitants de la campagne, généralement assez sensibles à l'action médicamenteuse, mais ne se rendant pas toujours bien compte de leurs impressions, et sachant encore moins les décrire. Aussi m'a-t-il fallu une certaine patience pour établir, si peu nombreuse qu'elle soit, la liste des symptômes suivants :

Pathogénésie du baume de copahu. — **1.** *Accablement*, avec tristesse anxieuse ;

Le matin, aussitôt après le réveil, profonde tristesse qui se dissipe pendant la promenade, mais revient dans la soirée ;

Surimpressionnabilité de tout le système nerveux, tel que le moindre bruit fait tressaillir et porte à la colère ;

Accès de larmes (chez une jeune fille) en entendant le son d'un piano.

5. Accès périodiques, l'après-midi, de tristesse et de pleurs, avec froid aux extrémités et bouffées de chaleur au visage ;

Inquiétude sur sa santé ;

Humeur hargneuse, irascible, morose, insupportable, pendant toute une semaine, avec bouillonnement du sang, chaleur à la tête et tremblement des membres, à la moindre contrariété ;

Récriminations absurdes sur des choses insignifiantes et passées depuis longtemps ;

Misanthropie.

10. *Aversion* insurmontable *pour les occupations habituelles ;*

Complète inaptitude pour les travaux de cabinet ; la tête est comme vide et les idées se confondent; une douleur sourde au front se manifeste si l'on essaie de lutter contre cette mauvaise disposition;

Défaut de mémoire qui impatiente et finit par faire tomber dans un sombre découragement;

Dégoût de la vie, et en même temps *peur de mourir;*

Accès passagers de vertige en étant assis, en travaillant, en marchant, mais surtout *en restant debout et immobile.*

15. Accès de vertige en se promenant à cheval, dans la matinée, tout en causant et en allant au pas;

Mal de tête dans la matinée;

Retentissement douloureux de chaque pas dans la tête, qui cesse après avoir marché pendant une demi-heure;

Élancements pulsatifs, profonds, à l'occiput;

Douleur sourde à l'occiput.

20. Pression lancinante de la bosse occipitale droite;

Élancements à la bosse occipitale gauche, avec secousses de temps en temps dans toute la tête, seulement dans la matinée;

Hémicranie (du côté gauche) avec douleur térébrante, sensation de froid à la partie malade, pleurs et gémissements continuels, pendant trois jours, chez un garçon de vingt-deux ans, naturellement hypochondriaque (1);

Pression au front;

Pesanteur de tête et surtout de la région occipitale, qu'on appuie instinctivement contre le collet de l'habit, ce qui en effet soulage.

25. Élancements pulsatifs, non isochrones au pouls, au sommet de la tête;

Céphalalgie avec nausées (*Spielmann*);

Élancements dans les tempes et derrière les oreilles;

Douleur déchirante aux régions temporales, principalement à la gauche, et qu'une douce pression exercée avec la main soulage;

Douleur contusive à la tempe droite, le soir et la nuit, et qui devient intolérable lorsque la partie entreprise appuie sur l'oreiller.

30. Élancements subits dans les deux tempes, en se lotionnant le visage, le matin, avec de l'eau fraîche;

_____

(1) Telle était la violence de ce symptôme, que je fus obligé de recourir au *Mercure* pour le faire cesser, bien que le malade n'eût pris en tout que trois doses de copahu.

Sensibilité du cuir chevelu, et même des cheveux;

Éruption de petits boutons rouges, accompagnés d'un léger prurit, à la partie supérieure du front et au cuir chevelu, au-dessus des oreilles et à l'occiput;

Chute des cheveux dès les premières doses du médicament;

Fourmillement, le soir, dans les angles des yeux.

35. Rougeur de l'œil gauche;

Obscurcissement passager de la vue;

Points noirs voltigeant devant les yeux;

Lorsqu'on ferme alternativement l'œil droit et l'œil gauche, les mêmes objets paraissent beaucoup plus pâles vus de ce dernier que vus de l'autre.

40. Rétrécissement des pupilles;

Sensibilité des yeux à la lumière;

Contraction involontaire du muscle orbiculaire des paupières, dans la matinée;

Spasme à la paupière supérieure droite, qui se reproduit plusieurs fois dans la journée, et s'accompagne d'une légère douleur pressive sur les deux yeux;

Agglutination des paupières, le matin, par de la chassie.

45. Élancements à crier, pendant toute une nuit, dans l'oreille gauche (au bout de trois jours); quelques jours après un peu de matière purulente sort du conduit auditif;

Bourdonnements d'oreilles;

Bruissements dans les oreilles;

Fourmillement dans l'oreille;

Petite dartre furfuracée, avec douleur brûlante, seulement quand on y touche, à la conque de l'oreille gauche.

50. Extrême impressionnabilité de l'ouïe, principalement aux sons aigus, de telle façon qu'en tirant le pistolet, on éprouvait une sensation excessivement désagréable et même réellement douloureuse, non de l'explosion de la poudre, mais du choc de la balle sur la plaque métallique qui servait de but;

Pâleur et aspect maladif du visage;

Bouffissure du visage;

Chaleur au visage, le matin, en s'éveillant;

Prurit çà et là aux joues, dans les sourcils et au menton.

55. Éruption de petites vésicules miliaires blanches, sur un fond rouge, à l'aile gauche du nez et au bout du nez;

Taches jaunâtres, larges comme des pièces de 50 centimes, de formes irrégulières et très légèrement pruriantes, le matin et le soir, à la joue droite;

Déchirements passagers à la joue gauche;

Dartre rouge, suintante (au bout de huit jours), à la lèvre supérieure, qui est gonflée et douloureuse quand on y touche;

Sensibilité, sans gonflement appréciable aux parotides, mais douleur contusive et gonflement notable aux glandes sous-maxillaires.

60. Agacement des dents;

. Sensation d'élongation des dents;

Douleur rongeante et pulsative dans une dent cariée, avec aggravation par l'inspiration de l'air frais, ainsi que par le contact des boissons froides;

Sensation de froid dans les dents;

Il semble qu'une odeur désagréable s'exhale des dents.

65. Il semble que les dents aient perdu de leur solidité et tendent à sortir de leurs alvéoles;

Bouche sèche, surtout la nuit et le matin;

Salivation le soir, la nuit et le matin;

De temps en temps seulement, afflux soudain et très abondant d'une salive douceâtre;

Haleine putride le matin.

70. *Langue couverte d'un enduit blanc, verdâtre à la base;*

Rougeur, accompagnée de cuisson, aux côtés et à la pointe de la langue;

Douleur d'excoriation aux gencives, au palais et au pharynx;

Excréation dans la bouche et la gorge de mucosités tenaces, qui se reproduisent continuellement;

Sensation d'un corps étranger dans le pharynx.

75. Gonflement des deux amygdales (de la droite surtout);

Pression gênante à la région pharyngienne;

Constriction de la gorge;

Goût amer dans la bouche;

Soif et diminution de l'appétit.

80. Faim excessive (les deux premiers jours), puis perte de l'appétit;

Faim le soir (contre l'habitude) à l'instant de se mettre au lit;

Sorte de défaillance d'estomac, sans véritable appétit;

Tous les aliments paraissent trop salés ;

Afflux du sang à la tête et au visage, en mangeant ou *après le repas*.

85. Hoquet après avoir mangé ;

Éructations après avoir mangé ;

Fortes tranchées, suivies de deux selles diarrhéiques, tout de suite après avoir pris une tasse de café au lait (dont on avait l'habitude) ;

Rapports ayant le goût des aliments ;

Rapports aigres.

90. Rapports putrides ;

Bouffées de chaleur au visage, chaleur et sueur au creux des mains, avec anxiété et malaise général, après avoir mangé ;

Battements au creux de l'estomac, puis battements de cœur et obnubilation en quittant la table après le repas ;

Pression au creux de l'estomac, même à jeun ;

Douleur brûlante à l'estomac.

95. Nausées le matin ;

Envie de vomir (*Hahnemann*) ;

Vomissements (*Fréd. Hoffmann, Swediaur, Monro,* etc.) ;

Élancements à l'estomac, de loin en loin, comme par accès ;

Spasmes de l'estomac.

100. Douleur pressive, et de temps en temps pulsative, à la région du foie ;

Toute la région épigastrique est tendue et douloureuse au toucher ;

Sensation de brûlure dans le ventre (*Hahnemann*) ;

Élancements dans les hypochondres ;

Borborygmes bruyants.

105. Pincements dans le ventre ;

Déchirements dans le ventre, précédés de tiraillements dans les os des cuisses (*Hahnemann*) ;

Gonflement du bas-ventre ;

Pression comme par une pierre dans le bas-ventre ;

Émission de vents extrêmement fétides le matin, au lit, et après s'être levé.

110. Battements dans le bas-ventre ;

Pression sur le rectum, causant la sensation d'un besoin continuel d'aller à la garderobe ;

Froid au ventre;

Chaque jour, le matin surtout, plusieurs selles molles, suivies d'un état d'accablement général ;

Diarrhée le matin.

115. Violente diarrhée pendant une nuit (quinze selles en dix heures), avec spasmes à l'estomac, froid aux extrémités et crampes dans les mollets ;

Selles blanches diarrhéiques, généralement le matin, avec froid et déchirements tractifs dans le ventre, qui forcent à se replier sur soi-même (*Hahnemann*) ;

Selles involontaires (*Hahnemann*) ;

Diarrhée (*Monro, Fréd. Hoffmann* et beaucoup d'autres) ;

Selles féculentes, blanchâtres, d'odeur aigre, *avec sortie d'ascarides.*

120. Selles d'abord sèches et moulées, et se terminant en diarrhée ;

Selles en crottes de mouton ;

Selles insuffisantes ;

Absence des selles pendant cinq jours.

125. Hémorrhoïdes (*Montègre*) ;

Hémorrhoïdes fluentes ;

Élancements dans le rectum ;

Spasmes du rectum ;

Prurit brûlant à l'anus.

130. Suintement continuel par l'anus d'un liquide séreux, ou même purulent ;

Pression sur la vessie ;

Douleur sourde à la vessie ;

Ténesme de la vessie (*Ansiaux*) ;

Fréquentes et inutiles envies d'uriner.

135. *Envie continuelle et inutile d'uriner* (*Hahnemann*) ;

L'urine ne sort que goutte à goutte (*Hahnemann*) ;

Chatouillement incommode au bout du gland ;

Prurit, cuisson et sensation de brûlure dans l'urètre avant et après l'émission des urines (*Hahnemann*) ;

Douleur d'excoriation à l'orifice de l'urètre (*Hahnemann*).

140. *Inflammation et gonflement de l'orifice de l'urètre qui reste béant*, avec douleur pulsative dans tout le membre (*Hahnemann*) ;

Absence d'érections pendant les premiers jours ;

Érections violentes les jours suivants (la nuit et le matin), *avec* ou sans idées lascives ;

Excitation continuelle et persistante (tout le temps que fut pris le médicament) de l'appétit vénérien ;

Grand désir du coït, avec absence d'érection.

145. *Écoulement muqueux par l'urètre ;*

Écoulement jaune et puriforme par l'urètre (*Hahnemann*) ;

Écoulement laiteux, abondant, pendant trois jours, et qui cesse de lui-même, bien que l'usage du médicament soit continué ;

Douleur gravative dans les testicules ;

Gonflement d'un des testicules (le gauche) qui est très sensible au toucher.

150. Ardeur à la peau du scrotum ;

Furoncle au pubis ;

Excoriation superficielle au gland et au prépuce ;

Rougeur et léger suintement entre le scrotum et la cuisse ;

Les glandes de l'aine sont douloureuses quand on y touche.

155. Gonflement (peu considérable) des ganglions inguinaux.

Pression continuelle sur la matrice, comme s'il allait y avoir un prolapsus de cet organe ;

Douleurs tiraillantes aux ligaments suspenseurs de la matrice ;

Élancements profonds dans le vagin et au col de la matrice ;

Spasmes à la matrice.

160. Battements, pendant la station, à la région de l'ovaire droit ;

Leucorrhée laiteuse ;

Leucorrhée âcre et qui détermine des excoriations à la vulve ;

Une leucorrhée très ancienne disparaît pendant l'usage du médicament ;

Ardeur, taches rouges à la vulve.

165. Prurit à la vulve ;

Règles avancées de trois jours ;

Règles avancées de sept jours ;

Règles avancées de dix jours ;

Les règles paraissent à jour fixe, mais sont très pâles et beaucoup moins abondantes que d'habitude.

170. Pendant les règles, tristesse le matin, accablement, douleurs de reins, agacement extrême de tout le système nerveux ;

Pendant les règles, serrement au larynx, enrouement le matin, toux sèche matin et soir;

Pendant les règles, mal d'estomac;

Pendant les règles, douleur de rhumatisme (comme par suite d'une extrême fatigue) dans la hanche gauche et dans le genou du même côté, et spasme de matrice;

Froid aux pieds et aux genoux pendant les règles.

175. Flueurs blanches après les règles;

Les règles reparaissent après avoir cessé pendant plusieurs jours;

Insomnie et grande agitation, pendant toute la nuit, à la suite du coït;

Métrorrhagie (Hahnemann);

Enchifrènement, pendant deux jours, le matin seulement.

180. Éternuments fréquents;

Coryza fluent avec céphalalgie, douleur pressive à la racine du nez, et prurit aux yeux;

Sécheresse et âpreté dans le larynx;

Douleur d'excoriation au larynx.

185. *Enrouement* surtout le matin, avec douleur d'excoriation dans le larynx en parlant;

La voix, bien que légèrement altérée, perd de son étendue tout le temps que dure l'expérience; les notes graves sont restées ce qu'elles étaient, mais l'émission des notes aiguës cause une douleur d'excoriation qui finit par les rendre impossibles;

Toux provoquée par un chatouillement dans le larynx, dans la trachée et dans les bronches;

Toux sèche le matin et le soir;

Toux rauque, avec expectoration difficile de mucosités verdâtres.

190. Toux avec expectoration très abondante de crachats blanchâtres, tantôt salés, tantôt de saveur fade et nauséeuse;

Ardeur dans la poitrine;

Élancements dans le côté droit de la poitrine;

Élancements aigus à l'aisselle gauche et pénétrant dans la poitrine;

Sensation de plénitude de la poitrine, qui force à soupirer souvent.

195. Embarras à la poitrine, avec gêne de la respiration, en travaillant baissé (en bêchant);

Pression sur le sternum ;

Palpitations de cœur en travaillant ;

Battements de cœur (*Hahnemann*) ;

Palpitations de cœur (*Spielmann*).

200. Élancements entre les deux épaules, qui coupent la respiration ;

Douleur de rhumatisme à la nuque et au côté gauche du cou ;

Docleurs sourdes et comme spasmodiques à la région lombaire ;

Roideur dans le dos, qui se dissipe pendant la marche ;

Douleur brûlante dans l'épine dorsale.

205. Taches rouges, légèrement pruriantes à la région sternale et à l'aisselle droite ;

Les glandes de l'aisselle sont sensibles au toucher ;

Élancements dans l'omoplate gauche ;

Tiraillements dans les deux omoplates ;

Douleur de luxation dans l'épaule droite.

210. Douleur aiguë dans l'articulation de l'épaule gauche ;

Engourdissement, pendant la nuit, du bras sur lequel on est couché ;

Tache rouge pruriante au coude gauche ;

Tiraillements dans les avant-bras ;

Roideur dans les doigts.

215. Froid aux mains ;

Tremblement des mains ;

Douleur crampoïde dans les deux hanches, plus prononcée dans la droite ;

Douleur contusive dans la hanche droite, en se couchant dessus ;

Douleur contusive dans la cuisse droite, pendant la marche et en y touchant ;

Douleur sourde dans les genoux.

220. Craquement dans le genou, en étendant la jambe ;

Engourdissement des jambes, en étant assis ;

Douleur d'entorse dans les pieds, très gênante lorsqu'on commence à marcher, et que la marche finit par dissiper ;

Enflure du pied gauche ;

Enflure des deux pieds.

225. *Froid glacial aux pieds*, depuis le matin jusqu'à midi ;

Tressaillement dans les membres pendant le repos ;

Inquiétudes insupportables dans les membres inférieurs ;

Tiraillement dans tous les muscles, surtout le soir et la nuit;
Tremblement des membres.

230. Pulsations çà et là;

Ralentissement du pouls (*Giacomini*);

Extrême sensibilité au froid humide;

Fièvre quotidienne; froid et frissons avant midi, puis chaleur générale et soif d'eau froide (*Hahnemann*);

Hémorrhagie (*Monro*).

235. Éruptions urticaires (*Hahnemann*);

Éruption de plaques rouges, très nombreuses, sur tout le corps, mais surtout au visage (*Montègre*);

Accès de spasmes et autres symptômes hystériques;

Des accès épileptiformes (chez un garçon de dix-huit ans, hébété par l'onanisme) s'éloignent et finissent par cesser complétement;

Somnolence pendant la journée.

240. Sommeil agité la nuit;

Froid aux pieds, aux genoux et aux cuisses pendant la nuit;

Rêves effrayants ou *lascifs;*

Réveil fréquent;

Réveil de très grand matin, avec impossibilité de s'endormir.

245. Sueur d'odeur aigre pendant la nuit;

Sueur abondante et inodore le matin.

Depuis quelques années, surtout, j'ai fait dans ma pratique un fréquent usage du copahu. Je m'en sers exactement dans les circonstances où la sépia serait indiquée, et jusqu'à présent il m'est impossible de signaler la moindre différence entre les propriétés thérapeutiques de ces deux médicaments. — Circonstance qui me paraît en outre très digne de remarque, c'est qu'ils ont tous deux les mêmes antidotes. Ainsi, comme je m'en suis plusieurs fois assuré, le mercure corrosif *chez l'homme*, et le mercure soluble *chez la femme*, neutralisent presque instantanément l'action du copahu, de même qu'ils neutralisent celle de la sépia.

Alumina. *Alumine.* — Base salifiable que Guyton-Morveau a le premier retirée de l'alun, et que les chimistes, d'après H. Davy, considèrent comme l'oxyde d'un métal (l'*aluminium*), dont l'existence toutefois n'est pas encore généralement admise. — L'alumine, longtemps confondue avec la chaux et la silice, entre, comme ces dernières, dans la composition des argiles, des schistes, etc., et par conséquent est très répandue dans la nature. Elle se présente, lorsqu'elle est isolée et convenablement desséchée, sous la forme d'une poudre blanche, très fine, douce au toucher, happant à la langue, insoluble dans l'eau, infusible et dénuée de saveur. Et cependant il me paraît hors de doute que l'alumine, même à cet état, c'est-à-dire sans avoir subi la dynamisation, jouisse de propriétés médicamenteuses. « Dans les terres bolaires et anhydres, dit M. Mialhe, l'alumine est insoluble dans l'eau, inactive par conséquent ; mais par l'action dissolvante des fluides gastriques qui sont acides, elle acquiert des propriétés astringentes très marquées (1).

Applications empiriques. — M. Bonjean, de Chambéry (2), a constaté la présence de l'alumine dans la chair d'un lièvre qui avait causé quelques symptômes d'empoisonnement. Quels étaient ces symptômes ? Des vomissements, des crampes d'estomac, des coliques et de la diarrhée ; ce qui n'empêche pas que plusieurs médecins allopathes de notre époque n'aient employé avec succès l'alumine contre ces mêmes accidents. M. le docteur Ficinus, professeur à Dresde, entre autres, affirme que cette substance lui a *constamment* réussi, dans *tous les cas de dyssenterie et de diarrhée rebelles ou légères*, chez les adultes comme chez les enfants, mais surtout chez ces derniers (3). MM. les docteurs Weese et Seiler, bien que moins explicites, parlent à peu près dans le même sens (4). Mais, en définitive, là se bornent, ou peu s'en faut, les traditions allopathiques, relatives à l'alumine.

Applications homœopathiques. — L'alumine est à la sépia ce que la silice est à la pulsatille : c'est, on peut le dire, la sépia des maladies chroniques (5).

Cette appropriation toute spéciale de l'alumine aux maladies de

(1) *Essai sur l'art de formuler*, p. 95.

(2) *Comptes rendus hebdomadaires de l'Académie des sciences*, t. XVII, p. 134.

(3) *Nouv. journ. de méd.*, t. IV, p. 300.

(4) *Bull. des sc. méd.* de Férussac, t. I, p. 364.

(5) Voyez, pour la pathogénésie de ce médicament, une des plus complètes et des mieux faites que nous ait laissées Hahnemann, qui, j'en ai la certitude, y a beaucoup contribué personnellement, le *Traité des maladies chroniques*, t. I, p. 216.

cette espèce n'avait point échappé à la sagacité infinie de Hahnemann. Voilà pourquoi il signale parmi les symptômes qui indiquent le mieux l'emploi de ce médicament : « propension aux rapports *depuis de longues années ; très ancienne propension* à de fréquents rhumes de cerveau, etc. » Je ne connais, en effet, aucun médicament dont l'action soit plus persistante, plus opiniâtre que ne l'est celle de l'alumine. J'ai plusieurs fois retiré les plus grands avantages de l'emploi de cette substance, chez des femmes âgées, et contre des maladies dont le siége apparent avait autrefois été l'appareil génital, mais dont les symptômes primitifs avaient disparu lors de la cessation définitive du flux menstruel. C'était le plus souvent des dyspepsies, avec afflux du sang au visage après le repas, rougeur dartreuse du bout du nez et du menton, rapports aigres, enfin vomissements accompagnés de suffocation, revenant de loin en loin par accès si violents, qu'ils semblaient à chaque fois mettre en danger la vie des malades. Lorsque survenaient ces accès, ce qui avait lieu le plus habituellement le soir ou pendant la nuit, des tranchées, des spasmes dans le ventre, des crampes dans les membres abdominaux, et une forte diarrhée se joignaient bientôt aux vomissements, de manière à simuler exactement une attaque de choléra. Entre autres personnes atteintes d'affection de cette nature, et chez lesquelles l'alumine amena, sinon une guérison radicale, du moins une amélioration quelquefois surprenante par sa rapidité, je pourrais surtout citer une dame des environs de Paris, que plusieurs médecins homœopathes avaient déjà soignée pendant des années entières sans le moindre succès. Je dois dire néanmoins que si, chez cette dame, les accès de vomissements, de spasmes gastriques, etc., furent, presque dès les premières doses du médicament, conjurés sans retour, il n'en fut pas de même de l'éruption herpétique que la malade portait (depuis plus de vingt-cinq ans d'ailleurs) au bout du nez, aux joues et au menton. La rougeur violacée de ces parties, qui n'étaient le siége d'aucun prurit, s'éteignit sensiblement, à la longue, mais je ne parvins point à la faire complétement disparaître (1).

Quelques *angines* où *laryngites*, certaines *gonorrhées* passées à l'état chronique, et durant depuis des années, l'*induration chro-*

---

(1) Je n'y suis parvenu dans aucun cas de ce genre, et je ne sache pas qu'à cet égard, d'autres praticiens aient été plus heureux.

nique des testicules, consécutive à la gonorrhée, certaines *leucor-rhées* opiniâtres, enfin des *taches d'un rouge ardent, proéminentes,* comme *papuleuses, à la vulve et dans le vagin, avec violent prurit,* sont encore des affections que j'ai vues céder à l'alumine.

Ce médicament est d'ailleurs un de ceux dont l'emploi exige le plus de prudence. Autant il se montre efficace et salutaire dans les cas où il convient, autant, administré mal à propos, il peut devenir funeste. J'ai vu quelques doses d'alumine provoquer et entretenir pendant deux mois consécutifs une toux déchirante, accompagnée presque à chaque quinte d'émissions involontaires d'urine, ce qui mettait la malade au désespoir. La bryone, bien que signalée comme antidote en pareil cas, ne me sembla pas réussir. En général, l'alumine ne réussit pas aux personnes vives et éminemment sanguines. C'est là, au surplus, un des traits communs aux trois médicaments du groupe *Sépia.*

Je désirerais beaucoup connaître le véritable antidote de l'alumine. Hahnemann indique, d'après Bute, la bryone dont j'ai parlé, et d'après d'autres expérimentateurs qu'il ne nomme pas, la camomille et l'ipécacuanha. Mais je ne crois pas que ces indications reposent sur des expériences bien faites. Chacun de ces trois médicaments peut être, suivant les cas, propre à combattre quelques uns des symptômes de l'alumine, mais aucun d'eux ne me paraît apte à neutraliser dans son ensemble l'action de cette dernière.

GROUPE VII.

TYPE : CAUSTICUM. — ANALOGUES : COCCULUS — NUX VOMICA — COFFEA CRUDA — STAPHISAGRIA — CORALLIA RUBRA — ARSENICUM ALBUM (1).

Parmi les médicaments qui composent ce groupe, deux, l'arsenic et la noix vomique ont déjà été étudiés au groupe *Arsenic.*

----

(1) Il est plus que probable que le *thé* devrait être ajouté aux analogues de *Caust.* Mais bien que j'aie publié moi-même une pathogénésie de ce médicament (*Journ. de la Soc. gall. de méd. homœop.*, t. II, p. 233), n'en ayant fait encore aucune application clinique, j'ai cru devoir jusqu'à nouvel ordre m'abstenir de le classer.

Mais personne ne s'étonnera de retrouver annexés au *Causticum* ces deux médicaments essentiellement polychrestes. Seulement, pour qu'ils ne soient point ici déplacés, il est indispensable de les supposer à une dilution assez élevée, à la centième, par exemple : condition qui, sans rien changer au fond de leur action physiologique, a cependant pour effet d'abréger la durée de leurs symptômes primitifs, et de hâter par conséquent la manifestation de leurs symptômes secondaires ; ce qui rend plus sensible, comme on ne tardera pas à le comprendre, l'analogie qu'ils présentent avec *Causticum* et les autres médicaments du même groupe. Un seul exemple peut d'ailleurs suffire à rendre sur ce sujet ma pensée saisissante : une diarrhée plus ou moins persistante est un des symptômes abdominaux les plus constants d'*Arsenicum* administré à la douzième dilution ou au-dessous, tandis qu'il est rare, au contraire, qu'à la centième, ce médicament ne produise pas d'emblée la constipation. Or la constipation, je ne l'ignore pas, est, quelle que soit la dilution employée, un des symptômes *définitifs* d'*Arsenic*., comme elle est un des symptômes définitifs de *Causticum*, de *Nux vom.*, de *Coral.*, etc. Mais, encore une fois, ce symptôme se fera d'autant plus attendre que le médicament aura été pris à dilution plus basse, à tel point que la mort pourra même survenir avant qu'il ne se manifeste, si le poison a été pris à doses massives et assez fortes pour la déterminer en peu d'heures ou en peu de jours. Eh bien, qu'on donne à ces considérations l'extension qu'elles comportent, et l'on aura trouvé la raison qui m'a déterminé à ne reconnaître de véritable analogie entre *Caust.*, *Nux vom.* et *Arsen.*, qu'autant que ces deux derniers ont subi un certain degré de dynamisation. Au surplus, *Arsenic.* clôt, comme on le voit en tête de ce chapitre, la série des médicaments qui nous occupent, ce qui signifie qu'il est pour moi, de tous les analogues de *Caust.*, celui qui présente avec ce dernier les rapports les plus éloignés.

CARACTÈRES COMMUNS (1).

Deux ordres de phénomènes successifs et opposés : les premiers, de courte durée, consistant dans une sorte d'exaltation de toutes les fonctions vitales ; les seconds, plus ou moins prompts à succéder à

(1) Les symptômes primitifs sont imprimés en romain, les symptômes secondaires en italique.

ceux-là, consistant dans une dépression générale de la vitalité, et constituant l'action définitive des médicaments dont il s'agit (1).

Sorte de gaieté folle et loquace ; exaltation éphémère de l'intelligence et des sentiments ; contentement de soi-même et de toutes choses ; *tristesse portée jusqu'au dégoût de la vie ; irascibi-*

---

(1) Cette succession de phénomènes opposés a lieu, comme on le sait, pour tous les médicaments sans exception. Déterminer, au moins pour les médicaments les plus usités, ceux de ces phénomènes qui sont primitifs et ceux qui sont secondaires, serait faire faire un grand pas à l'homœopathie : nous nous sommes suffisamment expliqué à cet égard (voy. p. 45). — On lit dans la pathogénésie de *Causticum* par Hahnemann (symptôme 1 3 2 1) cette observation étrange : « Les effets primitifs (de *Caust.*) semblent se dessiner plus tard que ceux des autres médicaments antipsoriques. » Cette observation est-elle bien de Hahnemann ? Je ne puis le croire. Pour mon compte, je ne la comprends pas ; je dirai plus, elle me paraît impliquer un non-sens ou une erreur. L'auteur de cette remarque était-il donc fixé *à priori* sur la nature des *effets primitifs* de *Causticum*, pour ne point accepter comme tels les *premiers* symptômes produits par ce médicament ? Ou bien veut-il dire tout simplement que les symptômes (primitifs ou secondaires) de *Caust.* sont lents à se manifester ? Je proteste, quant à moi, contre cette dernière version, car il n'est peut-être pas un seul médicament dont l'action soit plus prompte. Quoi qu'il en soit, mes expériences personnelles ne me permettent pas de douter que Hahnemann n'ait pris plusieurs fois pour des effets curatifs certains phénomènes éphémères qui n'étaient pas autre chose que des symptômes primitifs. Je citerai, par exemple, et pour m'en tenir seulement aux phénomènes moraux, les symptômes suivants : Pour le *Causticum* : — **49.** *Gaieté* parfois et *bientôt après*, mauvaise humeur. — **51.** *Pendant les premières douze heures, sérénité, conception facile des idées*, etc. ; puis, au bout de vingt et une heures, *anxiété, morosité*, etc. (Comment admettre qu'il y ait là le moindre effet curatif ?) — **53.** *Gaieté, sérénité, satisfaction de soi-même, loquacité.* — **54.** Disposition à causer et à travailler. — Pour le *Cocculus* : — **555.** *Joie, contentement, hilarité, il devient facétieux et plaisant* (au bout de six heures). — **556.** Hilarité, contentement de soi-même. — **557.** *Propension irrésistible à fredonner, à chanter ; sorte de délire.* (Mieux aurait valu dire d'*ivresse*. Mais est-il encore possible de voir là un effet curatif ?) — Pour la noix vomique : — **2.** *Ivresse* (au bout d'une demi-heure). — **21.** Ivresse. — **1299.** A peine maître de ses sens, à cause de la surabondance des idées, etc. — **1300.** Conscience nette de son existence, tact exquis du juste et de l'injuste, etc. — Pour la staphisaigre : — **536.** Humeur variable ; d'*abord*, sérénité, etc. — **537.** Il est de bonne humeur et aime à causer. — **538.** Bonne humeur, gaieté, disposition à parler, contentement de soi-même. — Enfin pour l'arsenic : — **69.** Bonne humeur, et s'entretenant volontiers avec les autres. — **70.** Tendance à la gaieté et à s'occuper sans cesse. — **71.** PENDANT LES PREMIÈRES MINUTES, grand calme et gaieté, mais au bout d'une demi-heure, anxiété, etc.

lité ; emportements ; inaptitude à tout travail d'esprit ; défaut de mémoire ; anéantissement de l'imagination, sécheresse du cœur poussée jusqu'à une dureté quelquefois révoltante, etc.

Augmentation de la fréquence et surtout de la plénitude du pouls ainsi que de la chaleur du corps ; sueur facile ; *dépression et faiblesse du pouls, froid général, froid glacial ou quelquefois chaleur sèche, âcre, mordicante aux extrémités, extrême sensibilité à l'impression de l'air libre.*

Insomnie avec agitation et suraffluence d'idées ; insomnie principalement durant la première moitié de la nuit (1). *Bâillements, pandiculations, somnolence continuelle avec réveils en sursaut, insurmontable besoin de dormir le matin.*

Douce moiteur à la peau ; *sécheresse de la peau ; prurit picotant ou brûlant à toutes les parties du corps, mais principalement au cuir chevelu, au dos du nez, au cou, à la poitrine, entre les épaules, aux fesses, aux cuisses, aux mollets, autour des malléoles, au creux des mains et à la plante des pieds ; éruptions, d'abord humides, vésiculeuses ou pustuleuses, et dégénérant le plus souvent en dartres rouges et sèches.*

Sorte d'ivresse ; *vertiges avec nausées, comme dans le mal de mer* (2) ; *céphalalgie le matin ; céphalalgie pressive au front ou à l'occiput ; pression mêlée d'élancements aigus, aux tempes ; migraines ; douleurs névralgiques aiguës dans un des côtés de la tête ; mal de tête comme si les cheveux étaient arrachés* (3) ; *chute des cheveux.*

Yeux brillants et humides ; pupilles dilatées ; *prurit aux yeux ; sécheresse des yeux ; rougeur des yeux ;* ophthalmie (aiguë ou chronique, et dans ce cas, avec sécrétion de chassie qui se dessèche rapidement) ; *contraction des pupilles ; taches noires, brillantes, voltigeant devant les yeux ; nuage blanc devant les yeux ; photophobie.*

Surimpressionnabilité de l'ouïe (toute espèce de bruit exaspère).

(1) L'inverse a lieu pour l'opium, dont l'insomnie est un des symptômes définitifs.

(2) Le vertige nauséeux de la staphisaigre est incomparablement plus persistant que celui que donnent les autres médicaments du même groupe, à l'exception peut-être d'*Arsenic.*

(3) Symptôme appartenant surtout à *Coccul.* et à *Staphis.* ; mais tous les médicaments du groupe, sans en excepter le café, attaquent vivement le bulbe des cheveux et les font tomber.

Carie des dents ; odontalgie rongeante exaspérée surtout par les boissons froides, avec fluxion à l'une des joues ; névralgies très douloureuses dans l'une ou l'autre mâchoire.

Salivation, principalement après le repas du soir et pendant la première partie de la nuit; *sécheresse insupportable de la bouche et de la gorge pendant la nuit ;* absence d'appétit ; *faim rongeante ; rapports brûlants et grattants qui provoquent une toux sèche ; pyrosis ; gastralgie spasmodique.*

Abondante émission de vents ; *vents incarcérés ; douleur constrictive dans le bas-ventre;* diarrhée subite et violente, mais de courte durée ; *selles sèches, assez fréquentes, mais toujours insuffisantes ; constipation alternant avec de la diarrhée ; hémorrhoïdes ; élancements aigus à l'anus et dans le rectum ; prurit ou plutôt brûlement à l'anus, même sans qu'il y ait de diarrhée.*

Urines rares, rouges et brûlantes avec sédiment briqueté ; *urines abondantes et aqueuses.*

Exaltation, ordinairement éphémère, de l'appétit vénérien ; *absence de désirs vénériens ; impuissance ; écoulement de liqueur prostatique pendant les garderobes ;* règles avancées; *règles retardées, pâles et aqueuses; leucorrhée; sécheresse et élancement dans le vagin.*

Coryza, fluent d'abord, *puis sec ; croûtes sèches dans les narines ; enrouement ; grattement et douleur d'excoriation dans le larynx et la trachée-artère ;* toux avec expectoration muqueuse, *devenant sèche ensuite ; toux sèche, spasmodique, revenant par quintes, avec inspirations saccadées, après le repas, le soir, vers le milieu de la nuit, ou le matin ; asthme nocturne.*

Pression sur le sternum ; élancements aigus, comme par des stylets très fins, dans les côtés de la poitrine ou au cœur.

Roideur de la nuque ; tiraillements dans le dos; névralgies très douloureuses au tronc ou dans les membres ; douleurs mêlées de pression et d'élancements aigus, ou ressemblant à des piqûres causées par des aiguilles brûlantes, ressenties dans la longueur des membres, sur le trajet des cordons nerveux, rarement augmentées *par la pression,* paraissant dans certains cas (plus particulièrement pour la staphisaigre et l'arsenic) *occuper le périoste des os longs; tremblement des membres et même de la tête; crampes dans les mollets; douleur de contusion dans les parties qui ont été, même pendant très peu de temps, exposées au froid ou à un courant d'air.*

Ce n'est que par une étude approfondie de l'action physiologique des médicaments du groupe *Causticum* qu'on peut parvenir à la détermination des nuances qui indiquent l'application spéciale de chacun d'eux. Encore suis-je forcé d'avouer que, relativement à plusieurs d'entre eux, cette détermination, dans certains cas pathologiques, offre des difficultés presque insurmontables. Mais aussi, il est vrai de dire que si la préférence donnée à l'un ou à l'autre de ces derniers n'est jamais complétement indifférente, il peut se faire néanmoins qu'elle soit de très médiocre importance. Je suis convaincu, par exemple, que, dans beaucoup de cas où il faudrait prescrire *Caust.*, on obtiendra de *Coffea presque* autant d'avantages qu'on en eût obtenu de l'emploi de celui-là, et réciproquement.

Plusieurs de ces médicaments ont une action synergique telle, que donnés l'un après l'autre et à courts intervalles, il en résulte plutôt une aggravation qu'une modification de symptômes. Tel est le cas de *Caust.*, de *Coccul.* et de *Coff.* Aussi bien cette considération, entièrement fondée sur l'expérience, soulève-t-elle une question délicate qui mérite au moins d'être posée.

Supposons qu'un individu s'étant rendu malade pour avoir pris du *Caust.* vienne, sans connaître ou sans avouer la cause de sa maladie, consulter un homœopathe. Celui-ci, se laissant guider, comme l'on dit, par l'ensemble des symptômes, prescrira, s'il a du tact et s'il connaît sa matière médicale, *Caust.* ou *Coff.* Or, *Caust.* aggravera les symptômes : rien là que de très naturel. Mais *Coff.*, médicament parfaitement choisi, c'est-à-dire en apparence parfaitement homœopathique dans la circonstance, ne produira pas une aggravation moindre. Et cependant, je le répète, en conseillant *Coff.* dans une maladie qui présenterait les symptômes de *Caust.*, un homœopathe ferait preuve de savoir et de sagacité, car je ne connais pas de maladies qui aient entre elles plus de ressemblance que n'en ont celle du café et celle de *Causticum* La loi de similitude se trouverait-elle donc ici en défaut?... Toujours est-il qu'à moins d'admettre, ce qui ne me paraît guère admissible, une *identité* de principe entre *Causticum* et le café, je ne me chargerais point d'expliquer ce fait. Heureusement il est probable que cette similitude de symptômes, jointe à cette synergie d'action, ne se rencontre que très rarement entre les agents morbifiques naturels et nos médicaments. Je me souviens pourtant d'avoir aggravé par le *Cocculus* une *gastralgie* accompagnée de vertiges nauséeux, et qui me paraissait présenter une image très

nette des symptômes de ce médicament. *Staphys.* qui amena dans
ce cas une guérison rapide, agit-elle comme antidote de *Coccul.*
ou comme antidote du principe morbide préexistant? C'est ce
que je n'oserais décider. Mais ce qu'il y a de positif, c'est que
cette maladie durait depuis plusieurs mois, et qu'elle ne céda
qu'à l'*antidote* du médicament dont elle présentait les symptômes.
Son essence était-elle donc synergique à celle de ce médicament?...

MALADIES CORRESPONDANTES.

Apoplexie nerveuse — *hypochondrie* — *migraine* — *alopécie* —
dartres du cuir chevelu (très différentes du *favus*) — *ophthalmie
aiguë et chronique* — *prosopalgie* — *odontalgie* — *carie dentaire* —
gastralgie — *mal de mer* — *fièvre typhoïde* (intercurremment) —
spasmes intestinaux (surtout au rectum) — *hémorrhoïdes* — *impuissance* — *aménorrhée* — *dysménorrhée* — *flueurs blanches* —
coryza — *enrouement* — *toux nerveuses* — *coqueluche endémique* —
asthme — *faux croup* — *névralgies* — *paralysies* — *chorée* — *variole et varioloïde* — *dartres sèches*, etc., etc.

Causticum. *Principe caustique de la chaux vive*, suivant Hahnemann. — Cette substance, dont l'introduction dans la thérapeutique est due au fondateur de l'homœopathie, non seulement n'avait
jamais été, avant lui, employée comme médicament, mais était
même inconnue des chimistes. On l'obtient en distillant un magma
de chaux vive, de bisulfate de potasse et d'eau. Ce qui reste dans
la cornue, après l'opération faite, est nécessairement un mélange
de sulfate de chaux et de sulfate de potasse neutres; mais quant
au produit de la distillation, qui n'est autre chose que le *causticum*
en dissolution concentrée, nous ignorons absolument (car Hahnemann, s'il le savait, a omis de nous l'apprendre) quels sont ses
éléments constitutifs. Tout ce que nous savons, c'est que la dissolution dont il s'agit, incolore et limpide comme de l'eau distillée,
a l'odeur de lessive de potasse, qu'elle cause de la cuisson sur la
langue et une vive ardeur à la gorge, qu'elle se congèle comme de
l'eau à une température basse, qu'elle favorise singulièrement la
putréfaction des matières animales qu'on y plonge, qu'elle ne rougit point, à la façon des acides, les couleurs bleues végétales; enfin,
que le chlorure de baryum n'y décèle point l'existence de l'acide
sulfurique, ni l'oxalate d'ammoniaque celle de la chaux.

Quoi qu'il en soit, le *Causticum*, qui se dégage spontanément, avec le calorique, de la chaux vive qu'on humecte, et qui n'existe plus dans la chaux hydratée, possède des propriétés thérapeutiques très différentes de celles dont est douée cette dernière : c'est un des médicaments les plus précieux que je connaisse. Son action est nette, caractéristique ; et bien que, selon toute probabilité, il n'ait jamais été expérimenté qu'à d'assez hautes dilutions, la physionomie générale de sa pathogénésie est très arrêtée et facile à saisir. Aussi le causticum est-il un des médicaments dont il se fait le plus fréquent usage (1).

« Les symptômes suivants, dit Hahnemann, sont ceux que ce médicament calme ou enlève plus particulièrement dans les traitements homœopathiques :

» Abattement hypochondriaque ; mélancolie ; pensées affligeantes la nuit, et pleurs pendant la journée ; anxiété ; défiance de l'avenir ; désespoir ; disposition à s'effrayer ; propension à la colère, au dépit, à la mauvaise humeur ; étourdissements vertigineux ; pression sourde dans le cerveau ; élancements dans la tête ; élancements dans les tempes ; élancements au sommet de la tête ; larmoiement ; ophthalmie ; *suppuration des yeux ;* commencement d'amaurose ; taches noires qui passent devant les yeux ; bourdonnements dans les oreilles ; éruption au bout du nez ; anciennes verrues au nez ou aux sourcils ; dents douloureuses, chassées de leurs alvéoles ; suppuration ancienne d'un point de la gencive ; *fistule dentaire ;* affection muqueuse de la gorge et du voile du palais ; excrétion de mucosités ; répugnance pour les choses sucrées ; malaise qui ressemble à la syncope ; vomissement d'un liquide aigrelet ; pesanteur d'estomac après avoir mangé du pain ; pression et saisissement dans l'estomac ; *gastralgie spasmodique ;* élancements au creux de l'estomac ; pression à l'épigastre ; pression dans tout le bas-ventre, après avoir mangé ; grosseur du ventre chez les enfants ; enflure du bas-ventre ; déplacement de vents, avec constipation chronique ; selles de couleur claire et blanche ; douleur incisive dans le rectum en allant à la selle ; écoulement de sang en allant à la selle ; prurit à l'anus ; sortie des hémorrhoïdes ; fistule à l'anus ; envie d'uriner pressante, avec

---

(1) Voyez, pour sa pathogénésie, les *Maladies chroniques,* de Hahnemann, t. II, p. 51.

soif; *émission involontaire de l'urine le jour et la nuit ; émission involontaire de l'urine en toussant, en éternuant, en marchant;* pollutions fréquentes; défaut d'érection ; *éloignement pour le coït chez les femmes ; retard des règles;* règles trop peu abondantes; excoriations entre les cuisses; *écoulement par le vagin; obturation des deux narines ;* enchifrènement continuel; *enrouement chronique; toux brève ;* impossibilité de cracher le mucus qu'on a détaché de la gorge; *asthme; élancements au cœur;* roideur douloureuse du dos, surtout en se levant de sa chaise; roideur de la nuque et des reins; tiraillements et déchirements dans les omoplates; gonflement des glandes du cou qui simule le goître; rhumatisme dans les bras; éruptions aux bras; douleur pressive au-dessus des coudes; sentiment de plénitude dans la main, en saisissant un objet; élancement dans les doigts jusqu'au coude; douleurs à la plante des pieds, aux malléoles et aux orteils, en marchant; *froid aux pieds; enflure des pieds;* douleur dans les varices; incertitude de la démarche d'un enfant qui se laisse tomber souvent; agitation dans le corps; battements de cœur; *faiblesse à trembler;* rêves inquiétants; disposition à avoir froid; sueur pendant la nuit (1). »

Voilà, certes, un tableau fait de main de maître, et il n'est peut-être pas un autre médicament dont Hahnemann ait résumé les propriétés avec plus de bonheur. Je me permettrai néanmoins d'y ajouter un trait important emprunté à mes propres observations : *Le Causticum est d'une efficacité quelquefois merveilleuse dans le traitement de la variole.*

« *Mercurius corros.*, ai-je dit dans mon *Traité des maladies des enfants*, est, avec l'aide du *causticum*, un remède héroïque contre la *petite vérole.* Que l'on prescrive, par exemple, soit dès l'apparition des premières pustules, soit dans le cours de la seconde et même de la troisième période, si l'on n'est appelé qu'à cette époque : 1° *Coust.*, 30,8 glob. pour 120 gram. de véhicule, à prendre deux cuillerées dans la matinée, à trois ou quatre heures d'intervalle; 2° *Mercur. corros.*, 30,8 glob. pour la même quantité de véhicule, à prendre deux cuillerées dans l'après-midi, à pareils intervalles; et l'on verra dans l'immense majorité des cas, sous l'influence de cette médication, s'éteindre, comme par magie, et l'exanthème et tous les symptômes concomitants. »

(1) *Maladies chroniques*, t. II, p. 50.

Plusieurs homœopathes, au nombre desquels je suis autorisé à citer mon honorable collègue M. le docteur Delavallade, ont mis ce traitement à l'épreuve, et sont demeurés émerveillés des résultats qu'ils en ont obtenus. L'action sur la peau de *mercur. corros.* et celle de *caustic.* ont entre elles quelque analogie, et se corroborent au lieu de se neutraliser. Mais avant de formuler les règles du traitement que je viens de rapporter, j'avais plusieurs fois essayé isolément *Mercur. corros.* et *caustic.*, et je ne les donnai concurremment qu'après avoir assez longtemps acquis la certitude : 1° que l'un et l'autre éteignaient dans certains cas, avec une promptitude surprenante, l'éruption variolique à son début ; 2° qu'ils n'étaient pas plus susceptibles de se neutraliser réciproquement que ne le faisaient déjà, à ma connaissance, le causticum lui-même avec le café ou la coque du Levant ; la bryone avec l'ipécacuanha, etc., etc. (1).

Laurocerasus est, par excellence, chez la plupart des individus, l'antidote de *Causticum.*

Cocculus. *Coque du Levant.* — Fruit du *Cocculus suberosus*, arbuste grimpant, qui croît dans l'Inde où il est connu sous les

(1) Indépendamment de l'action générale du *causticum* sur le système nerveux, sur les yeux, la gorge, le tube digestif et les membres, les symptômes cutanés de ce médicament, qui m'ont particulièrement déterminé à l'essayer dans la variole, sont les suivants : — **351.** *Ampoules brûlantes à la face, d'où s'échappe un liquide âcre qui produit des croûtes en se desséchant.* — **1337.** Prurit par tout le corps. — **1338.** Prurit par tout le corps, la nuit avec chaleur sèche. — **1340.** Prurit çà et là, surtout à la tête et à la face. — **1341.** Prurit picotant à la peau. — **1342.** Prurit picotant qui oblige à se gratter, au dos, aux aisselles, aux bras, aux cuisses et surtout au dos des doigts. — **1345.** Partout où elle se touche, elle éprouve de l'ardeur. — **1346.** Prurit par tout le corps avec rougeur et nombreuses vésicules : *le prurit ne cesse pas en se grattant.* — **1347.** Éruption boutonneuse sur tout le corps, avec *prurit rongeant et cuisson après s'être gratté.* — **1394.** Éruption, *sorte de varioloïde, chez un enfant à la mamelle.* — **1350.** *Grosses vésicules* sur la poitrine et le dos, avec oppression de poitrine et froid, suivi de chaleur et de sueur. — **1451.** *Grosses vésicules* douloureuses, sur le côté gauche de la poitrine et du dos, *avec grande chaleur fébrile, sueur et anxiété*, etc. — Je savais d'ailleurs qu'on avait employé avec succès le café dans la varioloïde. Or, l'analogie était pour moi si frappante, entre les effets du causticum et ceux du café, que l'essai de celui-là dans une maladie où ce dernier avait réussi, ne me présentait rien de hasardeux. L'action du causticum dans la *varioloïde* est plus nette que ne l'est celle du café ; mais elle est évidemment de même nature.

noms de *Lactan*, *Lobtang*, *Sama*, *Tuba flava*, etc., et qui forme une des espèces du genre *Cocculus*, de la famille des Ménispermées.

Les Indiens font le plus grand cas de la racine de cet arbuste, qu'ils nomment *racine à tous maux*. Ils s'en servent contre le *manque d'appétit*, les *coliques*, la *diarrhée*, etc. Quant aux médecins allopathes d'Europe, qui emploient quelquefois la racine d'une autre espèce de cocculus, le *Colombo*, ils n'ont jamais essayé, du moins intérieurement, le fruit du *Cocculus suberosus*, dont Hahnemann nous a le premier fait connaître les propriétés.

La violence des effets toxiques de cette substance sur les animaux est, à n'en pas douter, la raison qui s'opposa à ce qu'on cherchât plus tôt à l'utiliser comme médicament. Le professeur Orfila rapporte, en effet, que la Coque du Levant est une substance si délétère, que des chiens, à qui l'on en fait seulement avaler 3 ou 4 grains en poudre, en leur liant ensuite l'œsophage pour prévenir les vomissements, périssent au bout d'une demi-heure dans d'effroyables convulsions, et *sans qu'on aperçoive à l'autopsie de traces d'inflammation dans leur estomac* (1). De telles expériences, je le sais, sont généralement peu probantes, et j'avoue même que, le plus souvent, il m'est impossible de trouver un caractère scientifique à ces inutiles cruautés. Par exception, néanmoins, un fait assez important semble ressortir de celle que je viens de citer.

La ligature de l'œsophage ne détermine la mort des chiens qui subissent cette opération, qu'au bout de cinq à six jours, en moyenne. La mort, au bout d'une demi-heure, est donc, dans l'espèce, le résultat exclusif du poison ingéré dans l'estomac. Mais on nous affirme, d'une part, que ce viscère, à l'autopsie de l'animal, ne présente aucune lésion apparente, et nous savons cependant, d'autre part, que l'estomac est, au moins chez l'homme, un des organes sur lesquels porte le plus spécialement l'action du *Cocculus*. Nous sommes donc forcés d'en conclure que c'est uniquement, ou à peu près, sur l'appareil nerveux, que cette action s'exerce : conjecture que vérifie chaque jour l'expérience clinique.

La coque du Levant, qui, par l'ensemble de ses symptômes, est parfaitement à sa place à la suite de *causticum*, présente en outre, d'une manière un peu plus marquée qu'on ne l'observe dans les

_____

(1) *Traité de toxicologie*, t. II, 2ᵐᵉ partie, p. 22.

autres médicaments du même groupe, quelques symptômes céré-braux qui établissent entre elle et *aconitum* une vague analogie. *Cocculus* sera donc mentionné de nouveau parmi les analogues de l'aconit. Mais c'est principalement dans des maladies très voisines de celles auxquelles convient *Causticum*, et fort souvent, qui plus est, dans certaines phases des mêmes maladies, que la Coque du Levant est souvent utile (1).

Voici, d'ailleurs, la liste des principaux symptômes qui indiquent l'emploi de ce médicament :

Tristesse; *irascibilité*; anxiété; *propension à la frayeur, surtout la nuit*; tremblement de tous les membres; accès d'évanouissement et de convulsions; frissons, l'après-midi ou le soir, avec ou sans froid appréciable; agitation avec angoisse pendant la nuit; soubresauts en s'endormant; sommeil agité; rêves effrayants; besoin irrésistible de dormir le matin; *prurit à toutes les parties du corps*; éruption miliaire, pruriante surtout à la chaleur; taches rouges au cou et à la poitrine; *accès de vertiges avec nausées*; obnubilations après avoir bu ou mangé; céphalalgie pressive, principalement au front; hémicranie avec ou sans nausées; mal de tête pulsatif, tiraillant, lancinant, surtout dans la soirée; tremblement de la tête; douleur pressive aux yeux; élancements dans les yeux; sécheresse des paupières; taches noires et mouches volantes devant les yeux; hallucinations de la vue; bruits divers dans les oreilles; gonflement du nez; sécheresse des narines; *douleur crampoïde dans les muscles temporaux et masséters; élancements aigus dans les joues*; chaleur passagère aux joues, *avec froid aux pieds et aux jambes*; gonflement des glandes salivaires; élancements aigus dans les dents, surtout à celles qui sont cariées; sensation d'élongation des incisives, qui semblent repoussées hors de leurs alvéoles; gonflement douloureux des gencives; *sécheresse de la bouche et de la gorge*; ardeur au voile du palais; douleur contusive à la base de la langue, qui semble gonflée; *afflux dans la bouche d'une salive abondante*; ardeur et grattement à la gorge; *déglutition douloureuse*; sensation, en avalant, comme si les aliments étaient trop salés ou trop poivrés; sorte de constriction du pharynx, qui oppresse la respiration et provoque la toux; goût métallique, cuivreux ou

---

(1) Voyez, pour la pathogénésie du *Cocculus*, la *Matière médicale pure* de Hahnemann, Paris, 1834, t. II, p. 170.

aigrelet dans la bouche ; soif (le plus souvent modérée) ; *éructations fréquentes ;* hoquet après les repas ; rapports ayant le goût des aliments ou amers ; *rapports brûlants*, parfois incomplets ; nausées avec afflux abondant de salive à la bouche, surtout après le repas du soir ; nausées après avoir mangé ou après avoir bu ; *nausées violentes en allant en voiture ;* envie de dormir provoquée par le froid ; *spasmes d'estomac ;* douleurs pressives, lancinantes ou crampoïdes à l'estomac ; élancements ou douleurs contusives dans les hypochondres ; douleur contractive ou pinçante, ou brûlante dans le ventre ; tranchées aiguës ; colique venteuse ; ballonnement et tension du ventre ; *diarrhée subite ; selles dures et noueuses ; prurit dans le rectum ;* douleur constrictive à l'anus ; *émissions fréquentes et copieuses d'urine ;* prurit au scrotum ; douleur contusive dans les testicules ; *vive propension au coït ; exaltation, puis faiblesse des facultés génitales ;* règles avancées ou *retardées, pâles, aqueuses* ou supprimées.

Irritation et sécheresse du larynx, qui ne permet pas de lire haut et provoque la toux ; excrétion pénible de mucosités peu abondantes ; *toux sèche*, revenant par quintes le soir et la nuit, *quelquefois après plusieurs jours d'intermittence ; toux sèche, très fatigante, en raison de la dyspnée qui l'accompagne ;* constriction à la base de la poitrine, qui gêne surtout l'inspiration ; élancements aigus, d'intervalle en intervalle, dans l'intérieur de la poitrine, au cœur, au sternum et aux aisselles ; pression et *élancements* à la nuque et aux omoplates ; *douleur de luxation dans les vertèbres dorsales et au sacrum ;* craquement douloureux des vertèbres du cou en remuant la tête ; élancements, d'intervalle en intervalle, dans les parties charnues des épaules, des bras et des avant-bras, surtout pendant le repos ; élancements aux coudes ; *douleur paralytique, quelquefois subite,* aux bras et aux avant-bras ; convulsions des bras ; sueur au creux des mains ; sueur froide tantôt à une main, tantôt à l'autre ; engourdissement des mains ; contractions, douleurs tiraillantes, térébrantes ou tractives dans les doigts ; prurit lancinant à l'extrémité et à la face palmaire des doigts ; pincement aux fesses ; *douleurs* contusives ou *de paralysie dans les cuisses ;* boutons aux cuisses ; craquement dans les genoux ; crampes dans les mollets ; *froid* et enflure *des pieds ;* douleurs tiraillantes dans les orteils.

Le cocculus, qui convient particulièrement aux femmes et aux enfants nerveux, d'esprit vif, et disposés aux peurs chimériques, est souvent employé concurremment (dans les gastralgies, les toux nerveuses, les maux de dents, etc.) avec le causticum et le café. Comme ces deux derniers, il remédie aux abus de la camomille dont il est un des antidotes. Il exaspère, au contraire, les effets de *Caust.* et de *Coff.* par la raison qu'il paraît agir exactement dans le même sens. Mais il est un autre médicament du même groupe dont l'action physiologique semble se rapprocher plus encore de la sienne, et qui pourtant la neutralise : je veux parler de la staphysaigre, qui, ainsi que me l'a démontré l'expérience, est, par excellence, l'antidote de la Coque du Levant.

Nux vomica. — Voyez page 217.

Coffea cruda. *Café cru.* — Semences du *Coffea arabica*, arbrisseau de la famille des Rubiacées, et dont le nom français dérive de son appellation arabe *Quahoueh* ou *Cahoué.*

Tout le monde connaît plus ou moins bien l'histoire intéressante du café, dont l'usage, immémorial dans l'Orient, ne remonte pas en France, si répandu qu'il y soit aujourd'hui, au delà de 1664. Il n'est, d'autre part, aucun médecin homœopathe qui n'ait lu l'admirable mémoire de Hahnemann, ayant pour titre : *Les effets du café.* Je m'abstiendrai donc de m'étendre longuement sur un sujet suffisamment connu de mes lecteurs et pour ainsi dire épuisé.

Les médecins allopathes, et même, à ma connaissance, plusieurs homœopathes, en lisant dans le mémoire de Hahnemann l'énumération des maux attribués au café par ce grand observateur, l'ont taxé d'exagération. Quant à moi, je repousse de toutes mes forces un semblable jugement, et, partageant explicitement l'opinion de notre maître, je n'hésite point à considérer l'usage journalier du café comme une des causes génératrices les plus communes d'une multitude de maladies chroniques, et notamment d'une grande partie de ces affections nerveuses qui font si souvent le désespoir de la médecine. Aussi n'hésité-je pas à considérer le café comme un des agents les plus précieux de notre matière médicale.

Existe-t-il des différences essentielles entre les effets du café cru et ceux du café torréfié? Je ne le pense pas, et je les ai suffisamment expérimentés tous les deux pour être à peu près, en tout ce qui les concerne, sûr de mon opinion. Mais ce qu'il y a de posi-

tif, c'est que la dynamisation, ajoutant nécessairement à la diffusibilité naturelle de ce médicament, il s'ensuit que l'action du café
cru, tel que nous l'employons, est incomparablement plus rapide,
plus pénétrante et plus sûre que ne l'est celle de l'infusion de café
torréfié. Aussi voit-on, à l'expérimentation du premier, les phénomènes secondaires, c'est-à-dire ceux qui constituent réellement
la virtualité médicamenteuse de tout agent thérapeutique, se développer avec une telle promptitude, qu'on serait tenté de les prendre
pour des effets primitifs (1).

 Applications empiriques. — Les médecins allopathes qui, par
extraordinaire, ont entrevu quelques uns des effets secondaires
du café (car, habituellement, leurs observations ne s'étendent
guère au delà de l'action immédiate de chacun des médicaments
qu'ils emploient), lui reconnaissent, entre autres propriétés, celle
d'être *anaphrodisiaque*, qu'il possède en effet. Mais, sauf dans les
empoisonnements par la belladone ou l'opium, dont ils ont découvert qu'il était l'antidote, il est très rare qu'ils en fassent usage.
Cependant G. Musgrave, J. Pringle, et quelques autres auteurs, le
recommandent dans l'*asthme essentiel*, à accès périodiques et nocturnes. Un professeur de l'Université de Dorpat, en Russie, le
docteur Grindel, prétend s'en être servi avec succès dans certaines
fièvres intermittentes, ce qui est au moins très vague (2); enfin le
docteur Amati, dans un mémoire publié à Naples en 1823, préconise l'infusion de café cru et la vapeur de café torréfié contre
l'*ophthalmie chronique*.

Un fait digne de remarque, et dont les partisans de l'*isopathie*
pourraient se faire un argument en faveur de leur doctrine, c'est
que le café dynamisé, ainsi que je m'en suis très souvent assuré,
détruit ou prévient, chez beaucoup d'individus, les effets secondaires de l'infusion de café torréfié. Mais je dis chez beaucoup
d'individus, et non chez tous, attendu que des expériences réitérées m'ont démontré que, soit en raison de conditions physiologiques particulières que je n'ai pu saisir, soit par suite de toutes
autres circonstances qui m'ont également échappé, le *stramonium*,

(1) La même chose a lieu pour *Cannabis indica* qui ne produit jamais, dynamisé, la joyeuse folie du Haschich.

(2) J'ai vu plusieurs fois, dans l'est de la France, le café noir employé par les
paysans, avec un certain succès, pour *couper* la fièvre. Il s'agissait alors de fièvres
paludéennes, de médiocre intensité.

et d'autres fois le *tabac*, tous deux dynamisés, remplissaient, chez quelques sujets, plus nettement que ne le faisaient les globules de café cru, le rôle d'antidote dont il s'agit. Au surplus, il s'en faut bien que cette propriété isopathique du café lui appartienne exclusivement ; car, ainsi que j'en ai acquis la certitude, l'opium, la belladone, le chanvre, le quinquina, le plomb, le mercure, etc., n'ont, dans la grande majorité des cas, de plus sûrs antidotes qu'eux-mêmes (1).

Applications homœopathiques. — Voici, tant d'après Hahnemann que d'après mes propres observations, les principaux symptômes que produit et que peut en conséquence faire cesser le café :

Symptômes primitifs. — Exaltation plus ou moins agréable de l'activité vitale ; augmentation de la chaleur, principalement dans la moitié supérieure du corps ; légère augmentation de la fréquence et de la plénitude du pouls, qui, pourtant, ne devient jamais fébrile et reste mou ; exaltation portée jusqu'à l'enthousiasme de toutes les facultés intellectuelles et morales ; mémoire plus sûre ; conception plus facile ; vivacité de l'esprit ; tendresse expansive ; contentement de soi-même et de toutes choses ; oubli de ses peines ; surabondance d'idées ; besoin de s'épancher ; loquacité, saillies, jeux d'esprit, gaieté folle ; absence de sommeil ; visions fantastiques (symptôme rare, mais que j'ai deux fois éprouvé) ; animation du visage et des yeux ; légère tension dans les yeux ; rougeur circonscrite des joues, qui ne se fond pas par dégradations insensibles, mais tranche comme une tache ; teinte rosée uniforme du visage (chez les personnes à peau blanche et habituellement pâles) ; moiteur chaude au front et à la paume des mains ; sueur douce, générale ; goût agréable de noisettes ou d'amandes douces dans la bouche ; appétence plus prononcée, chez les fumeurs, pour la fumée de tabac ; suspension de l'appétit et de la soif ; digestion plus prompte ; garde-robes faciles ; selle molle peu de temps après le repas ; urines abondantes et limpides ; appétit vénérien facilement excitable, avec exaltation (mais toujours très passagère) des facultés génitales ; apparition prématurée des règles ; dilatation plus complète et plus facile des poumons ; agilité du corps ; mobilité des muscles ; mouvements plus rapides ; exagération des ges-

---

(1) C'est-à-dire que l'opium *dynamisé* détruit en partie les effets secondaires de l'opium pris à doses massives, et ainsi des autres médicaments cités.

tes; léger tremblement des membres; gonflement des veines, à la face dorsale des mains; refroidissement des pieds.

SYMPTÔMES SECONDAIRES. — Sorte de détente de toutes les facultés de l'organisme; sentiment désagréable de l'existence; surimpressionnabilité physique et morale qui rend, pour ainsi dire, toutes les sensations douloureuses; engourdissement de l'intelligence; épuisement de la pensée; faiblesse de la mémoire; absence totale d'imagination; humeur sombre, morose, irascible; besoin de quereller; irrésolution; timidité; versatilité; dureté d'âme; indifférence; apathie; accès de pleurs; agacement de tout le système nerveux; dégoût de la vie; aversion pour le mouvement; frilosité; pouls déprimé et à peine sensible; bâillements continuels; pandiculations; besoin d'être couché; envie de dormir à chaque instant du jour; impossibilité de s'endormir; sorte d'assoupissement remplaçant le sommeil; soubresauts qui réveillent à l'instant où l'on commence à s'assoupir; sommeil léger, non réparateur, plein de rêves effrayants ou pénibles; réveils fréquents; réveil en sursaut; terreur panique pendant la nuit, au moindre bruit qu'on entend; battements de cœur anxieux pendant la nuit; hallucinations de l'ouïe, qui réveillent ou épouvantent; soif pendant la nuit; chaleur âcre à la peau, suivie d'une sueur abondante; envie irrésistible de dormir le matin; tristesse en s'éveillant; peau maladive, sensible à l'air frais, et s'excoriant aisément; prurit picotant qu'on fait cesser quelquefois, mais non toujours en se grattant; éruption de petites vésicules entourées d'auréoles rouges à différentes parties du corps; vertiges avec obnubilation, et quelquefois avec nausées; céphalalgie stupéfiante; mal de tête le matin, avec pression au front et à l'occiput, qui ne permet aucun travail de cabinet, et augmente au moindre effort intellectuel; céphalalgie constrictive, comme si la tête était serrée par un lien qui passât au-dessus du front et comprimât surtout les pariétaux; hémicranie; violente migraine (1); légère pression aux tempes, avec élancements ra-

(1) Hahnemann s'exprime de la manière suivante, à l'égard de cette migraine, à laquelle sont sujets les buveurs de café, et qui, par conséquent, fait partie des symptômes propres à ce médicament :

« Il ne faut pas confondre cette migraine avec celle qui ne se manifeste qu'à l'occasion de certaines causes, d'un chagrin, d'une surcharge de l'estomac, d'un refroidissement, et qui d'ordinaire disparaît promptement, à une heure quelconque de la journée. La migraine nerveuse dont il est ici question, survient le ma-

pides se manifestant tantôt à droite, tantôt (et plus souvent) à
gauche, ne pénétrant pas profondément, mais quelquefois aigus
à faire pousser un cri; élancements de même nature aux bosses
occipitales; hochement involontaire de la tête comme dans le *delirium tremens;* prurit fourmillant au cuir chevelu; *chute des cheveux;* prurit aux yeux; pression sur les yeux; *rougeur des yeux;
ophthalmie aiguë; ophthalmie chronique* (surtout chez les enfants),
avec éruption au visage; relâchement des paupières supérieures
qui ne permet point d'ouvrir les yeux, et photophobie excessive;

tin, peu de temps ou immédiatement après le réveil et augmente peu à peu. La
douleur devient intolérable et souvent brûlante ; les téguments extérieurs de la
tête sont extrêmement sensibles et font mal au moindre attouchement. Le corps
et l'esprit semblent doués d'une sensibilité excessive. Les malades qui ont l'air
épuisé, recherchent les lieux isolés et obscurs, où, pour éviter la clarté du
jour, ils ferment les yeux et restent assis dans un fauteuil, ou étendus sur un lit
très incliné. Le moindre bruit, le moindre mouvement occasionnent leurs douleurs. Ils évitent de parler eux-mêmes et d'entendre parler les autres. Le corps,
sans éprouver de frissons, est plus froid qu'à l'ordinaire; les mains surtout sont
très froides ainsi que les pieds. Tout leur est odieux, principalement les aliments
et les boissons, car des nausées continuelles les empêchent de rien prendre. Si
l'accès est très fort, il survient des vomissements muqueux, qui rarement diminuent le mal de tête. Il n'y a point d'évacuation par le bas. Cette migraine ne
cesse presque jamais avant le soir. Si l'accès est moins violent, la substance qui
en a été la source première, c'est-à-dire le café fort, en abrége la durée d'une manière palliative ; mais le corps n'en devient que plus enclin à le reproduire, après
un laps de temps plus court. Les récidives du mal n'ont rien de fixe ; il reparaît
tous les quinze jours, toutes les trois ou quatre semaines. C'est tout à fait à l'im-
proviste, et sans causes appréciables, qu'on le voit se manifester; il est rare même
que dans la nuit qui précède, le malade n'éprouve aucun sentiment de la migraine qui l'attend vers le matin. Jamais je n'ai observé cet état que chez les
véritables buveurs de café. (*Mémoire sur les effets du café,* imprimé à la suite de
l'*Organon,* Paris, 1845, p. 308, en note.)

Je sais que cette espèce de migraine si bien décrite par Hahnemann, est beaucoup
plus rare en France qu'elle ne l'est en Allemagne, ce qui tient au prodigieux abus
que font du café nos voisins d'outre-Rhin. Je l'ai observée cependant une fois, chez
un jeune homme qui en était atteint depuis deux ans et demi. Elle disparut spontanément après l'élimination de la cause. Notons que si cette migraine, ainsi que
l'observe Hahnemann, est un effet médicamenteux appartenant *exclusivement* au
café, il en est de même de certaines maladies engendrées par tel ou tel de nos médicaments, ce qui ne nous empêche pas d'utiliser ces maladies, dont chacune est
à la rigueur unique dans son espèce, à la guérison de maladies analogues. Il existe
donc (et l'expérience le prouve en effet), plusieurs variétés de migraines auxquelles le café peut être opposé avec succès.

injection des vaisseaux de la cornée; ampoules et ulcères à la cornée; presbytie; trouble de la vue, qui ne permet ni de lire ni d'écrire à la lumière artificielle, et quelquefois même à la lumière du jour; diplopie telle, qu'on ne parvient à distinguer les objets qu'en fermant un œil; *sifflement dans les oreilles;* élancement dans les oreilles; affaiblissement de l'ouïe; éruption de petits boutons rouges autour des ailes du nez; bouffées de chaleur au visage; teint jaunâtre, blême, avec yeux languissants et lèvres bleuâtres; déchirements aigus dans les joues, ordinairement d'un seul côté; éruption semblable à la varioloïde à la face; érysipèle à la face; ulcères chroniques à la face; névralgie excessivement douloureuse dans la mâchoire inférieure; *odontalgie, se manifestant surtout la nuit,* avec rougeur et fluxion à l'une des joues, et tiraillements douloureux dans diverses parties du corps, tantôt d'un côté du visage, tantôt dans l'un ou l'autre membre; carie des dents, principalement des incisives; dentition très douloureuse chez les enfants; *sécheresse excessive, surtout pendant la nuit, de la bouche et de la gorge; salivation le soir, au lit;* excoriations, avec douleur brûlante aux côtés de la langue; *agueustie;* la fumée de tabac, ordinairement agréable pendant la durée de l'action primitive, cesse de l'être pendant l'action secondaire, et semble quelquefois contracter une odeur repoussante, telle que celle de la laine brûlée; sensation d'une grande faim, qui cesse dès les premières bouchées; absence d'appétit; soif ordinairement modérée; excrétion de mucosités au pharynx; douleur d'excoriation au pharynx, en avalant à vide; rapports de suite après le repas; *rapports brûlants; rapports aigres; rapports violents, spasmodiques, ramenant à la gorge les aliments ingérés;* soda dans la soirée, vomissements aigres; *gastralgie spasmodique, douleur brûlante au cardia; tension et sensibilité au toucher de la région épigastrique;* qui ne permet de supporter aucun vêtement serré; tranchées aiguës et subites pendant la nuit; *lienterie; selles sèches, noueuses, insuffisantes; alternative continuelle de constipation et de diarrhée;* rétention douloureuse des flatuosités; élancements aigus à faire pousser des cris, dans le rectum ou à l'anus; hémorrhoïdes borgnes; *sorte de contracture spasmodique du sphincter, prurit brûlant à l'anus; urine rare, foncée et quelquefois brûlante;* copieuses et fréquentes émissions d'urine limpide; élancement dans l'urètre, dans l'intervalle des mictions; *excitation de l'appétit vénérien, avec*

défaut d'érection, et même impuissance complète ; extinction totale
des désirs vénériens et des facultés génitales ; pertes séminales
sans érections ; *règles retardées, accompagnées de vives tranchées,
pâles, aqueuses et peu abondantes ;* suppression des règles ; métrorrhagie alternant avec l'aménorrhée ; *leucorrhée âcre, incessante,* et
remplaçant quelquefois les règles qui ne paraissent plus ou paraissent à peine ; *répugnance pour le coït, qui est douloureux, chez la
femme ;* mamelles flasques et pendantes.

Sécheresse et douleur d'excoriation dans le larynx ; extinction
de voix en parlant un peu longtemps ou en lisant haut ; *sensation comme si tout était à vif dans la trachée-artère ;* petite toux
sèche provoquée par un fourmillement au larynx ; toux sèche très
violente et qui réveille au milieu de la nuit, se reproduit le matin
au réveil, et ne revient dans la journée que par petites quintes peu
fréquentes ; *toux spasmodique comme dans la coqueluche, mais avec
cette différence que c'est principalement pendant l'inspiration et non
pendant l'expiration que se manifestent les spasmes de la glotte ;*
forte toux, avec expectoration filante, surtout le matin ; *constriction de la poitrine ; asthme pendant la nuit ;* élancements dans la
poitrine et au cœur ; éruption pruriante entre les seins ; élancements dans le sternum ; ulcères chroniques aux seins (chez les
nourrices qui abusent du café noir ou à la crème) ; chairs mollasses
(également chez les nourrices) ; élancements çà et là dans les
membres ; démarche incertaine (chez les enfants) ; déchirements à la
nuque, *au dos,* à la région sacrée, *dans les chairs et le tissu cellulaire plutôt que dans les os, dans les intervalles des articulations
plutôt qu'aux articulations elles-mêmes ;* douleur de rhumatisme
aux insertions des muscles ; *tremblement des mains ;* élancements
au bout des doigts ; *chaleur au creux des mains, avec froid à leur
face dorsale ;* roideur des membres inférieurs ; *éruption pruriante
aux genoux et aux mollets ;* chatouillement incommode à la plante
des pieds ; *froid aux pieds.*

Le café est surtout employé, lorsqu'il est homœopathiquement
indiqué, dans les maladies des femmes et des enfants, ou intercurremment dans les maladies des hommes adultes. Son action dure
un peu moins que celle du causticum ; mais elle en diffère si peu,
qu'il n'est peut-être un seul symptôme de ce dernier que ne possède aussi le café. Il ne faudrait d'ailleurs pas trop se fonder sur
le peu de durée d'action attribuée à tort ou à raison, à certains

médicaments pour les croire inefficaces dans les maladies chroniques. A l'aide seule du café et de l'opium dont l'action passe aussi pour être très éphémère, je suis parvenu à guérir en deux mois une névralgie de la tête (1) datant de plus de trois années, chez un étudiant en droit qui avait déjà vainement épuisé toutes les ressources de l'ancienne médecine.

Tabacum est à peu près chez tous les individus, et presque dans tous les cas le plus prompt antidote de *cof. crud.*

Staphysagria ou *Delphinium staphysagria, Staphysaigre.* — Plante vivace du genre *Delphinium*, de la famille des Renonculacées, section des Helléboracées, de la Polyandrie trigynie, qui croît dans le midi de la France, en Italie, en Grèce, etc.

Les semences sont les seules parties de cette plante qu'on ait essayé d'utiliser en médecine. On s'en servait autrefois pour détruire les pous des enfants, ce qui fait désigner la staphysaigre par quelques anciens botanistes, sous le nom de *Pedicularia* (herbe aux pous), ou bien encore on la faisait mâcher, dans certaines maladies, à titre de *sialagogue;* ce qui ne devait pas être toujours sans inconvénient et même sans danger, attendu que ces semences, dont la saveur est amère, âcre et brûlante, sont, en outre, extrêmement vénéneuses. Murray rapporte, en effet, que Hillefeld en ayant fait prendre cinq scrupules à un chien, l'animal fut pris presque aussitôt de nausées, de vomissements et d'un tremblement convulsif, après quoi il cessa d'aboyer comme si le larynx avait perdu la faculté de produire des sons et tomba enfin dans un état d'affaissement que suivit de près la mort.

Applications empiriques. — Elles se réduisent à peu de chose. Dioscoride recommandait la mastication des semences de staphysaigre contre l'*odontalgie*, ce qui, dans quelques cas, en effet, avait pu réussir. Mais toutes les odontalgies étant bien loin de constituer une maladie constamment identique, Schulz ayant voulu, un jour qu'il souffrait des dents, faire l'essai sur lui-même de la re-

---

(1) Cette affection présentait les caractères suivants : douleur continue, pressive au front, mêlée de lancinations aiguës avec teint jaune du visage; aspect sombre, sénile; selles un peu sèches sans constipation; sommeil passable mais plein de rêves désagréables; froid habituel aux pieds et impossibilité telle de se livrer aux travaux de cabinet, que le malade s'en désespérant, songeait à renoncer à une profession qu'il avait eu depuis son enfance le désir d'embrasser.

cette de Dioscoride, en éprouva une telle exacerbation, qu'il pensa en devenir fou (1).

Aujourd'hui, la staphysaigre est abandonnée, et, qui plus est, inconnue de la plupart des médecins de l'ancienne école. On ne s'en sert plus, dans certains pays, que pour enivrer le poisson (2).

Applications homœopathiques. — Hahnemann, qui a mis le causticum au nombre de ses *antipsoriques*, en raison, sans doute, de la longue durée d'action qu'il lui attribuait, n'a pas jugé convenable d'ajouter la staphysaigre à ces médicaments. Je suis cependant bien convaincu que la persistance des effets de cette dernière l'emporte de beaucoup sur celle des effets du causticum. Aussi, tout en admettant qu'il est certaines affections aiguës (telles que le *mal de mer*, dont il sera question tout à l'heure) contre lesquelles la staphysaigre est spécialement indiquée, j'affirme que c'est surtout dans des maladies chroniques qu'on peut attendre de grands services de ce médicament.

C'est surtout dans des affections présentant un certain nombre des symptômes suivants qu'on peut compter sur les bons effets de la staphysaigre :

Hypochondrie de très ancienne date, avec taciturnité, visage sombre, inquiétudes incessantes sur sa santé, imagination anxieuse, faiblesse de la mémoire, propension au suicide, rares lueurs de gaîté et bizarreries d'esprit, poussées au point de faire suspecter l'intégrité de la raison ; peurs chimériques, mais ordinairement concentrées, c'est-à-dire qu'on affecte de ne pas laisser paraître ; *susceptibilité extrême ; défaut de chaleur naturelle forçant à porter des vêtements d'hiver même au cœur de l'été ;* chaleur au creux des mains, après le repas ; sueur facile au front ; frissonnements dans la journée ; *frissons dans le dos, avec absence de soif, le soir au lit ;* bâillements et pandiculations ; envie de dormir après les repas ou *dans l'après-midi ; assoupissement dans la journée avec réveil en sursaut ;* difficulté de s'endormir le soir avant minuit ; soubresauts en s'endormant et qui réveillent ; *sommeil léger ;* froid pendant

---

(1) Murray. *Apparat. medic.*, t. III, p. 36.

(2) La coque du Levant est, comme on le sait, affectée au même usage, particularité que rend assez piquante la grande analogie qu'ont entre elles l'action physiologique du *Cocculus* et celle de *Staphysagria.* — Voyez, pour la pathogénésie de cette dernière, la *Matière médicale pure* de M. le docteur Roth, t. III, p. 78.

la nuit qui empêche de dormir ou même qui réveille; *cauchemars fréquents;* sommeil prolongé le matin , même après plusieurs réveils complets ; *prurit brûlant à différentes parties du corps ; anciennes éruptions miliaires;* éruption de petits tubercules rouges , finissant par former des vésicules qui s'ouvrent et suintent pendant longtemps ; *vertige très prolongé et accompagné d'un état nauséeux continuel, exactement comme dans le mal de mer* (1); *vertiges qu'on fait cesser en tournant rapidement sur soi-même, en valsant longtemps, par exemple* (c'est-à-dire en exécutant précisément le genre de mouvement qui, d'habitude, donne le vertige que guérit la staphysaigre) (2); *mal de tête le matin ;* céphalalgie constrictive, ou pressive ou térébrante au front ; élancements aigus dans les tempes ; *prurit au cuir chevelu comme par des piqûres d'aiguilles rougies au feu;* prurit brûlant à l'occiput ; éruption rouge suintante et très opiniâtre au cuir chevelu ; *chute abondante des cheveux;* yeux

(1) Ayant à plusieurs reprises constaté ce symptôme sur moi-même, j'en induisis que la staphisaigre pourrait bien être le remède par excellence du *mal de mer.* Désireux en conséquence de vérifier ce fait, je préparai chez moi 100 potions de 125 grammes, contenant chacune 3 gouttes de la 6ᵉ dilution de *Staphys.,* lesquelles potions furent, grâce aux soins de quelques armateurs de ma connaissance, distribuées dans l'espace de quelques semaines, à autant de personnes *sujettes au mal de mer,* partant les-unes pour l'Angleterre, les autres pour l'Amérique , etc. Malheureusement, malgré les promesses les plus formelles et en dépit des plus vives instances de ma part, je n'ai connu que très imparfaitement le résultat du plus grand nombre de ces expériences. Voici toutefois ce qui m'en est revenu de positif : sur 20 personnes, 7 trouvèrent dans la staphysaigre une *immunité complète, merveilleuse,* suivant elles, contre un mal que jusqu'alors elles n'avoient jamais pu conjurer (plusieurs de ces sept individus avaient essayé déjà sans succès le *cocculus* et l'*arsenic*) ; 8 en éprouvèrent un soulagement très prononcé : par exemple, n'eurent pas de vomissements, ce qui ne leur était jamais arrivé. Enfin, chez les 5 autres, le médicament fut sans effet. En plus de ceci, j'ai constaté : 1° que la staphysaigre n'avait de chance de succès qu'autant qu'elle était prise seulement à l'instant où les étourdissements et les nausées commençaient, mais avant que les malades eussent vomi ; 2° qu'elle réussissoit surtout aux personnes nerveuses, de caractère triste et peu chargées d'embonpoint.

J'ai essayé contre le mal de mer le *Causticum* et le café cru ; ces deux médicaments ont réussi à quelques uns des sujets de mes expériences, mais au plus petit nombre d'entre eux.

(2) Cette observation, qui m'est personnelle, concorde avec ce symptôme consigné par Hahnemann, dans la pathogénésie de la staphysaigre : Vertige tournoyant, surtout en restant assis, *qui diminue en marchant en rond.* (C. A. Cubitz.) *Mat. méd. pure,* t. III.

cavés, sans éclat, *à demi fermés comme si l'on n'avait pas assez dormi; cuisson dans leurs angles internes;* rougeur du blanc de l'œil; picotement dans les yeux comme lorsqu'on a sommeil; *ophthalmie douloureuse;* rétrécissement des pupilles; petites taches noires luisantes, passant de temps en temps et rapidement devant les yeux (1); pression sur la paupière supérieure en ouvrant les yeux; *inflammation chronique du bord des paupières;* clignotement des paupières; production incessante de chassie sèche à leurs commissures; élancements dans les oreilles; croûtes sèches dans le nez; *prosopalgie ancienne, d'un seul côté du visage;* névralgie dans la mâchoire inférieure; propension de la mâchoire inférieure à se luxer; *noircissement et carie des dents; odontalgie rongeante avec enflure de la joue; violente douleur dans les dents creuses en mangeant et surtout en buvant froid;* douleur d'excoriation à la langue qui rend la fumée de tabac mordicante; sensation d'écorchure au pharynx, qui rend la parole et la déglutition douloureuses; *nausées le matin,* accompagnées d'élancements dans la poitrine (sur le trajet de l'œsophage); *rapports grattants et provoquant une toux sèche après avoir mangé;* pression et tension à l'estomac qui gêne la respiration; douleur fouillante à l'estomac; *très anciennes gastralgies* consécutives, soit à l'abus du café, soit à l'usage qu'ont les Orientaux d'avaler la fumée de tabac (2); tension dans les hypochondres; *vents incarcérés dans le bas-ventre; douleur constrictive au bas-ventre;* picotements dans le bas-ventre; ventre peu sensible au toucher et même à la pression; sueur au ventre pendant la nuit; *selles assez fréquentes, mais sèches et insuffisantes; besoin fréquent d'aller à la garderobe avec constipation comme par inertie du rectum; petite diarrhée alternant avec la constipation; douleur d'écorchure à l'anus; urines rares, jaune foncé ou rougeâtre avec sédiment sablonneux briqueté dans les deux cas;* écoulement de liqueur prostatique en allant à la selle; absence de désir vénérien; *flaccidité de la verge;* douleur sourde, contusive dans les testicules; *impuissance* depuis des années; *aménorrhée chronique,* avec débilité générale.

Sécheresse chronique des narines, coryza sec ou sécrétion de mu-

---

(1) *Caust., Coc.* et *Coff.*; ont aussi ce symptôme : on croirait voir sauter des puces.

(2) La staphysaigre m'a réussi chez des malades qui avaient cette habitude.

cosités épaisses dans les fosses nasales, à la suite d'un coryza fluent, intense, mais de courte durée ; enrouement, avec douleur d'excoriation au larynx, qui ne permet ni de parler ni de lire à haute voix ; *toux sèche après le repas; toux sèche chronique, quelquefois très violente*, surtout le soir au lit, ou le matin après s'être levé, avec douleur d'écorchure dans la poitrine ; élancements aigus dans la poitrine ; pression sur le sternum, surtout en étant assis ; constriction de toute la poitrine qui gêne la respiration ; *battements désordonnés du cœur* à la suite de toute émotion ou du moindre effort ; éruption miliaire sur la poitrine ; courbature générale ; roideur de la nuque, du dos et des articulations des membres ; *douleur pressive dans le périoste de tous les os, que ne modifient ni le mouvement ni le repos, et que la pression n'augmente pas;* élancements profonds çà et là ; *douleur contusive* dans les chairs, pour peu que l'on s'expose au froid.

De tous les médicaments connus, *Staph.* est peut-être celui qui a le plus de chance de réussir contre les nausées des femmes enceintes.

Le camphre est, dit-on, l'antidote de la staphysaigre; mais il n'en détruit que très incomplétement les effets.

Corallia rubra. *Corail rouge.* — Polypier de l'*Isis nobilis*, espèce de polype cortical du genre *Isis* de Linné ou *Corallium* de Lamarck.

Cette substance, qui a depuis longtemps disparu des officines allopathiques, et dont il n'est pas même question dans l'*Apparatus medicaminum* de Gmelin, est un composé ou plutôt un mélange de carbonate de chaux, d'oxyde de fer, de gélatine et peut-être d'autres éléments encore qui ont échappé à l'analyse chimique.

Applications empiriques. — « Le corail, disent MM. Mérat et Delens, a été vanté par Schroeder, Ettmüller, Rivière et une foule d'autres médecins, comme doué, en général, de propriétés cordiales, alexitères, etc., qu'on attribuait jadis aux pierres précieuses, et de plus comme tonique, astringent, sudorifique, diurétique et surtout comme absorbant ; dernière propriété qui, vu la nature calcaire de ce corps, est la mieux démontrée. On l'administrait en poudre, tamisé, porphyrisé et ordinairement réduit en trochisques, sous le nom de *corail préparé*, contre la *diarrhée*, la *dyssenterie*, les *hémorrhagies* (notammment l'*hémoptysie*, d'après Dioscoride, et les pertes utérines, où Bourgeois, cité par Fourcroy, l'a trouvé très efficace), l'*épilepsie*, la *leucorrhée*, la *blennorrhagie*. A l'extérieur, on s'en servait comme de dessiccatif, de cicatrisant, sur les vieux ulcères, dans certains collyres, etc. (1). » Ce passage, qui résume à peu près toute l'histoire thérapeutique du corail, prouve surabondamment que les médecins allopathes n'ont jamais eu d'idées bien arrêtées sur les propriétés de ce médicament.

Applications homœopathiques. — M. Stapf a publié dans ses *Archives* une pathogénésie très incomplète du corail, dont on peut lire le résumé dans le *Manuel* de M. Jahr. Mais un semblable document devait naturellement se trouver insuffisant à la propagation d'un médicament à peu près jusqu'alors entièrement inconnu. Aussi, à l'exception de M. le docteur Petroz, est-il jusqu'à présent peu d'homœopathes à Paris qui fassent du corail un usage habituel. Ayant expérimenté sur moi-même ce médicament, il y a quatre ou cinq ans, j'en obtins plusieurs symptômes très caractéristiques, qui m'ont déterminé depuis à le prescrire, quelquefois avec un rare succès, dans les *toux nerveuses*, l'*asthme de Millar*, la *coqueluche endémique*, et enfin dans *certaines gastralgies*. Il n'est pas douteux pour moi que l'action de *Corallia* ne se rapproche beaucoup de celle de *Causticum*, de *Coffea*, etc. Mais j'avoue qu'il ne me serait pas facile de préciser les nuances symptomatiques capables de faire donner la préférence à celui-là sur les deux autres. Je dois d'ailleurs ajouter que j'ai vu réussir *Coral.* dans des cas où *Coff.* avait échoué, et réciproquement. Mais jamais alors le médicament qui n'avait pas réussi n'avait causé d'aggravation : il s'était seulement montré inerte. Enfin, j'ai employé tour à tour chez un même malade (atteint de gastralgie), et avec assez d'avantage, *Coff.*, *Staph.* et *Coral.*

Arsenicum album. — Voyez page 186.

----

(1) *Dict. univ. de mat. méd.*, article Isis, t. III, p. 668.

GROUPE VIII.

TYPE : IPECACUANHA. — ANALOGUES : PULSATILLA — SILICEA — NUX VOMICA — ARSENICUM ALBUM — BRYONIA ALBA — SPONGIA TOSTA — IODIUM — ZINCUM — CHAMOMILLA VULGARIS — IGNATIA — PHOSPHORUS — FILIX MAS — ANTIMONIUM CRUDUM — TARTARUS EMETICUS (1).

———

L'acte anormal du *vomissement*, sur lequel les anciennes écoles ont fondé un genre de médication absurde et barbare, encore en vogue aujourd'hui, consiste dans un mouvement antipéristaltique de l'estomac, ordinairement accompagné de spasmes plus ou moins violents de ce viscère, et duquel résulte que les aliments ingérés ou les sucs gastriques, au lieu de suivre leur cours naturel, sont contraints de refluer par l'œsophage et sont rendus par la bouche. Tous les médicaments donnés à assez fortes doses et même toutes les substances indigestibles sans être précisément médicamenteuses, sont susceptibles d'occasionner ce phénomène. Mais les agents thérapeutiques qui, même à faibles doses, ont pour effet immédiat et à peu près constant de le provoquer, ne sont pas aussi nombreux qu'on serait tenté de le croire. Tel est le propre des médicaments qui composent ce groupe. Or, je veux essayer de démontrer que la plupart des symptômes communs à ces médicaments dépendent, ou pour mieux dire, semblent dépendre de cette propriété qu'ils ont tous d'exciter le vomissement *au début de leur action*, et quel que soit d'ailleurs leur mode d'introduction dans l'économie.

Et d'abord, il est aisé de comprendre qu'un des résultats immédiats du mouvement antipéristaltique, qui constitue le vomissement ou un état nauséeux plus ou moins prolongé, doit être le reflux du sang et de toutes les humeurs, de la région gastrique à toute la moitié supérieure du corps, c'est-à-dire à la poitrine, à

———

(1) Peut-être conviendrait-il d'ajouter aux analogues d'*Ipeca* : *Paris quadrifolia* s'il était mieux connu, *Dulcamara*, *Belladona*, *Chelidonium majus*, et même *Cannabis indica*, dont l'action, au moins sur la tête, la gorge et les voies aériennes, se rapproche indubitablement de celle d'*Ipeca*; enfin, *Natrum muriaticum*, *Stannum* et *Sambucus nigra*, qui d'ailleurs sont beaucoup mieux placés dans les groupes où l'on peut trouver leur histoire qu'ils ne le seraient ici.

la gorge et à la tête, ce qui peut donner lieu aux symptômes
suivants :

Engouement des poumons :

Trouble de l'hématose et des fonctions du cœur ;

Gonflement de la muqueuse de la gorge et des voies aériennes ;

Gonflement des seins, des glandes salivaires, des amygdales, des
ganglions du cou et de toutes les parties molles de cette région ;

Supersécrétion de la salive et du mucus buccal ;

Vultuosité du visage ;

Céphalalgie congestive ;

Embarras général du système vasculaire veineux et lymphatique pouvant se traduire par des hémorrhagies, la tuméfaction
des glandes, etc., etc.

Si maintenant, au lieu de se limiter à l'estomac, le mouvement
antipéristaltique envahit toute la longueur du tube intestinal, une
nouvelle série de symptômes vient s'ajouter aux précédents ; c'est
ainsi qu'on pourra constater, indépendamment de douleurs abdominales plus ou moins vives :

Les envies fréquentes et inutiles d'aller à la garderobe, c'est-
à-dire le ténesme avec la constipation, ou bien encore, par suite
des causes générales précédemment déduites, une exsudation sanguine dans le rectum et la sortie douloureuse par l'anus d'un
peu de sang, qui n'échappe à l'action coercitive du ténesme qu'à
raison de sa fluidité (1).

Mais ce ne sont là que des effets primitifs des médicaments qui
nous occupent : examinons maintenant leurs symptômes secondaires (2).

Lorsque finira la période des vomissements (dont la durée sera
d'ailleurs relative à la nature du médicament et à la constitution
du sujet), un phénomène inverse ne tardera point à se manifester,
c'est-à-dire que le mouvement péristaltique de l'estomac et presque

---

(1) Bien que ces derniers symptômes si prononcés pour *Puls.*, *Silic.*, *Nux
vom.*, etc., ne soient point mentionnés dans la pathogénésie d'*Ipeca* que nous a
laissée Hahnemann, mes propres expériences ne me permettent pas de douter
qu'ils n'appartiennent aussi à ce médicament. Seulement, comme tous les symptômes primitifs d'*Ipeca*, le ténesme qu'il produit est habituellement de courte
durée : la diarrhée qui lui succède, et qui peut dans certains cas durer bien plus
longtemps, est un effet secondaire.

(2) Hahnemann, au moins en ce qui concerne la pulsatille, considère les phé-

toujours aussi des intestins succédera au mouvement antipéristal-
tiquemomentanément excité. Mais l'intensité avec laquelle s'accom-
plira cette réaction constituera un fait tout aussi anormal que l'était
le vomissement lui-même. Alors, en effet, surgiront des symptômes
qui, pour être diamétralement opposés à ceux qui accompagnaient
celui-là, n'en auront pas moins de gravité; tels, entre autres : la
diarrhée; les défaillances d'estomac; la boulimie; l'appauvrissement du sang; la fonte des seins et des autres glandes; le vide dans
la tête; les névralgies; l'affaiblissement des sens, etc.

On voit donc par là que les médicaments du groupe *Ipeca*,
comme au surplus tous les médicaments, peuvent être opposés
tour à tour à des états morbides en apparence contraires entre
eux, tantôt à l'hypertrophie et tantôt à l'atrophie des glandes ;
tantôt à la pléthore et tantôt au marasme, etc.

Mais parmi les analogues de l'ipécacuanha, il est certains médicaments qui semblent déterminer à peu près simultanément le
mouvement antipéristaltique de l'estomac et une suractivité contre
nature dans le mouvement péristaltique des intestins, de telle sorte
qu'il en résulte en même temps les vomissements et la diarrhée.
Or, lorsque suivant une loi physiologique qui paraît être invariable, ces deux anomalies sont toutes deux remplacées par des
anomalies d'un ordre inverse, que doit-il en advenir? Des défaillances d'estomac; des accès de faim canine et coïncidant avec la
constipation : phénomènes contradictoires, dont les résultats sont,
avec le trouble profond et général de la santé et l'amaigrissement
de tout le corps, l'*hypertrophie des glandes abdominales* (foie, rate,
glandes mésentériques, etc.), les *fièvres intermittentes* qui ne tardent pas à s'y joindre, l'*ascite*, etc., etc., maladies auxquelles,
comme on le sait déjà, correspond spécialement l'arsenic qui
est en effet de tous les analogues de l'ipéca celui qui détermine
de la manière la plus tranchée, sur le tube digestif, les effets
opposés dont il vient d'être question (1).

nomènes dont il va être question non comme des symptômes propres aux médicaments, mais comme des *réactions de l'organisme*. Or c'est là, comme j'ai eu
déjà l'occasion de le dire, de la spéculation pure et à laquelle je n'attache pas la
moindre importance. Il m'est en effet très indifférent d'attribuer à des réactions
de l'organisme ou à l'action pure d'un médicament tels phénomènes qui succèdent
constamment à l'administration de ce dernier.

(1) Indépendamment, bien entendu, des maladies auxquelles correspondent

MALADIES CORRESPONDANTES.

Hydrocéphalie — céphalalgies périodiques — dispepsies — embarras gastriques — indigestions — fièvres bilieuses — fièvres intermittentes — diorrhée — dyssenterie — péritonite — fièvre puerpérale — angine — croup — asthme — coqueluche — catarrhe des bronches — pneumonie — pleurésie — hydarthrose — hypertrophie et atrophie des glandes — goître — scrofule, etc., etc.

Ipecacuanha. *Radix brasiliensis,* racine du *Cephœlis ipecacuanha, Ipecacuanha annelé* ou *officinal*. — La plante qui fournit cette racine célèbre forme un genre de la famille des Rubiacées, et appartient à la pentandrie monogynie de Linné. Elle croît abondamment au Brésil, où elle habite les provinces de Fernambouc, de Bahia, de Rio de Janeiro, de Mariana, etc. Mais telle est la consommation qui s'en fait au Brésil et surtout en Europe, où elle est expédiée par tonneaux, qu'elle commence à manquer dans les environs de Rio de Janeiro, et qu'on est maintenant obligé d'aller la recueillir assez avant dans les terres.

La racine du *Cephœlis ipecacuanha*, longue de 8 à 10 centimètres (telle qu'on la trouve chez les droguistes), de la grosseur d'un tuyau de plume, est très flexueuse et offre une suite d'anneaux irréguliers, rugueux et très rapprochés. Elle est formée d'une écorce épaisse, dure, cassante, grisâtre en dehors, blanchâtre en dedans, et d'un axe plus blanc, flexible et presque ligneux. L'odeur de cette racine est peu prononcée, mais la saveur de sa partie corticale est âcre, amère et nauséeuse.

Applications empiriques. — L'ipécacuanha était déjà, depuis très longtemps, employé au Brésil comme *antidyssentérique*, lorsque Pison et Marggrave (1) le décrivirent pour la première fois, et firent connaître aux médecins de l'Europe quelques unes de ses propriétés. Mais ce ne fut guère que trente ou trente-cinq ans plus tard, c'est-à-dire vers la fin du xviie siècle, que ce médicament fut mis en vogue par un médecin hollandais fixé à Paris, Jean Helvétius, grand-père de l'auteur du livre *De l'esprit*. Depuis

respectivement les divers analogues de l'ipéca envisagés en dehors des rapports qu'ils ont avec celui-ci.

(1) *Historia naturalis brasiliensis*. Amsterdam, 1698.

cette époque, l'ipécacuanha devint le sujet d'une multitude de mémoires, de thèses, de dissertations, etc.; ce qui n'empêcha pas que, nonobstant la relation très exacte, mais oubliée, de Pison et Marggrave, on ignora jusqu'à la fin du XVIIIe siècle, et plus tard encore, quel était au juste le végétal qui fournissait cette racine. On l'attribua successivement à plusieurs plantes très disparates, notamment à une espèce du genre *Paris*, puis à une autre du genre *Lonicera*, puis enfin à un végétal du genre *Viola*, du Brésil, dont la racine est effectivement vomitive, et que Linné désigna, dans son *Mantissa*, sous le nom de *Viola ipecacuanha*, nom conservé par Murray à l'ipécacuanha officinal. Au surplus, ces détails historiques sont pour nous du plus mince intérêt, et nous renvoyons ceux de nos lecteurs qui les trouveraient insuffisants, soit à l'*Histoire de la médecine* de Sprengel, soit à l'*Apparatus medicaminum* de Murray, soit enfin au *Dictionnaire de matière médicale* de Mérat et Delens.

Selon MM. Trousseau et Pidoux, les expériences les plus curieuses qui auraient été faites sur les propriétés physiologiques de l'ipécacuanha seraient celles de M. le docteur Bretonneau. (Il va sans dire que, pour MM. Trousseau et Pidoux, les expériences de Hahnemann et de ses disciples sont regardées comme non avenues.) « Ce praticien constata, disent ces auteurs, que la poudre d'ipécacuanha, mise en contact avec la peau dépouillée de son épiderme, suscitait une inflammation locale des plus énergiques; qu'une petite pincée de cette poudre, insufflée dans l'œil d'un chien, donnait lieu à une phlegmasie oculaire tellement intense, que la cornée était quelquefois perforée. Il démontra donc que l'ipécacuanha était un agent d'irritation locale, et il pensa que ses propriétés vomitives et purgatives devaient être attribuées à l'inflammation qu'il déterminait sur la membrane muqueuse gastro-intestinale (1). » Assurément ces expériences sont loin d'être dénuées d'intérêt; mais ont-elles l'importance que paraissent leur attribuer MM. Trousseau et Pidoux? C'est ce que je ne puis admettre. Que prouvent-elles, en effet? Que, mis en contact avec la peau dénudée ou une membrane muqueuse, l'ipécacuanha (qui a cela de commun avec une multitude d'autres agents thérapeutiques) exerce sur ces parties une irritation locale. Mais s'ensuit-il

(1) *Trait. de thérap.*, t. I, p. 602.

qu'indépendamment de cette propriété d'agir localement sur certains tissus, l'ipécacuanha ne soit point susceptible d'être absorbé, surtout lorsqu'il est administré à faibles doses et suffisamment divisé; et qu'il ne soit pas doué de vertus modificatrices bien autrement importantes pour le thérapeutiste que ne l'est celle dont il est ici question? C'est là ce que M. Bretonneau n'a certainement pas eu la prétention de démontrer. Il est vrai que, pour les médecins allopathes, l'ipécacuanha est un *vomitif*, rien de plus, et que toutes leurs investigations sur ce médicament ne sauraient avoir d'autre objet que de découvrir comment il provoque le vomissement.

Cependant MM. Trousseau et Pidoux sont eux-mêmes forcés de reconnaître que, dans certains cas au moins, l'ipécacuanha possède d'autres propriétés que celles de faire vomir ou de purger. Après avoir mentionné et loué sans réserve ses bons effets dans la *dyssenterie*, ils ajoutent : « Dans la diarrhée simple, qui se lie à un état saburral de l'estomac, etc., l'ipécacuanha fait cesser les accidents presque immédiatement (1). » Et comment cela? je le demande: serait-ce donc en *déterminant une inflammation de la muqueuse gastro-intestinale?* Mais que devient alors cette inflammation si *les accidents cessent presque immédiatement?* L'explication, ce me semble, touche de près à l'absurde.

« L'influence de l'ipécacuanha sur l'appareil respiratoire est fort remarquable, continuent MM. Trousseau et Pidoux. Nous avons connu à Tours et à Saint-Germain en Laye deux pharmaciens qui étaient pris d'un accès d'asthme toutes les fois qu'on ouvrait dans leur boutique le flacon renfermant l'ipécacuanha en poudre. On trouve dans les *Transactions philosophiques abrégées*, t. II, p. 69, la relation d'un fait absolument semblable. Les lois pathologiques que nous avons établies en traitant de la médication substitutive expliquent, jusqu'à un certain point, les bons effets de l'ipécacuanha dans l'asthme nerveux et dans l'asthme humide; mais, quelle que soit l'explication, il faut admettre le fait. » Voilà donc une concession explicite et franche faite au principe *similia similibus*; l'ipécacuanha cause et guérit l'*asthme nerveux* et l'*asthme humide;* l'homœopathie n'est pas autre chose que ce fait généralisé par l'observation. Quant aux prétendues lois de cette *médication substitutive* dont il est ici question, ce n'est pas le lieu de les dis-

(1) *Ouvr. cit.*, t. I, p. 605.

cuter; mais tout le monde sait aujourd'hui que la *méthode substi-tutive* n'est qu'une chimère émanée d'une fausse interprétation des faits journellement constatés par les homœopathes, et que, sans s'exposer à être taxés d'ignorance ou de mauvaise foi, ne peuvent absolument nier leurs adversaires.

Au surplus, ce n'est pas seulement dans la méthode substitutive que l'erreur, les non-sens ou les contradictions abondent, lorsqu'il s'agit, pour les allopathes, d'expliquer certains effets thérapeutiques de l'ipécacuanha. MM. Mérat et Delens s'expriment ainsi :

« L'action *incisive* (je ne me flatte pas de très bien comprendre le sens de cet adjectif) est des plus évidentes, et c'est peut-être aujourd'hui celle dont on fait le plus d'application. Ainsi, on le prescrit à petites doses, ou doses brisées, dans les embarras bronchiques, la surabondance muqueuse du poumon, la flaccidité du tissu de ce viscère, son inflammation séreuse, etc. Il procure *une expectoration plus abondante, plus facile, en augmentant l'exhalation de la muqueuse de ces parties, dans les cas où elle est retenue, et la diminue par son action tonique lorsqu'elle est surabondante* (1). »

Voilà donc l'ipécacuanha changeant de rôle tour à tour, *incisif* lorsqu'il s'agit de faciliter l'expectoration, et devenant *tonique*, sans qu'on sache ni comment ni pourquoi, lorsqu'il s'agit de tarir l'exhalation muqueuse! Est-il possible que des savants se paient ainsi de vaines paroles et ne sentent pas l'inanité de semblables théories! Quoi qu'il en soit, il ne nous reste pas moins acquis que les faits positifs, incontestables, qui ont donné lieu à ces rêveries, échappent peut-être plus complétement encore au principe d'*inflammation locale* établi par M. Bretonneau. Aussi en a-t-il été de l'ipécacuanha comme d'une foule d'autres remèdes héroïques dont la science, jusqu'à présent, ne pouvait pas plus expliquer que nier les effets. L'empirisme s'en est emparé et l'a successivement prescrit avec plus ou moins de succès contre les *affections diarrhéiques, dyssentériques, leucorrhéiques,* contre l'*angine aiguë,* les *catarrhes anciens* chez les vieillards, les *laryngites,* la *coqueluche,* la *fièvre intermittente,* et enfin contre la *fièvre puerpérale* (2). « L'expérience démontre, disent MM. Trousseau et Pidoux,

(1) *Ouvr. cit.*, t. III, p. 646.

(2) Voyez, relativement à l'emploi de l'*Ipeca* dans cette dernière maladie, les

que presque tous les accidents qui accompagnent l'état puerpéral
sont conjurés par l'ipécacuanha; et ici nous ne parlons pas d'après
l'autorité des livres, mais d'après ce que nous avons vu, d'après
ce que nous avons fait. Pendant cinq ans, nous avons eu à l'Hôtel-
Dieu de Paris un service de soixante lits de femmes en couches;
jamais nous n'avons manqué d'administrer l'ipécacuanha aux femmes malades récemment accouchées, quelle que fût d'ailleurs l'affection locale dont elles étaient atteintes, et jamais, nous pouvons
ici l'affirmér, nous n'avons vu le moindre accident résulter de cette
pratique; au contraire, dans la plupart des cas, nous avons obtenu
ou la guérison, ou un amendement notable (1). » — Les homœopathes apprécieront ce qu'il y a à la fois de trop vague et de trop
explicite dans ces indications, qui ne procèdent d'ailleurs assurément d'aucune théorie allopathique connue. Néanmoins j'ai cru
devoir les mentionner, à l'effet d'attirer l'attention des praticiens
de notre école sur quelques propriétés, aussi réelles qu'importantes, du médicament qui nous occupe.

Applications homœopathiques. — La pathogénésie de l'ipécacuanha (2) ne comprend, en réunissant aux observations personnelles de Hahnemann celles de ses disciples, que 233 symptômes,
ce qui est très peu, sans doute, pour un médicament de cette importance; et cependant je suis porté à penser que cette courte série
de symptômes renferme la plupart des effets caractéristiques de
l'ipécacuanha.

« Ce médicament, dit Hahnemann, n'agit que très peu de temps:
l'action des hautes doses dure à peine une couple de jours, et celle
des petites ne s'étend guère au delà de deux heures (3). » Mais si
cette action est de courte durée, il n'en est pas qui se manifeste
d'une manière plus prompte, plus vive, plus tranchée. La gorge,
l'estomac, les glandes salivaires, le corps thyroïde, les glandes
abdominales, c'est-à-dire le pancréas, le foie et la rate, les follicules muqueux du larynx, de la trachée et des bronches; enfin, le
cœur et la tête paraissent simultanément et presque immédiatement entrepris. De là, j'induis naturellement que l'ipéca corres-

observations recueillies par Doublet, à l'Hôtel-Dieu de Paris, en 1782, et consignées dans les tomes LVIII et LIX de l'ancien *Journal de médecine.*
(1) *Ouvr. cit.*, t. I, p. 607.
(2) Voyez la *Matière médicale pure* de Hahnemann, t. II, p. 491.
(3) *Id.*, *id*, t. II, p. 490.

pond essentiellement à des affections aiguës, de courte durée, mais
de marche rapide et susceptibles, en conséquence, d'acquérir en
très peu de temps un haut degré d'intensité, telles que le *croup* et
la *pneumonie :* nous y reviendrons plus loin. J'en induis en outre
qu'il doit convenir particulièrement à plusieurs maladies des enfants chez lesquels les phénomènes pathologiques, de même que
les phénomènes physiologiques, s'accomplissent en général plus
rapidement que chez les adultes. Aussi est-ce surtout chez des
enfants ou chez des femmes, ou même chez des hommes adultes,
mais blonds, jeunes encore, et qui, par leur constitution à la
fois vive et pléthorique, rappelaient les caractères physiques habituels à l'enfance, qu'on a presque toujours retiré de l'ipéca les
plus grands avantages.

Je l'ai employé avec beaucoup de succès contre certaines céphalalgies constrictives ou contusives, occupant la région pariétale
gauche, revenant quotidiennement vers les onze heures de la matinée, augmentant progressivement jusqu'au point de devenir presque intolérables, puis diminuant de la même manière, et cessant
enfin si complétement vers les deux heures de l'après-midi, que
les malades n'en conservaient que le souvenir et pouvaient re-
prendre, sans inconvénient, leurs occupations habituelles.

Certaines dyspepsies, des nausées, des vomissements idiopathiques ou causés par une indigestion de graisse de porc ou de
graisses en général, ce qu'on nommait autrefois l'état saburral de
l'estomac, enfin certaines diarrhées aiguës, rentrent évidemment
dans la sphère d'action de l'ipéca. Mais Hahnemann n'admet point
l'opportunité de ce médicament dans la dyssenterie. Voici comment
il s'exprime à cet égard : « Dans l'origine, elle (la racine d'ipéca)
fut apportée en Europe comme remède contre les dyssenteries qui
règnent pendant l'automne. Il y a maintenant près de cent trente
ans que Leibnitz l'a recommandée contre ces affections et qu'on en
abuse, d'après la fausse conclusion que parce qu'elle guérit certaines diarrhées, elle doit aussi convenir dans les dyssenteries,
quoique celles-ci soient précisément le contraire de la diarrhée,
c'est-à-dire des selles liquides et trop abondantes. On a cependant
fini par revenir un peu sur son compte, l'expérience ayant démontré mille et mille fois qu'elle ne convient pas le moins du
monde à la dyssenterie. Tant d'essais malheureux qui ont coûté
la vie à tant de malades auraient pu être tous évités si l'on avait

commencé par rechercher quels sont les effets purs et particuliers de l'ipécacuanha, quels sont les états morbides qu'il a par lui-même le pouvoir de faire naître chez l'homme bien portant, et quelles sont, en conséquence, les maladies qu'il a la puissance de guérir, à cause de leur analogie avec ces états morbides. On au-rait vu qu'il n'est propre qu'à diminuer l'abondance du sang et quelques espèces de douleurs abdominales dans la dyssenterie, mais qu'il n'est nullement apte à faire cesser tous les autres symp-tômes bien autrement essentiels de cette affection, puisqu'il n'a pas la faculté d'en provoquer d'analogues (1). » Il est très vrai que le ténesme, symptôme dominant de la dyssenterie, ne figure pas au nombre des symptômes purs de l'ipécacuanha constatés par Hahne-mann et ses disciples; mais il n'en est pas moins avéré que ce médicament a plus d'une fois fait cesser le ténesme, sinon dans la véritable dyssenterie d'automne, du moins dans certaines diar-rhées. D'autre part, les symptômes 38, 39, 40, 42, 45, 46, 47, 48, 49, 50, 53, 59, 60, 61 et 62 de cette même pathogénésie de l'ipéca par Hahnemann ne sont-ils pas des symptômes de dyssen-terie? Ce qu'il y a de certain, c'est que ce sont ces symptômes de l'ipéca qui, joints, il est vrai, à certaines réminiscences empiri-ques, m'ont déterminé à essayer, et cela avec succès, contraire-ment à l'opinion de Hahnemann, ce médicament dans la maladie dont il s'agit. Je m'empresse d'ailleurs d'ajouter qu'il ne m'a réellement réussi, en pareil cas, qu'avec le concours de *Petroleum;* d'où j'ai déduit le genre de médication proposé contre la dyssen-terie dans mon *Traité des maladies des enfants.*

« Mais, d'un autre côté, continue Hahnemann, la série des symp-tômes de l'ipécacuanha apprendra que, de même qu'il fait cesser quelques envies de vomir analogues à celles qu'il détermine, de même aussi il doit déployer une efficacité spécifique, principale-ment dans les hémorrhagies, dans les asthmes spasmodiques qui revêtent la forme de paroxysmes, dans les spasmes suffocants et dans quelques espèces de tétanos, en supposant toutefois que les autres symptômes de la maladie coïncident avec les siens propres. C'est, en effet, ce que l'expérience a constaté (2). » Enfin, certaines fièvres intermittentes, à type quotidien, avec adipsie pendant la

(1) *Loc. cit.*
(2) *Loc. cit.*

chaleur et paroxysmes nocturnes, seraient encore, suivant Hahnemann, constituées de telle façon qu'on ne saurait leur opposer un
remède plus efficace que l'ipéca.

Revenons maintenant succinctement sur l'opportunité de ce
médicament dans le croup et la pneumonie aiguë.

Dans presque tous les cas d'angine couenneuse, où les médecins
allopathes ont eu l'heureuse inspiration de donner à l'ipéca ou au
tartre stibié la préférence sur les émissions sanguines, ils ont eu
lieu de s'en applaudir. Mais les succès de cette médication perturba-
trice et quelquefois dangereuse ou impuissante, en raison même
de l'exagération des doses, ne dépendaient pas, comme on le pensait, des vomissements auxquels elle manquait rarement de donner
lieu. Indépendamment des symptômes 70, 71, 72, 73, 74, 78, 79,
80, 81, 104, 109, 110 et 111, symptômes parfaitement analogues
à ceux qu'on observe dans le croup, l'ipécacuanha exerce sur la muqueuse du pharynx, du larynx, de la trachée, et très probablement
des bronches, une action violente et très caractéristique. Au moins
lui ai-je vu trop souvent faire cesser, et dans certains cas avec
une promptitude magique, les symptômes suivants, pour n'être
pas profondément convaincu qu'il serait apte à les produire, je ne
dis pas chez des hommes, mais chez des enfants bien portants :

Boursouflement rapide de la membrane muqueuse du pharynx,
et très probablement du larynx et de la trachée;

Sécrétion, à la surface enflammée de cette membrane, d'une humeur épaisse, plastique, blanchâtre, nacrée, apparaissant d'abord
sous forme de petits points blancs ou grisâtres, soit aux amygdales,
soit aux piliers du palais, soit enfin au pharynx.

Or, qu'on joigne ces phénomènes aux symptômes mentionnés
plus haut, et l'on aura l'image aussi complète que possible de l'angine couenneuse.

Aussi les guérisons de croup obtenues à l'aide d'*Ipeca* dynamisé, ou d'*Ipeca* et de *Bryon*. donnés concurremment, conformément à ma méthode, sont-elles déjà très nombreuses et se multi-
plient-elles tous les jours (1). Mais est-ce à dire, pour cela, que

(1) Le *croup*, maladie peu variable dans ses manifestations, est comme la *scarlatine*, la *variole*, etc., une de ces affections *essentielles* contre lesquelles il n'est
point irrationnel de chercher et de signaler une *médication spécifique*. — Voyez,
pour la médication de ce genre que j'ai proposée, et qui est dès aujourd'hui en
possession d'une certaine popularité : 1° mon *Traité des maladies des enfants*,

d'autres médicaments qu'*Ipeca.* et *Bryon.* ne puissent convenir dans le croup? Il serait absurde de le prétendre. Je n'ignore point, par exemple, qu'on ait assez souvent obtenu la guérison de cette affection redoutable à l'aide de *Bellad.*, de *Tart. emet.*, de *Spong. tost.*, d'*Hep. sulf.*, et même d'*Aconit.*, bien que ce dernier soit loin d'avoir sur les voies aériennes l'action toute spéciale d'*Ipeca* et de ses analogues. Mais que faut-il en conclure? D'une part, rien ne me prouve que, dans les cas où ces médicaments ont réussi, *Ipeca.* et *Bryon.* n'eussent obtenu un succès plus décisif encore, ou tout au moins plus prompt. D'autre part, j'admets parfaitement que tous les analogues d'*ipeca.* sont capables de produire à des degrés divers, non seulement les symptômes généraux du croup, mais encore l'exsudation pseudo-membraneuse qui constitue le caractère pathognomonique de cette maladie, contre laquelle, en conséquence, ils ont pu se montrer plus ou moins efficaces. Je vais même plus loin encore : j'admets qu'il puisse se rencontrer des cas où, soit en raison d'une idiosyncrasie particulière, soit en raison de la marche insolite de la maladie, de sa forme sub-aiguë, etc., *Pulsat.*, *Silic.*, *Spong.*, *Hepor*, etc., méritent la préférence sur *Ipeca.* et *Bryon.* Mais en même temps je soutiens que ces cas sont très rares, et qu'en thèse générale *Ipeca.* et *Bryon.* dominent, comme je l'ai dit, la thérapie du croup.

Il n'est d'ailleurs pas indispensable, tant s'en faut, que l'inflammation du larynx, et plus généralement des voies aériennes, s'accompagne d'exsudation plastique donnant lieu à la formation de pseudo-membranes, pour que cette inflammation réclame l'emploi d'*Ipeca.* Je pourrais citer des faits nombreux à l'appui de cette assertion. L'ipécacuanha est presque exclusivement indiqué dans tous les cas de phlogoses *suraiguës* de la gorge, de la trachée, des bronches, et même du parenchyme pulmonaire, *quelle qu'en soit la cause*, lorsque le malade est un enfant de six mois à dix ans, blond, sanguin et pétulant, et surtout si c'est pendant la nuit que la maladie éclate ou a son paroxysme. J'ai vu, dans les conditions que j'indique, des *engouements pulmonaires* et des *pneumonies franches*, une, entre autres, chez un enfant de dix mois, consécu-

p. 365; 2° ma *Réponse à une note du docteur Peschier* dans le *Journal de la Société gallic. de médec. homœop.*, t. I, p. 195; 3° enfin deux observations de M. le docteur Turrel, de Toulon, insérées dans le même recueil, t. II, p. 492 et 496, et faisant partie d'un travail remarquable ayant pour titre *Études cliniques.*

tive à la répercussion d'un exanthème scarlatineux, et contre laquelle, cependant, *Bellad.* restait inerte, céder comme par enchantement à l'usage d'*Ipeca*.

Enfin, j'ai employé ce médicament, intercurremment il est vrai, mais avec un avantage marqué, contre le *goître.*

Je crois, sans être pourtant en mesure de le certifier, que *Veratrum album* est le plus sûr antidote d'*Ipecacuanha*.

Pulsatilla. — Voyez p. 251.

Silicea. — Voyez p. 257.

Nux vomica. — Voyez p. 217.

Arsenicum. — Voyez p. 186.

Bryonia. — Voyez le groupe dont ce médicament est le type.

Spongia marina tosta. *Spongia officinalis, éponge brûlée.*

Autrefois considérée comme un zoophyte, l'éponge figure aujourd'hui parmi les polypiers, quoique l'animal en soit inconnu et ne semble consister qu'en une sorte de gelée ténue qui, en se desséchant, ne laisse presque aucune trace.

Pour les besoins de la médecine, l'éponge, préalablement coupée par petits morceaux, est torréfiée dans un brûloir à café, mais seulement jusqu'à ce qu'elle ait acquis une couleur brune et qu'elle se laisse réduire en poudre sans trop de difficulté. « L'éponge, convertie en charbon noir, dit Hahnemann, telle qu'on la trouve assez souvent dans les pharmacies, paraît être dénuée de toute énergie, tandis que celle qui n'a été grillée que jusqu'au brun, conserve beaucoup d'odeur, et communique à l'esprit-de-vin toutes ses puissantes vertus médicinales. La teinture versée dans de l'eau rend celle-ci laiteuse ; cependant elle en retient une assez grande quantité en dissolution. L'éponge doit contenir de l'iode (1). » C'est précisément parce qu'une torréfaction complète décompose les sels iodurés que contient l'éponge, qu'elle enlève à celle-ci la plus grande partie de ses propriétés médicinales. Observons néanmoins que l'iode n'est pas, à beaucoup près, le seul principe médicamenteux qui existe dans l'éponge; aussi bien, s'il en était ainsi, l'iode et l'éponge produiraient-ils *exactement* les mêmes symptômes, ce qui n'a pas lieu. Mais, indépendamment d'iodures alcalins,

(1) *Mat. méd.,* t. II, p. 284.

les chimistes ont découvert dans l'éponge officinale, une huile grasse, du carbonate et du phosphate de chaux en abondance, du muriate de soude, des traces de soufre, d'alumine, de silice, de magnésie, et plus récemment enfin du brôme (1). Les effets purs de l'éponge torréfiée résultent indubitablement des effets combinés, où tout au moins simultanés, de ces diverses substances. Peut-être les chlorures décomposés par la torréfaction, c'est-à-dire le chlore, ainsi que le brôme et surtout l'iode, sont-ils les élémeñts qui dominent dans la production des symptômes qui lui appartiennent. Mais quelque fondées que puissent être ces hypothèses, elles ne sauraient être pour l'homœopathe que d'un intérêt très secondaire. D'une part, en effet, repoussant, sous quelque forme qu'elle se présente, la polypharmacie, et, d'autre part, se fiant peu aux données presque toujours conjecturales fournies par l'analyse chimique, l'homœopathie considère comme une et homogène, et étudie comme telle, chacune des productions de la nature qu'elle utilise.

L'éponge brûlée, rejetée depuis longtemps de la Matière médicale allopathique, comme un remède *illusoire et ridicule* (2), passa pourtant, et avec raison, durant plusieurs siècles pour être le spécifique du *goître*. Arnauld de Villeneuve, au treizième siècle, paraît être le premier qui ait eu l'idée de la prescrire contre cette maladie. Mais je ne sache pas qu'on ait autrement utilisé ce précieux médicament, que l'iode est loin de remplacer toujours, bien qu'il l'ait détrôné dans la pratique de nos adversaires (3).

C'est surtout dans les maladies où existaient un certain nombre des symptômes suivants que l'éponge s'est montrée efficace :

Affaiblissement moral et physique; propension à s'effrayer; *accès d'angoisse;* sentiment de courbature dans la partie supérieure du corps et d'engourdissement de la partie inférieure; alternative de tristesse et de gaieté; *fièvre avec frisson dans le dos et froid général suivi de chaleur sèche ou accompagnée de sueur;* somnolence le jour; sommeil plein de rêves et de visions fantastiques qui per-

(1) Si le chlore ni le brôme ne figurent pas à côté de l'éponge parmi les analogues d'*Ipeca*, c'est que, ne possédant pas encore sur ces médicaments des notions assez précises, j'ai cru devoir m'abstenir de les classer; mais, à n'en pas douter, c'est dans ce groupe que leur place est marquée.

(2) *Dict. des sc. méd.*, art. *Éponge.*

(3) Voyez, pour la pathogénésie de l'*Éponge*, la *Matière médicale pure* de Hahnemann, t. II, p. 285.

sistent quelquefois au réveil ; *réveil fréquent avec effroi ;* prurit à la peau, comme si la sueur allait s'établir ; éruption de taches rouges ; afflux du sang vers la tête ; vertiges à tomber de côté ou en arrière ; céphalalgie pressive *au sommet de la tête,* à l'occiput ou aux tempes ; élancement dans les tempes ; douleur pressive de dedans en dehors, au front ; plénitude de la tête, avec chaleur sensible au toucher, et quelquefois *afflux instantané de salive à la bouche ;* céphalalgie semi-latérale ; sensibilité et prurit au cuir chevelu ; élancements dans les yeux ; rougeur et ardeur aux yeux ; larmoiement ; pesanteur et agglutination nocturne des paupières ; myopie ; otalgie constrictive ; rétention et épaississement du mucus dans les narines ; *hémorrhagies nasales ;* pâleur du visage, avec yeux abattus et physionomie anxieuse ; douleur crampoïde dans les articulations de la mâchoire ; ampoules aux bords de la langue et à la face interne des joues ; *élancements dans la gorge ; sensation comme de coup d'aiguilles au-dessus de la fossette du cou ;* induration des glandes sous-maxillaires et *du corps thyroïde ; affadissement de cœur ;* sensation d'affadissement et de relâchement de l'estomac, comme si on avait bu une grande quantité d'eau tiède ; régurgitations aigres ; vomissements ; douleurs contractives à l'estomac ; *pincements dans le ventre ;* tranchées après le repas ; douleurs crampoïdes aux aines ; gonflement des glandes inguinales ; selles diarrhéiques avec ténesme ; selles dures ; fourmillement dans le rectum ; cuisson à l'anus ; augmentation de la sécrétion urinaire ; urine à sédiment blanc, jaune ou grisâtre ; douleur crampoïde dans les testicules ; *induration des testicules ; règles avancées et trop abondantes* (1).

Grande sécheresse au larynx, avec tussiculation, gêne de la respiration, comme si le larynx et la trachée étaient rétrécis ; douleur à la région laryngienne en y touchant ; enrouement, toux sèche, creuse, sibilante, qui augmente vers le soir, et que provoque un sentiment de titillation et de brûlement dans le larynx et la trachée ; douleurs crampoïdes dans toute la poitrine ; *élancements semblables à des points pleurétiques dans les deux côtés de la poitrine ;* bouillonnement de sang dans la poitrine au moindre mouvement, avec

---

(1) Les règles abondantes et avancées par l'Éponge, de même que les hémorrhagies utérines provoquées par l'*Ipeca,* ne sont probablement que des symptômes primitifs de ces médicaments.

dyspnée, angoisse, nausées et faiblesse au point de s'évanouir ; douleur anxieuse à la région du cœur ; *douleur crampoïde dans les muscles du cou ;* élancements dans les omoplates ; douleurs vulsives autour de l'articulation de l'épaule ; douleur perforante au coude ; *élancements tractifs dans les avant-bras et les mains* ; gonflement des mains ; torpeur du bout des doigts ; tressaillement des muscles fessiers ; élancements aigus dans les cuisses, au-dessus des genoux et dans les pieds ; roideur des membres inférieurs.

L'éponge torréfiée, dont l'action dure plusieurs semaines, est, ainsi que l'iode, comme on le sait déjà, et plus que l'iode peut-être, le *spécifique* du goître. Et il est à remarquer que ce mot de *spécifique* dont je me sers à dessein, est ici justifié par Hahnemann lui-même, dont voici les propres paroles : « Le gonflement particulier de la glande thyroïde auquel on donne le nom de goître, et qui appartient en propre aux habitants des vallées profondes et de leurs aboutissants dans les plaines, dépendant d'un concours de circonstances qui, à la vérité, nous sont inconnues pour la plupart, mais semblent néanmoins rester toujours à peu près les mêmes, constitue, par cela seul, une maladie offrant presque constamment un caractère identique, quant à son essence, et contre laquelle tout médicament qui se serait déjà montré une fois efficace, devrait l'être aussi dans tous les cas et dans tous les temps (1). » Eh bien, faut-il le dire ? L'expérience ne justifie pas toujours ces assertions de Hahnemann. Il y a positivement des goîtres qui résistent à l'éponge torréfiée, même prescrite à dilutions convenablement variées. Aussi, m'est-il arrivé plusieurs fois de recourir dans le traitement du goître à l'ipéca, à l'iode, au brôme, etc., après avoir en vain employé *Spong*. Ce médicament ne convient, en général, que dans la seconde période du *croup*. Mais je n'hésite point à le placer en première ligne dans le traitement des affections aiguës et chroniques des membranes séreuses (*pleurésie, péricardite, péritonite*, etc.), avec ou sans épanchement ; mon opinion à cet égard repose sur des faits peu nombreux, je l'avoue, mais extrêmement tranchés.

Le camphre est, dit-on, l'antidote de l'éponge.

Iodium. *Iode,* corps simple, métalloïde, dont le nom vient de

(1) *Mat. méd.*, t. II, p. 284.

la belle couleur violette qu'il affecte en se volatilisant, du grec ἰώδης, violacé.

L'iode, tel qu'il existe dans les officines, se présente sous la forme de lamelles ou de paillettes d'un gris bleuâtre, d'une pesanteur spécifique de 4,946, fusibles et volatiles, à peu près insolubles dans l'eau, mais se dissolvant dans neuf fois leur poids d'alcool à 35 degrés, et mieux encore dans l'éther. L'iode exhale une odeur qui rappelle beaucoup celle du chlore liquide étendu, ou plutôt celle du chlorure de soufre. La saveur en est âcre, pénétrante, persistante et très désagréable. Découvert en 1813, par M. Courtois, dans les eaux-mères des soudes de varec, ce métalloïde ne paraît exister dans la nature qu'à l'état de combinaisons salines. C'est sous cette forme qu'on l'a rencontré, 1° dans un grand nombre d'algues et de fucus très abondants sur nos côtes; 2° dans quelques plantes d'eau douce; 3° dans l'eau des marais salins alimentés par la Méditerranée; 4° dans les éponges, plusieurs polypiers et plusieurs mollusques; 5° dans quelques minerais argentifères; 6° enfin, dans un assez grand nombre d'eaux minérales qui lui doivent une partie de leurs propriétés, notamment dans les eaux de Cauterets, de Saint-Sauveur, de Plombières, de Hombourg, d'Aix-en-Savoie, de Castel-Nuovo-d'Asti, de Montechia, etc., etc. Ce fut presque immédiatement après sa découverte que l'iode, auquel on attribua exclusivement les effets thérapeutiques de l'éponge, fut introduit dans la Matière médicale par le docteur Coindet (de Genève).

Applications empiriques. — Considéré, dès le principe, comme l'*anti-goîtreux* par excellence, l'iode, sauf les accidents, soutint passablement cette réputation; et, bien qu'il ne fût nullement prouvé que l'hypertrophie du corps thyroïde fût essentiellement, et dans tous les cas, une affection scrofuleuse, on n'en étendit pas moins l'usage de l'iode ou des iodures à toutes les formes connues de la scrofule. Ainsi, l'on vit ces médicaments successivement préconisés et prescrits, mais avec des succès très inconstants, et quelquefois même négatifs, contre toute espèce de *tumeurs strumeuses,* ulcérées ou non, soit au cou, soit aux seins, soit aux aisselles ou aux aines; contre la *méningite* et la *phthisie tuberculeuse,* le *carreau,* les *ulcérations des membranes muqueuses;* puis, quoiqu'il ne s'agit plus d'affections scrofuleuses proprement dites, contre l'*hydropisie passive,* les *tumeurs enkystées de l'ovaire,* l'*hy-*

drocèle, les *hydarthroses*, les *hydropisies des bourses muqueuses, articulaires et tendineuses*, l'*aménorrhée*, la *leucorrhée*, les *névroses* (sur la foi du hasard); puis enfin contre les accidents tertiaires de la *syphilis*, à savoir, les *tubercules du tissu cellulaire*, connus sous le nom de *tumeurs gommeuses*, les *douleurs ostéocopes*, les *périostoses*, les *exostoses*, la *carie*, etc. Il est vrai que, dans ces derniers cas, c'est l'*iodure de potassium*, et non l'*iode* qui est administré aux malades, si bien qu'il serait assez difficile de préciser celui des éléments de ce sel auquel appartiennent les succès dont on le glorifie.

Quoiqu'il en soit, je ne crains pas d'être démenti par les médecins allopathes eux-mêmes, pour peu qu'ils aient d'instruction, de bon sens et de franchise, en affirmant que l'iode est un des médicaments dont il se fait journellement, parmi eux, le plus déplorable abus. Aussi la liste des accidents qu'ils rapportent, avec raison, à l'iode administré hors de propos ou de mesure est-elle très considérable et pourrait-elle, au besoin, représenter une sorte de pathogénésie de ce médicament. Tels sont, entre autres, les phénomènes suivants :

Irritabilité générale (John);

Agitation (Zink);

Tremblement des membres (Zink et Matthey);

Tendance à des mouvements convulsifs (Dessaignes);

Insomnie (Coindet, Wallace);

Fréquence du pouls (Zink);

Agitation fébrile du pouls (Mérat et Delens);

Pouls petit, serré et concentré (Zink);

Chaleur extrême à la peau (Zink);

Chaleur âcre à la peau (Trousseau et Pidoux);

Sueurs (Trousseau et Pidoux);

Divers exanthèmes aigus, érythème, urticaire, prurigo, acné, eczéma (Trousseau et Pidoux);

Défaillances, pertes des forces, amaigrissement (Coindet);

Fonte des seins (Hufeland et plusieurs autres);

Céphalalgie (Coindet, John, de Carro, etc.);

Sorte d'ivresse (Lugol);

Céphalalgie frontale, avec élancements dans les yeux et les oreilles et éblouissements passagers (Lugol);

Céphalalgie avec vertiges (Dessaignes et Montcourrier);

Congestion cérébrale (Lugol);

Douleur dans toute la longueur du nez, et s'étendant jusqu'au front (Wallace);

Tremblement et mouvements oscillatoires dans les yeux (John);

Écoulement considérable par les narines (Wallace);

Coryza violent, avec larmoiement et céphalalgie frontale (Trousseau et Pidoux);

Salivation (Wallace);

Bouche pâteuse (Zink);

Anorexie (Wallace);

Augmentation anormale de l'appétit (Wallace, Coindet, et plusieurs autres);

Ébranlement des dents (Schmidt);

Besoin continuel d'expectorer, crachotement (de Carro);

Ardeur au pharynx, avec sécheresse et roideur de la langue (Matthey);

Soif vive (Zink);

Ardeur qui s'étend du pharynx à l'épigastre (Dessaignes et Moncourrier);

Irritation de la gorge et des voies aériennes (Joerg);

État saburral des premières voies (Gendrin);

Nausées (Dessaignes et Montcourrier);

Vomissements (Dessaignes et Montcourrier);

Vomissements de matières liquides et jaunâtres (Orfila);

Chaleur brûlante et douleur aiguë à l'épigastre (Orfila);

Douleur dilacérante à l'estomac (Dessaignes);

Vains efforts pour vomir (Dessaignes);

Troubles divers des voies digestives (Trousseau et Pidoux);

Violentes coliques (Chevallier);

Constipation (Wallace, Coindet, etc.);

Constipation, avec augmentation de l'appétit (Wallace, Trousseau et Pidoux);

Diarrhée (Wallace);

Diarrhée abondante (Zink);

Augmentation des urines (Trousseau et Pidoux);

Érections violentes et soutenues (Zink);

Augmentation du flux menstruel (Guersant, Mérat et Delens);

Pertes utérines (Schmidt);

Hémorrhagies utérines (Bréra);

Inflammation de l'utérus (Trousseau et Pidoux);

Avortement (Magendie);

Stérilité (Zink);

Atrophie des testicules (Mojsisovitz);

Toux sèche et fréquente (Coindet);

Dyspnée (Coindet, Mojsisovitz, etc.);

Crachement de sang (Mojsisovitz);

Pleurésie aiguë (Wallace);

Phthisie nerveuse (John);

Palpitations (Coindet, Zink, Matthey, etc.);

Enflure des jambes (Matthey);

Atrophie des ganglions lymphatiques (Guersant) (1).

Un fait digne de remarque, c'est que tout en signalant, dans les accidents que peut causer l'iode, les circonstances pathologiques où l'usage de ce médicament doit être proscrit, les médecins allopathes, oublieux de leurs principes, l'ont quelquefois prescrit, et, qui plus est, avec succès dans ces circonstances mêmes. C'est ainsi que, nonobstant l'inconvénient qu'a l'iode de produire la *saliva-tion*, il n'en constitue pas moins, en allopathie, un des agents les plus recommandés contre la *salivation mercurielle*. Il peut produire l'*amaigrissement :* tous les observateurs le lui reprochent, et cependant le docteur Lebert (2) affirme, dans ses *Recherches sur les maladies scrofuleuses,* l'avoir vu remédier au *marasme.* Il cause la *dyspnée*, la *toux*, les *crachements de sang*, la *phthisie nerveuse*, et beaucoup de praticiens assurent qu'ils l'ont employé avec succès dans ces diverses maladies. A n'en pas douter, ce ne sont point là des faits *allopathiques*, et les médecins de l'ancienne école, qui ne les nient pas, devraient au moins s'en étonner. Mais, que dis-je? la *méthode substitutive* n'est-elle pas là pour leur donner le secret de ces anomalies?

L'iode paraît être, ainsi que l'éponge, doué d'une action puissante sur les membranes séreuses. C'est, au moins, ce que semble

---

(1) Hahnemann, avec qui, sans y prendre garde, je me suis rencontré deux ou trois fois dans ces citations, a composé en très grande partie sa pathogénésie de l'iode des effets toxiques de ce médicament, fortuitement observés par Kunzli, Gairdner, Richter, Perrot, Kolley, Graefe, Voigt, Massalien, Neumann, Henning, Jœrg, Formey, Schneider, Rust, Baup, Suttinger, Muhrbeck, Gaeden, Roechling, Vogel, Wolf et quelques autres.

(2) *Traité pratique des maladies scrofuleuses et tuberculeuses,* Paris, 1849, p. 97 et suiv.

démontrer un assez grand nombre d'*ascites*, de *tumeurs séreuses articulaires*, etc., empiriquement guéries à l'aide de ce médicament. Mais s'ensuit-il que l'iode ait, contre la *méningite tuberculeuse*, l'efficacité que lui attribuait M. le docteur Laffore (d'Agen) qui prétendait avoir guéri, au moyen de préparations iodurées, *sept* enfants atteints de cette incurable maladie ? Invité à répéter ses expériences à l'hôpital des Enfants de Paris, M. Laffore accepta et ne réussit point. Il n'est donc que trop probable que ses assertions ne reposaient que sur des erreurs de diagnostic. Mais si, pour mon compte, je regarde jusqu'à présent les tubercules cérébraux comme une maladie contre laquelle nous ne possédons pas de remèdes, je suis loin de penser que, dans certains cas d'hydrocéphalie, soit récente, soit ancienne, mais non tuberculeuse, l'iode ne puisse, ainsi que l'éponge, rendre d'éminents services. Je préviens, au reste, le lecteur, qu'il ne s'agit ici que de simples conjectures, la médication dont je parle n'ayant jamais été, que je sache, ratifiée par l'expérience (1).

Applications homœopathiques. — Les symptômes qui, suivant Hahnemann, indiquent le mieux l'emploi de l'iode, sont les suivants :

« Étourdissements le matin ; battements dans la tête ; cuisson aux yeux ; bourdonnements d'oreilles ; dureté de l'ouïe ; langue chargée ; salivation ; goût de savon dans la bouche ; rapports aigres, avec ardeur ; *soda,* après l'ingestion d'aliments lourds ; *faim canine ;* nausées ; *déplacement de vents ;* météorisation ; constipation ; pissement la nuit ; retard des règles ; toux ; ancienne toux le matin ; difficulté de respirer ; gonflement extérieur au cou ; lassitude des bras le matin, dans le lit ; engourdissement des doigts ; distorsion des os ; sécheresse de la peau ; sueur pendant la nuit. » Évidemment, dans cette courte énumération, Hahnemann n'a eu en vue que les symptômes secondaires les plus importants, sans contredit, du médicament qui nous occupe, mais dont les symptômes primitifs se rapprochent incomparablement plus de ceux de l'ipécacuanha.

J'ai essayé, mais avec un succès très douteux, l'iode comme moyen de remédier aux accidents du sevrage, en réduisant la sécrétion du lait. — Je ne connais pas l'antidote de ce médicament.

(1) Voyez, pour la pathogénésie de l'iode, les *Maladies chroniques* de Hahnemann, t. II, p. 305.

Zincum. — Voyez le groupe dont ce médicament est le type.

Chamomilla vulgaris. — Même observation que pour ZINCUM.

Ignatia amara. *Fève de saint Ignace.* — On nomme ainsi la semence du *Strychnos Ignatii*, arbuste grimpant, du genre *Strychnos*, qui, ainsi que le *Strychnos nux vomica*, croît aux Philippines et dans l'Inde, où elle est connue des indigènes sous le nom de *Papreta*. On sait que le nom sous lequel ces semences sont actuellement désignées en Europe leur a été donné par le Père Camelli, en honneur du fondateur de l'ordre des jésuites. Le fruit du *Strychnos Ignatii*, qui a le volume d'un petit melon ou d'une grosse poire, est ovoïde, glabre, et contient de 15 à 20 de ces graines ; celles-ci sont irrégulières, anguleuses, dures, grosses à peu près comme des olives, d'un brun pâle et striées extérieurement, inodores, mais d'une grande amertume.

L'action de la fève de saint Ignace, bien que moins violente que ne l'est celle de la noix vomique, est cependant très énergique, au moins sur les animaux carnivores, car 50 ou 60 centigrammes de cette substance, réduite en poudre (c'est-à-dire râpée), suffisent pour déterminer en quelques heures la mort d'un chien de moyenne taille : l'animal expire dans les convulsions (1). Mais, nonobstant les phénomènes nerveux que ce toxique provoque aussi chez l'homme, il ne m'en paraît pas moins démontré qu'il agit primitivement comme l'ipécacuanha, l'iode, l'éponge, etc., sur l'estomac, la gorge, les glandes salivaires, etc. Aussi Murray, qui a réuni toutes les observations et toutes les expériences relatives à l'*Ignatia*, publiées avant l'impression de son ouvrage, s'exprime-t-il en ces termes : « *Ignatia apud homines facile vomitum ciet alvumque movet ; imo exempla sunt spasmorum et convulsionum, risus involontarii, angustiæ pectoris, vertiginis, sudorum frigidorum inde et apud homines natorum, vel ex teniori eorum natura, vel justo majori dosi* (2). » Quelques expériences faites par le professeur Jaërg, de Leipzig, viennent à l'appui des assertions de Murray. « Onze personnes de la Société, réunies pour ces expériences, avalèrent, à diverses reprises, depuis 9 gouttes jusqu'à 90 gouttes de teinture d'*Ignatia* ; quatre autres prirent cette se

(1) Orfila, *Toxicologie*, t. II, 1re partie, p. 328.
(2) *Apparat. med.*, t. VI, p. 29.

mence en poudre, depuis 1 demi-grain jusqu'à 4 grains, broyée avec partie égale de sucre et de lait, et délayée dans 1 once ou 2 d'eau. L'action sur les glandes fut manifeste, et la salive fut d'abord plus abondante; il y eut des nausées, de la pesanteur et des douleurs à l'estomac; puis des coliques, des borborygmes, de la constipation ou du dévoiement. A la suite de ces effets primitifs, on observa de la céphalalgie, des vertiges, des douleurs gravatives aux yeux, qui s'enflammèrent; enfin, survint de l'accablement, une somnolence très marquée et une apathie générale. Ces résultats secondaires furent quelquefois suivis d'une accélération notable du pouls, d'une grande oppression, d'un sentiment de fourmillement et de cuisson dans l'urètre (1). » Ainsi, dans ces expériences de Jaërg, bien que faites, comme on l'a vu, avec des doses énormes, il n'est question ni de spasmes, ni de roideur tétanique. Aussi Jaërg en conclut-il assez logiquement que la fève de saint Ignace peut être utile dans les *débilités de l'estomac et des intestins, accompagnées d'induration chronique des glandes du mésentère* et contre l'*atonie des yeux* ou la *faiblesse de la vue*, pourvu que les sujets ne soient pas trop nerveux. Jaërg, pour être conséquent jusqu'au bout, aurait encore dû déduire de ses expériences que l'*Ignatia*, qu'il avait vue déterminer la dyspnée, du fourmillement et de la cuisson dans l'urètre, devait avoir une efficacité dans certains états morbides des voies aériennes ou urinaires; mais Jaërg déduisait au hasard, parce qu'il ignorait la loi des semblables (2).

Applications empiriques. — Les Indiens font grand cas de la fève de saint Ignace et l'emploient contre une foule de maladies, notamment contre le *choléra morbus*, mais j'ignore avec quel succès. En Europe, où elle fut importée par les missionnaires portugais des Philippines, les médecins allopathes, après s'en être servis quelquefois dans les cas indiqués par Jaërg, puis contre les *fièvres intermittentes*, rebelles au quinquina, les *névralgies* et l'*épilepsie* consécutive à de violentes émotions, telles que la peur, etc., l'ont à peu près complétement abandonnée de nos jours.

Applications homœopathiques. — C'est principalement des effets moraux produits par la fève de saint Ignace, que Hahnemann a

(1) *Bull. des sc. méd.* de Férussac, t. XXV, p. 100.
(2) Voyez, pour la pathogénésie d'*Ignatia*, la *Matière médicale pure* de Hahnemann, t. II, p. 379.

déduit la différence qui existe entre l'action de ce médicament et celle de la noix vomique. « Quelque analogie, dit-il, qu'on aperçoive entre les effets positifs de la fève de saint Ignace et ceux de la noix vomique, on trouve cependant, lorsqu'on fait usage de ces deux substances, une grande différence entre elles, puisque l'état moral dans lequel la première déploie son efficacité, s'éloigne beaucoup de celui dans lequel convient la seconde. Ce n'est point chez les personnes ni dans les maladies où prédominent la colère, l'empressement, la violence, mais dans celles où règnent des alternatives rapides d'hilarité et d'envie de pleurer, etc., que convient la fève de saint Ignace, etc. (1). » Les symptômes suivants indiquent surtout l'emploi de cette substance :

Grande variabilité d'humeur; gaieté ; tristesse ; humeur querelleuse ; accès alternatifs d'audace et de *timidité ;* tristesse concentrée à la suite d'un chagrin tel qu'un amour malheureux ; *idées fixes;* rires spasmodiques ; accès de défaillance ; convulsions ; tétanos ; frissons avec soif, suivis de *chaleur avec adypsie;* froid partiel et à des régions variables ; bâillements spasmodiques ; sommeil agité, plein de rêves, quelquefois très léger, quelquefois très profond ; gémissements pendant le sommeil ; *besoin continuel de changer de position dans le lit ;* impressionnabilité pénible à l'air frais ; aggravation des symptômes par le café, le tabac et les alcooliques. Prurit à la peau que le grattement apaise ; sensation à la peau comme si la sueur allait s'établir ; éruptions urticaires ; *sueur pendant le repos, la nuit ou le matin;* sensation de plénitude à la tête, avec obnubilations, vertiges et chancellement comme dans l'ivresse ; céphalalgie pressive à la racine du nez, au front, quelquefois à l'occiput, diminuée par le décubitus ou plus rarement en se levant si l'on est couché ; mal de tête semi-latéral, avec nausées ; céphalalgie fouillante, tiraillante, crampoïde, dégénérant en névralgie faciale ou dentaire ; chute des cheveux ; rougeur des yeux avec trouble de la vue ; supersécrétion des larmes ; gonflement des glandes de Meibomius ; dilatation des pupilles ; gonflement de la paupière supérieure ; agglutination des paupières ; chaleur et rougeur à l'oreille externe ; prurit ou élancements dans l'oreille interne ; dureté de l'ouïe ; gonflement des parotides ; fourmillement dans les narines ; saignement de nez ; coryza fluent, puis sec ;

(1) *Loc. cit.*, p. 379.

sueur au visage; pâleur du visage ; rougeur d'une des joues ; *tres-saillement spasmodique des muscles du visage;* contracture des masséters ; gerçure des lèvres ; petites ulcérations lancinantes à la face interne des lèvres ; ébranlement des dents ; *gonflement des glandes sous-maxillaires;* bouche sèche ou continuellement remplie d'une salive aqueuse, acide ou spumeuse ; cuisson au bout de la langue ; sensibilité extrême de l'intérieur de la bouche ; élance-ments au voile du palais ; langue chargée ; *rougeur et élancements dans la gorge* qui cesse quelquefois en avalant ; *inflammation des amygdales;* répugnance pour les aliments chauds, pour les viandes, le lait et la fumée de tabac dont on a l'habitude ; goût fade, pâ-teux dans la bouche ; goût amer des boissons et des aliments ; *ap-pétence* ou (plus rarement) répugnance pour *les fruits et les acides;* absence d'appétit ou grand appétit, mais qui disparaît dès qu'on commence à manger ; régurgitation des aliments ou d'un liquide amer ; nausées ; soulèvements de cœur anxieux, sans pouvoir vomir ; vomissements de bile ; envies de vomir qui cessent quel-quefois en mangeant ; sensation pénible dans l'estomac par la pré-sence des aliments ; élancements crampoïdes à l'estomac ; sensibilité de la région épigastrique au toucher ; vomissement, vers trois heures après minuit, des aliments pris le soir ; plénitude anxieuse du ventre après avoir mangé ; sensation de brûlure, de froid, de tournoiement ou de pincements dans le ventre ; coliques venteuses surtout la nuit ; sensation dans le bas-ventre comme si un pur-gatif commençait à agir ; pression sur l'anus et sur la région in-guinale gauche comme s'il allait s'y former une hernie ; diarrhée muqueuse ou sanguinolente ; *besoins pressants et inutiles d'aller à la garde-robe; selles volumineuses et difficiles à pousser,* quelque-fois blanchâtres ; contractions involontaires et, dans certains cas, périodiques de l'anus ; élancements à l'anus qui remontent profon-dément dans le rectum ; douleur sourde dans le rectum, comme s'il avait été distendu par des gaz ; gonflement pruriteux de la marge de l'anus ; prurit au périnée, surtout en marchant ; pression sur la vessie ; fréquentes émissions d'urine ; urine abondante et aqueuse ; *urine rare, foncée et corrosive;* douleurs corripiantes, tractives, pressives, saccadées, à la racine de la verge ; pression douloureuse dans les testicules ; *lascivité avec impuissance;* défaut d'appétit vé-nérien ; sueur et gonflement au scrotum ; pression coarctante sur l'utérus, semblable à des douleurs d'enfantement ; règles trop hâtives; *sang des règles peu abondant*, noir et de mauvaise odeur ; leucorrhée âcre et rongeante.

Chatouillement au larynx provoquant une toux sèche et fréquente ; *sentiment de constriction* (non chatouilleuse), *quelquefois subit, au-dessus de la fossette du cou*, et qui *force irrésistiblement à tousser ; tussiculation continuelle le soir au lit ; toux sèche et creuse, le matin en s'éveillant ;* toux qui n'apaise point la titillation qui la provoque ; constriction à la poitrine ; *dyspnée pendant la nuit ;* asthme ; expectoration difficile d'un mucus jaune, ayant le goût et l'odeur d'un ancien coryza ; manque d'haleine en marchant et toux dès qu'on s'arrête ; pression sur le sternum, après avoir mangé ; élancements dans la poitrine surtout à gauche ; palpitations et élancements au cœur ; nodosités douloureuses au cou ; roideur de la nuque ; douleur tiraillante ou élancements sourds dans les omoplates et dans le dos ; douleur contusive ou pressive au sacrum, le matin ; même en étant couché sur le dos ; vulsion dans le muscle deltoïde ; douleur de luxation dans l'articulation de l'épaule ; *douleurs intolérables dans les os longs et dans les articulations des membres du côté sur lequel on n'est pas couché ; engourdissement paralytique des membres ;* prurit aux mains ; *sueur tiède au creux des mains;* sueur fétide aux mains, dans la soirée ; *spasmes des doigts;* douleur de luxation dans les hanches ; violente douleur contusive à la partie postérieure de la cuisse ; roideur et craquement dans les genoux ; chaleur aux genoux ; crampes dans les mollets; tiraillement au cou-de-pied ; *froid aux pieds et aux jambes jusqu'aux genoux; engourdissement des pieds, des jambes et quelquefois de tout le membre inférieur ;* chaleur âcre aux pieds, qui sont sensibles à la pression de la chaussure ; douleur brûlante dans les cors.

Si la fève de saint Ignace n'est que très exceptionnellement préférable à l'ipéca., au début de la *métro-péritonite,* elle ne laisse pas que d'offrir dans certains cas des ressources précieuses contre cette maladie, surtout lorsqu'il existe des crampes de l'utérus ou une tendance aux convulsions. *Ignat.* est, en un mot, un médicament à placer à côté de *Chamom.* dans les maladies spasmodiques des femmes en couches et des nouveaux-nés. Mais quant à son efficacité contre l'*épilepsie* proprement dite, elle est plus que douteuse. « Quand une personne, dit Hahnemann, vient à être frappée pour la première fois d'une attaque d'épilepsie, *à la suite*

d'un événement désagréable, et que cet accès devient mena-
çant par sa durée et par la promptitude de ses retours, une seule
petite dose de la teinture de fève de saint Ignace guérit presque certainement, et assez généralement pour toujours, ainsi que je l'ai
éprouvé. Mais il en est autrement des épilepsies chroniques, où cette
substance ne peut pas procurer des secours durables, par le même
motif qui l'empêche d'avoir cette puissance dans d'autres affections chroniques (1). » Hahnemann ajoute qu'à moins qu'il n'y ait
danger à temporiser, le matin est le moment le plus convenable
pour administrer l'ignatia qui, selon lui, produit trop d'agitation
pendant la nuit, lorsqu'on la prend à l'instant de se mettre au lit.
Il est à remarquer que Hahnemann recommande précisément de
procéder en sens inverse à l'égard de la noix vomique.

Les symptômes d'*ignatia* se manifestent surtout le matin et le
soir, mais plus particulièrement le matin. Ainsi que ceux de la
noix vomique, ils sont le plus habituellement aggravés par l'attouchement, le mouvement, le grand air et la chaleur artificielle.
Cham., *Puls.*, *Coff.*, etc., passent pour être les antidotes d'*Ignat.*

Phosphorus. — Voyez p. 275.

Filix mas. — *Polypodium Filix mas*, de Linné, *Fougère mâle.*
— La racine de cette plante, qu'Aétius regardait comme un excitant de l'appareil génito-urinaire et susceptible même de provoquer l'avortement, n'est guère employée de nos jours que comme
anthelmintique. On lui attribue particulièrement la vertu d'expul-
ser le tænia. Mais quelques expériences et un petit nombre d'observations cliniques me portent à penser que la fougère a bien
d'autres propriétés que celles qu'on lui suppose. Sa manière d'agir
sur l'estomac, sur la gorge, et les voies aériennes en général, m'a
paru la rapprocher assez de l'ipécacuanha, pour que je dusse au
moins la mentionner, jusqu'à plus amples informations, parmi les
analogues de ce médicament. La racine de fougère m'a rendu service dans un cas de forte dyspnée sans toux, avec élancements à
la région du cœur et symptômes obscurs de péricardite. La malade
était une jeune fille d'un tempérament lymphatico-nerveux, débi-
litée par une longue maladie. Il y avait aménorrhée, syncopes
fréquentes, froid général, sueur visqueuse au visage, revenant par

(1) *Mat. méd.*, t. II, p. 380.

accès, anorexie, constipation, voussure sensible à la région précordiale, qui était très douloureuse au plus léger attouchement; absence de palpitations, mais bruits du cœur obscurs, lointains, d'une faiblesse et d'une lenteur remarquables (50 à 52 pulsations par minute). Après plusieurs médicaments administrés sans succès, la fougère procura un soulagement rapide et prononcé. J'ai eu depuis l'occasion de l'employer avec le même succès, et dans des conditions à peu près semblables, chez une malade du dispensaire. Je me réserve, d'ailleurs, de publier la pathogénésie de la fougère mâle, lorsque j'aurai complété, par de nouvelles expériences, la liste malheureusement trop restreinte encore des symptômes de ce médicament que j'ai déjà recueillis.

Antimonium crudum. *Antimoine cru.* — Ce médicament a certainement des rapports avec l'ipécacuanha; mais il en a plus encore avec le Lycopode. Je renvoie en conséquence son histoire au groupe qui a pour type ce dernier.

Tartarus emeticus. *Tartrate antimonié de potasse, tartre stibié, tartre émétique*, ou simplement *émétique*. — Préparé pour la première fois, dit-on, par Mynsicht, chimiste de Hambourg, ce sel, devenu depuis si célèbre dans les fastes de la médecine, n'existe point dans la nature. On le trouve dans les officines, sous la forme de petits cristaux octaèdres ou tétraèdres, s'effleurissant à l'air, ce qui leur enlève leur transparence et une partie de leur poids, solubles dans quatorze parties d'eau froide et dans une quantité beaucoup moindre d'eau bouillante. C'est un poison, moins violent peut-être qu'on ne le supposait avant les expériences de Rasori, mais qui, cependant, a maintes fois causé la mort. L'extrait d'opium à fortes doses en est le meilleur antidote.

Applications empiriques. — Depuis un peu plus de deux siècles que l'émétique figure au nombre des remèdes héroïques de l'ancienne école, il est peu de maladies contre lesquelles on n'en ait fait l'essai. Mais celles dans lesquelles il a produit le plus souvent des résultats avantageux, sont : *certaines affections de la tête*, l'*embarras gastrique*, les *fièvres bilieuses*, les *engorgements des viscères abdominaux*, l'*ascite*, la *métro-péritonite*, l'*angine aiguë*, l'*angine couenneuse* (1), la *coqueluche*, l'*asthme*, le *rhumatisme vague*; enfin,

(1) Koehler, cité par Gmelin (*Appar. med.*, t. I, p. 244), rapporte un cas

et par-dessus tout, la *pneumonie aiguë*, la *pleuro-pneumonie* et le *rhumatisme articulaire aigu* (1).

Applications homœopathiques. — M. Stapf a publié dans ses *Archives* une pathogénésie de l'émétique dont on peut lire le résumé dans le *Manuel* de M. Jahr, et dont beaucoup de symptômes rappellent évidemment ceux de l'ipécacuanha. Mais il s'en faut bien que l'émétique ait acquis jusqu'à présent, dans notre thérapeutique, l'importance qu'il a conservée jusqu'à présent dans celle de l'école classique. Il est, d'ailleurs, plus que probable qu'il correspond à certaines nuances des maladies où le recommandent les médecins allopathes, et plus particulièrement les médecins de l'école rasorienne. J'avoue que, pour mon compte, il ne m'est encore arrivé que très rarement d'en faire usage. Cependant je me souviens de l'avoir prescrit avec succès : 1° à une dame enceinte de cinq mois, bien constituée, et qui présentait les symptômes suivants : mouvement fébrile après chaque repas, avec chaleur âcre au visage, moiteur au creux des mains, anxiété pendant les deux à trois heures que durait chaque accès, bouche légèrement amère ; peu d'appétit ; pas de soif ; constipation ; 2° après *Bryon.* et *Caust.*, dans deux ou trois cas de dyspepsie très ancienne

d'angine où la déglutition étant impossible, l'injection dans une veine d'une dissolution d'émétique amena la guérison.

(1) Voy. Gmelin, *loc. cit.*, et même encore dans le *Traité de mat. médicale* de Giacomini, p. 257 et suiv., le chapitre intitulé *Hyposthénisants vasculaires artériels*. Très remarquable à certains égards, et particulièrement sous le rapport de l'érudition dont l'auteur y fait preuve, ce chapitre n'est au fond que le développement d'une erreur. L'émétique étant une des pierres angulaires du *rasorisme*, M. Giacomini entasse faits sur faits pour démontrer la vertu *contro-stimulante* de ce médicament. Malheureusement ces faits étant empruntés tantôt à la physiologie, tantôt à la pathologie, restent nécessairement contradictoires entre eux, malgré les efforts inouïs auxquels se livre l'auteur pour les faire concorder à son point de vue. Mais c'est là le vice radical du rasorisme. Les médecins de cette école s'obstinent à ne pas vouloir distinguer l'action physiologique des médicaments de leur action thérapeutique. Que l'émétique puisse déprimer, ralentir, *contro-stimuler* la circulation d'un homme atteint de pneumonie, rien de mieux : les faits sur ce point sont incontestables ; mais que l'émétique agisse de la même manière sur la circulation d'un homme bien portant, c'est ce que M. Giacomini s'évertue vainement à prouver : témoin les expériences de M. Magendie, qui a vu les poumons d'animaux empoisonnés par l'émétique gorgés de sang, comme hépatisés ; témoin en dernière analyse la pathogénésie de l'émétique publiée par M. Stapf.

chez des adultes; 3° enfin, dans un cas de rhumatisme articulaire dont je ne me rappelle plus exactement aujourd'hui les symptômes.

Coccul., *Ipec.* et *Puls.* seraient, d'après M. Stapf, les antidotes de *Tart. emet.*

GROUPE IX.

TYPE : BRYONIA ALBA. — ANALOGUES : ALLIUM SATIVUM — NUX VOMICA — LYCOPODIUM CLAVATUM — COLOCYNTHIS — DIGITALIS PURPURA — IGNATIA AMARA (1).

Tous les médicaments qui composent ce groupe agissent avec beaucoup de violence sur les animaux carnassiers, tandis qu'ils sont presque sans action sur les animaux granivores ou herbivores (2). Ce fait assurément est significatif. Je ne crains pas d'en induire, par exemple, que MM. les vétérinaires homœopathistes peuvent dès à présent rayer tous ces médicaments, ou peu s'en faut, de la liste de ceux qu'ils emploient dans les maladies des chevaux, des ruminants ou des gallinacés, et les réserver exclusivement, au contraire, pour les maladies des carnassiers domestiques. Mais le fait que je signale n'est pas d'une moindre importance pour le médecin que pour le vétérinaire. La bryone et ses analogues, abstraction faite des symptômes particuliers à chacun d'eux, produisent, en thèse générale, des phénomènes morbides en apparence identiques avec ceux qui, variant d'ailleurs en raison des idiosyncrasies individuelles, peuvent résulter de l'abus, soit coutumier, soit accidentel, d'une alimentation forte, c'est-à-dire à la fois surabondante et trop exclusivement composée de substances

(1) *Indigo, Oleum animale* et *Rhododendron chrysanthum* seront très probablement par la suite ajoutés aux analogues de *Bryonia.*

(2) Ceux du moins d'entre ces médicaments qui ont été expérimentés sur les animaux. L'ail ne l'a pas été, que je sache, d'une façon régulière. Mais, ainsi que je m'en suis assuré, il incommode extrêmement les *Chats*, qui ne le mangent d'ailleurs, même cuit dans la viande, qu'avec une répugnance marquée. — Je désirerais beaucoup que le lycopode fût expérimenté dans le même sens, bien que ce médicament s'adapte peut-être moins spécialement que les autres analogues de *Bryon.* à la constitution et aux maladies des grands mangeurs de viande.

animales. Ces médicaments doivent donc principalement convenir aux personnes disposées aux excès de table, de constitution vigoureuse (1), brunes plutôt que blondes, à chairs fermes, nonobstant même dans certains cas l'obésité. Or, c'est là, en effet, ce qu'a démontré l'expérience. Voici, du reste, la liste des principaux symptômes communs à ces médicaments:

Irritabilité; *propension à la colère;* sorte de démence concentrée, chez quelques sujets; aversion pour la société; — impassibilité; résignation (effets secondaires);

Afflux du sang vers la tête, au point de produire la syncope (au début de l'action); céphalalgie pulsative et distensive; sueur chaude ou froide au front;

Chaleur au visage; gonflement partiel du visage; rougeur du visage; *teinte jaune du visage;* tiraillements pressifs dans tout un côté (le gauche habituellement) de la tête, du visage et même du cou;

Épistaxis;

Gonflement *douloureux* des parotides et des autres glandes de la moitié supérieure du corps; gonflement bleuâtre des lèvres;

Langue chargée et blanche; *salivation* après chaque repas, surtout après le repas du soir, quelquefois même sans avoir mangé; bouche pâteuse et amère; *sensation comme d'un liquide amer qui remonterait continuellement de l'œsophage à la bouche, même sans nausées proprement dites;*

Sensation de gonflement, d'âpreté ou d'excoriation au pharynx, avec excréation de mucosités visqueuses et abondantes;

Défaut d'appétit; *aversion extrême pour les aliments tirés du règne animal,* et quelquefois pour toute espèce d'aliments; *dégoût et nausées à la vue seule des aliments* (symptôme primitif qui, pour la digitale au moins, peut persister pendant des semaines et même pendant des mois);

Sensation de faim, sans appétit;

Augmentation de l'appétit (effet secondaire);

Soif, mais seulement d'*eau froide,* toute boisson nourrissante,

---

(1) On voit la digitale réussir dans des *maladies chroniques,* chez des individus qui sont loin de présenter les signes d'une constitution vigoureuse; mais avant de s'inscrire en faux contre mon assertion, que l'on remonte chez ces individus (scrofuleux ou vermineux, etc.) à l'origine de la maladie, et l'on verra si dans le principe ils n'étaient pas au moins de *grands mangeurs.*

telle que la bière (à l'exception, dans certains cas, du lait froid),
excitant le dégoût et provoquant des nausées ;

Vomissement des aliments solides et non des boissons (c'est-à-
dire de l'eau fraîche) ;

Vomissement bilieux (effet primitif) ;

Pression, douleurs sécantes ou lancinantes au creux de l'estomac, principalement pendant les mouvements du corps ;

Douleurs déchirantes dans le ventre ; sensation de plénitude et
de coarctation à l'hypogastre ; hydropisie du bas-ventre ;

Borborygmes ; *distension douloureuse du ventre par des gaz* ; douleurs pongitives, çà et là (dues à des vents incarcérés), dans tout
le ventre et jusque sous les côtes ; hernies inguinales ; fréquentes
émissions de vents ;

Tranchées comme à la suite d'un refroidissement, *avec envie , le
plus souvent inutile, d'aller à la garderobe* ; diarrhée douloureuse
et accablante ; diarrhée avec sortie d'ascarides ; *diarrhée avec ténesme*, comme dans la dyssenterie (effets immédiats qui, très souvent peuvent ne pas exister) ;

Constipation souvent opiniâtre et douloureuse (effet secondaire,
mais qui semble le plus habituellement se produire de prime
abord, et domine l'action, sur le tube digestif, de la bryone et de
ses analogues ;

Ténesme de la vessie ; *urines rares et brûlantes avec fréquentes
envies d'uriner* ; *rétention d'urine* (symptômes primitifs qui peuvent cependant succéder à des symptômes opposés, c'est-à-dire à de
copieuses émissions d'urine limpide) ; *augmentation considérable
de la sécrétion urinaire, comme dans le diabète* (symptôme secondaire) ;

Coryza plutôt sec que fluent ;

Toux avec expectoration muqueuse qui peut durer plus ou moins
longtemps, mais qui tend à se transformer en toux sèche ; élancements aigus dans les deux côtés de la poitrine ; coarctation de la
base de la poitrine, comme si le diaphragme ne pouvait plus
s'abaisser pendant l'inspiration ; douleur pulsative à la base du
poumon droit ;

Élancements au cœur ; palpitations douloureuses du cœur ; épanchements séreux dans la poitrine ;

Douleurs pressives , distensives dans toutes les régions où le sys-

tème musculaire offre naturellement le plus d'intensité, telles que la nuque, le dos, le voisinage des articulations mobiles;

Douleurs pulsatives çà et là;

Gonflement chaud des parties entreprises (symptôme primitif) et atrophie à la longue, des mêmes parties (symptôme secondaire);

Aggravation des douleurs dans les parties sur lesquelles on n'est pas couché, avec prédominance en général, de ces douleurs dans tout le côté droit du corps;

Infiltration des extrémités;

Aggravation de la plupart des symptômes par le mouvement, le grand air, ou quelquefois en rentrant de l'air libre dans un appartement chaud;

Phénomènes fébriles pouvant présenter trois phases successives et plus ou moins distinctes, à savoir :

1° Fréquence du pouls, augmentation de la chaleur générale (symptômes habituellement de très courte durée lorsqu'ils sont appréciables);

2° *Ralentissement quelquefois énorme, avec ou* (plus rarement) *sans irrégularité du pouls ;* d'où résultent *les frissons, un abaissement considérable de la température du corps, les syncopes, les lipothymies*, etc. Ces phénomènes qui, nonobstant ceux qui précèdent, semblent constituer autant de symptômes primitifs des médicaments dont il s'agit, peuvent, au moins pour la digitale, se prolonger très longtemps.

3° Enfin une dernière période caractérisée par une chaleur âcre à la peau, une extrême fréquence du pouls, l'atrophie, etc. J'ai signalé (p. 64) le genre de rapports qui existent entre les médicaments du groupe *Bryonia* et ceux du groupe *Arnica*.

MALADIES CORRESPONDANTES.

Céphalalgies (consécutives à des émotions morales ou à des excès de table) — *gastrite aiguë et chronique* — *fièvre typhoïde* — *vers intestinaux* — *dyssenterie* — *hydropisies* (non enkystées) — *dysurie* — *diabètes* — *angine* — *catarrhe pulmonaire* — *pneumonie* — *pleurésie* — *cardite* — *péricardite* — *anévrisme du cœur* — *pleurodynie* — *galactorrhée* — *rhumatisme aigu* — *scrofule* — *œdème des extrémités*, etc., etc.

Bryonia alba. *Bryone blanche*, vulgairement *Couleuvrée, Navet du diable*, etc. — Espèce du genre *Bryonia* de la famille des Cucurbitacées, de la monoécie syngénésie de Linné. — La bryone est une plante herbacée, grimpante, vivace, originaire du nord de l'Europe, et croissant abondamment dans les haies de nos départements de l'est. Plusieurs auteurs croient reconnaître en elle la *vigne blanche* (αμπελος λευκη) de Dioscoride. La tige de la bryone, glabre et lisse, s'élève quelquefois à plusieurs mètres de hauteur. Ses feuilles larges, palmées, à cinq lobes, dont le médium est trifide, rudes et calleuses sur les deux faces, sont accompagnées de longues vrilles axillaires. Les fleurs, disposées en grappes, monoïques ou dioïques, sont portées par de longs pédoncules. Les baies qui leur succèdent, arrondies et noires à leur maturité, contiennent chacune de quatre à six graines ovoïdes. Enfin, la racine de cette plante, seule partie qui en soit utilisée en médecine, est fusiforme, blanche, charnue, remplie d'un suc laiteux ; elle présente, lorsqu'on la coupe en travers, des stries jaunâtres concentriques, et ressemble assez bien à un gros navet pour qu'il en soit résulté plusieurs fois de funestes méprises. Les paysans de la Lorraine et de la Franche-Comté, qui connaissent cette racine sous son nom vulgaire de navet du diable, l'emploient fraîche pour se purger, coupée par morceaux et séchée au four, à titre de spécifique contre *la hernie*. De là résultent de temps en temps, comme on doit bien le penser, des accidents plus ou moins fâcheux. J'en ai rapporté un exemple, intéressant pour les homœopathes, dans le *Journal de la Société gallicane de médecine homœopathique* (1).

   La racine de bryone, composée en grande partie de fécule amylacée, paraît être comme celles du manioc et de l'arum, susceptible de devenir comestible lorsqu'on l'a débarrassée du principe âcre (*bryonine*) auquel elle doit ses propriétés toxiques (2).

   Applications empiriques. — L'histoire médicinale de la bryone se réduit à peu de chose. C'est à peine si Murray lui consacre deux pages dans son *Apparatus medicaminum* (3). Quant aux auteurs modernes, qui ne la connaissent guère que de nom (4), ils se conten-

---

(1) *Réponse à une note du docteur Peschier* (n° d'août 1851.)

(2) Galien (*De simpl.*, lib. VI) avait déjà signalé cette qualité alimentaire de la bryone.

(3) T. I, p. 920.

(4) Encore MM. Trousseau et Pidoux confondent-ils la *Bryonia alba* avec la *Bryonia dioica*, qui sont pourtant deux espèces distinctes.

tent de la mentionner au nombre des *drastiques*, et comme succé-
danée de la coloquinte, de l'élatérium, etc. Et cependant la bryone,
si dédaignée ou plutôt si profondément inconnue qu'elle soit aujourd'hui des médecins allopathes, n'a pas laissé que de rendre à
quelques uns d'entre eux de signalés services. On a vu, par
exemple, des cataplasmes préparés avec la racine fraîche de cette
plante, résoudre l'*intumescence inflammatoire des articulations*,
l'*œdème des jambes*, etc. (Van Helmont, Tissot, etc.). Les anciens
l'employaient souvent intérieurement dans les *hydropisies*, et plus
spécialement dans l'*hydropisie de poitrine*, où elle devait en effet
réussir fréquemment. Sydenham la recommandait dans les *fièvres
intermittentes* accompagnées de *manie*, et Arnaud de Villeneuve
dans l'*épilepsie*, dont il la croyait le spécifique : hypothèse qui ne
fut d'ailleurs jamais bien accréditée, et contre laquelle Murray (1)
s'élève avec raison. Enfin, vers la fin du dernier siècle, le docteur
Harmand de Montgarny, ayant cru reconnaître dans la bryone les
principales vertus thérapeutiques de l'ipécacuanha, et ayant surtout en vue les intérêts des habitants des campagnes, proposa de
la substituer à cette racine exotique dans tous les cas où l'opportunité de cette dernière était généralement admise. Harmand de
Montgarny déclarait, en effet, avoir vu très fréquemment l'emploi
de la bryone couronné de succès dans les *fièvres bilieuses*, les *vomissements*, les *coliques*, les *flux de ventre* et la *dyssenterie* (2). Ce
médecin faisait donc, comme on le voit, de l'homœopathie sans s'en
douter. Mais en définitive, et nonobstant ses succès, la bryone,
ce *vomitif qui guérissait les vomissements*, ce *drastique qui faisait
cesser les coliques et les flux du ventre*, retomba bientôt dans un
oubli profond, dont le génie de Hahnemann était seul capable de la
tirer pour toujours (3).

Applications homœopathiques. — Dolæus qui pratiquait la médecine vers la fin du xvii° siècle, et qui employait quelquefois la bryone
dans les *hydropisies de poitrine*, les *dyssenteries saburrales*, etc.,
fait à l'égard de ce médicament cette remarque qui m'a frappé :
« Il convient beaucoup mieux, dit-il, aux sujets robustes qu'aux

---

(1) *Loc. cit.*

(2) Voy. *Nouv. traité des maladies dyssentériques*, par Harmand de Montgarny.
Verdun, in-4°, 1783.

(3) Voyez, pour la pathogénésie de la bryone, la *Matière médicale pure* de
Hahnemann, t. I, p. 573.

sujets débiles (1). » Or, bien que ce précepte comporte assurément des exceptions, on peut dire cependant qu'en thèse générale l'expérience des homœopathes ne fait que le confirmer.

La bryone, lorsqu'elle est indiquée par l'ensemble des symptômes, convient particulièrement aux personnes (des deux sexes, enfants, adultes ou vieillards) accoutumées à une nourriture succulente, à sang riche, à chair ferme et rénitente. De même que la pulsatille, la silice et la chaux, elle peut, dans certains cas, correspondre à la pléthore, mais à une pléthore très différente de celle qui indique l'emploi des médicaments. La fibre charnue, c'est-à-dire l'élément solide, relativement au tissu adipeux, prédomine dans les constitutions à bryone. Que les praticiens rassemblent leurs souvenirs, et ils reconnaîtront avec moi, j'en ai la certitude, la justesse de ces observations.

Le tube digestif, et plus spécialement l'estomac, semblent constituer le foyer primitif de tous les symptômes de la bryone, que ces considérations nous ont déjà fait mentionner au nombre des analogues d'*Arsenic.* et d'*Ipeca*, et que l'on verra de nouveau figurer dans la suite parmi les analogues de *Lycopod.* et de *Bellad.* Les symptômes suivants sont surtout ceux qui en indiquent l'emploi :

Irritabilité; disposition à l'inquiétude, à la peur et *à la colère;* défaut de mémoire ; trouble de l'intelligence tel qu'on ne sait plus ce qu'on dit, ce qu'on fait, où l'on est ; syncope, avec rougeur du visage, sueur au front, fixité du regard et dilatation des pupilles, précédée de vomissements bilieux (dans certaines indigestions, surtout chez les enfants, ou au début d'une fièvre typhoïde); *vertiges en se levant de sa chaise ou en s'asseyant dans son lit;* vertiges *en se tenant debout* ou en marchant, avec tendance à tomber *en arrière* ou de côté ; mal de tête en s'éveillant le matin comme à la suite d'une indigestion ; *mal de tête après chaque repas; pesanteur quelquefois énorme de la tête; céphalalgie pulsative à l'occiput*, au front, *aux tempes;* élancements du front à l'occiput ; battements sourds dans la moitié droite du cerveau; *céphalalgie distensive*, comme si le crâne était trop étroit pour le cerveau, principalement *au front;* douleur ulcérative à l'occiput, qui se propage à la nuque et s'étend jusqu'aux épaules, le matin, en étant couché sur le dos ; rongement cuisant au cuir chevelu ; cheveux gras, même

(1) Dolæi *Opera omnia.* Francfort, 1703, in-fol., p. 280.

sans sueur à la tête ; ardeur brûlante à la conque de l'oreille ; *bour-donnements ou tintements dans les oreilles ;* hémorrhagie par les oreilles ; pression, prurit et rougeur aux yeux ; gonflement des paupières ; agglutination des paupières ; gonflement de la moitié (gauche) du nez ; *épistaxis ; épistaxis qui réveille vers les trois heures après minuit ; épistaxis en se levant, le matin ;* teinte jaune du visage ; *rougeur du visage ;* tension du visage ; gonflement d'une joue ; *tiraillement de haut en bas ou de bas en haut dans les deux mâchoires ;* éruption de taches rouges au visage et au cou ; *lèvres sèches et fendillées ;* odontalgie tiraillante, vulsive, *augmentée* ou diminuée *par la mastication,* mais presque toujours *augmentée par le contact des boissons chaudes ;* ébranlement de toutes les dents ; *mauvaise odeur de la bouche* (comme de viande pourrie ou de dents gâtées) ; sécheresse de la bouche et de la gorge ; *afflux de salive à la bouche* après chaque repas, mais plus spécialement *après le repos du soir et pendant la première moitié de la nuit ;* goût fade, douceâtre, pâteux, nauséeux, dans la bouche ; amertume de la bouche le matin ou après les repas ; *langue chargée ;* répugnance pour les aliments ; *grande faim, sans appétit ;* absence de soif ; *soif ardente* (que la bière (1) ne fait qu'augmenter) ; perte du goût ; âpreté dans la gorge ; sensation d'un corps étranger dans la gorge (due au gonflement de la muqueuse) ; déglutition difficile et douloureuse ; appétence pour le vin et le café ; amertume qui remonte de l'estomac à la bouche, sans nausées ; *nausées le matin ;* nausées qui se font sentir jusque dans la poitrine (dans l'œsophage) ; hoquet après les repas, et même à jeun ; *rapports des aliments,* avec goût de pourri dans la gorge ; *rapports amers* après chaque repas, et même la nuit ; rapports aigres ; régurgitations d'aliments ou de bile, presque sans efforts et sans contractions violentes de l'estomac ; vomissements des aliments solides *et non des boissons ;* vomissements de matière verdâtre, assez ordinairement le matin (au début de la maladie) ; *suites fâcheuses d'une indigestion de viande, de champignons* ou autres aliments substantiels ; grattement à la gorge et tussiculation après avoir mangé ; pesanteur d'estomac après chaque repas ; pression douloureuse à l'estomac, qui se porte bientôt sur la vessie et le périnée, finit par devenir intolérable, et

(1) L'état gastrique développé par la bryone exige impérieusement des boissons aqueuses, *dissolvantes.*

cesse tout à fait si l'on s'asseoit; *élancements sécants à l'estomac en marchant, en faisant un faux pas*, ou même, dans certains cas, au moindre mouvement du corps; gonflement de l'ombilic et des hypochondres; douleur constrictive à l'estomac et dans le ventre; borborygmes fréquents; *points douloureux çà et là dans le ventre*, et qui se font sentir jusque sous les fausses côtes; gargouillement incommode dans le bas-ventre, comme si l'on avait pris un purgatif; *tranchées et mal de ventre énorme, non suivis de selle, comme à l'approche d'une dyssenterie;* hydropisie subite du bas-ventre; coliques à la suite d'un refroidissement; selles diarrhéiques dans la nuit, ou le matin en se levant; sortie d'ascarides et de lombrics; *resserrement du ventre;* sensation comme d'une masse étrangère à l'organisme, au fond du bas-ventre; *constipation opiniâtre et douloureuse* (1); hémorrhoïdes; *coliques néphrétiques; envies fréquentes d'uriner, bien que la vessie contienne peu d'urine;* ardeur et tranchées dans le bas-ventre, avant, pendant et après l'émission de l'urine; émission involontaire de quelques gouttes d'urine en toussant, en marchant, ou après qu'on croit avoir fini d'uriner; *incontinence d'urine; diabètes; sédiment rouge dans l'urine;* prurit et taches rouges pruriantes à la vulve; gonflement d'une des grandes lèvres; règles avancées; métrorrhagie.

Coryza, précédé de céphalalgie frontale; *enrouement; angine*, avec gonflement des glandes du cou, et pendant laquelle la partie antérieure du cou, et même le cou entier, sont très sensibles au toucher, et quelquefois tellement endoloris, qu'il devient, pour ainsi dire, impossible de remuer la tête ou seulement de manger; mucosités abondantes et plastiques dans le larynx et la trachée (*Croup*, voyez p. 352); *bronchite aiguë; hémoptysie* (sang vermeil et rendu en caillots volumineux); *catarrhe pulmonaire;* — pouvant durer depuis plusieurs mois, et n'ayant pas été précédé de coryza, quelquefois sans mal de tête, sans altération notable de l'appétit ni du pouls, qui n'acquiert un peu de fréquence que dans les instants où survient de l'oppression. La toux,

(1) La constipation à laquelle correspond la bryone n'est point un phénomène passif et consistant uniquement dans un état d'inertie de l'intestin. Elle tient au contraire à un mouvement antipéristaltique plus ou moins prononcé du rectum : de là les douleurs qui l'accompagnent et les phénomènes ataxiques qui s'y joignent quelquefois, comme cela arrive, par exemple, dans la période de constipation des fièvres typhoïdes graves, etc.

qui est déterminée par un chatouillement au larynx, a lieu par
quintes violentes, toujours suivies d'une expectoration abondante
de mucosités transparentes ou jaunâtres, insipides ou légèrement
salées et ordinairement assez consistantes. La moindre trace de
fumée dans l'appartement, la fumée de tabac (même chez les fumeurs), le rire, la marche, surtout en montant, enfin le mouvement de la déglutition en mangeant, suffisent pour provoquer ces
quintes, qui se manifestent particulièrement vers les trois heures
après minuit, dans la matinée, depuis l'instant du lever jusqu'à
midi, principalement si l'on s'expose à l'air frais du matin, enfin,
et surtout peut-être en mangeant, ou immédiatement après les repas.—*Inspirations rapides et spasmodiques pendant la toux ;* nausées
et vomituritions excitées par la toux ; douleur constrictive, qui
gêne la respiration, à la base de la poitrine ; douleur brûlante
dans le côté droit de la poitrine ; *élancements pulsatifs à la base et
du côté droit de la poitrine ; élancements vifs et fréquents sous les omoplates et sous les muscles pectoraux,* plus forts pendant la toux, et qui
permettent à peine de respirer ; pleurésie ; *pleurodynie ;* asthme ;
douleur pongitive à la région précordiale ; élancements au cœur ;
palpitations au moindre mouvement du corps ; gonflement douloureux des seins chez les nourrices, à l'instant du sevrage ; *gonflement rhumatismal de la nuque ou d'un des côtés du cou,* aggravé par
l'attouchement ; spasmes entre les deux épaules ; *tension douloureuse du dos et de la région lombaire,* qui force à marcher courbé ;
douleurs de luxation dans les articulations de l'épaule, du poignet,
de la hanche ou des pieds ; *rhumatisme aigu, avec chaleur, tension
et gonflement plus ou moins prononcé,* exaspéré par le moindre
attouchement, principalement à l'une ou à l'autre épaule, au bras
et au coude (le plus communément du côté droit) ; *sensation de
lassitude extrême et de courbature générale,* avec frissons et froid
principalement à l'approche du soir, et même dans le lit ; faiblesse
telle des membres inférieurs, et plus spécialement des genoux,
qu'on peut à peine monter ou descendre quelques escaliers ; douleur dans les pieds, comme après un faux pas ; enflure des pieds ;
chaleur et sueur aux extrémités pendant que le reste du corps est
froid ; fièvre avec prédominance de froid ; froid d'un côté du corps
seulement (du côté droit) ; pulsations douloureuses çà et là ; bâillements et somnolence pendant la journée ; agitation avec chaleur
sèche à la peau pendant la première partie de la nuit ; besoin in-

cessant de changer de position dans son lit, de même que de se découvrir, et froid aussitôt qu'on se découvre; soubresauts en s'endormant; *rêvasseries à haute voix pendant le sommeil;* éruptions miliaires et dartres sèches à différentes parties du corps; pression à toutes les parties du corps; pesanteur générale; *pléthore sanguine;* amaigrissement.

Les symptômes de la bryone sont généralement aggravés par le mouvement, quoique l'inverse puisse être observé quelquefois. Ils se manifestent principalement le soir, au crépuscule, vers les trois heures après minuit, et, dans la matinée, lorsqu'on a quitté le lit. La plupart augmentent à l'air libre, mais quelques uns, cependant, lorsque l'on passe de l'air libre dans un appartement chaud. C'est surtout du côté droit que les douleurs excitées par ce médicament éclatent ordinairement en premier lieu, et acquièrent le plus haut point d'intensité. Quelques expériences toutes fortuites dans le principe, mais que depuis j'ai répétées d'une façon régulière, m'ont appris que *Ferrum muriaticum,* médicament encore très peu connu, était peut-être le plus fidèle de tous les antidotes de *Bryonia.*

Allium sativum. *Ail cultivé.* — Espèce très connue du genre *Allium,* de la famille des Liliacées, de l'hexandrie monogynie de Linné.

Cette plante, originaire de Sicile, et cultivée chez nous en plein champ, surtout dans nos provinces méridionales, est, comme on le sait, d'un grand usage dans les préparations culinaires. C'est un *condiment* qui, suivant MM. Mérat et Delens, « aiguise l'appétit, stimule l'estomac, facilite la digestion et chasse les vents (1), » en supposant toutefois, je le présume, que l'on manque d'appétit, que la digestion soit difficile, et surtout qu'on ait des vents. Aussi bien les mêmes auteurs conviennent-ils que l'ail est doué de propriétés médicamenteuses incontestables et assez énergiques. C'est d'après eux, par exemple, un bon *antiglaireux.* D'ailleurs, comment l'ail, ingéré dans les voies digestives, serait-il incapable de modifier les fonctions de l'organisme, lorsque, appliqué seulement sur la peau, il y exerce une action si évidente et quelquefois si vive? C'est ce que MM. Mérat et Delens n'hésitent point à

(1) *Dict. univ. de mat. méd.,* t. I, p. 189.

reconnaître. « A l'extérieur, disent-ils, on s'est servi de l'âcreté de l'ail, pilé et appliqué à la surface de la peau, sur laquelle il agit, au bout de deux heures au plus, comme vésicant ou sinapisme dans les *affections paralytiques* ou *rhumatismales*. On en fait aussi un onguent en le pilant avec de l'huile ou de la graisse, composition connue sous les noms de *Moutarde du diable*, *Huile d'ail* : ce dernier mélange est un puissant résolutif des *tumeurs froides*. On dit qu'il fait tomber les *cors* des pieds, qu'il guérit la *teigne*, la *gale*, etc. (ce qui n'est pas vrai); qu'en l'appliquant sur le nombril, il tue les vers des enfants (ce qui est parfaitement exact). » MM. Mérat et Delens ajoutent d'ailleurs que ces applications ne sont pas sans danger ; qu'indépendamment de la vésication qu'elles déterminent, elles causent de la fièvre, etc.; ce qui pourtant n'empêche pas l'ail de n'être à leurs yeux qu'un condiment inoffensif.

Mais c'est surtout en lisant dans l'*Apparatus medicaminum* de Murray (1) les graves allégations avec les faits à l'appui, collationnés par cet écrivain, touchant les vertus thérapeutiques de l'ail, qu'on s'étonne qu'un médicament aussi précieux ait pu disparaître de la matière médicale. Voici, d'après Murray, le résumé des applications empiriques de ce médicament :

Déjà connues à l'époque où écrivaient Pline et Dioscoride, les propriétés *anthelmintiques* et *fébrifuges* de l'ail, constatées depuis par une foule de praticiens, sont aujourd'hui d'une notoriété populaire. Rosenstein, Taube et le médecin anglais Bisset, ont même vu cette substance déterminer l'expulsion du *tœnia*. Laurembergius et Lind ont trouvé dans l'ail, non seulement un excellent préservatif du *scorbut*, mais un remède presque infaillible contre cette maladie. Forestier, Barthole, et après eux Sydenham, le recommandent comme un excellent *diurétique* dans l'*hydropisie*. Sydenham, en particulier, a vu l'hydropisie commençante enrayée par quelques doses de ce médicament, que Duncan et plusieurs autres médecins anglais de la même époque, préconisaient vivement contre les *coliques néphrétiques* et les *calculs vésicaux*. Enfin, c'est surtout dans certaines affections des voies aériennes qu'on a retiré de l'administration de l'ail de grands avantages. Celse et Dioscoride conseillaient d'y recourir dans les *toux anciennes, accompagnées de dyspnée* et d'une *abondante expectoration glaireuse* : indication

(1) T. V, p. 122 et suiv.

à laquelle Mead, Rosenstein, et Murray lui-même, se conformèrent plus d'une fois avec succès (1). Rosenstein aurait même réussi à arrêter, à l'aide de l'ail, une *toux chronique*, avec prostration générale et amaigrissement extrême; ce qui, au reste, m'étonne d'autant moins, que j'ai moi-même, il y a plus de douze ans, c'est-à-dire avant d'être homœopathe, obtenu, à l'aide de l'ail écrasé dans de l'huile d'olive, et administré deux fois par jour (une gousse pour chaque dose), deux ou trois guérisons identiques avec celles dont parle Rosenstein.

Applications homœopathiques. — L'ail est à peine connu des médecins homœopathes. Il y a quelques mois seulement que M. Petroz a lu à la *Société gallicane de médecine homœopathique* une pathogénésie de ce médicament, qu'il avait eu déjà la bonté de me communiquer, et qui depuis a paru dans le journal de cette société. Cette pathogénésie, très incomplète sans doute, porte néanmoins ce cachet d'observation presque intuitive qui appartient à son auteur. Au surplus, j'ai moi-même depuis longtemps expérimenté l'ail, et bon nombre des symptômes énoncés dans la pathogénésie qu'on va lire proviennent de mes observations personnelles : les autres sont ceux que M. Petroz a recueillis.

Pathogénésie d'Allium sativum. — Anxiété morale; impatience; susceptibilité; tristesse quand on est seul; vague dans la pensée; crainte de ne jamais guérir; *crainte de ne pouvoir supporter aucun médicament;* crainte d'être empoisonné; envie de s'enfuir (2); lassitude générale, mais principalement dans les membres inférieurs, à tel point qu'on appréhende d'avoir à monter deux ou trois marches d'escalier; lassitude, le matin surtout; fièvre catarrhale avec prédominance de froid; frissons d'un jour à l'autre; frissons quelquefois d'un seul côté du corps (3); froid général avec chaleur à la face; horripilations *avant midi* et *le soir;* chaleur générale avec malaise, *soif,* tension du pouls, élancements dans les membres; sueur après midi (4); sueur avec prurit; sueur aigre;

---

(1) « Pituita in pectore collecta, si difficultatem spirandi vel tussim excitat, egregie ab allio resolvitur, etc. » (*App. med.*), loc. cit.

(2) Comparez avec le symptôme 767 de la pathogénésie de *Bryonia* (dans Hahnemann).

(3) Comparez avec 707, *id.*, *id.*

(4) Comparez avec la fièvre de *Bryonia.*

sueur fétide; vomissements pendant la fièvre; somnolence après les repas; sommeil agité, la nuit; *oppression de poitrine* pendant le sommeil; *froid pendant le sommeil*, ce qui occasionne de fréquents réveils; soif, pendant la nuit, qui empêche de dormir; tressaillement dans les muscles et secousses dans les pieds, la nuit, en s'endormant; élancements à la poitrine ou poids sur l'estomac, qui empêche de dormir; rêves qui se continuent pendant la veille (1). Flaccidité de la peau; fourmillement à la peau; extrême sensibilité de la peau; *tension de la peau aux articulations* (2); sécheresse de la peau; taches blanches qui jaunissent ensuite et sont accompagnées d'un prurit lancinant; taches rouges sur le dos, sur les mains (3), *à la face interne des cuisses et aux parties génitales;* douleur dans les glandes.

Vertige en fixant longtemps quelque chose; vertige de courte durée, et seulement en se levant de sa chaise; *pesanteur dans la tête; douleur sourde à l'occiput, le matin,* en étant couché sur le dos (4); pesanteur dans la tête, qui cesse pendant les règles, pour se renouveler ensuite; pulsation dans les tempes; pesanteur au front, qui permet à peine d'ouvrir les yeux; bourdonnement dans les oreilles; tiraillements pressifs passagers (avant midi) dans les deux mâchoires et dans les dents molaires supérieures du côté droit; élancements dans un des côtés de la face.

Saveur chaude dans la bouche, provenant de la gorge, et rappelant distinctement la saveur de l'ail, immédiatement après avoir pris le médicament, persistant toute la matinée, et revenant, après le déjeuner, au point de provoquer la salivation (5); sécheresse des lèvres et du palais; *afflux à la bouche d'une salive douceâtre et très abondante, avant midi, après les repas, plus spécialement après le repas du soir et pendant la nuit;* gonflement des gencives infé-

---

(1) Comparez avec les sympt. 671 et 679 de *Bryon.*

(2) Symptôme caractéristique de *Bryon.*

(3) Comparez avec le sympt. 503 de la pathogénésie de *Bryon.*

(4) Voy. 32, 50 et 61, *id.*

(5) Cette sensation singulière avait lieu chez moi d'une manière si prononcée que, expérimentant un jour l'alumine sur moi-même, et ayant pris par mégarde des globules d'ail, *à la sixième dilution,* au lieu de globules d'alumine, je reconnus tout de suite, et *à la simple saveur du médicament,* la méprise que je venais de commettre. Il me fut d'ailleurs facile de vérifier le fait, le tube contenant les globules d'*allium* n'ayant pas encore été replacé dans sa case.

rieures; sensation de titillation aux dents inférieures; sensation pendant la nuit et le matin, comme si l'on avait un cheveu sur la langue; les symptômes de la bouche sont aggravés en lisant; éructations (de suite); sensation de quelque chose de froid qui monterait à la gorge; sensation comme d'une vapeur chaude et piquante qui monterait à la gorge; nausées et dégoût pour les aliments (symptôme immédiat et de très courte durée); sensation de grande faim, de défaillance d'estomac, sans augmentation de l'appétit; *appétit vorace; rapports brûlants* après le repas; rapports qui provoquent une abondante salivation; efforts de vomissement avec rétraction du ventre; ardeur dans l'estomac, qui n'est pas douloureux quand on n'y touche point, mais qui est très sensible à la moindre pression; élancements à l'estomac; tortillements et pincements autour de l'ombilic; douleur sourde à la région épigastrique, qui se fait sentir seulement par des inspirations profondes, mais qui finit par gêner la respiration (1); borborygmes dans la matinée; émission incomplète et comme interceptée de vents fétides; pesanteur dans le bas-ventre, tout de suite après le repas, sans besoin d'aller à la garderobe ni d'uriner (2); une selle (naturelle) immédiatement après le repas (contre l'habitude); plusieurs selles molles, mais non diarrhéiques, par vingt-quatre heures, pendant trois jours; diarrhée; selle involontaire; selle diarrhéique (au bout de trente heures) vers les trois heures du matin, précédée, accompagnée et suivie de tranchées dans le ventre et dans les reins; *constipation, avec douleur sourde dans le ventre, presque-continuelle*, pendant huit jours (principalement avant midi); sensation dans la vessie et dans l'urètre, comme si l'on avait besoin d'uriner, ce qui pourtant n'est pas (3); urines rares et foncées; *urines blanchâtres, très abondantes, troublées par l'acide nitrique; sorte de diabètes;* règles avancées de cinq jours; pendant les règles, boutons à la vulve et larges excoriations à la partie interne des cuisses; *taches d'un rouge vif, et accompagnées de prurit et de cuisson, à l'intérieur des grandes lèvres et à l'entrée du vagin.*

Coryza plutôt sec que fluent, avec douleur pressive au-dessus

---

(1) Voy. 420 et 425 de la pathogénésie de *Bryon.*

(2) Voy. 312, 329 et 330, *id.*

(3) Voy. 661, 666 et 667, *id.*

de la racine du nez ; augmentation de la sécrétion du mucus nasal, avec léger enchifrènement des deux narines en même temps ; mouchement de sang dans la nuit ; accumulations de mucosités dans la gorge, le matin, avec pesanteur de tête ; insensibilité, au toucher, de la partie antérieure du cou ; grattement au larynx, qui provoque une toux sèche, sans autre symptôme ; quinte forte et subite d'une toux sèche, en fumant, et qui oblige à cesser de fumer ; toux sèche après avoir mangé ; toux qui semble provenir de l'estomac (1) ; toux profonde ; toux avec haleine fétide ; toux avec irritation douloureuse dans la trachée-artère ; *expectoration très difficile d'un mucus glutineux;* toux le matin, *après être sorti de sa chambre*, *avec expectoration de mucosités extrêmement abondantes; râles muqueux presque continuels dans les bronches;* expectoration d'un mucus ténu, jaunâtre, d'apparence purulente, strié de sang et d'odeur putride ; élancements dans l'un des côtés de la poitrine ; élancements sous les omoplates et sous les muscles pectoraux, augmentés pendant la toux et pendant les inspirations profondes, qui deviennent spasmodiques si on les renouvelle plusieurs fois de suite, et obligent invinciblement à tousser ; gêne de la respiration, comme si le sternum était comprimé.—Les symptômes de la poitrine sont aggravés à l'air libre, après les repas, et en baissant la tête. — Battements de cœur tressaillants ; éruption de taches rouges entre les seins et autour des mamelons ; élancements sourds dans le sein droit ; gonflement des deux seins, qui deviennent sensibles au toucher (au bout de vingt-quatre heures) ; douleurs tiraillantes dans le cou ; prurit entre les épaules ; élancements dans le dos ; taches rouges, d'apparence dartreuse, sur le dos (2) ; déchirement au sacrum ; douleur incisive au sacrum, le matin ; douleur simple au coccyx ; sensation pénible de contraction dans les bras ; tension et chaleur au coude droit, qui est douloureux pendant le mouvement du bras (3) ; douleur de déchirement dans les doigts, et qui s'étend au-dessous des ongles ; ardeur, puis moiteur au creux des mains ; douleur de déchirement dans la hanche ; douleur presque intolérable, limitée au tendon des muscles iliaque et psoas réunis : cette douleur, qui se fait peu sentir dans

(1) Voy. sympt. 398 de Bryon.
(2) Voy. 490, 491 et 492, id.
(3) Voy. 605, 609, 610 et surtout 611, id.

la journée, pendant le repos, se réveille au moindre mouvement ; elle est telle, qu'elle arrache presque des cris si l'on essaie de croiser les jambes l'une sur l'autre, en étant assis, c'est-à-dire de placer la cuisse droite sur la gauche ; mais ce mouvement s'opère à peu près sans douleur, si, au lieu de laisser agir les muscles du bassin et de la cuisse, on saisit cette dernière avec la main pour la porter doucement sur l'autre cuisse. Cette douleur, enfin, qui est supportable pendant la marche, bien qu'elle oblige à boiter, s'exaspère vers les onze heures du soir dans le lit, où il devient impossible de changer de position et de dormir (1). Courbature dans les cuisses ; furoncle à la cuisse ; faiblesse des extrémités inférieures ; douleur de foulure à l'articulation tibio-tarsienne (tous ces symptômes sont aggravés par la marche) ; sensation de roideur aux pieds ; douleur de déchirement aux pieds ; douleur de foulure dans les articulations des orteils (2) ; fourmillement aux pieds ; ardeur à la plante des pieds : ces derniers symptômes sont particulièrement incommodes pendant le repos, surtout si on laisse le pied sans appui.

Les douleurs provoquées par *Allium* sont surtout pressives de dedans en dehors (c'est-à-dire *distensives* comme celles de la bryone) ; lancinantes ou à la fois brûlantes et lancinantes, ou lancinantes avec faiblesse paralytique, ou enfin déchirantes et (bien que beaucoup plus rarement) crampoïdes ; elles s'élèvent quelquefois progressivement à un haut degré et diminuent de même.

Je ne sais pas bien au juste dans quelles circonstances M. Pétroz a employé l'ail avec succès. Quant à moi, j'ai eu principalement à me louer de son usage : 1° dans certaines *dyspepsies de vieille date*, chez des sujets âgés, corpulents, sujets aux dérangements d'entrailles aux moindres écarts de régime, et se plaignant, en outre de la salivation après les repas, de rapports et autres symptômes gastriques

---

(1) Ce symptôme d'*Allium* rappelle assez bien le symptôme 168 de la pathogénésie de *Colocynthis* (dans la *Mat. méd. pure* de Hahnemann) dont voici les termes : « *En marchant seulement, douleur dans la cuisse droite, comme si le muscle psoas était trop court ; en s'arrêtant elle cessait, mais elle reprenait en se remettant à marcher.* » Aussi ai-je eu une fois l'occasion de prescrire *Allium* avec succès à un malade qui présentait ce symptôme et auquel j'avais d'abord conseillé *Coloc.* qui n'avait pas réussi.

(2) Voy. 574, 576, 584 et 589 de la pathogénésie de *Bryon.*

caractéristiques du médicament, d'une grande débilité dans les membres inférieurs et surtout dans les genoux; 2° dans l'*angine érythémateuse*, non précédée de coryza, consécutive soit à un refroidissement, soit à des excès de table, et ne consistant encore que dans un empâtement de la gorge, avec sécheresse, titillation, chaleur et sensation d'écorchure au larynx, voix rauque, toux creuse, sèche et rare, enfin chaleur sèche au dos des mains et légère moiteur à leur face palmaire, symptômes se manifestant d'ordinaire dans la soirée; 3° dans le *catarrhe chronique des bronches*, avec expectoration muqueuse extrêmement abondante, sans vives douleurs dans la poitrine (particulièrement chez des sujets obèses; 4° dans plusieurs cas d'*asthme périodique* (concurremment avec *Capsicum*, *Bryon.* et plusieurs autres médicaments; 5° dans un cas de *dyspnée* permanente très ancienne, et qu'on attribuait (par erreur, je le suppose) à un emphysème du poumon ou du médiastin; 6° dans deux ou trois cas de *rhumatisme de la hanche* (unefois après *Colocynt.*, une ou deux fois sans le concours de ce médicament); 7° contre l'*engorgement des seins*, chez des nourrices, à l'instant du sevrage (concurremment avec *Alum.*); 8° enfin, dans le *diabète sucré*, maladie contre laquelle je ne saurais trop le recommander, quoiqu'il soit loin, comme on doit le penser, d'en effectuer constamment la guérison.

En général, l'ail, lorsqu'il est indiqué, réussit aux individus des deux sexes habitués à la bonne chair, *mangeurs* plutôt que *buveurs*, peut-être, pourrait-on dire, enclins à la gourmandise et à la gloutonnerie : au moins *tous* les malades chez lesquels j'ai vu l'ail réussir m'ont-ils semblé dans ces conditions.

Il résulte pour moi d'expériences assez nombreuses, que *Lycop.* est au moins un des meilleurs antidotes d'*Allium sativ.*

Nux vomica. — Voyez p. 217.

Lycopodium clavatum. — Voyez le groupe dont ce médicament est le type.

Colocynthis. — Voyez p. 225.

Digitalis purpurea. *Digitale pourprée.* — Espèce indigène, bisannuelle, du genre *Digitalis*, de la famille des Scrofulariées, de la didynamie angiospermie de Linné.—Cette jolie plante, que l'on cultive dans quelques jardins, à cause de ses belles fleurs

pourpres, campanulées et disposées en longs épis, croît spontanément, et souvent en très grande abondance, sur les collines arides,
dans les bois sablonneux, au bord des chemins, etc. Bien qu'elle
soit aujourd'hui très commune en Grèce et en Italie, on n'a point
la certitude que les anciens aient cherché à l'utiliser en thérapeutique. Cependant quelques auteurs pensent que cette plante est
celle dont parle Dioscoride sous le nom de *Baccharis,* et dont le
suc servait à préparer le *Baccharion,* onguent prescrit par Hippocrate (1). Les fleurs et les feuilles de la digitale sont dépourvues
d'odeur, à moins qu'on ne les écrase. Celle qu'elles exhalent dans
ce dernier cas est désagréable et nauséeuse, mais peu persistante :
leur saveur est amère et un peu âcre.

Toutes les parties de cette plante sont essentiellement toxiques.
Mais, ainsi que la noix vomique, la bryone, etc., elles agissent sur
les animaux carnassiers avec incomparablement plus de violence
que sur les herbivores. C'est ainsi qu'on a pu faire avaler à des
pigeons et à des poules des *livres entières* de teinture de digitale,
sans que la mort de ces oiseaux s'ensuivît (2), tandis que de faibles quantités de la même teinture faisaient périr des chiens.
« Ces animaux, dit M. Giacomini, après avoir pris de la digitale,
devenaient tristes, chagrins ; le plus grand nombre perdait l'appétit ; quelques uns, au contraire, étaient tourmentés par une
espèce de voracité. Leurs excréments étaient fluides et abondants ;
ils recherchaient la solitude : s'ils étaient poussés à marcher, ils
chancelaient ; plusieurs éprouvaient quelques légères convulsions,
et mouraient dans le marasme plus ou moins promptement, selon
la dose de substance prise (3). »

Quant à l'action physiologique de la digitale sur l'homme, les
médecins allopathes, qui ne l'ont jamais étudiée que sur des *malades,* ont cependant aussi la prétention de la connaître.

Suivant Murray, ou, pour mieux dire, suivant Boerhaave, Schie-
mann et Withering, dont cet auteur résume les opinions, la digitale, prise sans précautions ou à trop fortes doses, excorie la bouche,
la gorge, l'œsophage et l'estomac ; occasionne des nausées, des
vomissements, des déjections alvines, des vertiges, un brouillard

---

(1) Voy. Dioscoride, *Mat. méd.,* cap. 54, lib. III.
(2) Giacomini, *Trait. phil. de mat. méd.,* p. 690.
(3) *Id., id.*

devant les yeux, qui paraît donner aux objets une coloration particulière (verdâtre), une salivation abondante, une augmentation
considérable de la sécrétion urinaire, des sueurs froides, des lipothymies, une grande anxiété, de la cardialgie, des hoquets, des
convulsions, un ralentissement si considérable du pouls, qu'il peut
tomber à 30 pulsations par minute; dans certains cas, enfin, la
mort (1). Ce tableau ne manque pas d'exactitude.

« La digitale, disent MM. Mérat et Delens, excite des nausées,
des vertiges, du malaise, de la *tristesse* (2), l'excrétion de la
salive, des vomissements, des déjections alvines, l'accélération
du pouls, etc.... Après ces phénomènes, on en voit naître un plus
remarquable, que Cullen a signalé le premier, et qui consiste dans
un ralentissement de la circulation. Parfois aussi le système nerveux devient le siége de phénomènes morbides, et il n'est pas rare
de voir de la somnolence, du délire, des illusions d'optique, la
cécité, etc., se manifester (3). » Enfin, suivant les mêmes auteurs,
la digitale produirait constamment (ce qui est inexact) une augmentation dans le flux des urines et quelquefois des sueurs.

Cullen, que citent MM. Mérat et Delens, fut en effet un des premiers à signaler le ralentissement et les irrégularités du pouls que
produit la digitale, qu'il surnommait très improprement l'*opium du
cœur* (4). Mais ce qui échappa à Cullen, et ce que constatèrent un
peu plus tard Sanders, Jaerg et Mac Lean, c'est que le ralentissement de la circulation n'était, le plus souvent, qu'un effet secondaire de la digitale, et que ce médicament, au début de son action,
produisait à peu près constamment un phénomène opposé, c'est-à-
dire une augmentation marquée de la fréquence et de l'intensité
des battements du cœur. Sanders, en particulier, insiste beaucoup
sur ce point important. « Deux mille expériences, dit-il, qui me
sont propres, ou dont j'ai été témoin, ont toutes donné ce résultat
uniforme, à savoir (pendant les premières vingt-neuf heures), la
vélocité et la force du pouls (5). » Cet auteur affirme avoir vu, en

---

(1) *Apparatus medic.*, t. I, p. 493.

(2) Symptôme constaté, même chez les animaux, par les expérimentateurs de
toutes les écoles.

(3) *Dict. univ. de mat. médicale*, t. II, p. 690.

(4) *Mat. méd.*, t. VI, p. 179.

(5) *Essai sur la digitale pourprée*, par le docteur Sanders, président de la
Société de médecine d'Édimbourg, *traduit de l'anglais* par A.-F.-G. Murat,

pareille circonstance, le nombre des pulsations artérielles s'élever progressivement de 70 à 90, à 100, à 110, à 120, et même au delà, « de sorte, dit-il, que la fièvre inflammatoire devient imminente, et éclaterait infailliblement si le médecin ne savait pas s'arrêter. »

Rasori, Tommasini, Fanzango, etc., qui font de la digitale leur *hyposthénisant cardiaque* par excellence, affectent tout naturellement de ne tenir aucun compte des observations de Sanders. Suivant eux, la digitale convient essentiellement et exclusivement aux maladies *hypersthéniques* de l'appareil vasculaire sanguin, et, ce principe une fois établi, tous leurs efforts tendent à démontrer que la *phthisie tuberculeuse* (1), les *hydropisies*, la *scrofule*, etc., affections contre lesquelles ils sont forcés d'admettre que la digitale s'est montrée assez souvent efficace, ne sont, au fond, que des *hypersthénies*, ou, pour me servir de leurs expressions, des *artérites subaiguës*. On voit par là que, sur le terrain de la pathologie, Rasori et Broussais se tenaient par la main. On trouve d'ailleurs, dans les nombreux écrits sur la digitale, publiés depuis une quarantaine d'années par les médecins de l'école italienne, quelques appréciations assez justes, mais toujours trop générales pour être réellement intéressantes, des effets physiologiques de ce médica-

D.-M., in-8°. Paris, 1812. — Il est à noter que les prétendues *expériences* de Sanders, à l'exception d'une seule que ce médecin fit sur lui-même, ne sont pas autre chose que des *observations cliniques*. — Sanders administrait la digitale *à petites doses*, et voilà pourquoi il obtenait de prime abord la fréquence du pouls qui n'est en réalité, contrairement à l'opinion du médecin d'Edimbourg, qu'un des effets *secondaires* de la digitale. Aussi, dès que ces petites doses en se multipliant commençaient à produire l'intoxication, l'effet *primitif* du médicament, c'est-à-dire le ralentissement du pouls, ne tardait-il pas à se manifester. — A *hautes dilutions* la digitale produit à peu près constamment et de prime abord la fréquence du pouls.

(1) Est-il bien prouvé que la digitale ait réellement guéri la *phthisie tuberculeuse*, ou du moins enrayé pour un temps notable, pour plusieurs années, par exemple, la marche de cette maladie, si généralement réputée incurable? Je confesse que sur ce point mon opinion est encore loin d'être arrêtée. Cependant je ne puis m'empêcher de reconnaître que les affections décrites par Sanders, Fowler, Drake, Mossman, Mac-Lean, Magennis, etc., sous le nom de phthisie tuberculeuse, et guéries par la digitale, offrent en effet tous les symptômes de cette redoutable maladie. Mais, d'un autre côté, le catarrhe chronique et purulent des bronches a si souvent été confondu avec la phthisie (surtout avant la découverte des procédés d'exploration dont Laënnec a doté la science), que, touchant le fait dont il s'agit, l'autorité des auteurs que je viens de nommer ne m'offre point encore une garantie suffisante. On verra d'ailleurs reparaître à propos du lycopode les doutes que j'exprime actuellement relativement à la digitale.

ment (1). Une lassitude générale, la pâleur de la face, de la tristesse, de la tendance à l'assoupissement et à un sommeil agité par des rêves incohérents, des vertiges, la dilatation de la pupille, l'obscurcissement de la vue, des illusions d'optique, la coloration apparente de tous les objets en jaune ou en vert, la salivation, un sentiment de vacuité à l'estomac (surtout si le médicament est pris à faibles doses), des vomissements et des déjections alvines, la couleur foncée et le trouble des urines, l'augmentation de ces dernières et de *toutes les sécrétions*, un froid intense à tout le corps, ou seulement à un membre ou à la colonne vertébrale, les défaillances, la paralysie, et enfin par-dessus tout le ralentissement de la circulation, etc., tels sont, suivant les rasoriens, les principaux effets de la digitale sur l'homme bien portant (2).

Applications empiriques. — M. A.-L.-J. Bayle, dont j'ai déjà eu plusieurs fois l'occasion de citer avec éloges les recherches bibliographiques, a rassemblé (3), partie en résumé, partie textuellement, toutes les observations cliniques relatives à la digitale, publiées tant en France qu'à l'étranger, depuis l'époque de la première admission de ce médicament dans la pharmacopée de Londres, c'est-à-dire depuis 1722 jusqu'en 1835 (4). Une simple ana-

(1) La même remarque est applicable aux travaux récemment publiés sur la digitale par les médecins de l'École de Paris, et notamment à deux mémoires de MM. Homolle et Quevenne sur la *Digitaline*, mémoires qui ont été l'objet, dans le sein de l'Académie de médecine, de deux longs Rapports à peu près sans intérêt pour nous. En passant en revue les opinions de ses devanciers sur la digitale, M. le professeur Bouillaud, l'auteur de ces rapports, semble surtout révolté de ce que Sanders ait pu attribuer à la digitale deux propriétés opposées, celle d'abord d'accélérer le pouls, puis celle de le ralentir. Or, si M. Bouillaud connaissait mieux les propriétés physiologiques des agents thérapeutiques qu'il emploie (il est vrai de dire qu'il en emploie très peu), l'observation de Sanders ne l'étonnerait aucunement, car elle implique un fait général que l'on retrouve invariablement dans l'action physiologique de tous les médicaments. — Voyez d'ailleurs, pour les deux rapports dont il s'agit, le *Bulletin de l'Académie de médecine*, t. XV, p. 332, et t. XVI, p. 383 et suiv.

(2) Voy. un Mémoire de Fanzago, intitulé : *Sulle virtu della digit. med.*, in-8°, Padova, 1810 ; et mieux encore un Mémoire de Rasori lui-même, ayant pour titre : *Della operazione della digit. sul corpo vivo*, in-8°, Milano, 1814.

(3) *Bibliothèque de thérapeutique*, t. III.

(4) Je dis depuis la *première* admission, etc., parce que, en effet, la digitale fut rayée de la pharmacopée de Londres en 1746 pour y être définitivement rétablie en 1788. Il y avait à cette époque, touchant ce médicament, les incertitudes et les appréhensions qui règnent encore aujourd'hui parmi les allopathes à l'égard de l'arsenic.

lyse de cette compilation, qui ne comprend pas moins de 476 faits plus ou moins bien détaillés, serait encore trop étendue pour trouver place ici. Je me contenterai donc de mettre sous les yeux du lecteur le tableau suivant qui la résume :

MALADIES TRAITÉES PAR LA DIGITALE.	Guéries.	Améliorées.	Non guéries.	Total.
Phthisie pulmonaire.	83	35	33	155
Hydropisies	65	15	11	92
Hydropisies sans indications de résultats. .				163
Scrofules	9	2	»	11
Aliénation mentale.	3	1	5	9
Céphalalgie	1	»	»	1
Fièvre continue pétéchiale.	1	»	»	1
Éruption non caractérisée	»	»	»	1
Affection pulmonaire inexactement décrite.	»	»	»	1
Chlorose.	1	»	»	1
Pneumonie	3	»	1	4
Pleurésie	2	»	2	4
Coqueluche	»	»	»	1
Hémorrhagies.	»	»	»	2
Ulcères dartreux.	»	1	»	1
Emphysème pulmonaire.	»	»	3	3
Anévrisme du cœur.	5	4	7	16
Gale papuliforme	1	»	»	1
Hernie étranglée.	1	»	»	1
Bronchite	1	»	1	2
Épilepsie	1	1	»	2
Congestion cérébrale.	»	»	1	1
Rhumatisme chronique	»	»	1	1
Gastrite chronique.	»	»	1	1
Asthme	»	»	1	1
TOTAL.	177	59	64	476

Il résulte de ce tableau, que les maladies contre lesquelles la digitale aurait montré le plus d'efficacité seraient la *phthisie pulmonaire*, les *hydropisies*, les *scrofules* et les *anévrismes du cœur*. Mais il faudrait bien se garder de voir dans le rapport des chiffres qu'il présente la véritable proportion des succès et des insuccès de ce médicament dans ces quatre espèces de maladies. Nous ne savons que trop, en effet, combien la plupart des auteurs ont la déplorable habitude de laisser ignorer leurs insuccès, et surtout leurs revers pour ne publier que les cas où ils ont réussi. Aussi bien serait-il absurde de penser que la digitale aurait guéri 83 phthi-

siques sur 155, 65 hydropiques sur 92, 9 scrofuleux sur 11, etc.
Tout ce qu'on peut admettre, c'est que la digitale a positivement
réussi dans certains cas de phthisie, d'hydropisie, de scrofule et
d'anévrisme. Au moins, après avoir lu attentivement et de bout en
bout, les faits rapportés par M. Bayle, tiens-je ces résultats pour
incontestables. Or, si l'on considère que dans les maladies dont
il s'agit, la *fréquence du pouls* est un symptôme à peu près constant, on est forcé de reconnaître que Hahnemann est allé trop loin
lorsqu'il a dit que la digitale ne pouvait, dans aucun cas, être
opposée avec succès à ce symptôme, attendu que « quelques jours
après avoir ralenti le pouls (effet primaire), elle le rend plus rapide
et plus petit (effet secondaire) d'une manière durable (1). » Les considérations que j'ai présentées dans l'*Introduction* de cet ouvrage
(voy. p. 47) expliquent, au contraire, comment la digitale administrée par l'empirisme a pu quelquefois, ainsi, du reste, que
tout autre médicament, se trouver également homœopathique
dans des maladies ayant entre elles en apparence des symptômes
opposés (2).

Applications homœopathiques. — La digitale est particulièrement
indiquée dans les maladies qui présentent un certain nombre des
symptômes suivants :

Tristesse anxieuse et concentrée, avec insomnies nocturnes, par
suite de peines de cœur, d'*un amour malheureux,* par exemple,
principalement chez les femmes brunes, de caractère ferme et opiniâtre (3) ; défaut de mémoire et difficulté de penser ; goût exagéré
pour la solitude ; sorte de démence taciturne ; vertige en se levant

_____

(1) *Maladies chroniques,* t. II, p. 197, en note. — A ce compte il ne faudrait
jamais opposer l'arsenic à la constipation, le café aux névralgies, etc., etc. ; car
la constipation n'est qu'un des effets *secondaires* de l'arsenic, de même que les
névralgies, ainsi que nous l'enseigne Hahnemann lui-même dans son *Mémoire sur
le café,* ne sont que des *effets secondaires* de ce dernier médicament.

(2) Une *excessive fréquence du pouls* est mentionnée comme un symptôme
constant chez tous les phthisiques auxquels a réussi la digitale. G.-L. Bayle
(oncle de M. A.-L.-J. Bayle, auteur de la *Bibliothèque de thérapeutique*)
fait la même observation dans ses *Recherches sur la phthisie pulmonaire,*
Paris, 1810, in-8°. Or, cette excessive fréquence du pouls est en effet un
des symptômes *secondaires* de la digitale, comme elle était, suivant toute probabilité, un des symptômes *secondaires* des maladies dans lesquelles Bayle a vu
ce médicament réussir. — Voyez, pour la pathogénésie de *Digitalis,* les *Maladies chroniques* de Hahnemann, t. II, p. 177.

(3) *Digital.* est en pareil cas de beaucoup préférable à *Ignat.*

de sa chaise ou en restant couché ; mal de tête pressif d'une tempe à l'autre ou au front ; élancements déchirants, tantôt au vertex, tantôt à l'une des deux tempes, le plus souvent à la gauche ; *tiraillements dans tout le côté gauche de la tête et de la face, s'étendant même jusqu'au côté du cou ;* pulsations douloureuses au fond des orbites ; inflammation des yeux ; dilatation ou contration des pupilles ; *faiblesse de la vue ;* tous les objets semblent plus pâles qu'ils ne le sont en effet, et comme verdâtres ; *épistaxis* ; *bouffissure et pâleur du visage ;* gonflement partiel du visage (par exemple, des paupières inférieures ou d'une joue) ; *gonflement bleuâtre des lèvres ;* langue chargée et blanche le matin ; *afflux à la bouche d'une salive abondante et spumeuse* qui oblige à crachoter continuellement ; fétidité de la bouche ; élancement ou douleur cuisante dans la gorge, avec sensation de gonflement au pharynx ou de la base de la langue ; défaut d'appétit ; *anorexie, telle que la vue seule des aliments ou leur odeur excitent de violentes nausées, avec langue nette, soif d'eau et absence de fièvre : état qu'on a vu se prolonger pendant des mois entiers ;* augmentation de l'appétit ; *tendance continuelle à des nausées, sans nausées proprement dites ;* bâillements, hoquet, somnolence, pesanteur d'estomac, régurgitations aigres ou insipides, après avoir mangé ; soda, l'après-midi ou le soir ; vomissements muqueux ou bilieux, surtout la nuit ou le matin ; douleur constrictive, mêlée d'élancements, au creux de l'estomac, augmentée quelquefois (si l'on est debout et non lorsqu'on est assis) par une pression même légère exercée à l'épigastre ; *élancements sourds, continus, dans les hypochondres,* avec sensation d'engourdissement dans les parties environnantes ; déchirements dans le ventre, quelquefois suivis d'une selle diarrhéique, puis de ténesme ; *tension du ventre ; ascite ;* plusieurs selles molles par vingt-quatre heures ; *diarrhée douloureuse et accablante, avec froid général* et ténesme ; garderobes involontaires ; *ascarides,* en grand nombre, dans la matière des garderobes (symptômes primitifs) ; borborygmes douloureux ; *constipation, telle dans certains cas, que plusieurs semaines peuvent se passer sans qu'il y ait de garderobes* (symptômes secondaires) ; pression sourde sur la vessie ; *émissions douloureuses et fréquentes d'une urine rare, brûlante, de couleur foncée et trouble ; rétention absolue de l'urine ; émission fréquente et abondante d'urine blanchâtre ou limpide* (symptôme qui, d'habitude, succède au précédent), diabète ; inflammation du col de la vessie ; excitation de l'appétit vénérien ; pollutions fréquentes ; douleur contusive dans les testicules (surtout dans le droit) ; *hydro= cèle*; œdème du scrotum.

Coryza d'abord sec, puis fluent ; *coryza fluent pendant la journée seulement, avec enchifrènement le soir et la nuit ;* enrouements fréquents ; excréation continuelle de mucosités dans le larynx et la trachée-artère ; toux sèche après les repas ; toux courte et sèche provoquée par une titillation au larynx ; toux opiniâtre avec abondante expectoration muqueuse ; *crachement de sang ;* respiration difficile, lente, profonde ; *respiration courte, précipitée* (symptôme secondaire) ; douleur tensive des deux côtés de la poitrine ; vifs élancements dans la poitrine, principalement à la base du poumon droit ; *pleurésie ; phthisie* (avec pouls très fréquent et chez des sujets irritables); *palpitations de cœur; ralentissement, dans certains cas extraordinaires, des battements du cœur, avec lipothymies, sueur froide au front, anorexie;* froid général ; perte totale des forces (symptômes primitifs); irrégularité et intermittence des battements du cœur ; *élancements terribles au cœur, se reproduisant de quart d'heure en quart d'heure environ, ne durant à chaque fois que cinq ou six secondes, avec pouls régulier, chaleur du corps normale, anorexie énorme, suppression totale des garderobes et dysurie* (1) ; *extrême fréquence du pouls avec chaleur âcre à la peau* (symptôme secondaire) ; lassitude générale, mais surtout des membres inférieurs ; douleur incisive ou tensive à la nuque, qui force à porter la tête en arrière ; rhumatisme avec douleur pressive et déchirante dans les omoplates, dans les épaules et dans les bras (surtout du côté droit) ; élancements sourds entre les omoplates ; douleur tiraillante ou de courbature à la région lombaire, quelquefois soulagée par l'application de la main, mais exaspérée par le mouvement, par exemple lorsqu'on se lève de sa chaise ; engourdissement paralytique du bras gauche ; prurit et éruption miliaire sur la face dorsale des mains ; *chaleur sèche, aride à la peau* (symptôme secondaire); tension de la peau des membres aux articulations; engorgement des glandes (plus spécialement des parotides et des glandes du cou) ; *infiltration des pieds, des jambes* et (plus rarement) des mains ; amaigrissement porté jusqu'au marasme.

Les symptômes primitifs de la digitale peuvent durer très long-

___

(1) Symptômes observés chez une malade dont j'ai publié l'observation dans le *Journal de la Société gallicane de médecine homœopathique*, t. II, p. 15 et suiv.

temps ; à plus forte raison devons-nous penser qu'il en est de même de ses symptômes secondaires. Elle semble donc convenir le plus communément à des maladies chroniques.

Je crois que le plus sûr antidote de ce médicament est l'*opium*.

Ignatia amara. — Voyez page 362.

GROUPE X.

TYPE : DULCAMARA. — **ANALOGUES** : SULPHUR — CHELIDONIUM MAJUS — CORALLIA RUBRA — PULSATILLA — BRYONIA ALBA — SILICEA — CALCAREA CARBONICA.

CARACTÈRES COMMUNS.

Fièvre avec froid ; frissons dans le dos ; horripilations vers le soir ou dans la nuit, analogues à celle que peut produire la suppression de la transpiration par un temps froid et humide ;

Froid, puis chaleur sèche à la peau, puis enfin sueurs abondantes ; éruption de taches rouges ou de petites phlyctènes entourées d'auréoles rouges ; dartres rouges, humides ;

Congestion du sang vers la tête ; céphalalgie distensive, avec bourdonnements d'oreilles ; tendance au délire et aux hallucinations ; embarras de la parole, comme si la langue était paralysée ;

Langue chargée ; salivation ; mal de ventre comme à la suite d'un refroidissement ;

Affections catarrhales analogues à celle que produit un refroidissement ;

Engorgement des glandes lymphatiques ; douleurs rhumatismales à la nuque, aux épaules, au dos et dans les membres, avec sécheresse de la peau.

Ces symptômes appartiennent à la douce-amère plus spécialement qu'à tout autre médicament ; elle agit sur l'homme exactement de la même manière que le fait le *froid humide*. Mais il est certain que les médicaments que je lui assigne pour analogues peuvent dans certains cas, et en raison des tempéraments, produire les mêmes effets.

Tous les analogues de *Dulcam.*, à l'exception de *Chelid. maj.*, type du groupe suivant, ayant déjà été étudiés, il ne sera question ici que de *Dulcam.* elle-même.

MALADIES CORRESPONDANTES.

Fièvrés catarrhale et rhumatismale — diarrhée — catarrhe de la vessie — coryza fluent — angine — bronchite aiguë et chronique — asthme humide — scrofule — rhumatisme — dartres humides, etc.

Dulcamara, ou mieux *Solanum dulcamara, Douce-amère, Morelle grimpante*, etc. — Sous-arbrisseau du genre *Solanum*, de la famille des Solanées, de la pentandrie monogynie.

La douce-amère, que l'on croit être la *vigne sauvage* (αμπελος αγρια) de Dioscoride, est une plante vivace, à tiges sarmenteuses et tombantes, ligneuses à leur base, herbacées dans le reste de leur étendue, ordinairement garnies de deux sortes de feuilles, les unes ovales, en cœur, entières, les autres profondément trilobées ou hastées, et quelquefois même laciniées vers l'extrémité des rameaux; à fleurs en grappes, d'un beau violet, auxquelles succèdent, vers la fin de l'été, des baies oblongues, charnues, à deux ou trois loges, d'abord vertes, puis jaunes, et enfin rouges et transparentes comme des groseilles à leur maturité. Dioscoride et Matthiole, son commentateur, disent ces baies mangeables [1]; la vérité est qu'elles sont fades ou très légèrement acidules, et très peu agréables au goût. Mais sont-elles toxiques, comme le prétendent plusieurs botanistes? Nous aurons tout à l'heure l'occasion de revenir sur ce point.

La douce-amère, que l'on cultive comme plante d'agrément dans quelques jardins où elle sert habituellement à former des berceaux, croît spontanément dans toutes les parties de la France, et même dans la plupart des contrées de l'Europe. On la rencontre surtout dans les haies, à la lisière des bois *humides,* dans le voisinage des habitations, des champs et des prairies, principalement dans les terres argileuses et fertiles [2]. Les racines, les tiges et

---

[1] *Mat. méd.*, lib. IV, cap. 175.
[2] Guersant, *Dict. des sc. méd.*, t. X, p. 161.

les rameaux frais de cette plante répandent, surtout lorsqu'on les frotte, une odeur nauséeuse, qui d'abord se rapproche un peu de celle de l'urine de chat, et ensuite de celle du parenchyme vert de la plupart des écorces. Ses feuilles exhalent aussi quelquefois une pure odeur de musc, semblable à celle du *Geranium moschatum;* mais toutes ces parties desséchées sont à peu près inodores. Enfin, la portion ligneuse des tiges, surtout des tiges sèches, offre, si on la mâche, une saveur d'abord amère, puis mielleuse ou sucrée comme celle de la réglisse , d'où le nom donné à ce végétal.

Un chimiste de Besançon, M. Desfosses, a le premier extrait de la douce-amère un alcaloïde analogue à la delphine, et auquel il a donné le nom de *solanine.* C'est une poudre blanche, amorphe, opaque, quelquefois nacrée, inodore, légèrement amère et nau-séeuse, âpre à la gorge ; fusible à 100 degrés, se décomposant à une plus haute température ; à peine soluble dans l'eau et les huiles fixes, très soluble au contraire dans l'alcool ; enfin, formant avec les acides des sels amers; incristallisables, et d'apparence gom-meuse (1). Cet alcaloïde ne saurait être considéré comme consti-tuant exclusivement le principe médicamenteux de la douce-amère. On l'a découvert, ultérieurement aux expériences de M. Desfosses, dans la morelle, dans la belladone, dans le *Solanum ferox* et dans plusieurs autres solanées, dont les propriétés médicinales sont, à n'en pas douter, très différentes de celles de la plante qui nous occupe. Il est d'ailleurs plus que probable que la solanine est la cause d'un petit nombre de phénomènes qui appartiennent en commun à l'action physiologique de toutes les solanées vireuses.

La douce-amère a été expérimentée sur des animaux, mais avec des résultats contradictoires, et dont il est, en conséquence, im-possible de rien conclure. Un médecin du siècle dernier, Floyer, publia (2) qu'ayant fait avaler à un chien trente baies de cette solanée, l'animal en était mort en trois heures. Haller, Linné, Bergius, Murray, et tous les auteurs de matière médicale, rappor-tent ce fait comme une preuve non équivoque de l'action délétère des baies de la douce-amère. Cependant l'expérience de Floyer a depuis été renouvelée plusieurs fois par M. Dunal, non seulement sur des chiens, mais sur un coq, sans que ces animaux s'en soient

(1) *Journ. de pharmacie*, Paris, 1820, t. VI, p. 374; t. VII, p. 414.
(2) *Pharmacologie*, Londres, 1687, p. 88.

trouvés le moins du monde incommodés (1). Il est donc à présumer que le fait rapporté par Floyer était le résultat d'une méprise. Cela est même d'autant plus probable, que le principe vénéneux du *Solanum dulcamara* paraît se concentrer exclusivement dans l'écorce de ses tiges ligneuses. Au moins cette partie de la plante est-elle la seule qui présente, lorsqu'on la mâche, la saveur amère dont nous avons parlé et qui se retrouve dans la solanine. Cette dernière, expérimentée d'abord par M. Desfosses, puis par M. Magendie, sur des chiens et sur des chats, aurait (à la dose de 8 à 10 centigr.) déterminé chez ces animaux des vomissements, suivis d'une sorte de coma plus ou moins prolongé. Mais, encore une fois, l'action de la solanine et celle de la douce-amère ne sauraient être assimilées. Enfin, suivant M. Giacomini, « il est reconnu, par les expériences de Bruschi, que l'extrait fait avec les feuilles de cette plante (la douce-amère) cause chez les animaux des symptômes d'empoisonnement (2). » Mais *quels* symptômes d'empoisonnement et chez *quelles espèces* d'animaux? C'est ce que M. Giacomini ne dit pas et ce que j'ignore jusqu'à présent, n'ayant encore pu me procurer l'ouvrage de Bruschi, cité par cet auteur (3).

Quant aux effets toxiques que la douce-amère est susceptible de produire chez l'homme, bien que rarement d'une grande violence, ou du moins ne paraissant pas être allés jamais jusqu'à la mort, ils ne sauraient être contestés même par les plus sceptiques. Il suffit de lire, pour s'en convaincre, les observations de Linné (4), de de Haën, de Schlegel, et surtout de J.-B. Carrère (5), auxquelles

---

(1) *Hist. nat. méd. et économ. des Solanum*, etc. Montpellier, 1813, in-4°, p. 70, 78 et 99.

(2) *Trait. philos. et expérim. de mat. méd.*, etc., p. 301.

(3) *Instituz. di mat. medic.* — On comprend que j'attache quelque intérêt aux résultats des expériences de Bruschi, et qu'il n'est pas indifférent pour moi que ces expériences aient été faites sur des lapins ou sur des chats. Au surplus, l'action physiologique de la douce-amère chez l'homme, et plus encore la constitution des malades chez lesquels cette plante m'a paru déployer le plus d'efficacité, me portent à croire qu'elle agit sur les animaux carnassiers comme sur les herbivores, mais vraisemblablement avec plus de violence sur ces derniers : c'est aussi ce qui paraît avoir lieu pour le soufre, le principal analogue de *Dulcam.*

(4) *Dissert. de dulcam.*, etc. Upsal., 1771, in-8°.

(5) *Traité des propriétés, usages et effets de la douce-amère, ou Solanum scandens, dans le traitement de plusieurs maladies, et surtout des maladies dartreuses*, in-8°, Paris, 1781, par Jos.-Barthél.-Franç. Carrère. — Cette intéressante

Hahnemann a emprunté une partie des symptômes qui composent la pathogénésie de la douce-amère.

Applications empiriques. — Comme la plupart des autres substances médicinales, la douce-amère ne fut d'abord employée qu'extérieurement. Ses feuilles, réputées calmantes, fondantes, détersives, etc., étaient appliquées, en forme de topique, sur la tête, dans la céphalalgie, sur les tumeurs des mamelles, sur les surfaces enflammées, érysipélateuses, sur les tumeurs hémorrhoïdales, les ulcères atoniques, etc. L'usage interne de cette plante ne paraît pas remonter au delà de Boerhaave. Au moins fut-ce lui et son école qui le mirent en vogue. Boerhaave recommande la douce-amère contre la *pneumonie*, la *pleurésie* et même la *phthisie*, pourvu toutefois que, dans cette dernière, les sueurs nocturnes ne soient point excessives (1) ; Linné, contre les *rhumatismes* de différentes espèces, le *scorbut*, l'*ictère*, les *douleurs ostéocopes,* la *suppression des règles ou des lochies ;* de Haën, contre les *spasmes* et les *convulsions,* bien que lui-même accuse ce médicament de donner lieu, dans certains cas, à de *semblables symptômes* (2) ; Sauvages, Razoux, et plusieurs autres, la préconisent contre la *leucorrhée* et la *syphilis constitutionnelle* (3). Mais « c'est surtout, disent MM. Mérat et Delens, contre les *dartres*, la *teigne*, les *croûtes de lait,* la *gourme,* la *gale chronique,* etc., qu'on fait le plus d'usage de la douce-amère ou dans les affections qui résultent de la rétropulsion de ces exanthèmes, tels que l'*asthme*, plusieurs *névroses*, des *épanchements séreux*, l'*ophthalmie*, l'*amaurose*, la *surdité,* etc.(4). »

« Un grand nombre d'observations de Carrère, de Razoux, de Bertrand de la Grésie et de plusieurs autres médecins, dit M. Guersant, ne laissent aucun doute sur l'efficacité de cet *excitant* dans plusieurs espèces de dartres avec atonie, etc. (5). » Le même au-

---

monographie, publiée d'abord (1780) sous un autre titre (*Mémoire sur la douce-amère*, etc.), et réimprimée deux fois depuis (1789 et an VII), a été traduite en allemand par Molinie, avec une préface, des notes et des additions par J.-C. Starke. Le dépouillement de cet ouvrage ainsi annoté a fourni à Hahnemann environ 60 symptômes des plus importants de *Dulcam.*

(1) Voy. Murray, *Appar. medic.*, t. I, p. 425.

(2) *Rat. medend.*, t. IV, p. 228.

(3) Voy. ancien *Journal de médecine*, t. XXII, p. 236 et suiv.

(4) *Dict. de mat. médicale*, t. VI, p. 412.

(5) *Dict. des sc. médic.*, t. X, p. 166.

leur ajoute un peu plus loin : « J'ai cru remarquer que plusieurs *dartres squammeuses ou croûteuses qui affectent une grande partie de la surface du corps* cèdent quelquefois assez facilement à l'usage de la douce-amère, tandis que de simples dartres furfuracées, isolées dans une portion du corps, résistent aux plus fortes doses de ce médicament. » Le docteur Chrichton, d'Édimbourg, considère la douce-amère comme le spécifique de la *lèpre*, et affirme avoir guéri, à l'aide seule de cette plante, vingt et un lépreux sur vingt-deux (1). Enfin, M. Gardner la croit surtout appropriée aux dermatoses qu'accompagne une vive irritation, telles que le *prurigo*, l'*ichthyose* et le *psoriasis* (2).

Ainsi donc l'efficacité de la douce-amère, sinon contre les dartres en général, du moins contre un assez grand nombre d'affections dartreuses, est un fait généralement accrédité parmi les médecins allopathes. Or, je leur demanderai comment ils concilient ce fait avec les symptômes cutanés que Carrère a précisément vus se produire, sous l'influence de la douce-amère, chez des malades jusqu'alors non dartreux, à savoir :

Violent prurit par tout le corps;

Taches rouges proéminentes, comme des piqûres de puces;

Taches rouges sur tout le corps;

Éruption dartreuse au dos des mains;

Éruption dartreuse aux grandes lèvres;

Croûtes dartreuses par tout le corps, etc. (3)?

Mais comme la douce-amère produit sur l'homme sain autre chose que des dartres, elle doit aussi guérir d'autres affections que les maladies cutanées. Et c'est là, en effet, ce qu'a depuis longtemps confirmé l'expérience de Hahnemann et de ses disciples.

« C'est surtout, disent MM. Mérat et Delens, contre les *dartres*, la *teigne*, les *croûtes de lait*, la *gourme*, la *gale chronique*, etc., qu'on fait le plus d'usage de la douce-amère, ou dans les affections qui résultent de la rétropulsion de ces exanthèmes, telles que l'*asthme*,

---

(1) *Journ. de méd. d'Édimbourg*, t. II, p. 65.

(2) *Bullet. des sc. médic.* de Férussac, t. XXXI, p. 439.

(3) *Ouvr. cit.* — Carrère n'est d'ailleurs pas le seul qui ait vu la douce-amère, lorsque l'usage en était prolongé outre mesure, déterminer ces *accidents :* Linné (*loc. cit.*), Starke (d'après Hahnemann), Schlegel (d'après M. Giacomini), etc., en ont également rapporté des exemples.

plusieurs *névroses*, des *épanchements séreux*, l'*ophthalmie*, l'*amaurose*, la *surdité*, etc. (1) »

Applications homœopathiques. — La douce-amère réussit particulièrement aux personnes blondes, à cheveux roux, à peau blanche
marquée d'éphélides (2), leucophlegmatiques, d'un naturel doux,
et disposées à contracter des affections catarrhales sous l'influence
d'un courant d'air ou d'une température froide et humide. Ce végétal paraît donc approprié aux maladies les plus communes parmi
les habitants des lieux (bas et humides, comme on l'a vu plus haut)
où il croît spontanément.

Suivant Hahnemann, la douce-amère s'est toujours montrée
efficace dans des cas où se rencontraient, entre autres, les symptômes suivants : « Térébration et ardeur au front ; sensation au
front comme s'il était comprimé par une planche ; ophthalmie scrofuleuse ; commencement d'amaurose ; croûtes de lait ; toux avec
enrouement ; catarrhe de vessie avec difficulté d'uriner ; sorte de
coqueluche après un refroidissement ; dartres humides suppurantes ; éruptions dartreuses, avec gonflements glandulaires, etc.
On la trouve spécifique, ajoute Hahnemann, dans quelques fièvres
épidémiques, ainsi que dans certaines maladies aiguës causées
par un refroidissement (3). »

La sécheresse de la peau, d'abord froide, puis ardente, est, dans
les maladies aiguës, dans les affections catarrhales, par exemple,
un des symptômes généraux qui indiquent l'emploi de la douce-
amère. Cette suppression de l'exhalation cutanée, analogue à celle
que pourrait produire un courant d'air froid est en effet un des symptômes primitifs de ce médicament. Ce symptôme, qui peut, dans
certains cas, subsister très longtemps, existe assez habituellement
chez les individus atteints d'asthme humide ou de très ancien
catarrhe pulmonaire, maladies contre lesquelles il n'est donc
pas étonnant que *Dulcam.* ait été trouvée efficace. Cependant
il n'est pas rare de voir cette substance réussir dans des cas de

---

(1) *Dict. univ. de mat. méd.*, t. VI, p. 412. — Voy., pour la pathogénésie de la
douce-amère, les *Maladies chroniques* de Hahnemann, t. II, p. 198.

(2) Matthiole rapporte que les femmes toscanes usaient jadis du suc de douce-
amère comme cosmétique pour effacer les taches du visage. (*Comment. de
Diosc.*).

(3) *Loc. cit.*

coryza, d'angine, de maux de ventre, de rhumatisme, etc., dans lesquels la sueur, effet secondaire et ordinairement assez tardif de *Dulcam.*, a succédé, au bout de peu de temps, à la sécheresse de la peau. Le choix du médicament, dans les cas de ce genre, heureusement assez rares, est nécessairement très incertain : les plus habiles praticiens seront les premiers à en convenir. Notons d'ailleurs que *Pulsat.* ou *Chelid. maj.*, prescrits là où aurait fallu donner *Dulcam.*, n'ont ordinairement d'autre inconvénient que de laisser les choses dans leur état. Au moins ne m'est-il jamais arrivé de constater la plus légère aggravation à la suite d'une méprise de cette espèce.

Quant aux dartres que guérit la douce-amère, elles sont *humides*, ainsi que nous l'enseigne Hahnemann, parce qu'en effet cette *humidité maladive* de la peau constitue un des principaux symptômes secondaires de ce médicament. Et voilà justement pourquoi la douce-amère ne réussit presque jamais dans l'*herpès furfuracé*, le *pityriasis*, etc., passés à l'état chronique, si légères que soient ces maladies.

Les dartres que produit, et que par conséquent guérit la douce-amère, se montrent principalement au front, aux joues, à la lèvre supérieure, au menton, aux seins, aux grandes lèvres, à la partie interne et supérieure de la cuisse (où je les ai vues former une tache pourprée), ayant deux fois la largeur de la main, et tout à fait semblable à un *nœvus* humide, enfin aux plis des bras, au dos des mains et aux jambes. Tantôt elles apparaissent sous forme de pustules, qui ne tardent pas à se couvrir d'une croûte jaunâtre (comme dans la croûte de lait) ; tantôt elles consistent en simples taches d'un rouge brun, à la surface desquelles s'opère une exsudation visqueuse plus ou moins abondante et d'une odeur nauséeuse.

Si cette exsudation s'effectue avec lenteur sur des points isolés, soit au visage, soit aux mains, il en résulte des *verrues* que la douce-amère guérit souvent en effet, surtout chez les sujets blonds, lymphatiques et à peau habituellement sèche.

Il existe entre l'action de ce médicament et celle du soufre une sorte d'antagonisme que j'ai plusieurs fois constaté, en essayant de les prescrire, à tour de rôle, chez un même individu. J'ai toujours alors observé que, dans les cas où la douce-amère produisait une amélioration marquée, dans les maladies de la peau par exemple, le soufre, au contraire, déterminait de l'aggravation, provoquait du prurit, etc. Ceci nous explique comment on a quelquefois remédié aux accidents produits par l'abus du soufre, à l'aide de *Dulcàm.* Cependant je n'oserais pas affirmer que *Sulf.* soit l'antidote de celle-là ; car il m'a semblé que, pris après elle, il manifestait *immédiatement* sa présence dans l'économie par les symptômes qui lui sont propres, cè qui ne serait pas arrivé s'il eût d'abord agi en neutralisant la douce-amère. *Camph.*, lorsque cette dernière a causé de la céphalalgie, et *Capsic.*, lorsque son action a surtout porté sur les voies aériennes, sont les deux médicaments (le dernier surtout) que je considère comme ses véritables antidotes.

GROUPE XI.

TYPE : CHELIDONIUM MAJUS. — **ANALOGUES :** CAPSICUM ANNUUM — VIOLA ODORATA — HEPAR SULPHURIS — CORALLIA RUBRA — ALLIUM SATIVUM — CANNABIS INDICA — DULCAMARA — CINA — BRYONIA ALBA — PULSATILLA — SILICEA.

La formation de ce groupe repose sur des données tellement incomplètes, que je ne saurais le considérer comme définitif. J'ai la conviction néanmoins que, quels que soient les remaniements qu'on lui fasse subir, *Chelidonium majus* en devra rester le type, et que *Capsicum* et *Viola* lui resteront annexés comme analogues. Il ne sera donc ici question que de ces trois médicaments, qu'il m'est trop souvent arrivé d'alterner avec succès dans une même maladie, pour n'être point certain des rapports qu'ils ont entre eux.

Quant aux maladies nominales auxquelles ils correspondent, je ne puis guère jusqu'à présent que mentionner les suivantes :

Ophthalmie — amaurose — taies de la cornée — angine spasmodique (coqueluche endémique, et dans certains cas épidémique) — pneumonie (à son début) — phthisie pulmonaire — hépatite aiguë.

Chelidonium majus. *Grande chélidoine*, Χελιδόνιον μέγα des Grecs, *Eclaire*. — Plante herbacée, vivace, indigène, type du genre *Chelidonium*, de la famille des Papavéracées, de la polyandrie monogynie.

La grande chélidoine, dont la tige, rameuse, glabre ou légèrement velue, atteint de 40 à 50 centimètres de hauteur, croît de préférence dans les terrains humides, montueux et couverts, dans les décombres ombragés, sur les vieux murs, etc., se reconnaît à ses feuilles ailées, profondément incisées, d'un vert tendre en dessus, glauques en dessous, à ses fleurs d'un jaune éclatant, axillaires ou terminales, pédonculées et disposées en ombelles. Les fruits de cette plante sont de petites siliques, minces, allongées, polypétales et uniloculaires. Enfin, sa racine est d'un brun rougeâtre qui passe au noir par la dessiccation.

Ce qui distingue particulièrement la grande chélidoine de toutes les autres plantes de nos contrées est le suc d'un jaune vif, un peu visqueux, amer, âcre et même caustique qui abonde dans toutes ses parties et s'en écoule à la moindre déchirure. Exposé à l'air, ce suc s'épaissit, en passant du jaune clair à l'orangé, puis définitivement au brun, et dans ce dernier état cesse presque entièrement d'être soluble dans l'eau (1). Or, c'est exactement là le genre de modifications successives que subit, lorsqu'on l'abandonne à l'air, le suc du *Stalagmitis guttifera*, autrement dit la gomme-gutte. Mais il paraîtrait même que là ne se borne point l'analogie qui existe entre ces deux sucs végétaux, attendu que plusieurs chimistes, et notamment M. Thomson, affirment avoir découvert de la gomme-gutte dans celui de la chélidoine (2). Rien donc dès lors de surprenant qu'on ait trouvé des propriétés purgatives et même drastiques aux feuilles et aux tiges de cette dernière, et que quelques allopathes aient proposé de la substituer comme *hydragogue* à la gomme-gutte exotique (3).

Applications empiriques. — Le suc frais de la chélidoine était, au temps des Grecs, recommandé extérieurement dans quelques maladies des yeux. «Appliqué avec précaution, dit Biett, il a pu sans doute dissiper quelques taies légères ou borner le progrès du ptérygion; mais il faut plus que douter des bons effets que lui at-

(1) Biett, *Dict. des sc. méd.*, t. V, p. 18.
(2) *Botan. du drog.*, p. 286.
(3) Mérat et Delens, *Dict. univ. de mat. méd.*, t. II, p. 220.

tribue Fabrice de Hilden dans la cataracte commençante (1). »
Notons en passant, que ce n'est pas seulement Fabrice de Hilden,
comme le dit Biett, qui a constaté les bons effets de la chélidoine
dans la cataracte commençante. Un médecin allemand du dernier
siècle, Schallern, a rapporté dans sa thèse inaugurale (2) plusieurs
observations curieuses à l'appui de cette indication. Le même praticien cite, en outre, plusieurs cas d'*amauroses* améliorées et même
guéries par l'usage externe du médicament qui nous occupe.
Enfin, Blankard mentionne des faits du même genre, et affirme
particulièrement avoir vu des *taies de la cornée* dissipées par l'introduction dans l'œil de la poudre sèche de chélidoine (3). Quoi
qu'il en soit, Biett ajoute : « On a vu de *vieux ulcères chroniques*,
qui avaient résisté à tous les moyens, guéris par l'application du
suc de la chélidoiné ou par des lotions fréquentes faites avec une
forte décoction de sa racine, etc., etc. Enfin, je ne parlerai pas
de l'usage si connu du suc de cette plante pour détruire les excroissances cutanées, connues sous le nom de *verrues*, etc. » Mais en
quoi donc, je le demande, serait-il surprenant que cette substance
âcre, irritante, caustique (ce sont les expressions de Biett), ce qui
ne l'empêche pas, au reste, du propre aveu de cet auteur, de guérir
des taies, de borner le ptérygion et de déterminer la cicatrisation
d'ulcères invétérés, se fût aussi montrée capable de dissiper la cataracte naissante? Un des grands torts des médecins allopathes est
de rejeter comme controuvés et faux tous les faits qui ne s'accordent point avec leurs théories et leurs préjugés.

L'usage interne de la grande chélidoine paraît, tout aussi
bien que ses applications extérieures, remonter à la plus haute
antiquité. Galien et Dioscoride (4) recommandaient dans l'*ictère*
la décoction vineuse de cette plante. N'était-ce là, comme
on l'a dit, qu'une simple *signature?* Au moins est-il certain
que Forestus, Lentilius, Lange et Sennert, cités par Murray (5),
déclarent avoir répété avec succès les expériences de ces deux
médecins célèbres, déjà confirmées d'ailleurs par Lazare Ri-

(1) *Loc. cit.*

(2) *Dissertat. qua Chelid. maj. virt. medic. novis observat. firmatur.*
Erlangæ, 1790, in-4°.

(3) *Collect. medic. phys.*, etc., CVI, observ. 18.

(4) *Mat. méd.*, lib. II, c. 211.

(5) *Appar. med.*, t. II, p. 301.

vière, dont le nom est à mes yeux d'une grande autorité.
Schallern rapporte également deux observations d'ictère guéri par
l'usage interne de la chélidoine (1). Creuzbaner lui attribue le pouvoir de dissoudre les calculs biliaires (2). Gilibert et feu Racamier
ont en à se louer de l'usage de la chélidoine, non seulement dans
l'ictère, mais encore dans les *engorgements indolents du foie et de la
rate, accompagnés ou non* de *fièvre intermittente*. Lange a vu l'emploi de ce médicament réussir dans le *catarrhe pulmonaire* et dans
la *chlorose* (3), Lisdenfrort dans la *carie* (4). D'après une observation consignée dans les *Ephémérides des curieux de la nature* (5),
la chélidoine ne serait pas sans efficacité dans certaines *affections
cancéreuses*. Murray mentionne, sans paraître d'ailleurs y ajouter
foi, quelques cas d'*hydropisie* (consécutive à l'abus des spiritueux),
de *goutte* et de *gravelle* guéries ou soulagées par le même médicament (6). « On a accordé à la chélidoine, disent MM. Mérat et
Delens, une propriété qui semble positive, c'est d'être un bon anti-
scrofuleux. Il paraît qu'il agit sur la lymphe d'une manière non
équivoque, etc. (7). » Et à l'appui de cette assertion ces auteurs
rapportent des observations empruntées tant au *Journal d'Hufeland* (1813) qu'au *Journal général de médecine* (t. XXVI), qui prouvent, en effet, que prise intérieurement, la chélidoine aurait guéri
des *affections glanduleuses*, des *ophthalmies chroniques*, d'*anciens
ulcères au cou*, etc.; faits qui confirment une des allégations de feu
Biett que nous avons déjà mentionnée. Enfin, quelques médecins
allemands de notre époque ont vanté comme *antisyphilitique* la
plante qui nous occupe, dont plus récemment encore un médecin
de Paris, M. le docteur Boniface, s'est fait une sorte de panacée,
ou, si l'on veut, de spécifique, contre la *phthisie pulmonaire ;* et ce
que je puis personnellement affirmer, c'est qu'il obtient au moins
quelquefois de cette méthode, assurément beaucoup trop exclusive,
d'incontestables succès.

(1) *Dissert. cit.*
(2) *Dissert. inaug. medic. de rad. chelid. maj. ad solvendos pellendosque
cholelitos efficacia*, etc., Argentorati, 1785, in-4°.
(3) *De remediis domesticis*, p. 123 et 124.
(4) *Notes manuscrites* communiquées par M. Petroz.
(5) T. V, p. 59.
(6) *Loc. cit.*
(7) *Loc. cit.*

Applications homœopathiques. — Il existe dans la *Matière médicale pure* de Hahnemann (t. II, p. 117) une pathogénésie, mais
très incomplète, de *Chelid. maj.* J'ai fait moi-même sur ce médicament quelques expériences, dont les résultats, sans être significatifs, me paraissent cependant dignes d'être publiés à titre de
documents qui pourront être utilisés par la suite. J'ai essayé de
suivre dans ces expériences la méthode indiquée dans l'*Introduction* de cet ouvrage, circonstance qui peut leur donner au moins
l'intérêt de la nouveauté. Une solution de globules à la sixième dilution (environ un globule par cuillerée d'eau) a été prise, d'abord
une cuillerée le matin, pendant deux ou trois jours, puis à doses
plus fréquemment répétées par les divers expérimentateurs dont
voici, rédigées par eux-mêmes, les observations respectives.

Première observation. — M. A..., trente-sept ans, de haute taille, peu d'embonpoint, visage pâle, fatigué; cheveux bruns; nerveux, irritable; sujet aux
douleurs musculaires, aux irritations intestinales et aux leucophlegmasies;
habituellement très sensible à l'action médicamenteuse.

Premier jour. — Dix minutes après l'ingestion de la première
dose du médicament, émission très abondante d'une urine jaune
et mousseuse comme de la bière.

Au bout d'une demi-heure : Douleur sourde, profonde, des deux
côtés de la région lombaire, correspondant aux reins.

Au bout d'une heure : Douleur à l'épaule droite comme à la suite
d'un refroidissement.

— Mal de gorge comme si l'on s'était refroidi.

— Pression sur le rectum; besoin (inaccoutumé à cette heure
d'aller à la garderobe, et en même temps grand appétit.

Au bout de trois heures : Prurit aux yeux; larmoiement à l'air
et oppression de la poitrine, en marchant.

Au bout de quatre heures : Nouvelle émission d'urine spumeuse.

— Douleur névralgique sur le sourcil gauche.

— Tremblement de la tête et des mains.

— Tension dans le ventre, des deux côtés également, dans les
fosses iliaques; prurit aux hanches comme si la sueur allait y survenir (en marchant), nonobstant une température assez fraîche.

Au bout de neuf heures : Douleur brûlante au bout du coude
gauche; engourdissement des deux mains.

Vers les deux heures de l'après-midi, c'est-à-dire environ six heures après la première dose : Sorte d'engourdissement général, avec somnolence ; aversion insurmontable pour le mouvement ; confusion des idées comme pendant un demi-sommeil, sans frisson ni augmentation de la chaleur à la peau, ni aucune autre sensation désagréable. Cet état se dissipe naturellement vers les trois heures, et ne laisse après lui d'autre symptôme que la douleur sourde de la région lombaire, qui persiste jusqu'à la nuit ; du larmoiement à l'air sans autre sensation dans les yeux ; enfin, mais seulement de temps en temps, du prurit et une légère cuisson à l'orifice de l'urètre, comme si l'on avait sans cesse besoin d'uriner, ce qui cependant n'est pas.

Première nuit. — Le soir au lit avant de s'endormir : Battements isochrones au pouls dans les deux tempes, et en même temps sensation comme si le sang se portait violemment à la gorge et au sommet de la poitrine ; quelques battements sourds à ces parties, suivis de quelques tranchées dans le bas-ventre ; sommeil plus prompt et plus calme que d'habitude (effet curatif ?).

Deuxième jour. — Sensations très vagues ; l'urine a perdu son abondance de la veille, a repris sa couleur normale et n'est plus écumeuse.

Plusieurs petites selles grêles dans le courant de la journée, précédées et non suivies de faibles tranchées.

Légère irritation à la gorge, qui ne se fait pas sentir pendant la déglutition.

Petites quintes de toux, rares, plutôt dans la chambre qu'à l'air libre, avec spasme de la glotte pendant l'expiration.

Douleur brûlante, persistante, sur un point de la peau, à gauche du sternum, à quatre travers de doigt au-dessous de la clavicule : il semble (quant à la nature de la douleur, car il n'existe pas la moindre rougeur) que dans cette place (de la largeur au plus d'une pièce d'un franc) la peau ait été comme brûlée comme par le frottement rapide d'une étoffe de laine.

Vers les deux heures de l'après-midi : Nouvel accès de somnolence, mais plus court et moins intense que celui de la veille.

Toute la journée : Grand calme d'esprit et même gaieté, *malgré des préoccupations désagréables* (effet curatif ?).

Le soir, au lit, pendant quelques instants : Douleur pressive dans les dents supérieures du côté droit.

Troisième jour.—Le matin en s'éveillant : Les yeux sont gonflés ;

les paupières agglutinées par de la chassie desséchée ; la langue continue à être naturelle ; urine complétement normale ; douleur rhumatismale ou contusive (légère) à la nuque, à la partie antérieure du cou, dans les épaules et les bras ; çà et là quelques boutons rouges, indolents sur ces parties ; le pouls est plus large, plus plein, mais non plus fréquent que d'habitude ; remarquable sérénité d'âme.

Vers le milieu de la journée : Une tache rouge comme herpétique apparaît à la région sternale, là où il n'existait la veille qu'une douleur brûlante, qui a d'ailleurs augmenté d'intensité sans changer de caractère ; un peu plus tard des sensations de même nature, mais sans rougeur encore, se manifestent à différents points très circonscrits de la peau des épaules, du tronc et des bras (symptômes incommodes qui persistèrent les jours suivants, et ne cessèrent qu'à la fin de l'expérience).

Somnolence, comme la veille et l'avant-veille vers les deux heures de l'après-midi.

Deux selles, de couleur claire, rubanées, sans coliques et à des heures inaccoutumées.

Un petit bouton indolent dans l'épaisseur de la lèvre inférieure.

Vers le soir : Légère irritation à la gorge et un peu de grattement au larynx provoquant quelques rares accès de toux.

Élancement pressif à la tempe droite (au lit) qui cesse en se couchant sur la partie entreprise, reparaît aussitôt qu'on se couche sur l'autre côté, et disparaît définitivement au bout d'une demi-heure

Nuit parfaitement calme ; sommeil profond et sans rêves.

Quatrième jour. — La gorge est entreprise le matin ; ronflement involontaire (étant éveillé) ; il semble que le voile du palais tombe dans la gorge ; toux sèche et rare ; peau sèche et comme meurtrie sur toute la poitrine et au cou.

Vers une heure et demie de l'après-midi : *Douleur gravative, profonde, dans tout le côté droit de la poitrine et dans l'épaule correspondante, sans toux, mais avec gêne de la respiration. Cette douleur, qui s'accompagne par moments de battements sourds dans la poitrine, ne permet point les respirations profondes ; le mouvement du bras ne l'augmente pas sensiblement. Elle se fait surtout sentir à l'aisselle et sous l'omoplate ; sorte d'engourdissement des muscles à la région du foie et à tout le côté droit du cou, du visage et de la tête ; appréhension d'une pneumonie imminente ; grande anxiété ; besoin continuel de se mouvoir et de changer de place*. Cet état pénible dure une heure et diminue peu à peu.

Une garderobe naturelle vers les trois heures.

Vers les quatre heures et demie, pesanteur au front.

Le soir, à six heures et demie, immédiatement après avoir dîné (de bon appétit), quelques vertiges ; puis : recrudescence des symptômes de la poitrine ; forte dyspnée, sans frisson ni accélération du pouls, qui est seulement plus plein que d'habitude ; anxiété et tremblement des membres.

Nuit très calme.

Sixième jour. — Peu de sensations nouvelles ; léger accès de dyspnée vers les deux heures ; taches rouges arrondies, larges comme des pièces de cinquante centimes et accompagnées de douleur brûlante, à la face palmaire des avant-bras.

Absence de garderobe.

Larmoiement à l'air sans autre sensation.

Nuit très calme.

Septième jour. — Irritation dans la gorge en s'éveillant ; toux creuse (et rare) ; accablement ; diminution de l'appétit.

Douleur intolérable dans les talons comme si ces organes avaient été meurtris par des chaussures trop courtes et trop étroites (1) ; boutons rouges, indolents, çà et là sur les cuisses et les fesses. Les autres symptômes cutanés sont de plus en plus insupportables.

A une heure après-midi : La poitrine est de nouveau entreprise ; douleur d'abcès profond dans le côté droit ; pulsations isochrones au pouls sous le haut du sternum ; respiration gênée comme par une masse étrangère qui obstruerait les bronches ; peau sèche sans augmentation de chaleur ; pouls à 85 ; pas de toux ; moins d'anxiété que la veille, mais plus d'accablement.

La région du foie est légèrement douloureuse à la pression.

Douleur engourdissante à la hanche droite et au genou du même côté.

A partir de cette époque, l'expérience ayant été accidentellement suspendue pendant quelques jours, ne fut reprise que très irrégulièrement, et ne donna lieu qu'à de très vagues résultats. Les symptômes précédemment rapportés disparurent presque immédiatement.

(1) Ce symptôme s'était déjà manifesté, mais d'une manière très obscure, pendant les trois ou quatre jours précédents.

Tout le temps que dura cette expérience, le moral, à cela près des instants où se manifestaient les symptômes de la poitrine, resta calme et serein. L'appétit ne fut pas sensiblement altéré, excepté peut-être pendant les deux ou trois derniers jours où il diminua un peu. Enfin il n'y eut ni sueur insolite, ni fièvre à pro-prement parler. On put néanmoins constater, du quatrième au cinquième jour, une légère augmentation (permanente) de la fréquence du pouls, de la fatigue dans les membres et un peu d'accablement.

Deuxième observation. — Madame A..., vingt-sept ans, tempérament sanguin, constitution délicate et sensible à toutes les impressions; disposition aux congestions sanguines et à l'inflammation des muqueuses; humeur vive et enjouée, extrême sensibilité à l'action médicamenteuse.

Premier jour. — *Huit heures du matin* (un quart d'heure après l'ingestion de la première dose). — Douleur pressive, vague dans l'épaule droite.

— Émission extraordinairement abondante d'une urine blanchâtre et mousseuse.

Huit heures et demie.—Douleur sourde, par moments pulsative, dans les reins.

Pression douloureuse à la partie externe de l'articulation tibio-tarsienne (immédiatement au-dessous de la malléole, du côté droit.)

Douleur de même nature dans le talon droit, qui rend la marche très pénible. Il semble que cette partie ait été meurtrie par une chaussure trop dure ou trop serrée; mais on se déchausse entière-ment sans que le moindre soulagement en résulte.

Onze heures. — Mal à la gorge, comme à la suite d'un refroidis-sement; nouvelle émission d'urine mousseuse.

Vers deux heures de l'après-midi. — *Somnolence si prononcée, même en marchant à l'air libre, qu'il semble qu'on va s'endormir dans la rue :* cet état dure environ une demi-heure.

Quatre heures et demie. — Pesanteur au front.

Cinq heures.—En dînant, répugnance insolite et très marquée pour les choses froides : malgré de la soif (d'ailleurs modérée), on s'abstient de boire pour cette raison.

Après dîner.—Douleur de luxation dans la hanche gauche, qui permet à peine de marcher.

La douleur de l'articulation tibio-tarsienne prend également le caractère de celles qu'occasionnent les luxations ou les entorses.

Vers les huit heures, en marchant, la douleur de la hanche s'étend jusqu'au genou, qu'elle envahit de telle sorte que tout le membre semble disloqué.

Pendant toute cette première journée, on ne constate aucune altération ni de l'appétit, ni du goût ; absence de garderobes ; rien de particulier à noter touchant les fonctions de la peau et l'appareil vasculaire ; *sérénité d'âme extraordinaire*.

Légère oppression de la poitrine, le soir au lit ; l'irritation de la gorge persiste ; quelques mouvements spasmodiques singuliers dans la glotte, sans toux, avant de s'endormir ; nuit calme ; absence de rêves.

Deuxième jour. — Mal à la gorge en s'éveillant ; lassitude dans les membres ; langue un peu blanche ; *peu d'appétit ;* légère somnolence vers les deux heures de l'après-midi ; une garderobe demi-liquide vers le milieu de la journée ; léger prurit à la vulve ; un peu d'oppression et de toux grasse vers les six heures ; persistance de la douleur de luxation dans le genou, et surtout dans le pied ; pouls et peau naturels ; humeur maussade.

Troisième jour. — Mal de gorge plus intense que la veille, sans enchifrènement et avec toux rare ; langue chargée ; peu d'appétit ; douleur obscure, ou plutôt sorte d'engourdissement *dans tout le côté droit de la poitrine ;* une tache rouge, plane, très peu apparente, avec prurit brûlant entre les seins.

Embarras dans la poitrine, qui gêne la respiration, une heure et demie à deux heures, sans altération du pouls.

Apathie tout le reste du jour ; le soir, à dîner, tous les aliments semblent de mauvais goût.

Nuit moins calme que la précédente ; un peu de chaleur sèche à la peau.

Quatrième jour. — Le matin, en s'éveillant, vue trouble comme à travers un brouillard, surtout de l'œil droit ; vive douleur névralgique à la tempe droite (avant d'avoir pris la potion) ; deux garderobes insuffisantes et d'un moule ténu dans le courant de la journée.

Un voyage imprévu interrompit cette expérience à l'instant où elle commençait à présenter un incontestable intérêt.

TROISIÈME OBSERVATION. — Mademoiselle R..., dix ans, cheveux roux, peau blanche, plutôt sèche que moite, marquée d'éphélides ; humeur douce, sans apathie ; très sensible aux médicaments (tout au moins dans toutes ses maladies).

Dès les premières doses du médicament, une chaleur âcre se manifeste à la peau, le pouls devient fébrile ; langue blanche et chargée ; vertiges en s'asseyant dans son lit ; afflux du sang à la tête, à la gorge et au sommet de la poitrine ; toux violente et légèrement spasmodique comme au début de la coqueluche ; pulsations sourdes à la base du poumon droit et au foie ; pouls à 90 dans la soirée ; sueur pendant la nuit. — La mère de l'enfant s'effraie et l'expérience est abandonnée.

QUATRIÈME OBSERVATION. — Madame X..., trente-deux ans, lymphatique, peau blanche et fine ; peu sensible aux médicaments.

Cette dame, qui voulut bien expérimenter la chélidoine conformément à mes indications, n'en éprouva, me dit-elle, que les symptômes suivants :

Excessive et continuelle apathie ; sorte d'horreur du mouvement, mais sans aucune altération d'humeur ; douleur névralgique au-dessus de l'œil droit, surtout le soir en lisant à la lumière artificielle ; sorte de papillotage devant cet œil, qui permet à peine de lire ; *gêne de la respiration*, *principalement en marchant*, *sans toux ;* pouls sensiblement plus fréquent que d'habitude (petit et dépressible) ; peau fraîche et sèche.

Évidemment les observations qu'on vient de lire ne sont ni assez nombreuses, ni surtout assez complètes, pour qu'il soit possible d'en déduire l'image synthétique de la maladie de la chélidoine. Je suis néanmoins porté à croire qu'elles renferment, mais très vaguement esquissés, les traits les plus saillants de cette maladie que, jusqu'à plus amples renseignements, je résumerais ainsi :

1° Surexcitation immédiate des organes sécréteurs de l'urine, sans augmentation marquée de la fréquence du pouls.

2° Rétablissement, dès le deuxième jour, de l'aspect et de la quantité naturels de l'urine.

3° Angine, avec gonflement de la muqueuse pharyngienne, non

précédée de coryza ; peu de toux ou toux grasse de prime abord ; toux spasmodique (*observ.* 1 et 2).

4° Accès de somnolence, sans autre sensation désagréable, se manifestant périodiquement vers une heure et demie ou deux heures de l'après-midi (*observ.* 1 et 2), et se transformant les jours suivants (*observ.* 1) en accès d'asthme, avec sensation d'un violent engouement du poumon droit, et en même temps du foie, pulsations sourdes dans la poitrine, angoisses, etc.

5° Catarrhe aigu des bronches, de prime abord (*observ.* 3), avec douleur gravative au sommet de la poitrine ; langue chargée, pouls fréquent, légers vertiges ; peau chaude et sèche d'abord, baignée de sueur ensuite.

6° Malaise obscur dans la poitrine (*observ.* 4), gêne de la respiration en marchant, pouls petit et continuellement fréquent, accablement, frilosité sans frisson, apathie extrême, horreur du mouvement, etc.

7° Éruption (*observ.* 1 et 2) de taches rouges, planes, un peu rugueuses, sèches (dans le principe, mais qui vraisemblablement eussent suinté dans la suite), précédées et accompagnées d'une douleur de brûlure à la région sternale, sur d'autres places de la poitrine et sur les bras.

8° Légers vertiges vers le soir, mais le troisième jour seulement, et dans un seul cas (*observ.* 2).

9° Douleur névralgique à la tempe droite ou au sourcil droit (*observ.* 2 et 4).

10° Trouble amaurotique de l'œil droit (*observ.* 4).

11° Douleur de luxation dans la hanche gauche (*observ.* 2), de luxation et de meurtrissure dans le genou, dans l'articulation tibio-tarsienne (*observ.* 2), et enfin (symptôme très prononcé) dans le talon droit (*observ.* 1 et 2).

12° Léger prurit à la vulve ; symptôme éphémère, le troisième jour (*observ.* 2).

13° Remarquable sérénité d'âme pendant deux ou trois jours (*observ.* 1 et 3), finissant pourtant par faire place à la mauvaise humeur (*observ.* 2).

14° Troubles mal accusés du côté des voies digestives ; en général, nuits bonnes et sommeil très calme.

Tel est donc, à peine ébauché, le tableau des effets purs de la chélidoine. Mais, tel qu'il est, ne suffit-il point déjà pour expliquer comment on a pu voir ce médicament réussir dans certains cas d'*angine*, de *catarrhe pulmonaire*, d'*hépatite*, de *fièvres intermittentes*, d'*ophthalmie*, d'*amaurose*, etc.? J'ai pour mon compte, et en me basant sur des faits cliniques bien observés, recommandé particulièrement la chélidoine au début de la coqueluche et de la pneumonie, principalement chez les enfants, et mieux peut-être encore chez les petites filles blondes, pâles, et d'un caractère doux, avec de l'anxiété, un pouls fébrile et des symptômes prononcés du côté des voies aériennes; la peau restait sèche, et enfin la toux était, dès le début de la maladie, longtemps grasse, avec un caractère spasmodique plus ou moins marqué. J'ai, depuis, employé avec succès la même substance contre une sorte de dartres se manifestant sur le dos et la partie antérieure de la poitrine, et dont l'apparition avait été précédée de toux pendant quelques jours. Je suis, au reste, convaincu que les applications de la chélidoine sont susceptibles de prendre, par la suite, une extension considérable. Le camphre est l'antidote de ce médicament.

Capsicum annuum. *Poivre long*, *Poivre d'Espagne*, *Piment*. — Espèce du genre *Capsicum*, de la famille des Solanées, originaire de l'Inde, connue déjà des Romains au temps de Pline, puisque ce naturaliste en fait mention, et aujourd'hui, de tout le monde.

Le piment, dont on abuse prodigieusement en Angleterre, en Amérique, aux Antilles, et même en France, est, comme chacun le sait, un condiment dont la saveur brûlante, je dirais presque corrosive, ne manque cependant pas d'un certain agrément. Il passe dans le vulgaire, et parmi les médecins allopathes, pour exciter l'appétit, de telle sorte qu'il se trouve naturellement indiqué toutes les fois que l'appétit vient à faire défaut !

Applications empiriques. — Elles se réduisent à très peu de chose, et méritent à peine d'être citées. Le suc du piment (de même que celui de la chélidoine), étendu d'eau, paraît avoir été employé avec un certain succès, extérieurement et sous forme de collyre, dans quelques *ophthalmies chroniques* (1). Chapmann prétend avoir retiré les plus grands avantages de la même substance prise intérieurement dans l'*angine tonsillaire*, et même dans l'*an-*

(1) Coxe, *Americ. disp.*, p. 156.

gine maligne (1), ce qui n'est nullement invraisemblable. Enfin, Wright aurait guéri, à l'aide du poivre d'Espagne, des *hydropisies passives*, et Bergius d'*anciennes fièvres intermittentes*, que d'ailleurs il ne décrit point. Mais ce qu'il est bon d'observer, c'est que, dans la plupart des cas dont il s'agit, le piment n'a pas été donné seul, mais associé à diverses autres substances médicamenteuses, telles que le fer, le quinquina, les baies de laurier, etc.

Applications homœopathiques. — Suivant Hahnemann, les personnes dont la fibre est rigide seraient, moins que d'autres, susceptibles d'être guéries par ce médicament.

Les médecins homœopathes, qui sont loin encore d'avoir tiré du piment tout le parti possible, ne l'ont guère employé jusqu'à présent que dans certains cas de *fièvres intermittentes* rebelles au quinquina, ou même dues à l'abus de cette substance, de *pyrosis*, de *dyssenterie*, de *dysurie*, de *gonorrhée* et d'*impuissance*. Quant à moi, l'expérience m'a prouvé que les maladies dans lesquelles on a le plus de chance de trouver *Caps.* efficace sont celles qui, par leur nature et leurs symptômes, touchent de très près à celles que guérit *Chelid. maj.* Tels sont : la *coqueluche* à son état, c'est-à-dire lorsque la toux conserve encore son caractère spasmodique, et surtout lorsqu'elle est plus fréquente le jour que la nuit ; l'*asthme périodique* (chez des sujets blonds et sanguins) ; le *catarrhe chronique des bronches*, avec toux spasmodique, expectoration filante, absence de fièvre et de céphalalgie, et maux de reins habituels. Plusieurs fois, en pareils cas, le poivre long m'a réussi lorsque *Silic.* avait échoué ou avait causé du mal de tête.

Viola odorata. *Violette.* — Espèce du genre *Viola*, placé par de Jussieu dans la famille des Cystées, et dont on a fait depuis le type d'une famille nouvelle, les Violariées.

Cette jolie plante est trop connue pour que je m'arrête à la décrire. Son histoire médicinale offre peu d'intérêt. Sa racine est un *vomitif* et un *laxatif doux* ; l'infusion de ses fleurs est un *calmant*, un *pectoral*, un *béchique*, etc. Voilà tout ce qu'on trouve dans les auteurs.

M. Stapf a publié, dans ses *Archives*, une pathogénésie extrêmement incomplète de la violette, dont on peut lire le résumé dans

(1) *Bull. des sc. méd.* de Férussac, t. XI, p. 302.

le *Manuel* de M. Jahr. J'ai fait moi-même sur ce médicament un petit nombre d'expériences que je me réserve de faire connaître lorsque je les aurai complétées, mais qui ont suffi, si restreintes qu'elles fussent, pour me faire au moins entrevoir entre l'action de *Viol. od.*, et celle de *Chelid. maj.* et de *Caps.*, une analogie marquée.

La violette est d'ailleurs un médicament dont je me sers fréquemment dans ma pratique. Et voici, à cet égard, le résultat sommaire de mes observations :

La violette convient particulièrement aux personnes lymphatico-nerveuses, d'un caractère doux, ayant habituellement la peau sèche et fraîche. Les cas pathologiques où j'ai eu surtout à me louer de son emploi sont les suivants.

1° *Enrouement*, suivi et non précédé de coryza, avec toux rare; légère dyspnée et absence de moiteur à la peau, sans autre symptôme appréciable (pour être resté à lire plusieurs heures de suite dans une pièce froide, en automne). 2° *Dyspnée*, sans toux, *plus forte le jour que la nuit*, avec peau sèche, ballonnement du ventre, selles naturelles, absence de céphalalgie, léger tremblement des membres supérieurs; symptômes existant depuis trois ou quatre jours, sans cause connue (chez une jeune femme hystérique). 3° *Dyspnée* jour et nuit, mais *plus forte le jour*, avec toux rare, non précisément sèche, mais accompagnée de très peu d'expectoration (chez une femme enceinte, âgée de vingt-neuf ans, blonde, à peau blanche et sèche, frêle, d'humeur très douce, et probablement tuberculeuse). 4° *Toux violente*, existant depuis trois semaines, revenant par longues quintes assez semblables à des quintes de coqueluche, c'est-à-dire avec expiration spasmodique *le jour et non la nuit*, avec expectoration abondante de mucosités gélatineuses, claires et filantes; dyspnée, disposition frileuse, apathie, humeur mélancolique (chez une dame de vingt-sept ans, pâle, élancée, impressionnable, et en même temps d'un caractère très doux). La toux changea de nature dès les premières doses du médicament; elle cessa d'être spasmodique. La dyspnée disparut, et *Coral. rub.* acheva la guérison. 5° *Forte dyspnée*, avec toux catarrhale peu fréquente, et même absence de toux pendant des journées entières, *existant le jour et la nuit*, depuis une semaine, avec augmentation marquée chaque après-midi et paroxysmes irréguliers, sans fièvre ni chaleur à la peau (chez une jeune fille blonde, de caractère doux, dont le poumon droit était farci de tubercules crus, et dont la mère était morte phthisique). 6° *Coqueluche* chez plusieurs petites filles frêles, nerveuses, amaigries, traitées depuis plusieurs mois par l'allopathie. 7° *Rougeole* dès le moment de l'invasion (dans des cas où la toux avait un caractère spasmodique très prononcé). 8° Enfin, *rougeole* à marche irrégulière (chez une petite fille de quatre ans, frêle, élancée, d'une intelligence presque prodigieuse pour son âge, et dont la mère est morte phthisique). Ce cas était grave. L'éruption, après s'être montrée au visage et aux bras, avait subitement disparu. *Pulsot.*, *Bryon.*, puis *Sulph.*, n'avaient pu la rappeler. La toux était continuelle, sèche, criarde et d'une grande violence, la dyspnée considérable ; la peau était chaude, sans moiteur, excepté au creux des mains qui étaient humides ; il y avait une grande agitation, de la loquacité, du tremblement aux mains. J'hésitai entre *Caust.* et *Viol.*, pour laquelle, heureusement, je finis par opter. L'effet en fut aussi prompt que satisfaisant. Presque aussitôt après la première dose, un peu de moiteur apparut aux poignets ; puis, vers le soir, c'est-à-dire au bout de quatre à cinq heures (le médicament était donné de deux heures en deux heures), l'éruption avait reparu au visage, et le lendemain tout le corps en était couvert. La toux et l'oppression, qui avaient diminué de moitié dès la première journée, cessèrent presque totalement vers le troisième ou le quatrième jour de l'administration de *Viol. od.*, qui fut d'ailleurs continuée tant que se soutint l'amélioration, c'est-à-dire jusqu'à la fin de la maladie (1).

(1) M. Petroz m'a dit avoir employé la violette avec beaucoup d'avantage dans quelques affections rhumatismales des membres supérieurs. Plusieurs symptômes purs de *Viola* expliquent ces succès. Mais dans quels cas de rhumatisme la violette serait-elle préférable à *Bry.*, à *Spig.*, à *Colch.*, etc., etc. ? C'est ce que j'ignore jusqu'à présent.

GROUPE XII.

TYPE : ACIDUM MURIATICUM. — **ANALOGUES** : VITEX AGNUS CASTUS — HYOSCYAMUS NIGER.

CARACTÈRES COMMUNS.

Céphalalgie *stupéfiante*, pressive, quelquefois lancinante, mais non pulsative, semblable à celle qu'on observe au début des fièvres graves, de la fièvre typhoïde, par exemple.

Vertiges tournoyants, avec marche chancelante.

Obtusion de l'esprit; défaut de mémoire; délire.

Sifflements, bruissements, bruit de cloches, bourdonnements dans les oreilles ; *dureté de l'ouïe.*

Dilatation ou contraction des pupilles; *myopie* ou presbytie; obscurcissement de la vue; diplopie ; hémiopie ; *hallucinations de la vue.*

Sécheresse des narines; *épistaxis; perte de l'odorat.*

Rougeur vultueuse, avec ou sans chaleur, du visage; pâleur terreuse du visage.

Lèvres rudes et fendillées; fétidité de l'haleine; ulcérations aux gencives ou à la langue; *scorbut de la bouche;* salivation; langue chargée d'un enduit tenace blanc ou brunâtre; *paralysie de la langue;* âpreté dans la gorge; *perte du goût.*

Défaut d'appétit, avec sensation de faim ; boulimie.

Douleurs sourdes, pressives à l'estomac; tranchées profondes dans le ventre; *pincements dans le ventre, qui est tendu et sensible à la pression; douleur contusive dans les muscles abdominaux.*

Resserrement du ventre, *puis diarrhée séreuse, quelquefois très fétide et peu douloureuse ;* selles involontaires ; *hémorrhoïdes fluentes.*

Engourdissement de la vessie; *émissions fréquentes et abondantes d'urine;* paralysie de la vessie.

Excitation de l'appétit vénérien ; règles avancées ; *règles retardées ou supprimées; impuissance.*

Enrouement; toux spasmodique, surtout pendant la nuit ; élancements dans la poitrine et au cœur.

Éruptions, à différentes parties, de pustules noirâtres et de mauvais caractère ; ulcères putrides.

Spasmes partiels et élancements dans les membres.

Fièvre *avec chaleur âcre, fréquence, petitesse et intermittence du pouls ; pouls petit et fréquent, avec défaut de chaleur vitale, teinte terreuse ou livide de la peau.*

MALADIES CORRESPONDANTES.

Typhus et fièvre *typhoïde* — *cachexies* — *scorbut* — *muguet* — *paralysies* (des organes des sens, de la langue, etc.) — *cataracte* — plusieurs *névroses* ou *névralgies*, etc.

Acidum muriaticum. *Acide muriatique, Esprit de sel*, etc., des anciens chimistes, aujourd'hui *Acide hydrochlorique* ou *chlorhydrique*.

Cet acide, découvert par Glauber vers le milieu du dernier siècle, est à l'état natif un gaz invisible, mais formant une vapeur blanche au contact de l'air dont il absorbe l'humidité. Composé de volumes égaux de chlore et d'hydrogène, il est essentiellement impropre à la combustion et à la respiration. Il suffit même qu'il en existe quelques traces dans l'air, pour communiquer à ce dernier des propriétés tellement irritantes, qu'il détermine instantanément le larmoiement, le coryza et une toux suffocante. L'eau dissout environ les trois quarts de son poids de gaz chlorhydrique, c'est-à-dire 464 fois son volume. C'est cette dissolution plus ou moins concentrée qui porte en chimie et dans les arts le nom d'*acide chlorhydrique liquide*, ou simplement d'*acide chlorhydrique*. C'est, comme tous les autres acides minéraux, un poison violent, agissant, si l'on ne tient compte que de ses effets immédiats, à la façon des caustiques. Mais il est incontestable, même pour les médecins allopathes, que ce n'est pas seulement en désorganisant les tissus que l'acide chlorhydrique peut causer des accidents et la mort. Destouches, par exemple, rapporte qu'il a vu l'inspiration fortuite de cet acide à l'état gazeux déterminer, avec un empâtement de la bouche, de la céphalalgie, de l'anorexie, de fortes coliques intermittentes, des épreintes et de la diarrhée, sorte d'accidents qui, pour la plupart au moins, ne résultaient pas d'un contact immédiat du toxique, et ne pouvaient provenir que de son absorption (1).

Applications empiriques. — Employé comme désinfectant, sur la recommandation de Guyton-Morveau, l'acide muriatique, auquel on a préféré depuis le chlore pour cet usage, était en outre et est encore aujourd'hui prescrit par la médecine classique, tant intérieurement qu'extérieurement dans des cas assez nombreux.

Extérieurement on l'a préconisé contre la *teigne*, les *dartres*, la *gale*, le *cancer de la face*, les *aphthes*, les *chancres*, les *ulcères invétérés*, les *ulcères gangréneux de la bouche et de la gorge*, la *diphthérite*, les *fièvres malignes*, les *fièvres pétéchiales*, le *scorbut*, la *scrofule*, les *spasmes*, l'*épilepsie*, la *manie*, et diverses autres névroses (2).

Mais c'est principalement contre les fièvres putrides et pétéchiales, les ulcérations de la bouche et de la gorge, et enfin contre la diphthérite, que l'efficacité de l'acide muriatique a été le mieux constatée, parce qu'en effet, dans ces cas, l'homœopathicité de cet agent est souvent flagrante. Aussi un médecin allopathe, M. le docteur Bauge, a-t-il cherché à soulever la défiance de ses confrères à l'égard des succès obtenus dans la diphthérite par M. Bretonneau, par la grande raison qu'il résultait des expériences de M. Bauge que l'acide muriatique *propageait l'inflammation couenneuse*, d'où ce médecin concluait qu'il ne pouvait, dès lors, être propre à la combattre (3). Mais que répliquerait M. Bauge, si l'on objectait à sa conclusion que l'acide muriatique qui, dans certains cas, guérit si merveilleusement les ulcérations fétides des gencives, ce que personne ne saurait contester, détermine cependant, comme le reconnaît ce médecin, avec tout le monde, des ulcérations aux gencives saines sur lesquelles on l'applique (4).

Applications homœopathiques. — Cet acide, suivant Hahnemann, s'est montré utile dans les maladies qui présentaient quelques uns des symptômes suivants : Hémiopie verticale; insensibilité du conduit auditif; battements dans l'oreille; surdité; éruption bou-

(1) *Bullet. de pharm.*, t. III, p. 268.

(2) Voy. Gmelin, *Appar. med.*, t. I, p. 53.

(3) Trousseau et Pidoux, *Traité de thérapeutique*, t. I, p. 347.

(4) Voyez, pour la pathogénésie d'*Acid. muriat.*, les *Maladies chroniques* de Hahnemann, t. II, p. 567.

tonneuse à la face; taches de rousseur; mal de gorge; rapports;
répugnance pour la viande; gonflement et plénitude du ventre;
spasmes du bas-ventre; selles moulées trop fin; obstruction du
nez; tiraillement pressif dans le bras et les genoux; froid aux
pieds; sensibilité à l'humidité du temps. — Ces indications, parfaitement justes d'ailleurs, ne se rapportent guère, comme on le
voit, qu'à l'emploi de l'acide chlorhydrique dans les maladies
chroniques. Mais il est en outre un assez grand nombre d'affections
aiguës contre lesquelles aucune autre substance ne saurait, dans
certains cas, remplacer ce médicament. Je citerai particulièrement : les *ulcérations mercurielles* de la bouche et de la gorge,
les *aphthes* de la bouche et des intestins, et par-dessus tout la
fièvre typhoïde. En ce qui concerne spécialement cette dernière,
que l'on se garde bien de penser que de vagues notions sur les
propriétés *antiseptiques* de l'acide muriatique m'aient seules conduit à le lui opposer. Rien ne me serait plus facile, en effet, que
de former, en groupant un certain nombre des symptômes purs de
cet acide, une image saisissante et presque complète de la fièvre
typhoïde. C'est ainsi qu'une céphalalgie intense, plutôt gravative
que pulsative, avec obtusion des sens, dilatation des pupilles, tendance au coma, etc., les saignements de nez prolongés, la rudesse
et le fendillement des lèvres, une salivation visqueuse, la fétidité
de l'haleine, l'embarras de la parole comme si la langue était
paralysée, une répugnance extrême pour toute espèce d'aliments,
des douleurs sourdes et pressives, même à jeun, dans l'estomac
et dans le ventre; un peu plus tard, des douleurs ulcératives et
brûlantes dans l'hypochondre droit et la fosse iliaque du même
côté, le météorisme du ventre, les gargouillements, l'inertie de
l'intestin, la constipation alternant avec la diarrhée, et définitivement une diarrhée séreuse et fétide; l'anéantissement général, la
fréquence et l'irrégularité du pouls, le ronflement insolite pendant
le sommeil, les rêves sinistres, une tendance singulière à se retrouver toujours couché sur le dos et à glisser vers le pied de son
lit; dès le principe, enfin, l'appréhension, c'est-à-dire la sensation
encore vague d'une maladie grave, etc., sont autant de symptômes
qui appartiennent aussi bien à l'acide muriatique qu'à la fièvre
typhoïde.

D'un autre côté, la promptitude avec laquelle j'avais vu, dans
le temps, des applications externes d'acide muriatique transformer

et guérir des ulcérations de mauvais caractère aux gencives ou à la gorge devait naturellement me porter à penser que probablement ce médicament agirait de la même manière sur les ulcérations de l'intestin grêle. Or c'était là une conjecture que l'expérience me paraît avoir aujourd'hui pleinement justifiée. Et qu'on note bien que lorsque je parle ici de l'expérience, ce n'est pas seulement de la mienne qu'il s'agit, mais de celle de plusieurs confrères dont le témoignage ne saurait être suspect. M. le docteur Chanet, entre autres, qui, d'après mes indications, se sert très fréquemment de l'acide muriatique dans la période diarrhéique de la fièvre typhoïde, en a plusieurs fois obtenu les plus brillants succès. L'effet souvent immédiat et presque constant de ce médicament est de modifier la nature des sécrétions intestinales, et de leur faire perdre en grande partie ou en totalité la fétidité de leur odeur ; et, une fois ce résultat obtenu, il est rare qu'il ne s'ensuive pas un amendement prononcé de tous les autres symptômes, et définitivement une réduction considérable de la durée de la maladie.

Ce n'est pas, toutefois, que je prétende affirmer que l'administration de l'acide muriatique soit invariablement indiquée dans tous les cas de fièvre typhoïde. Il en est de cette maladie comme de toutes les autres ; elle peut, suivant les circonstances dans lesquelles elle se produit, réclamer l'emploi de moyens très dissemblables. Mais il n'en reste pas moins avéré pour moi que l'acide muriatique doit en dominer la thérapie. Je fais habituellement précéder l'emploi de ce médicament de celui de *Bellad.*, lorsque les symptômes cérébraux l'exigent. Il m'est pourtant arrivé de le prescrire avec succès, de prime abord, et bien avant que la diarrhée se fût déclarée. La maladie, dans ce cas, suivit son cours ; la diarrhée s'établit après quelques jours de constipation ; enfin, l'ensemble et la succession des symptômes généraux furent assez caractérisés pour me convaincre de la justesse de mon diagnostic ; mais soit qu'il dût en être naturellement ainsi, soit que je dusse, comme je le fis, rapporter à la médication suivie l'amoindrissement du mal, il est positif qu'une affection typhoïde, qui avait débuté de la manière la plus menaçante, ne dura en tout guère plus d'une semaine. En thèse générale, je crois pouvoir avancer que, dans la fièvre typhoïde, l'acide muriatique convient principalement aux malades à sang appauvri de longue date par une nourriture malsaine ou insuffisante, ou vicié par l'encombrement. J'ajouterai, pour en finir avec ce médicament, qu'il m'a réussi : 1° dans un ou deux cas d'*impuissance*, par défaut d'érection, chez des hommes jeunes encore, et consécutif à l'abus prématuré des plaisirs vénériens ; 2° dans quelques cacochymies, chez des enfants, caractérisées par un pouls petit et fréquent sans chaleur à la peau, un teint blafard, verdâtre ; une humeur morose ; une intelligence endormie, obtuse ; une haleine habituellement fétide, avec bon appétit ; des gencives blanchâtres et comme spongieuses ; des selles molles, ténues, sans être précisément diarrhéiques, mais fréquentes (deux ou trois par jour), irrégulières et fétides ; une petite toux rare et sèche ; 3° dans un cas de *chorée* (1) ; 4° enfin, contre des douleurs tiraillantes et paralytiques très anciennes, et coïncidant avec des ganglions indurés, au coude gauche, à l'avant-bras, au genou et au cou-de-pied, chez une dame de quarante ans, présentant à peu près dans leur ensemble les signes de la caco-chymie précédemment décrite.

Le plus sûr antidote de l'acide muriatique est l'ipécacuanha ; mais on a signalé aussi comme tels le camphre et la bryone.

Vitex agnus castus. *Gattilier, petit Poivre, Poivre sauvage, Poi-vre de moine.* — Espèce du genre *Vitex*, de la famille des Verbéna-cées, de la didynamie angiospermie. — Cet arbrisseau, qui est très commun sur tout le littoral de la Méditerranée, est cultivé dans quelques jardins pour l'élégance de ses feuilles lancéolées, et sur-tout pour ses belles fleurs en grappes, d'un bleu violet. Les fruits du gattilier sont de petites baies noirâtres qui, par leur forme, leur consistance et leur saveur piquante, ressemblent aux graines du poivre de Cayenne ; d'où le nom vulgaire du végétal qui les produit.

Applications empiriques. — L'antiquité a cherché à utiliser les propriétés médicinales des baies de l'*Agnus castus;* mais les mé-decins du moyen âge et des temps modernes paraissent avoir fait peu de cas des indications d'Hippocrate, de Dioscoride et de Galien,

---

(1) Les symptômes spéciaux qui me déterminent à essayer *Acid. muria'.* dans un cas de chorée où plusieurs autres médicaments avaient échoué sont les sui-vants : **398.** Convulsions violentes intermittentes de quelques muscles du bras droit. — **434.** Tressaillement dans les muscles des cuisses. — **491.** Tressaille-ment dans tous les membres, etc.

qui se rapportent à ce médicament, tombé depuis longtemps déjà dans l'oubli le plus complet. Dioscoride, le Murray de son époque, résume en quelques lignes les applications soit internes, soit externes, qui se faisaient alors en Grèce des feuilles de l'*Agnus castus*, que d'ailleurs, au dire de Matthiole, son commentateur, il confond souvent avec l'olivier de Bohême (*Eleagnus angustifolia*). A en croire Dioscoride, la décoction des baies du gattilier serait efficace dans les *engorgements de la rate*, les *hydropisies*, les *inflammations de matrice*, les *indurations des testicules* et les *gerçures à l'anus*. Elle *augmenterait le lait des nourrices, hâterait l'apparition des règles, guérirait les piqûres d'insectes et même la morsure des serpents venimeux* (1). Le même auteur ajoute que cette décoction *porte au sommeil et occasionne de la céphalalgie*, ce qui ne l'empêche pas de la recommander contre les maux de tête.

L'expérimentation pure des baies d'*Agnus castus* semble avoir justifié plusieurs des assertions de Dioscoride, de même qu'elle nous présente une sorte de confirmation des vertus antiaphrodisiaques que les dames d'Athènes attribuaient autrefois aux feuilles de ce végétal, dont elles se faisaient un lit sur lequel elles couchaient pour venir en aide à leur chasteté, durant les fêtes de Cérès. C'était sans doute sur cette tradition qu'était basée la préparation d'un sirop de gattilier, usité au moyen âge dans les couvents de moines, et auquel fut substitué plus tard le sirop de *Nymphea*, depuis tombé lui-même en désuétude (2).

Applications homœopathiques. — M. le docteur Roth (3) a publié la pathogénésie la plus complète qui existe du *Vitex agnus castus*. Les homœopathes qui la liront attentivement, et qui prendront la peine de la comparer à celle d'*Acid. muriat.*, y reconnaîtront, pour ainsi dire, une image effacée de cette dernière. Mais il s'en

(1) *Mat. méd.*, lib. I, cap. cxvi.

(2) Les expériences auxquelles s'est livré notre honorable confrère, M. le docteur Pitet, sur le *Nymphea lutea*, expériences publiées dans le *Journal de la Société gallicane de médecine homœopathique*, t. III, p. 129 et suiv., prouvent que la tradition vulgaire touchant les propriétés antiaphrodisiaques du nénuphar n'était pas dénuée de fondement. Je désirerais beaucoup avoir l'occasion de répéter sur un nombre de sujets suffisant les expériences de M. Pitet. Le *Nymphea lutea* est certainement un médicament intéressant, et je ne serais pas surpris qu'il fût un jour mis au nombre des analogues de l'acide muriatique.

(3) *Matière médicale pure*, Paris, 1851, t. I, p. 187.

faut bien que l'*Agnus castus* possède l'action puissante de l'acide chlorhydrique. Quelques homœopathes prétendent cependant avoir retiré quelques avantages de l'emploi de celui-là dans l'*impuissance*, la *gonorrhée*, l'*aménorrhée*, l'*agalactie*, les *ulcérations de la bouche*, etc. Quant à moi, *après avoir expérimenté l'Agnus castus*, je suis forcé d'avouer que je le considère comme un médicament de la plus médiocre importance, et tellement insignifiant, qu'il pourrait disparaître de notre matière médicale sans lui faire aucun tort. Au surplus, ce n'est là qu'une opinion toute personnelle et sur laquelle je ne demande pas mieux que d'avoir à revenir.

Hyoscyamus niger. *Jusquiame noire.* — Espèce indigène du genre *Hyoscyamus*, de la famille des Solanées, de la pentandrie monogynie.

La jusquiame noire est une plante herbacée, bisannuelle, très commune dans les lieux incultes, au bord des chemins, dans le voisinage des fermes, des villages, etc. Sa tige rameuse, cylindrique, velue, cotonneuse vers son sommet, atteint de 40 à 50 centimètres de hauteur. Les feuilles, sessiles, profondément sinuées sur les bords, sont d'un vert sombre et velues comme les tiges. Les fleurs, d'un jaune sale, et striées d'un rouge vineux, paniculées, presque sessiles, sont composées d'un calice en cloche, à cinq lobes aigus, et d'une corolle infundibuliforme à cinq divisions inégales, renfermant cinq étamines inclinées et un style à stigmate en tête. Enfin, les fruits sont des capsules operculées, à deux loges, contenant des graines verdâtres, pointillées et irrégulières, dont on extrayait autrefois, en Égypte, une huile grasse qu'on employait à l'éclairage (1). Toutes les parties de cette plante, dont l'aspect est triste et repoussant, sont visqueuses au toucher, et exhalent une odeur fétide et nauséeuse. La saveur de ses feuilles, d'abord fade et mucilagineuse, devient ensuite âcre et très désagréable.

Les pourceaux, les bœufs, les moutons et les chèvres mangent impunément et sans répugnance les feuilles de jusquiame. Mais, au dire de Matthiole (2), elles seraient funestes aux cerfs et aux gallinacés, ce qui demanderait peut-être vérification. Quant à l'action que peuvent exercer sur l'homme toutes les parties de cette plante,

(1) Belon, *Singularités*, p. 270.
(2) *Comment. de la mat. méd.* de Diosc., lib. VI, cap. 36.

bien moins violente que ne l'est celle de la belladone et de quelques autres solanées, elle est pourtant assez redoutable pour que l'on ait pu lui attribuer un assez grand nombre d'empoisonnements, dont quelques uns suivis de mort. Les symptômes auxquels donnèrent lieu ces sortes d'empoisonnements furent les suivants : Vertiges; délire gai et calme; accès de folie, avec hallucinations étranges et gestes bizarres; terreurs paniques; sommeil comateux; syncope suivie de léthargie; éblouissements; dilatation des pupilles; diplopie; hallucinations de la vue; bouffissure du visage; sécheresse excessive de la bouche et de la gorge; douleur à l'estomac, accompagnée d'anxiété; douleur brûlante dans les entrailles; diarrhée; constriction du larynx; aphonie, comme si la langue eût été paralysée; abaissement général de la température du corps; froid des extrémités; faiblesse extrême; décoloration de la peau; sueur froide; pouls petit et inégal; tremblement des membres; spasmes toniques et cloniques; diminution de la sensibilité; paralysie des membres (1).

Applications empiriques. — Il est peu question de la jusquiame dans les ouvrages des médecins de l'antiquité. Cependant Dioscoride et Celse (2) font mention de cette plante. Le premier la recommande intérieurement dans les *névralgies;* le second en faisait injecter dans l'oreille le suc étendu d'eau, dans l'*otorrhée purulente.* Suivant quelques auteurs, les feuilles fraîches de jusquiame, appliquées sous forme de topiques, calmeraient les névralgies du péricrâne, ayant surtout pour caractère d'être soulagées par la compression (3). Tabernæmontanus prétend que, bouillies dans du lait et appliquées sur les seins, elles jouiraient de la propriété de dissoudre les engorgements laiteux, ce que confirme Ferrein (4). Mais, en définitive, ce ne fut guère que vers la fin du xviiie siècle que la jusquiame, sur laquelle Stork attira l'attention des praticiens de son temps, commença à prendre une place importante dans la *Matière médicale* (5). Nonobstant l'opposition passionnée

(1) Voy. Wepfer, *Historia cicutæ aquaticæ*, p. 230, l'histoire de l'empoisonnement des bénédictins de Rinbow par des racines de jusquiame noire prises pour des panais et mangées comme tels par ces religieux.

(2) Lib. VI, cap. 6.

(3) Mérat et Delens, *Dict. de mat. méd.*, t. II, p. 466.

(4) *Mat. médic.*, t. II, p. 646.

(5) Voy. Storck, lib. *De stramonio, hyoscyamo*, etc., p. 28 et suiv.

de Greding, à qui elle ne réussit point, les médecins de l'école de Vienne en firent un grand usage et s'en louèrent particulièrement dans les affections suivantes : *Céphalalgie pressive, sans congestion ; méningite aiguë ; manie ; épilepsie ; convulsions ; tétanos ; delirium tremens ; chorée ; contraction spasmodique de la pupille ; iritis ; cataracte commençante ; dyssenterie ; pneumonie aiguë ; toux spasmodique ; croup ; coqueluche ; asthme ; hémoptysie active ; palpitations nerveuses ; induration (squirrheuse?) des seins ; arthrites ; névralgies diverses* (1).

Pour la plupart des auteurs modernes de matière médicale allopathique, la jusquiame est tout simplement un *stupéfiant*, c'est-à-dire un médicament dont l'action sur l'économie est *exactement identique* avec celle de la belladone, du datura, du tabac, de la mandragore, etc. (2). C'est exactement comme si l'on disait que *tous les poisons* agissent d'une manière exactement identique, par cette grande raison qu'ils sont tous susceptibles de produire un même résultat, la mort.

Je reconnais d'ailleurs qu'il existe entre l'action générale de la jusquiame et celle des médicaments du groupe *Bellad.* certains traits d'analogie ; aussi la retrouverons-nous fermant la série de ces derniers (3).

Applications homœopathiques. — La pathogénésie de *Hyoscyamus* semble confirmer les applications presque intuitives que firent autrefois de ce médicament Storck et ses disciples. C'est pourquoi les homœopathes s'en servent, mais tout naturellement, avec plus de précision, exactement dans les mêmes cas où le médecin de Vienne l'avait vue réussir. La *fièvre typhoïde* (période de délire), quelques *aliénations mentales*, récentes et consécutives à une frayeur ou à une contrariété ; certaines *chorées* ; quelques *affections spasmodiques des femmes enceintes ou en couches* ; la *paralysie de la langue, du sphincter et de la vessie* ; les *toux spasmodiques nocturnes* ; l'*impuissance*, etc. : tels sont les principaux

(1) Voy. Murray, *Apparat. med.*, t. I, p. 144, et Giacomini, *Trait. de thérap.*, p. 546.

(2) Trousseau et Pidoux, *Trait. de thérapeutique*, t. II, p. 93.

(3) Voyez, pour la pathogénésie de la *Jusquiame*, la *Matière médicale pure* de Hahnemann, t. II, p. 503.

états morbides contre lesquels la pathogénésie de *Hyoscyamus niger* est à consulter.

Le camphre est un des antidotes de ce médicament.

GROUPE XIII.

TYPE : LYCOPODIUM CLAVATUM. — ANALOGUES : NATRUM MURIATICUM — ANTIMONIUM CRUDUM — VIOLA TRICOLOR (1).

CARACTÈRES COMMUNS.

Les médicaments qui composent ce groupe important ont entre eux beaucoup d'analogie. Ils semblent agir primitivement sur les voies digestives et leurs glandes annexes ; sur l'intestin grêle et le gros intestin, plus spécialement peut-être que sur l'estomac (2). Les désordres immédiats et consécutifs qu'ils déterminent ressemblent assez bien à ceux qui peuvent résulter d'aliments féculents et glutineux pris accidentellement ou habituellement avec excès. Voilà pourquoi la plupart d'entre eux, et peut-être même tous, occasionnent une aversion instinctive pour le *pain*, et plus généralement pour les *pâtes* fermentées ou fermentescibles : sorte d'aliments réputés très nourrissants, mais que pourtant les animaux carnivores ont de la répugnance à manger, parce qu'en effet le tube digestif de ces animaux n'offre point un développement assez considérable pour se prêter à la digestion des substances dont il s'agit (3).

(1) *Indigo*, très probablement, devrait être ajouté aux analogues de *Lycopodium*.

(2) C'est en cela surtout que l'action de *Lycop.* diffère de celle de *Bryon.* Il est d'ailleurs évident que ces deux médicaments ont entre eux beaucoup de rapports. Aussi avons-nous cru devoir mentionner le lycopode parmi les analogues de la bryone. Des considérations étiologiques motivent exclusivement dans certains cas la préférence donnée par le praticien à l'un plutôt qu'à l'autre.

(3) On sait que le tube digestif est d'autant plus développé chez les animaux que les aliments dont ils sont par la nature destinés à se nourrir ont, pour être assimilés, une transformation plus complète à subir.

Ces considérations nous rendent compte des symptômes suivants, communs au lycopode et à ses analogues :

Développement de gaz dans l'estomac et surtout dans les intestins, pendant la digestion et même à jeun :

Répugnance pour les aliments;

Éructations fréquentes et pénibles;

Rapports *aigres;*

Nausées n'allant que rarement jusqu'aux vomissements ;

Vomissements d'aliments aigres ;

Points douloureux, çà et là dans l'abdomen, comme par des vents incarcérés;

Gonflement du ventre;

Alternative de diarrhée et de constipation, ou, dans certains cas, constipation de longue durée.

Il semble que sous l'influence, ou tout au moins durant l'action primitive de ces médicaments, toutes les humeurs affluent violemment vers la partie inférieure du ventre; de là :

Pression sur la vessie, la matrice et le rectum, comme si tout tendait à sortir par le périnée ;

Fréquentes et abondantes émissions d'urine ;

Douleurs de reins ;

Urine pâle, blanchâtre, trouble, chargée de mucus et exhalant, dans certains cas, une odeur fétide;

Règles avancées et trop abondantes, ou avancées, mais pâles et peu abondantes, ou bien encore (effet secondaire) retardées, décolorées, peu abondantes, ou enfin supprimées.

Exaltation de l'appétit vénérien, ordinairement suivie de répugnance pour le coït, chez la femme, d'impuissance chez l'homme;

Leucorrhée âcre.

Parmi les autres symptômes communs aux quatre médicaments du groupe qui nous occupe, et qu'on voit succéder dans un ordre variable aux symptômes gastriques, les principaux sont les suivants :

Humeur chagrine plutôt qu'irritable ; difficulté de penser; dégoût de la vie;

Afflux du sang vers la tête; vertiges surtout en se baissant et avec tendance à tomber en avant;

Déchirements dans le front ou vers le sommet de la tête;

Chute des cheveux ; prurit rongeant au cuir chevelu , éruptions croûteuses, opiniâtre, au cuir chevelu et à la face ;

Inflammation quelquefois périodique *des yeux ; blepharophthalmie de longue durée ;*

Angine de longue durée avec sensation d'un corps étranger dans la gorge ; *toux opiniâtre,* sèche où avec expectoration ; battements de cœur, la nuit ;

Douleurs tiraillantes à la nuque, aux lombes et dans les membres, surtout aux articulations du coude et des membres abdominaux ;

Contraction et raccourcissement des tendons, principalement des *tendons du jarret ;*

Dartres suintantes aux jarrets ;

Défaut de chaleur vitale ;

Sommeil anxieux *avec réveils fréquents et prolongés et plein de rêves désagréables ;*

Fièvre intermittente quotidienne (avec accès l'après-midi) ou tierce ;

Obésité ; *amaigrissement, porté dans certains cas jusqu'au marasme.*

MALADIES CORRESPONDANTES.

Indigestion (d'aliments pâteux) — *gastro-entérite aiguë et chronique* — *hépatite* — *tympanite* — *cystite* — *métrite* — *prolapsus utérin* (même consécutivement à une chute sur le siége) — *coryza* — *angine chronique* — *catarrhe pulmonaire* — *pneumonie aiguë* et surtout *chronique* — *pleurésie* — *pleurodynie* — *céphalalgie rhumatismale* — *impétigo* — *couperose* — *plique polonaise*(?) — *ophthalmie aiguë et chronique* — *iritis* — *amaurose* — *blépharophthalmie* — *rhumatisme du tronc et des membres* — *raccourcissement des tendons* (surtout des jarrets) — *scrofule* — *atrophie générale ou partielle*, etc., etc.

Lycopodium clavatum. *Lycopode.* — Espèce du genre *Lycopodium*, placé par Linné et de Jussieu parmi les Mousses, et dont les botanistes modernes ont fait le type d'une famille naturelle. — Cette plante cryptogame et rampante, comme toutes les espèces de la même famille, croît au nord de l'Europe, dans les terrains pierreux, montueux et couverts. Son nom lui vient de la forme de sa racine, qui rappelle celle de la patte d'un loup (des mots grecs πους et λυκος). Son aspect est celui d'une grande mousse. Elle porte de longs épis en massue, desquels tombe, vers la fin de l'automne, une poussière jaune, grenue, légère, inodore, insipide, inflammable, connue pour cela des artificiers sous le nom de *soufre végétal*, et que les botanistes considèrent comme le pollen de la plante qui nous occupe : c'est précisément cette poussière dont on se sert en médecine.

« Jusqu'à présent, dit Hahnemann, on ne s'en était servi que pour imiter les éclairs (dans les théâtres), parce qu'elle a la propriété de prendre feu à l'approche d'un corps enflammé; pour envelopper les pilules dans la composition desquelles entrent des matières qui les feraient adhérer les unes aux autres sans cette précaution, et pour empêcher les effets douloureux du frottement sur les parties excoriées ou gercées du corps. Le lycopode surnage les liquides, sans s'y dissoudre, etc. Dans l'état grossier où la nature nous l'offre, il n'exerce presque aucune action médicinale sur l'homme; du moins ce que les anciens racontent de lui à cet égard n'a-t-il point été confirmé par les modernes, qui l'ont, au contraire, révoqué en doute (1). »

Mais de combien d'autres médicaments les modernes n'ont-ils point révoqué en doute les propriétés ! S'ensuit-il que l'histoire médicinale de ces substances soit pour nous sans intérêt, et qu'il faille rejeter comme des fables toutes les indications cliniques qui s'y rapportent? Je crois que peu d'homœopathes habitués aux études sérieuses en matière médicale partageraient cette opinion. Le lycopode, comme la plupart des agents thérapeutiques, a donc sa tradition, et qui me semble même d'autant plus curieuse qu'à maints égards, l'expérimentation pure me paraît la confirmer.

Applications empiriques. — D'après Welsch et Vicat, cités par Murray (2), la décoction de lycopode *détermine le vomissement*. Il s'agit, il est vrai, de la plante entière et non de son pollen seulement; mais l'expérimentation pure de ce dernier dynamisé nous prouve suffisamment qu'il partage cette propriété des autres parties de la plante (3). Quant à l'usage externe qui se fait de temps

(1) *Traité des maladies chroniques*, t. III, p. 392.

(2) *Appar. med.*, t. V, p. 49.

(3) La poudre de lycopode n'est pas aussi complétement inerte qu'on a coutume de le dire. A la dose de 30 grammes, elle m'a causé des nausées, des borbo-

immémorial, de la poudre de lycopode contre l'*intertrigo* des enfants ou des sujets obèses, il est connu de tout le monde. Mais dans ce cas le lycopode n'exerce-t-il, comme on le croit généralement, qu'une action dessiccative, purement mécanique et dénuée par conséquent de toute espèce de spécificité? C'est ce que je ne puis admettre. En effet, Rosenstein, ayant fait incorporer cette poudre dans de l'axonge, de manière à en former une sorte d'onguent, s'assura qu'ainsi dénaturée dans ses propriétés physiques, elle n'en conservait pas moins d'efficacité contre l'*intertrigo* et les *gerçures* des enfants. Bien plus : il employa le même onguent contre des *ulcérations serpigineuses* du cuir chevelu, des jambes, etc., et il en obtint quelquefois les résultats les plus satisfaisants. D'où l'on est forcé de conclure que la poudre de lycopode est douée intrinsèquement de la propriété de modifier et de guérir certaines affections de la peau. Intérieurement, cette même poudre a été vantée par Wedel, Lentilius, Gesner et plusieurs autres praticiens : 1° contre la *cardialgie* et les *coliques venteuses* des enfants et des jeunes filles; 2° contre la *dysurie* des enfants; 3° enfin contre les *coliques néphritiques* et les *affections calculeuses*. Or, quel médecin homœopathe ne reconnaîtra que ces médications étaient réellement fondées sur quelques unes des propriétés les plus saillantes du lycopode. «A l'intérieur, disent MM. Mérat et Delens, on a donné le lycopode en décoction contre le *rhumatisme*, la *rétention d'urine*, la *néphrite*, l'*épilepsie*; il passait pour antispasmodique, utile dans les maladies du poumon, d'où les noms de *pulmonaria* ou de *pumonaria* donnés jadis à cette plante (1). » Suivant les mêmes auteurs, les médecins polonais saupoudrent de lycopode les cheveux de leurs malades atteints de la *plique* et en obtiennent de bons effets. Mais ici le fait est dénaturé : c'est surtout la décoction de la plante entière, employée simultanément *à l'intérieur* et exté-

rygmes accompagnés de légères coliques et suivis d'une selle molle. — Mon honorable confrère et ami M. le docteur Arnaud m'a raconté qu'ayant un jour prescrit le lycopode dynamisé à un malade de son dispensaire, celui-ci s'en alla faire remplir sa prescription chez un pharmacien allopathiste, qui lui livra *consciencieusement* de la poudre de lycopode dans de l'eau. Or, chose étrange ! cette singulière potion, dans laquelle il y avait littéralement à boire et à manger, ne laissa pas que d'amener dans l'état du malade (il s'agissait d'une affection gastrique) une amélioration notable.

(1) *Dict. de mat. méd.*, t. IV, p. 168.

rieurement en lotions, qui a été recommandée contre la *plique polonaise*. De toutes les médications essayées contre cette affreuse maladie, aucune, au dire de Vicat, ne serait comparable à celle-là (1). Que les homœopathes polonais nous éclairent sur ce fait important (2).

Applications homœopathiques. — Le lycopode paraît surtout s'adapter aux maladies des femmes ou plutôt des personnes d'un caractère doux, disposées à la mélancolie et leuco-phlegmatiques. Son action semble porter primitivement sur les voies digestives et sur les intestins plus spécialement que sur l'estomac. De même que la bryone correspond principalement aux affections aiguës et chroniques qui peuvent résulter de l'abus d'une alimentation forte et exclusivement animale, le lycopode me paraît représenter exactement dans l'ensemble des phénomènes qu'il produit la série des désordres fonctionnels et, à la longue, des altérations organiques que peut engendrer l'abus d'une nourriture exclusivement composée d'aliments *pâteux et fermentescibles*. Aussi n'est-il en général aucun médicament même approprié aux *indigestions de pain frais ou trop peu cuit*, et de toute cette détestable pâtisserie (*brioches, pâte feuilletée, gâteaux de Nanterre*, etc.) dont j'ai vu si souvent à Paris gorger de malheureux enfants. La rougeur vultueuse, et par instants, la pâleur excessive du visage ; des syncopes ; des vomissements d'abord glaireux, puis des substances ingérées, plus tard des tranchées et plusieurs selles liquides d'odeur aigre, accompagnées de beaucoup de vents ; enfin des frissons entremêlés de chaleur et de sueurs, tels sont les symptômes auxquels donnent lieu ces sortes d'indigestions. La constipation qui leur succède est aussi, comme on le sait, un des effets les plus constants que produise le lycopode, après avoir déterminé, dans certains cas, une diarrhée violente, mais de très courte durée. Aussi ce médicament, si généralement employé contre la constipation, s'est montré quelquefois d'une grande utilité dans certaines *diarrhées suraiguës* (principalement chez les enfants).

Mais c'est surtout dans les maladies chroniques que le lycopode est fréquemment usité. Voici en grande partie, d'après Hahnemann, la liste des états morbides qui en indiquent l'emploi :

(1) *Mém. sur la plique polonaise*, Lausanne, 1775, p. 58.

(2) Voyez, pour la pathogénésie de *Lycopodium*, les *Maladies chroniques* de Hahnemann, t. II, p. 397.

Mélancolie; *chagrin;* anxiété avec envie de pleurer; crainte de rester seul; *irritabilité;* sensibilité extrême; humeur capricieuse; difficulté de penser et de travailler de tête; vertiges, surtout en se baissant; mal de tête comme lorsque l'estomac est malade; en marchant, retentissement de chaque pas dans sa tête comme si elle allait se fendre en deux; mal de tête par suite de contrariétés; céphalalgie pressive, tensive; accès de déchirement sur le haut de la tête, au front, aux tempes, aux yeux et au nez; déchirement dans le front toutes les après-midi; céphalalgie pendant la nuit, à l'extérieur de la tête; pesanteur de tête; afflux du sang vers la tête, le matin, en se levant, avec céphalalgie ensuite; prurit rongeant et *éruption qui suppure beaucoup au cuir chevelu;* calvitie; *cuisson aux yeux;* élancements dans les yeux surtout le soir, à la lumière artificielle; ardeur pruriteuse à la paupière supérieure; *inflammation des yeux; blépharophthalmie;* myopie; presbytie; *trouble de la vue,* comme s'il y avait des plumes devant les yeux; *flamboiement et taches obscures devant les yeux;* bourdonnements d'oreilles; *dureté de l'ouïe;* croûtes dans les narines; saignement de nez; gonflement et tension à la face; accès fréquents de chaleur à la face; éruption pruriteuse à la face; taches de rousseur à la face; odontalgie, avec fluxion à la joue; mal de dent après avoir mangé; *sécheresse de la bouche,* sans soif, qui gêne les mouvements de la langue et rend la parole embarrassée; langue chargée; mal de gorge chronique; ulcères dans la gorge, par abus du mercure; sécheresse dans la gorge, ardeur dans la gorge avec soif pendant la nuit; excréation de mucosités; goût muqueux dans la bouche le matin; mauvais goût dans la bouche; perte du goût; *amertume de la bouche,* le matin, avec nausées; faim excessive; perte de l'appétit à la première bouchée; *défaut d'appétit; faim canine;* répugnance pour les aliments cuits et chauds; répugnance pour le *pain bis et la viande;* goût trop prononcé pour les choses sucrées; indigestion causée par les aliments lourds (les pâtes, etc.); difficulté de digérer le lait qui provoque la diarrhée; grand malaise, avec sueur au front pendant le repas; acidité dans la bouche après le repas; hoquet, rapports aigres ou gras; sourds battements de cœur pendant la digestion; violents rapports l'après-midi; malaise dans l'estomac, le matin; nausées fréquentes, continuelles; nausées en allant en voiture; *pesanteur d'estomac* à jeun et après avoir mangé; gonflement de la région épigastrique, qui est douloureuse quand on y

touche; douleurs circonscrites, fixes et semblables à celles que cause-
raient des vents incarcérés sous les fausses côtes; douleur au-dessus
de l'ombilic en y touchant; *plénitude dans l'estomac et le bas-ventre;*
tension des hypochondres; *douleur sourde et lancinante au foie
après avoir mangé;* douleur, en marchant, dans le haut de l'hypochondre droit, comme si le ligament suspenseur du foie se déchirait (1); *météorisation pénible du ventre;* induration dans le
bas-ventre; douleur pinçante dans l'hypogastre, qui coupe la respiration; douleur lancinante, pinçante, dans l'hypogastre, qui
semble avoir son siége sur la vessie et s'étend sur l'urètre, le soir
étant au lit; *pincements dans le ventre; pincements dans le côté droit
du ventre;* tranchées; tranchées au haut du ventre (surtout après
avoir bu du vin, même très étendu d'eau); déchirement dans les
côtés de l'épigastre et les aines, jusque dans les cuisses; ardeur
dans le bas-ventre; *défaut d'émission de vents;* gargouillement
dans le côté gauche du ventre; *borborygmes dans le ventre;* diarrhée
séreuse, avec selles fréquentes et peu abondantes, fièvre ardente et
météorisme du ventre (chez les enfants à la mamelle); inutile envie
d'aller à la selle; selles dures et ne s'opérant qu'avec de grands
efforts; *constipation pendant plusieurs jours; constipation chronique;* vers lombrics; oxyures vermiculaires dans le rectum; douleur à l'anus après le repas et après avoir été à la selle; prurit à
l'anus; tension à l'anus; douleur incisive dans le rectum et la
vessie; *envie pressante d'uriner;* envies d'uriner très fréquentes et
pressantes; *gravelle;* hémorrhagie par l'urètre; prurit dans
l'urètre pendant et après l'émission de l'urine; érections faibles;
défaut d'érection; défaut de pollutions; ancien gonflement du testicule; *pollutions excessives;* défaut d'appétit vénérien; impuissance depuis plusieurs années; répugnance pour le coït; trop
grande ardeur pour le coït; désir effréné des plaisirs vénériens
toutes les nuits; éjaculation trop rapide; *règles trop abondantes et
trop prolongées;* suppression des règles par la peur; *mélancolie et
tristesse avant les règles;* prurit, ardeur, rongement à la vulve;
pression expulsive dans les parties génitales, en se baissant;
douleurs lancinantes dans les grands lèvres, en se couchant;

(1) En expérimentant le lycopode sur moi-même, j'ai éprouvé pendant plus de
huit jours cette sensation. Elle finit par devenir tellement douloureuse que j'ai dû
renoncer à l'expérience.

émission de vents par le vagin ; *flueurs blanches ;* flueurs blanches précédées de tranchées dans l'hypogastre.

Coryza fluent ; coryza avec toux et enrouement ; *enchifrène-ment ; obstruction des deux narines ;* fourmillement dans la tra-chée-artère, pendant la nuit ; toux sèche le matin, depuis des années ; toux sèche jour et nuit ; toux après avoir bu ; toux pénible ; toux qui affecte la poitrine ; toux avec expectoration ; toux avec crachements de pus ; phthisie pulmonaire ulcérée (?) ; *haleine courte* chez les enfants ; *oppression continuelle avec suffocation au moindre travail ;* élancements dans le côté gauche de la poitrine ; douleur contusive à la poitrine ; battements de cœur (surtout le soir, au lit) ; taches hépatiques sur la poitrine ; élancements dans le sa-crum, en se redressant après s'être baissé ; mal de reins, la nuit ; déchirement dans les épaules ; tiraillements dans la nuque, jusqu'à l'occiput, jour et nuit ; roideur de la nuque ; roideur d'un côté du cou ; gonflement dur d'un côté du cou ; gonflement des glandes sous-maxillaires ; *douleur tiraillante dans le bras ;* convulsions dans le bras pendant le sommeil, après-midi ; douleur ostéocope nocturne dans le bras ; engourdissement des bras, en les levant ou pendant la nuit ; *défaut de force dans les bras ;* douleur nocturne dans les os du coude ; roideur arthritique du poignet ; engourdis-sement des mains ; sécheresse de la peau des mains ; gerçures aux articulations des doigts ; rougeur, gonflement et déchirement ar-thritique dans les articulations des doigts ; roideur des doigts causée par des tophus goutteux ; roideur des doigts en travaillant ; engourdissement du petit doigt ; déchirement dans les hanches, les genoux ou les cous-de-pied, le plus souvent le soir et la nuit ; dou-leurs rhumatismales dans les jambes pendant la nuit ; douleurs rhumatismales dans le jarret, le soir ; *roideur du genou ;* gonfle-ment du genou ; prurit ardent et cuisant au jarret ; ardeur aux jambes ; *douleur contractive dans les mollets, en marchant* ; anciens ulcères aux jambes, avec douleur déchirante pendant la nuit, prurit et ardeur ; enflure de la malléole ; froid aux pieds ; crampes dans les pieds ; sueur froide aux pieds ; sueur abondante aux pieds ; enflure de la plante des pieds ; douleur à la plante des pieds, en marchant ; renversement des orteils, en marchant ; crampes dans les orteils ; cors aux pieds ; douleurs dans les cors ; *séche-resse de la peau* ; fendillement de la peau ; prurit dans la journée, en s'échauffant ; prurit, le soir, avant de se coucher ; éruption douloureuse au cou et sur la poitrine; prurit rongeant aux bras et aux jambes; *furoncles, varices chez les femmes enceintes*; propension à contracter des efforts, qui amènent une roideur douloureuse de la nuque ; tressaillements dans les membres et le corps entier pendant le sommeil et la veille; difficulté de se coucher sur le côté gauche à cause de battements et d'élancements au cœur ; propension à se refroidir; après une courte promenade, lassitude des jambes et chaleur brûlante à la plante des pieds ; *langueur ;* lassitude dans les membres même en s'éveillant, le matin ; bâillements fréquents et envies de dormir dans la journée ; *sommeil tardif*, le soir, par affluence d'idées; sommeil agité, plein de rêves et avec réveils fréquents ; *rêves terribles ;* sursauts pendant le sommeil ; défaut habituel de chaleur vitale; bouffées de chaleur ; fièvre tierce, avec vomissement acide après le froid, et bouffissure du visage et des mains ; sueur fébrile dans la journée ; *sueur pendant le jour*, surtout à la face, au moindre mouvement; amaigrissement général, allant même jusqu'au marasme.

Le lycopode a-t-il jamais guéri la *phthisie pulmonaire*, ainsi que le prétendent quelques homœopathes? J'avoue que je ne le pense pas; mais il s'est montré souvent d'une efficacité merveilleuse contre la *pneumonie chronique*, même dans des cas où il existait, indépendamment d'une expectoration purulente, quelquefois d'une odeur fétide, une hépatisation partielle du poumon (principalement du poumon gauche). Tout naturellement d'ailleurs, le lycopode réussit d'autant mieux, en pareille circonstance, qu'il correspond plus nettement à la constitution et à l'état moral du sujet. C'est ainsi que j'ai obtenu à l'aide de ce médicament, et dans la maladie dont je parle (qui presque toujours avait été faussement qualifiée de phthisie tuberculeuse), les résultats les plus brillants chez des hommes du Nord (principalement chez des Anglais) de haute taille, d'humeur douce, mais phlegmatiques et taciturnes. J'ajoute enfin que le lycopode (ainsi du reste que beaucoup d'autres médicaments) m'a presque toujours paru *incomparablement plus efficace*, administré aux dilutions de Iœnichen (1000e, 2000e, 3000e, etc.) qu'aux dilutions hahnemanniennes.

Le camphre, la pulsatille et le causticum ont été indiqués par Hahnemann comme antidotes du lycopode. Le causticum, en effet, détruit, comme je m'en suis assuré, la plupart des effets de ce médicament. Il en est de même du café; mais il résulte pour moi, d'un certain nombre d'observations, que, de tous les médicaments, celui qui éteint le mieux dans son ensemble la maladie développée par le lycopode, c'est le lachésis. Ceci, d'ailleurs, est, comme on le sait, subordonné aux circonstances, c'est-à-dire à la nature des symptômes contre lesquels il importe le plus, suivant les cas, de aire agir l'antidote.

Natrum muriaticum. *Chlorure de sodium, Sel commun épuré.*
Applications empiriques. — « Nous ne possédons, dit Hahnemann, presque aucun fait pur qui soit relatif à l'action curative du sel marin dans les maladies de l'homme, et dans quelques cas où on l'a vu réellement procurer un soulagement rapide, par exemple dans des crachements de sang et autres hémorrhagies, il est évident qu'aux doses énormes où on l'administrait (une pleine cuillerée à soupe), il ne pouvait agir que comme dérivatif sur l'estomac et les intestins; de même que les sinapismes appliqués aux mollets calment parfois les maux de dents pour quelque temps, avec assez de promptitude (1). » Si fondée que soit en général cette opinion de Hahnemann, j'avoue pourtant qu'elle ne me paraît pas explicitement admissible. En effet, de ce que le sel commun produise, à doses allopathiques, le vomissement et la diarrhée, il ne s'ensuit pas absolument, selon moi, que même, à pareilles doses, il ne puisse conserver encore, au moins en partie, les propriétés plus spéciales qui lui sont dévolues. Car, pourquoi n'en serait-il pas du chlorure de sodium comme du tartre stibié? Incontestablement on a vu ce dernier pris aux doses monstrueuses de 1/2 gramme, de 1 gramme, et même de plusieurs grammes dans les vingt-quatre heures, guérir des pneumonies et des rhumatismes articulaires. Or, dira-t-on que ces résultats dépendaient d'une action dérivative sur le tube digestif? Cette explication serait d'autant moins fondée, j'ose même dire d'autant plus insoutenable, qu'il résulte de l'observation de tous les praticiens que les bons effets de l'émétique à hautes doses dans la pneumonie et l'arthrite aiguë sont d'autant plus marqués et rapides, que le sel est mieux supporté par les voies digestives, c'est-à-dire qu'il ne provoque ni vomissements ni purgations. Mais j'affirme avoir vu moi-même, autrefois, l'émétique à hautes doses réussir dans plu-

(1) *Malad. chron.*, t. III, p. 46.

sieurs cas de pneumonie, bien qu'une abondante diarrhée se fût
établie dès les premières prises du médicament, et persistât tout
le temps de son administration. La guérison en pareils cas était-
elle le résultat d'une dérivation ou d'une action spécifique du tartre
stibié sur l'appareil pulmonaire? Je suis, pour mon compte, trop
bien convaincu de cette dernière, pour ne pas lui rapporter à peu
près exclusivement les bons effets d'un médicament dans lequel
cette action spécifique s'est si souvent montrée de la manière la
plus irréfragable. Or, ce que je dis de l'émétique n'est pas moins
rationnel à l'égard du sel commun. Ce n'est point en produisant
une dérivation sur les voies digestives, mais bien en vertu de la
loi des semblables, qu'on a vu ce médicament plus ou moins bien
toléré amener la cessation de phénomènes morbides à la gorge,
aux bronches, aux poumons, etc. Je conviens d'ailleurs, avec
Hahnemann, que les faits ici nous font défaut, et que la tradition
allopathique nous en offre peu de concluants. Mais cela tient surtout à ce que les observations consignées dans les livres de l'ancienne école, encombrées de polypharmacie, ne nous présentent
presque jamais isolément les effets thérapeutiques du chlorure de
sodium. On trouve par exemple, dans les auteurs, que l'*eau de mer*,
prise par verres, détermine le vomissement, et surtout la diarrhée,
excepté chez les sujets lymphatiques qui généralement la supportent sans en ressentir les effets; qu'en moindre quantité elle devient *fondante;* qu'en cette qualité elle peut guérir une foule de
maladies, notamment les *scrofules*, les *engorgements du foie*, les
concrétions biliaires, la *phthisie*, les *tumeurs blanches*, etc. (1).
Mais nous est-il bien permis d'assimiler l'*eau de mer* au *chlorure
de sodium?* Au moins est-il certain qu'indépendamment de ce sel
qui, à la vérité, constitue son élément dominant, l'*eau de mer* contient encore plusieurs autres principes plus ou moins médicamenteux.

Stahl, dans sa vieillesse, prescrivait, dit-on, fréquemment le
sel marin à petites doses; mais cette médication, purement négative, dans l'esprit de son auteur, témoignait uniquement du scepticisme médical dans lequel avait fini par tomber cet homme célèbre.

(1) Voy. Pline, lib. II, cap. 12, et lib. XXXI, cap. 6; Celse, lib. III, cap. 24;
ancien *Journ. de méd.*, t. XLII, p. 250; nouveau *Journ. de méd.*, t. XV,
p. 41, etc., etc.

Stahl, vers la fin de sa carrière, ne croyait plus à la vertu d'aucun médicament.

« A petites doses, disent MM. Mérat et Delens, le sel marin stimule doucement les organes digestifs, excite l'appétit, favorise la digestion : son usage est un besoin impérieux pour la plupart des hommes. Il passait jadis pour incisif, antipituiteux, et pour un puissant résolutif des engorgements viscéraux ou glanduleux. Le docteur Wezener l'a même vanté naguère contre le squirrhe de l'estomac, affection dont M. Pittschaft a rapporté en 1822, d'après divers auteurs, plusieurs exemples de guérison (1). »

Hirschel, Hunczowsky et Rondelet, cités par Gmelin (2), préconisent le sel marin contre les *engorgements de la rate* consécutifs à des fièvres intermittentes, et contre les *maladies scrofuleuses* en général. Rondelet, dont l'opinion fut en cela longtemps partagée par presque tous les médecins anglais, rapportait exclusivement au chlorure de sodium l'efficacité contre la scrofule attribuée à l'eau de mer et à l'éponge torréfiée; mais, relativement à l'éponge au moins, la découverte de l'iode, dont on démontra l'existence dans cette dernière, ébranla singulièrement cette hypothèse.

Le 4 mai 1835, le docteur Munaret lut à l'Académie des sciences un mémoire dans lequel il exaltait les propriétés *fébrifuges* du chlorure de sodium, et, dans la même séance, MM. Ysenbach et Brailow affirmèrent avoir employé ce médicament (à la dose de deux cuillerées pour 6 onces d'eau) contre le *choléra asiatique*, avec tant de bonheur, que, sur cinquante malades, ils n'en avaient perdu qu'un seul ! « C'est dans l'emploi des moyens simples, dit Hippocrate, que les grands médecins diffèrent surtout des autres. » J'avoue que l'idée ne me serait pas venue d'opposer le sel commun au choléra; mais il ne m'est nullement démontré que ce médicament n'ait pas, en effet, contre les atteintes, *en certaines contrées*, de cette formidable épidémie, l'efficacité que prétendent lui avoir reconnue MM. Ysenbach et Brailow.

Enfin, en 1841 ou 1842, M. le docteur Amédée Latour publia un mémoire intitulé : *Du traitement préservatif et curatif de la phthisie pulmonaire* (3), dans lequel, se basant sur des faits trop

(1) *Ouvr. cit.*, t. VI, p. 420.
(2) *Appar. med.*, t. I, p. 80.
(3) Ce mémoire a été réimprimé en 1844.

peu nombreux pour être concluants, l'auteur se livre à des espérances malheureusement exagérées, touchant la spécificité du sel commun dans la diathèse tuberculeuse. Néanmoins les observations rapportées par cet écrivain ne laissent pas que de confirmer l'efficacité du chlorure de sodium dans *certaines* affections chroniques et peut-être même tuberculeuses du parenchyme pulmonaire.

En résumé, les médecins allopathes n'ont sur les propriétés thérapeutiques du sel marin, comme au surplus sur celles de tous les autres médicaments, que les notions les plus vagues (1).

Applications homœopathiques. — Plus on étudiera la pathogénésie de *Natrum muriat.*, comparativement à celle de *Lycopodium*, plus on reconnaîtra qu'il existe de rapports entre ces deux médicaments : aussi correspondent-ils l'un et l'autre à des maladies de même espèce, et sont-ils assez souvent employés à tour de rôle dans de mêmes maladies.

Une remarque importante qu'il est bon de faire ici, c'est que l'usage journalier qui se fait partout du sel commun ne nuit en rien, s'il n'est pas poussé jusqu'à l'abus, à l'action médicamenteuse de la même substance dynamisée. J'ai du moins parfaitement constaté ce fait sur moi-même et sur plusieurs malades.

Bien que le sel commun soit quelquefois indiqué dans les affections aiguës, on ne s'en est guère servi jusqu'à présent que dans les maladies chroniques. Hahnemann a tracé de main de maître le tableau des symptômes qui, dans ces dernières, en indiquent surtout l'emploi. Voici textuellement ce résumé auquel il m'a été impossible de changer un mot, tant j'y ai trouvé l'image fidèle de mes propres impressions. Que le lecteur le compare aux indications relatives à l'emploi du lycopode (voyez p. 436), et il reconnaîtra combien tous les symptômes dominants de ce dernier correspondent, trait pour trait, aux symptômes dominants du médicament qui nous occupe.

« Tristesse; chagrin et inquiétude pour l'avenir; anxiété; propension à s'effrayer; *propension au dépit;* violence; vertige à tomber en avant; vertige avec secousses dans la tête et étourdissements; *faiblesse de la mémoire;* impossibilité de penser; *céphalalgie étourdissante; pesanteur de tête* toute la journée, surtout à l'occiput, et obligeant de clore les paupières; mal de tête le matin;

(1) Voy., pour la pathogénésie de *Natrum muriaticum*, les *Maladies chroniques* de Hahnemann, t. III, p. 54.

pression dans toute la tête et dans les tempes; *mal de tête, le matin, en s'éveillant;* mal de tête comme si le crâne allait éclater; céphalalgie déchirante, lancinante, qui oblige à se coucher; élancements au-dessus des yeux; douleur pressive au-dessus des yeux; élancements dans l'os pariétal; battements et tiraillements au front; battements dans la tête; martellement dans la tête; battements dans la tête pendant les mouvements du corps; croûtes sur le cuir chevelu; éruption boutonneuse au front; cuisson dans les yeux; ophthalmie; chassie dans les coins externes des yeux; collement des paupières, la nuit, par de la chassie; larmoiement; âcreté des larmes; occlusion des paupières le soir; obscurcissement subit de la vue, à l'apparition d'un mal de tête déchirant et lancinant; trouble de la vue, comme s'il y avait une gaze devant les yeux; obscurcissement de la vue en marchant et en se baissant; presbytie; diplopie; *confusion des lettres en lisant;* points noirs devant les yeux; commencement d'amaurose; élancements dans les oreilles; tintements d'oreilles; bruit dans les oreilles; *bourdonnements dans les oreilles;* dureté de l'ouïe; anosmie; douleur cuisante dans les os des pommettes en mangeant; prurit à la face; boutons à la face; dartres autour de la bouche; gonflement de la lèvre supérieure; *gerçure à la lèvre supérieure;* vésicules douloureuses au toucher, au côté interne de la lèvre supérieure; gonflement fréquent des glandes sous-maxillaires; fistule dentaire; vésicules sur la langue; mal de gorge chronique avec sensation comme si l'on avait toujours quelque chose à avaler; excréation de mucosités; crachats muqueux le matin; goût putride dans la bouche, à jeun; goût acide dans la bouche; amertume dans la bouche; rapports; *rapports aigres;* rapports répugnants, après avoir pris des aliments gras ou du lait; soda; ardeur qui remonte de l'estomac; défaut d'appétit; *perte de l'appétit pour le pain; appétit excessif* à midi et le soir; faim canine, avec satiété après avoir peu mangé; grand appétit pour les choses amères; dégoût pour les aliments gras; soif continuelle; sueur au visage en mangeant; *éructation après avoir mangé;* soda après avoir mangé; *nausées* après avoir mangé; envies de vomir, avec tortillements dans l'estomac; envies de vomir, suivies de vomissements d'aliments aigres; *vomissements des aliments; pesanteur d'estomac;* pression à l'estomac, le matin; pression à l'estomac, avec nausées et prostration soudaine des forces; pression au creux de l'estomac; spasme d'estomac; douleur au creux de l'estomac; gonflement au creux de l'estomac, avec douleur cuisante, en appuyant la main dessus; *douleur corripiente au creux de l'estomac;* secousses au creux de l'estomac; crampe dans le diaphragme, en se baissant; élancements à la région hépatique; élancements sous les coudes gauches; douleur à la région splénique; douleur pressive dans le côté gauche de l'hypogastre; *gonflement du ventre;* enflure du ventre; douleur dans le côté gauche du ventre; *tranchées dans la journée; déplacements de vents;* borborygmes dans le ventre; *gargouillements* dans le ventre; constipation tous les deux jours; constipation chronique; *selle difficile,* avec douleur déchirante, lancinante, à l'anus et dans le rectum; cuisson et battement dans le rectum; hémorrhoïdes; douleur aux hémorrhoïdes; émission involontaire de l'urine en marchant, en toussant, en éternuant; *émission de l'urine, la nuit;* écoulement de mucus par l'urètre chez l'homme; blennorrhée; excitation exagérée des parties génitales; désir immodéré du coït; *impuissance; règles de trop longue durée; règles trop abondantes; avance des règles;* retard des règles; *règles retardées et peu abondantes;* mal de tête avant, pendant et après les règles; mauvaise humeur avant les règles; *mélancolie avant les règles;* tristesse à l'apparition des règles; *prurit à la vulve;* éloignement pour l'acte vénérien, chez la femme; *flueurs blanches;* âcreté des flueurs blanches.

» *Obstruction des narines; enchifrènement; sécheresse des narines;* coryza et éternument; éternument incomplet; *enrouement;* poitrine grasse, avec toux; rhonchus dans la poitrine; toux le matin; toux chatouilleuse, en marchant et en faisant des inspirations profondes; toux brève chronique; toux spasmodique le soir, dans le lit, en toussant; mal de tête, comme si le front allait éclater; *asthme* en marchant vite; asthme en se livrant à un travail mécanique; gêne de la respiration, le soir, dans le lit; oppression de poitrine; douleur tensive dans la poitrine; élancements dans la poitrine en faisant des inspirations profondes et en toussant; *battements de cœur,* avec anxiété; battements de cœur à chaque mouvement du corps; élancements dans un des seins; élancements dans les hanches et le sacrum; douleur incisive dans le sacrum; douleur contusive, paralytique, dans le sacrum; pression tiraillante dans le dos; douleur tensive dans le dos; lassitude dans le dos; pression à la nuque; goître; croûtes dans l'aisselle; pesanteur paralytique du bras; lassitude des bras; douleur fouillante dans

le bras ; élancements dans l'articulation de la main ; *engourdisse-*
ment et fourmillement dans les doigts ; douleur, comme de luxation,
à la hanche ; douleur tiraillante dans les jambes ; *raccourcissement*
douloureux des tendons du jarret ; dartres aux jarrets ; lassitude
dans les genoux et les mollets ; douleur cuisante à la malléole en
y touchant et en posant le pied à terre ; pesanteur dans les pieds ;
ardeur aux pieds ; enflure des pieds ; tiraillements pressifs dans les
membres ; fatigue après avoir parlé ; le dépit entraîne des suites
fâcheuses ; les aliments acides sont nuisibles ; *manger du pain*
nuit ; propension aux efforts, aux luxations ; varices ; cors aux
pieds ; *maigreur ;* propension à se refroidir ; accablement physique ; paresse en se levant, le matin ; *lassitude ;* lassitude hystérique ; somnolence dans la journée ; *sommeil plein de rêves ; rêves*
inquiétants, avec pleurs ; réveil, la nuit, avec impossibilité de se
rendormir pendant des heures entières ; soif la nuit ; douleurs
dans e dos, la nuit ; tremblement nerveux, la nuit ; émission
d'urine toutes les heures, la nuit ; fréquent froid intérieur ; agitation avec frissons ; *défaut de chaleur vitale ;* froid aux mains et aux
pieds ; sueur en marchant ; sueur prompte et abondante pendant
les mouvements du corps ; sueur le matin ; altération de la fièvre
intermittente par l'abus du quinquina (1). »

Respirer la vapeur de l'éther nitrique serait, suivant Hahnemann,
le plus sûr moyen de tempérer les effets du chlorure de sodium.

Antimonium crudum. *Antimoine cru*, ancien nom du *proto-*
sulfure d'antimoine. — Ce minéral, qui est très répandu dans la
nature, forme en grande partie la gangue dont on extrait l'antimoine métallique. Il est d'un gris bleuâtre foncé, cristallisé en longues aiguilles réunies en masses compactes, moins brillant, moins
lourd et plus faible que ne l'est l'antimoine. Le feu le décompose
en en dégageant des vapeurs sulfureuses, et le réduit à l'état
d'oxyde. Enfin, il forme avec l'eau un hydrate couleur de feu.

C'est ce sulfure natif qui était autrefois employé en médecine
sous le nom d'antimoine. Mais comme on ne le purifie qu'imparfaitement en le faisant fondre, puisque, ainsi que l'a démontré
l'expérience, même après plusieurs fusions successives, il contient
encore des traces d'arsenic, mieux vaut se servir pour l'usage
médical du protosulfure artificiel qu'on obtient directement en

_____

(1) *Malad. chron.*, t. III, p. 97.

fondant deux parties et demie d'antimoine avec une de soufre.

Applications empiriques. — Il est peu de substances qui, plus que l'antimoine cru, aient fait bruit autrefois dans le monde médical. Connu dès la plus haute antiquité, car Hippocrate, Galien, Pline et Discoride en font mention (1), mis au nombre des remèdes héroïques par Basile Valentin au xve siècle (2), il passa, plus tard, des arcanes de Paracelse dans le domaine public, à titre, ou peu s'en faut, de panacée universelle, et devint l'objet, pendant le cours des xve et xvie siècles, de contestations si violentes parmi les médecins de Paris, que le parlement fut obligé d'intervenir, et finit par rendre un arrêt qui en interdit l'usage.

Cet arrêt, promulgué en 1566, ne fut abrogé que le 16 avril 1666, c'est-à-dire cent ans plus tard, à la requête de la Faculté de Paris qui, assemblée au nombre de cent deux membres, venait enfin (le 29 du mois précédent) d'accorder son approbation aux préparations antimoniales (3).

(1) Pline (t. XXXIII, c. 6) en parle sous le nom de *Stibium*, et Dioscoride, qui décrit ses propriétés, le désigne sous le nom de *Stimmi* (*Mat. méd.*, édit. de 1567, p. 1347). Hippocrate et Galien lui attribuaient des propriétés *astringentes*, *dessiccatives*, etc., et ne l'employaient qu'extérieurement, principalement dans l'*ophthalmie chronique*.

(2) Basile Valentin passe pour avoir découvert l'antimoine métallique, c'est-à-dire pour l'avoir le premier dégagé de son sulfure natif.

(3) Voy. le texte de ces deux Arrêts contradictoires dans *Lettres de Gui-Patin*, nouvelle édition publiée et annotée par le Docteur J.-H. Reveillé-Parise, Paris, 1846, t. I, p. 194; t. III, p. 609. Dans ce temps, qui était l'époque de la *Fronde*, la controverse des médecins touchant l'antimoine cru fut tellement agitée qu'elle fit en quelque sorte diversion dans l'esprit public aux grands événements politiques d'alors. Un des adversaires les plus frénétiques de l'antimoine était le célèbre Gui-Patin, écrivain non moins remarquable par son esprit, sa verve et son érudition, que par sa méchanceté : telle est du moins l'impression qui m'est restée de la lecture de ses *Lettres*, dont quelques unes sans doute sont admirables de finesse, de grâce et de bon sens, mais qui toutes révèlent une nature acerbe, acrimonieuse, et sont pleines d'appréciations dictées par la passion et l'esprit de système poussé jusqu'à la fureur implacable du fanatisme. Aussi voit-on Gui-Patin traiter avec la même violence Mazarin, les partisans de l'antimoine et l'immortel Van Helmont, qu'il nomme, dans une de ses lettres, un *méchant pendard flammand* « mort enragé pour avoir refusé de se » laisser saigner. » Il est donc peu surprenant que Gui-Patin, injuste à l'égard de tous les hommes qui ne partageaient pas ses préjugés et de toutes les choses qui n'étaient pas siennes, n'ait point aperçu dans les abus énormes, il est vrai, qui se faisaient alors de l'antimoine, le parti que l'on pouvait tirer de ce puissant agent.

Il est à remarquer que les discussions, non moins oiseuses que bruyantes, dont l'antimoine fut l'objet à l'époque dont je parle, ne jetèrent aucune lumière sur les propriétés de cet agent thérapeutique. Leur unique résultat fut de le faire inscrire parmi les *purgatifs* dans le *Codex* de 1677. Ce ne fut que plus tard qu'on en fit un *stomachique*, un *sudorifique*, un *dépuratif*, un *fondant*, puis enfin un *vomitif*, bien que les chimiatres modernes n'attribuent qu'à la décomposition de l'antimoine cru par les acides gastriques la propriété que possède ce sulfure d'exciter quelquefois le vomissement.

L'antimoine cru a tour à tour été préconisé contre la *scrofule* et les *obstructions des glandes*, les *fièvres intermittentes*, les *convulsions*, certaines *affections chroniques de la peau*, telles que le *favus*, le *lichen*, les *teignes*, les *ulcères à la face*, l'*ophthalmie métastatique*, le *catarrhe des bronches*, les *embarras gastriques*, la *colique*, l'*hydropisie*, les *affections vermineuses*, la *dyssenterie*, la *gonorrhée* (1), etc. Enfin un grand nombre d'auteurs, parmi lesquels je citerai Kunckel, Hermann et Frédéric Hoffmann (2), considèrent l'antimoine cru comme un remède héroïque contre les *douleurs rhumatismales* et même contre la *goutte*.

Suivant MM. Mérat et Delens, l'antimoine cru jouirait de la propriété d'augmenter l'embonpoint : c'est au moins, disent-ils, l'effet qu'il produit chez les animaux, notamment chez les porcs, qu'il guérit aussi de la ladrerie. Les mêmes auteurs rapportent, mais sans garantir l'exactitude du fait, que Kunckel s'est guéri d'un marasme parvenu au dernier degré, à l'aide des tablettes qui portent son nom, et dont le sulfure d'antimoine est la base (3). Quoi qu'il en soit, le sulfure d'antimonium est à peu près complétement abandonné, de nos jours, des médecins allopathes (5).

Applications homœopathiques. — Les symptômes suivants indiquent particulièrement l'emploi de l'antimoine cru :

Dégoût de la vie; tristesse avec pleurs et impressionnabilité; congestion du sang vers la tête; douleur rongeante au sommet de la tête et qui semble avoir son siége dans le périoste; prurit fatigant à la tête avec chute des cheveux; *rougeur et inflammation*

(1) Gmelin, *Appar. med.*, t. I, p. 177.

(2) *Medic. ration. systemat.*, t. IV, pars. 2, p. 442.

(3) *Dict. de mat. méd.*, t. I, p. 343.

(4) Voyez, pour la pathogénésie d'*Antimon. crud.*, les *Maladies chroniques* de Hahnemann, t. I, p. 386.

des paupières; *blépharophthalmie chronique* (chez les enfants); croûtes et *gerçures* aux narines; *éruption suppurante et de longue durée aux joues;* gerçures aux coins de la bouche; *odontalgie ron-geante dans les dents cariées,* se renouvelant après chaque repas; perte de l'appétit pendant longtemps; sensation habituelle dans l'estomac comme s'il était surchargé d'aliments; *rapports ayant le goût des aliments; dégoût, nausées et envies de vomir;* tranchées, avec défaut d'appétit; *le pain et les pâtes occasionnent particulière-ment les nausées et les tranchées;* aggravation des symptômes gas-triques par le vin, même très étendu d'eau; *développement conti-nuel de flatuosités qui sont rendues par le haut et par le bas, et se reproduisent incontinent, même depuis des années;* alternative de diarrhée et de constipation; selles dures, laborieuses; sécrétion incessante de mucosités d'un blanc jaunâtre, à l'anus; émissions fréquentes et abondantes d'urine; catarrhe chronique de la vessie.

Enchifrènement; *angine chronique,* avec sensation d'un corps étranger dans la gorge d'où résulte un besoin continuel d'avaler à vide; toux et oppression de poitrine; douleurs rhumatismales à la nuque et aux lombes; inflammation douloureuse des tendons, au coude, avec forte rougeur et flexion du bras; *douleurs arthritiques dans les doigts;* engourdissement des jambes pendant le repos et en restant assis; douleurs tiraillantes dans les membres infé-rieurs; *excroissances calleuses à la plante des pieds;* sensibilité au froid; fièvre intermittente quotidienne ou *tierce* avec dégoût, nau-sées, vomissements, tranchées et diarrhée; obésité; amaigrisse-ment.

Hepar sulf., *Calc.* et *Merc. sol.* sont, dit-on, les antidotes d'*Antim. crud.*

Viola tricolor. *Pensée sauvage.* — Ce médicament, dont M. Stapf a publié dans ses *Archives* une pathogénésie très incomplète (1), est encore peu connu des médecins homœopathes. J'avoue que je ne m'en suis servi moi-même jusqu'à présent que sur des données purement empiriques; mais les résultats que j'en ai obtenus me portent à penser, d'une part, que ce médicament envisagé dans l'en-semble de son action sur l'économie, se rapproche beaucoup des analogues de *Lycopodium,* parmi lesquels je me hasarde à le men-

(1) Voy., pour cette pathogénésie, le *Manuel de médecine homœop.* de M. Jahr, Paris, 1850.

tionner, et, d'autre part, qu'il mériterait assurément d'être soumis à une expérimentation méthodique.

Les anciens employaient fréquemment la pensée sauvage. Ils ne lui attribuaient que des vertus très équivoques, dans l'*asthme* et l'*épilepsie*, maladies contre lesquelles elle paraît cependant avoir réussi quelquefois ; mais ils la recommandaient comme d'une extrême efficacité dans les *maladies de la peau, chroniques et rebelles* (1).

Quoi qu'il en soit, ce médicament était depuis longtemps tombé dans l'oubli le plus complet, losrqu'un médecin du siècle dernier, Strack, de Mayence, entreprit de le réhabiliter (2). Haase, peu d'années après, publia sur les effets thérapeutiques de la pensée sauvage une série d'observations (3) qui justifièrent pleinement l'intention et les efforts de Strack. Enfin, plusieurs autres médecins, parmi lesquels on peut citer Melzer, Veckoskrift et Murray (4), ajoutèrent successivement leurs observations personnelles à celles de Strack et de Haase.

Les notions que possédaient ces divers praticiens sur l'action physiologique de la pensée sauvage étaient à peu près nulles. Tout ce qu'ils savaient de cette plante c'est : 1° que la décoction de sa tige fraîche activait, surtout chez les enfants très jeunes, les fonctions de l'intestin et causaient même chez quelques uns des soulèvements d'estomac (5) ; 2° que cette même tige, sèche et administrée en poudre, était un *laxatif*, capable, chez quelques sujets, de provoquer des nausées, mais jamais, suivant Haase, de véritable vomissement (6) ; 3° enfin, qu'elle communiquait, soit en décoction, soit en poudre, à l'urine des malades qui en faisaient usage, une odeur pénétrante et désagréable, parfaitement analogue à celle de l'urine de chat (7). Quant aux circonstances

(1) Voy. Matthiole, *Comment. in Diosc.*, p. 822. — Fuchsius, *Hist. stirp.*, p. 804. — Bauhin, *Hist. plant.*, t. III, p. 545, etc.

(2) *De crusta lactea infantum, ejusdemque remedio dissertatio*, in-8°. Mœn., 1779.

(3) *Specimen inaug. de viol. tricol.*, in-4°, 1782.

4) *Appar. med.*, t. VI, p. 33.

(5) Bergius, *Mat. méd.*, p. 709.

(6) *Op. cit.*, p. 14.

(7) Strack, *op. cit.*, p. 43. — Haase confirme plusieurs fois la même observation, et ce symptôme est en effet mentionné dans la pathogénésie de *Viol. tric.*, publiée par M. Stapff.

pathologiques indiquant l'emploi du médicament dont il s'agit, tous les médecins qui s'en sont servis sont à peu près d'accord sur ce point, à l'exception de Mursinna, d'Achermann, de Henning et de quelques autres encore, cités par Murray, qui dénient à la pensée sauvage toute espèce de propriétés médicamenteuses, à peu près avec autant de raison que Cullen déniait au soufre celles que toutes les générations médicales se sont accordées à lui reconnaître. Les maladies contre lesquelles la pensée sauvage s'est montrée souvent d'une efficacité incontestable et quelquefois merveilleuse sont les suivantes : *Croûtes de lait chez les enfants à la mamelle ou nouvellement sevrés* (Strack, Haase et la plupart des praticiens de la même époque) ; *croûtes de lait*, avec toux violente et excessive oppression (Haase, *op. cit.*, observ. 4) ; *impétigo du cuir chevelu et de la face*, chez les enfants de sept ans et même chez des femmes adultes (*id.*, observ. 1, 4, 12, 13 et 21) ; *couperose* au menton (*id.*, *id.*, observ. 12) ; *favus* et *divers exanthèmes du cuir chevelu*, tels que *croûtes serpigineuses*, etc., chez des enfants et chez des adultes, avec gonflement et induration des glandes du cou, etc. (Murray, Veckoskrift et Melzer, cités par le premier) ; gros *furoncles* disséminés sur tout le corps, chez un enfant scrofuleux (Haase, *loc. cit.*, observ. 4) ; *exanthèmes pustuleux et ichoreux aux pieds* (*id id.*, observ. 17); *taches squammeuses à la peau* (*id.*, *id.*, obs. 19) ; *rhumatisme et goutte* (*id.*, *id.*, observ. 8 et 9) ; *rhumatisme articulaire avec éruption galeuse* (1) *autour des articulations* (*id.*, obs. 9); *exanthème impétigineux au front*, consécutif à la suppression, par des astringents, d'une gonorrhée, chez un garçon de 20 ans (*id.*, *id.*, observ. 10) ; *induration d'un testicule* à la suite d'une gonorrhée (par l'application de cataplasmes de feuilles de pensée, bouillies dans du lait((*id. id.*, p. 32); *épilepsie*, chez un enfant de 7 mois (*id.*, *id.*, observ. 15). — D'après Murray, la pensée sauvage ne réussit pas contre le *lichen*, dont elle augmente les démangeaisons(2); mais suivant le même auteur, elle se serait presque toujours montrée utile, employée tant intérieurement qu'extérieurement, contre les *ulcères ichoreux*, accompagnés d'un violent prurit.

_____

(1) Ainsi que j'ai déjà eu l'occasion d'en faire la remarque (voy. p. 151), les auteurs des siècles passés donnent souvent le nom de *gale*, *Scabies*, à des maladies qui aujourd'hui seraient qualifiées tout autrement.

(2) *Loc. cit.*, p. 35.

La décoction de pensées sauvages est en Russie d'un usage populaire contre la *scrofule*. En 1805, Schlegel, de Moscou, prétendit l'avoir trouvée d'une grande efficacité contre certaines *affections syphilitiques*, notamment contre les *ulcères* vénériens (1). Enfin, en 1813, M. Fauvergne la prescrivit à une jeune fille, sujette à des accès nerveux qu'il supposait causés par la suppression de croûtes laiteuses et qu'il guérit par ce moyen (2).

De pareils faits suffisent assurément pour justifier l'importance que j'attacherais à posséder une pathogénésie complète de *Viol. tric.*

GROUPE XIV.

TYPE : ZINCUM METALLICUM. — ANALOGUES : PLUMBUM — COLCHICUM AUTUMNALE — SAMBUCUS NIGRA — ARSENICUM ALBUM — DROSERA ROTUNDIFOLIA — NITRI ACIDUM — FERRUM METALLICUM — MERCURIUS CORROSIVUS — PLATINA (3).

CARACTÈRES COMMUNS.

Abstraction faite des propriétés spéciales à ceux des médicaments concourant à former ce groupe, qui ont été déjà classés ou qui doivent être étudiés ultérieurement, il me semble résulter aussi bien de leur action physiologique que de la nature des maladies contre lesquelles ils ont été employés avec le plus de succès, qu'ils agissent particulièrement sur le système nerveux, notamment sur les plexus de la poitrine et du bas-ventre, de même aussi que sur les gros troncs et les rameaux nerveux qui distribuent à l'appareil locomoteur le mouvement et la sensibilité. Ce qui les distingue surtout, c'est qu'ils peuvent, dans certains cas, provoquer les douleurs les plus aiguës ou déterminer les troubles les plus violents et les plus bizarres dans les phénomènes de l'innervation, sans que les autres fonctions organiques en soient sensiblement alté-

(1) *Journ. univers. des sc. médic.*, t. XIV, p. 264.
(2) *Journ. génér. de méd.*, t. XLVI, p. 383.
(3) *Menyanthes* serait peut-être à ajouter aux analogues de *Zincum.*

rées. Tous, pourtant, ont aussi sur la circulation une action prononcée. Ainsi, rien de plus fréquent que de voir le zinc et ses analogues ralentir ou précipiter les battements du cœur; mais, en définitive, ce genre de désordre n'a lieu que secondairement sous l'influence de ces médicaments, et dans le cas seulement où le réseau nerveux qui enveloppe pour ainsi dire le cœur, se trouve être accidentellement le siége électif de l'action. En général, les maladies qu'ils déterminent, et que partant ils guérissent, sont des maladies apyrétiques, lorsqu'elles ne sont point ce qu'on est convenu d'appeler des *fièvres nerveuses*.

Le groupe *Zincum* a des rapports avec le groupe *Arnica*; mais il diffère de celui-ci en cela principalement, que les affections auxquelles il correspond ne proviennent point de lésions mécaniques (1). Cependant *Zincum* et ses analogues sont très souvent indiqués (spécialement dans les *névralgies* et les douleurs dites *rhumatismales*), après l'emploi des médicaments du groupe *Arnica*. C'est ainsi que *Zincum* est fréquemment utile après *Spigélie, Colchic.* après *Arnica* ou *Rhus, Mercur. corros.* après *Rhus* également (plus rarement après *Arnica*), particulièrement dans la *goutte* et le *rhumatisme chroniques*, avec tophus articulaires, etc. Ajoutons enfin que, dans les névroses du cœur ou des voies aériennes (telles que la *coqueluche,* le *catarrhe suffocant,* etc.), l'*Arnica* et ses analogues ont parfois déployé une efficacité qui peut servir à corroborer les rapprochements que je signale.

Il suffit, d'ailleurs, d'apporter une certaine attention à l'étude comparative des pathogénésies du zinc et de ses analogues, pour être frappé des analogies symptomatiques qu'ont entre eux ces médicaments.

MALADIES CORRESPONDANTES.

Névroses viscérales (épilepsie, asthme, coqueluche, angine de poitrine, hystérie, nymphomanie, etc.) — amaurose — névralgies de la tête — névralgie faciale (tic douloureux) — névralgies du tronc et des membres — chorée — rhumatismes chroniques — goutte chronique — déformation des articulations par des tumeurs molles ou tophacées — fièvre intermittente quotidienne, etc.

(1) Encore ne m'est-il pas démontré que ces médicaments doivent être exclus de la thérapie des affections purement chirurgicales. Au moins verra-t-on plus loin que j'ai employé le colchique dans la *brûlure* avec le plus grand succès.

Zincum. *Zinc.* — Métal solide, d'un blanc bleuâtre, lamelleux, ductile, doué d'une odeur et d'une saveur faibles, mais distinctes, altérable à l'air, surtout à l'air humide qui le ternit en l'oxydant, très friable et facile à réduire en poudre à la température de 250° centigr., fusible à 360 degrés, se sublimant à une plus forte chaleur; susceptible, fondu et très chaud, de brûler au contact de l'air, avec une flamme très lumineuse d'un violet clair, et en répandant dans l'atmosphère de petits flocons blancs, très légers, d'oxyde de zinc (*Lana philosophica* des anciens chimistes); enfin très commun dans la nature, où on ne le trouve jamais d'ailleurs qu'à l'état de combinaison (*oxyde, sulfure, sulfate, carbonate, silicate*, etc.), et d'un grand usage dans l'industrie (1). — Les anciens ne paraissent pas avoir connu le zinc métallique. Signalé, dit-on, pour la première fois, au XIIIᵉ siècle, sous le nom de *Marcassite d'or*, il a reçu de Paracelse sa dénomination actuelle (2).

Applications empiriques. — Jusqu'à l'époque où il fut expérimenté par Hahnemann, ce métal resta à peu près sans usage en médecine. Tout au plus quelques rares praticiens en faisaient-ils avaler la grenaille contre le *tænia*, et comme moyen purement mécanique de combattre cet entozoaire. Mais si le zinc, proprement dit, n'était pas considéré comme un médicament, il n'en était pas de même de son oxyde (*Fleurs de zinc, Nihil album* des alchimistes) et de ses composés salins. Chercher dans les vertus attribuées à ces derniers les propriétés médicinales du zinc métallique, serait sans doute aller trop loin. Mais il m'est impossible de ne pas reconnaître entre les applications empiriques de son oxyde et celles que comporte, d'après l'expérimentation physiologique, comme aussi déjà d'après l'observation clinique, notre zinc dynamisé, une analogie qui touche de près à l'identité (3). Or, dans quels cas l'oxyde de zinc a-t-il été surtout employé avec succès? Quelques pages du précieux ouvrage de Gmelin (4) suffiront presque à elles seules pour nous édifier sur ce point. En voici le résumé:

(1) Voyez *Mémoire sur l'industrie et l'hygiène de la peinture au blanc de zinc*, par M. le docteur Bouchut (*Annales d'hygiène*, Paris, 1852, t. XLVII, p. 5 et suiv.).

(2) Mérat et Delens, *ouvr. cit.*, t. VI, p. 990.

(3) M. Jahr a publié dans son *Manuel* le résumé de la pathogénésie de l'*Oxyde de zinc*. Mais cette pathogénésie, qui laisse beaucoup à désirer, n'est point de nature à nous démontrer qu'il existe de très grandes différences entre les effets purs du zinc et ceux de son oxyde.

(4) *Appar. medic.*, pars 2ª, t. I, p. 279 et seq.

A l'extérieur, l'oxyde de zinc a été prescrit avec plus ou moins de succès : 1° contre les *ulcères chancreux et fétides* (Glauber, Justamond ; ; 2° contre les *ulcères invétérés des jambes* (Theden, Bell); 3° contre les *gerçures des lèvres et du mamelon* (Crell) ; 4° contre les *excoriations des enfants*, causées par le contact de l'urine (Roseinstein); 5° contre les *excoriations et les plaies de la région sacrée*, résultant d'un décubitus prolongé (Glauber); 6° contre l'*ophthalmie chronique* (Glauber, Gaubius, de Haën, Monro, Sommer); 7° enfin, contre *certains troubles de la vue* (Van Swieten). — Ultérieurement à la publication de l'*Apparatus* de Gmelin, on a étendu au *zona* et à la *variole confluente* les applications externes de l'oxyde de zinc comme moyen de prévenir, dans ces deux maladies, la suppuration et l'ulcération des pustules (1) ; enfin, on s'en est servi dans la *gonorrhée* à titre d'astringent, bien que le sulfate, pour ce dernier usage, ait presque toujours été préféré à l'oxyde.

A l'intérieur, ce dernier a été employé très souvent, et, il faut le dire, avec d'incontestables succès, contre un assez grand nombre d'affections nerveuses dont les principales sont les suivantes : *Fièvre nerveuse ; fièvre d'accès ; fièvre typhoïde, accompagnée de spasmes ; exaltation nerveuse et spasmes, dans les fièvres éruptives, telles que la variole et la scarlatine; convulsions des enfants*, soit par suite d'une dentition difficile, soit causées par une peur, soit enfin dues à la présence de vers intestinaux ; *épilepsie* chez des adultes, mais surtout chez des enfants ; *spasmes hystériques* et *troubles nerveux divers, quelquefois des plus violents* (*atrocissimæ convulsiones*, dit Gmelin). chez des jeunes filles, à la suite d'une frayeur ; *palpitations de cœur, avec difficulté de parler et d'avaler ; toux spasmodique ; asthme ; coqueluche ; névralgies faciales ; douleurs arthritiques dans les articulations ; tétanos.* — Hirschel, Lieutaud, Stolte, Van Doeveren, Hart, Pallas, Metzger. Crell, Berberis, Martini, Dugud, Delaroche, Odier, Brueckmann, Munsen, Nose et Nicolaï, cités par Gmelin, sont les principaux auteurs dont les observations témoignent de l'utilité de l'oxyde de zinc dans le traitement des maladies précédemment énumérées. Il est vrai que Rahlwes, Duroi, Herz et Cullen, ont vu dans les mêmes maladies ce médicament donné sans aucun avantage. Mais le vice radical de l'ancienne thérapeutique est pour nous l'unique fait que démontre cette apparente contradiction. Elle prouve seulement, en

(1) Mérat et Delens, *loc. cit.*

effet, ce qui pour nous, médecins homœopathes, n'a depuis bien longtemps plus besoin d'être prouvé, que la désignation nominale d'une maladie n'est presque toujours, pour le praticien, qu'une indication vague, sinon même, la plupart du temps, complétement illusoire.

Quoi qu'il en soit, l'oxyde de zinc, auquel Glauber attribuait, non sans quelque raison, des propriétés *vomitives, purgatives,* et même *sudorifiques,* qui lui ont été contestées depuis (1), est resté jusqu'à présent, en raison des faits contradictoires qui s'y rapportent, un *antispasmodique douteux.* C'est ainsi, du moins, que le qualifient MM. Trousseau et Pidoux, qui, sans respect pour une tradition imposante, ont à peine daigné consacrer une page à l'histoire de ce précieux médicament (2).

Applications homœopathiques. —Lorsque le zinc, dit Hahnemann, était indiqué homœopathiquement, il a fait cesser les symptômes suivants :

« Nulle envie de travailler ni de marcher ; pensée de mort ; faiblesse de la mémoire ; mal de tête continuel ; étourdissements ; douleur cuisante dans la tête ; bourdonnements dans la tête ; douleur au cuir chevelu ; calvitie ; sécheresse des yeux ; amaurose avec resserrement des pupilles ; paralysie et chute des paupières ; bourdonnements d'oreilles ; branlement des dents ; endolorissement des dents en mangeant ; odontalgie cuisante ; goût salé dans la bouche ; pesanteur d'estomac, avec nausées, après avoir mangé du pain ; douleur tensive dans les côtés du ventre ; hernie inguinale ; constipation ; selles molles et liquides ; selles involontaires ; prurit à l'anus ; rétention d'urine au moment de la miction ; émission involontaire de l'urine en marchant ; impossibilité de retenir l'urine en toussant, éternuant et marchant ; érections prolongées pendant la nuit ; éjaculation trop rapide pendant le coït ; avance des règles ; douleurs pendant les règles ; gonflement du ventre pendant les règles ; flueurs blanches. — Coryza ; toux ; douleur tensive dans le sternum ; battements de cœur, avec anxiété, mouvements irréguliers, spasmodiques du cœur ; secousses du cœur qui coupent la respiration ; mal de reins ; douleurs dans le dos ; ancien rhumatisme dans le

(1) Gmelin, *loc. cit.*

(2) *Traité de thérapeutique,* t. II, p. 274. — Voyez, pour la pathogénésie du *Zinc métallique,* les *Maladies chroniques* de Hahnemann, t. III, p. 595.

bras; sensation de sécheresse aux mains, le matin; engourdissement des doigts le matin, en se levant; roideur de l'articulation du pied, après avoir été assis; engelures douloureuses aux pieds; insensibilité au corps; sensation de froid dans les os; ganglion; envie de dormir le matin; besoin de sommeil en sortant de table; rêvasseries la nuit; rêves effrayants; parler et cris pendant le sommeil; tendance à suer pendant la journée; sueurs nocturnes. »

Tel serait donc, suivant Hahnemann, le résumé des phénomènes caractéristiques du zinc. Mais je ne puis m'empêcher de reconnaître que ces phénomènes ne sont ici que faiblement et vaguement indiqués, et qu'ils me semblent ressortir d'une manière sinon plus précise, du moins plus tranchée, des cas pathologiques dans lesquels on a vu l'oxyde de zinc administré avec succès. En effet, j'ai eu l'occasion d'employer, avec les résultats les plus satisfaisants, le zinc métallique dynamisé dans la plupart des cas où l'on recommandait autrefois l'oxyde de ce métal. C'est surtout dans les névroses du cœur, des voies aériennes, et de l'appareil locomoteur dans les spasmes chroniques, enfin dans certaines névralgies opiniâtres, à douleur déchirante ou brûlante, que j'ai vu le zinc réussir (1). Je l'ai recommandé, au début de la *variole*, comme susceptible, dans certains cas, de prévenir l'exanthème, et, depuis, plusieurs de mes confrères ont vérifié la valeur de cette indication, dont les observations d'Odier, citées par Gmelin (2), m'avaient suggéré l'idée.

Les douleurs névralgiques ou arthritiques auxquelles correspond le zinc semblent presque toujours avoir leur siége, soit le long des rameaux nerveux sous-cutanés, soit au pourtour des articulations (principalement au coude), soit enfin dans la cavité des os longs. Elles se font plutôt sentir pendant le repos que pendant le mouvement.

Le vin, le café, la camomille et la noix vomique exaspèrent les symptômes du zinc. Le hasard m'a appris qu'ils étaient, au contraire, apaisés rapidement par un médicament encore très peu connu, *Lobelia inflata*.

Plumbum. — Voyez page 118.

Colchicum autumnale. *Colchique d'automne, Safran des prés,*

(1) Voy. mon *Traité des maladies des enfants*, p. 192.
(2) *Loc. cit.*

Safran bâtard, etc. — Espèce du genre *Colchicum* qui a donné son nom à la famille des Colchicacées. — Cette plante, très commune dans les prairies humides, et connue du vulgaire sous les noms de *veillote* et de *tue-chien*, se reconnaît à ses larges feuilles, d'un vert sombre, glabres, lisses, charnues et lancéolées ; à ses fleurs d'un rose-pâle, longuement tubulées, ordinairement solitaires, et qui se montrent en automne, pour ne durer qu'un jour ou deux. La racine du colchique est un bulbe de la grosseur d'un œuf de pigeon, qui se reproduit chaque année. Il est d'un brun roux extérieurement et blanc à l'intérieur. Ce bulbe, seule partie de la plante qui soit employée en médecine, est à peu près sans odeur ; mais la saveur en est amère, chaude, âcre et engourdit la langue. Mélandri et Moretti y ont, les premiers, découvert un principe extractif particulier, que MM. Pelletier et Caventou ont reconnu être analogue à celui qu'ils ont retiré du veratrum et de la sabadille, et qu'ils ont nommé *vératrine*. Il paraîtrait d'ailleurs que dans l'oignon du colchique, cet alcaloïde serait combiné avec l'acide gallique, avec lequel il formerait un gallate soluble, de telle sorte que cet oignon, si délétère lorsqu'il vient d'être recueilli, et même séché au four, ne serait plus composé après un certain temps d'immersion dans de l'eau bouillante, que de fécule très peu différente de celle du froment et par conséquent mangeable (1). Mais avant d'avoir subi ce genre de coction, le colchique est un poison violent et qui paraît être également funeste aux animaux herbivores et aux carnassiers. Aussi, les troupeaux le laissent-ils intact dans les prairies, et, s'ils le mangent à l'étable, sec et mêlé à d'autres herbes, ils ne manquent jamais d'en être gravement incommodés. Une sorte de tympanite, un flux de ventre sanguinolent, l'inflammation et même la gangrène des intestins grêles, tels sont chez ces animaux les accidents qu'on a vus en pareil cas précéder la mort, et dont on a constaté les traces à l'autopsie (2). Les chiens sur lesquels Stoerk (3), et plus tard Roques (4) et E. Home (5), expérimentèrent le colchique, à très fortes doses, il est vrai (8 à 12 grammes de la

(1) M. Fée dit qu'en Carniole on mange les oignons de colchique sans inconvénient (*Cours d'hist. nat. pharm.*, t. I, p. 345).

(2) Giacomini, *Traité de thérap.*, p. 184.

(3) *Libel. de rad. colch. aut.*

(4) *Phys. graph. med.*, t. I, p. 88.

(5) Mérat et Delens, *ouvr. cit.*, t. II, p. 358.

racine), en périrent tous en moins de vingt-quatre heures. Tremblement des membres; spasmes des muscles abdominaux avec rétraction du creux de l'estomac; vomissements répétés coup sur
coup; évacuations alvines extrêmement fréquentes; émissions
d'urines d'une abondance extraordinaire, puis enfin mort tranquille, ou du moins sans être précédée d'aucun trouble appréciable des fonctions cérébrales : voilà ce qu'observèrent presque
uniformément ces trois expérimentateurs. Des phénomènes à peu
près semblables furent d'ailleurs constatés chez l'homme dans la
plupart des cas d'empoisonnement par le colchique; bien que le
plus souvent alors des douleurs atroces, des spasmes, des convulsions, le tétanos, précédassent la mort, la conscience et l'intelligence restaient intactes jusqu'au dernier moment (1).

Applications empiriques. — Wolffgang Wedel, médecin allemand du xviiie siècle, signale l'oignon de colchique comme
doué de vertus prophylactiques merveilleuses contre les maladies épidémiques (*in morbis epidemicis multiplicis generis*),
telles que la peste, la dyssenterie, les fièvres éruptives et les
fièvres malignes. En conséquence, il recommande, lorsque règne
l'une ou l'autre de ces épidémies, de porter au cou, enfermé
dans un sachet, un des oignons dont il s'agit (2). Christ. Wilhelm,
médecin de la même époque, partage à cet égard l'opinion de
Wedel, du moins en ce qui concerne la peste. Mais pour que le
bulbe de colchique ait, suivant lui, toute son efficacité, il prétend
qu'il doit être appliqué à l'anus et sous forme d'emplâtre, pratique
bizarre dont il aurait eu en songe la révélation (3). Enfin, si l'on en
croit un écrivain plus sérieux, Hasenet, un bulbe de colchique,
suspendu au cou et porté à nu sur la poitrine, l'aurait préservé,
lui et plusieurs autres médecins qui n'avaient point dédaigné de
prendre la même précaution, des atteintes d'une épidémie de fièvres
malignes des plus meurtrières (4). Murray, qui rapporte ces faits,
n'y voit qu'une sorte de superstition puérile. Il croit d'ailleurs à
leur sincérité et il se contente d'ajouter : «*Si quid in hisce effecerit
radix, vix alia ratione quam animum erigendo fiducia in imbelle*

(1) Voyez, dans la *Mat. méd. pure* de M. Roth, les observations toxicologiques
de Caffe, de Faraday, etc., collationnées par cet écrivain.

(2) *Comm. de colch. venen. et alexipharm.*, in-4°, 1718.

(3) Murray, *Appar. medic.*, t. V, p. 203.

(4) *Id., id.*

auxilium profita profuit. Metus enim vim in contagiis fovendis quis nesciat (1). Quant à nous, tenant compte de l'action si prononcée du colchique sur le système nerveux, toujours primitivement affecté dans les épidémies, il nous est impossible de ne point rapprocher ces conjectures, si hasardées qu'elles soient, de Wedel, de Wilhelm et de Hasenet, des vertus prophylactiques du zinc à l'égard de la variole dont l'expérience nous a si pleinement convaincu... *Nihil contemnere*, a dit le père de la médecine.

Stoerk, qui, ainsi que nous l'avons dit déjà, a l'un des premiers expérimenté le colchique sur les animaux, et l'a mis en vogue à l'école de Vienne, recommandait surtout ce médicament contre *l'hydropisie passive*, par cette grande raison, sans doute, qu'il lui avait vu provoquer des selles séreuses et la diurèse (2). Quoiqu'il en soit, de nombreux succès justifient ses prévisions. Stoerk ou ses disciples guérirent à l'aide du colchique, plusieurs fois même dans des cas où la scille avait échoué : des *anasarques* (des extrémités, de la tête, etc.), des *ascites* consécutives à des fièvres intermittentes ou à des fièvres éruptives ; enfin des *hydropisies de poitrine*. Remarquons d'ailleurs en passant, que chez presque tous les hydropiques guéris par Storck ou les médecins de son école, il existait une affection de poitrine plus ou moins prononcée, soit une *toux chronique* avec expectoration, soit avec *dyspnée* habituelle avec ou sans palpitations de cœur, soit enfin un asthme caractérisé. Il résulte toutefois des observations de Stoerk, que le colchique tel qu'il l'employait ne guérissait pas d'hydropisie uniquement en raison d'une action spécifique que ce médicament eût exercée sur le cœur ou les voies aériennes, car Stoerk rapporte le cas d'une jeune fille atteinte à la fois de *phthisie ulcéreuse* et *d'hydropisie ascite*, et chez laquelle cette dernière maladie guérit, bien que la première ne se fût pas sensiblement amendée.

Murray, après avoir cité les médecins qui ont employé avec succès le colchique dans les hydropisies, à l'exemple et suivant la méthode de Stoerk, cite ceux, non moins nombreux, entre les

(1) *Id., id.*

(2) *Op. cit.*, p. 26 et sq. — Stoerk s'attribuant explicitement l'honneur d'avoir le premier constaté l'efficacité du bulbe de colchique dans l'hydropisie, Linné revendiqua pour son compte la priorité de cette découverte (*Amœnit. Acad.*, t. V, p. 159). Malheureusement cette découverte n'était pas d'une aussi grande importance qu'on le supposait.

mains desquels ce médicament n'a point réussi. Mais, comme nous
ne sommes point, à beaucoup près, spécificien, il nous semblerait
oiseux de démontrer l'insignifiance de ces faits négatifs.

Au surplus, depuis environ quarante ans, le colchique supplanté
comme *hydragogue* par la gomme-gutte et les autres drastiques,
comme *diurétique* par la scille, la digitale, etc., a beaucoup perdu
de son prestige, parmi les allopathes, relativement à l'hydropisie.
Mais, comme, selon toute apparence, ce médicament était destiné
à jouer le rôle de *spécifique*, il est devenu de nos jours l'*anti-gout-
teux* par excellence. J. Want et Everard Home, en Angleterre,
Locker et Balber, en Suisse, enfin le professeur Lobstein, en France,
ont particulièrement contribué à lui faire cette réputation qu'il
mérite, au reste, tout aussi bien que le quinquina mérite celle de
fébrifuge. Il est, en effet, très vrai qu'on a vu le *vin de colchique*,
même à assez faibles doses (allopathiques), faire cesser des accès
de *goutte aiguë*, réduire des *tumeurs goutteuses*, et qui plus est, dissoudre et dissiper des *tophus articulaires* (1). Aussi les auteurs du
Dictionnaire universel de matière médicale déclarent-ils « qu'il est
inexact de répéter, comme on l'a fait si souvent, qu'on ne possède
pas de remède contre la goutte, etc., etc., qu'il serait à désirer
qu'on étendît l'emploi du colchique de plus en plus contre cette
cruelle maladie, etc., etc. (2). » Hélas ! quel goutteux n'a pas pris
au moins une fois du colchique dans sa vie ! Ici encore, au
reste, je m'empresse de le reconnaître, les faits négatifs n'infirment en rien les faits positifs, et prouvent seulement que si le
colchique guérit dans certains cas la goutte, il s'en faut bien pourtant qu'il la guérisse toujours.

Mais si le colchique n'est pas, comme semblent le penser
MM. Mérat et Delens, l'infaillible spécifique de l'arthrite goutteuse,
il s'est en revanche montré utile dans plusieurs maladies sans
rapports, au moins évidents ou démontrés, avec cette dernière.

Indépendamment du *rhumatisme articulaire* aigu et même chronique, qui n'est pas précisément la goutte, ces maladies sont les
suivantes : des *ophthalmies* (3), la *chorée* (4), l'*hystérie* (5), di-

(1) Kunh, *Dissert. sur les colchicacées* (Thèse de Strasbourg, 1827, p. 25).
(2) T. II, p. 360.
(3) *Revue médicale*, t. III, p. 131.
(4) *Biblioth. médic.*, t. LVIII, p. 392.
(5) *Id.*, t. LX, p. 124.

verses *névralgies* des plus opiniâtres (1), les *contractions* ou plutôt la *contracture* de la matrice (2), certaines *leucorrhées* (3), enfin le *prurigo* (4) et l'*érysipèle* (5), affections contre la plupart desquelles nous avons déjà vu que l'oxyde de zinc était autrefois préconisé.

Applications homœopathiques. — La pathogénésie du colchique, encore très incomplète, justifie, mais sans les éclairer d'une vive lumière, la plupart des applications empiriques de ce médicament (6). On y trouvera pourtant les caractères dominants des souffrances qu'il provoque, et qui, par conséquent, sont susceptibles de céder à son emploi. Les douleurs arthritiques auxquelles il correspond sont généralement *déchirantes.* Elles se manifestent surtout à la périphérie par un temps chaud, et semblent, au contraire, se réfugier, lorsque s'abaisse la température de l'air ambiant, dans les tissus profonds et dans les os. Le bruit, la lumière, l'attouchement et les travaux d'esprit les exaspèrent comme celles de l'arnica; médicament dont l'emploi m'a souvent paru précéder avec avantage celui de *Colch.* J'ai trouvé ce dernier plusieurs fois d'une grande utilité après *Rhus,* et, de prime abord, chez quelques malades, contre des engorgements glanduleux sous-cutanés, particulièrement au cou, partie du corps sur laquelle le colchique exerce une action des plus prononcées. Aussi faut-il le placer en première ligne des médicaments à opposer au rhumatisme de la nuque, consécutif soit à un refroidissement, soit à une fausse position prise en dormant (*torticolis*). Je l'ai vu réussir dans quelques cas graves de cette espèce, et dans lesquels les douleurs de la nuque se compliquaient d'accès d'angoisses, de dyspnée, de battements de cœur ayant lieu

(1) *Gaz. méd.*, 8 janvier 1833.

(2) *Filiatre sebasio*, mai 1843.

(3) *Journ. de chim. médic.*, 1835, p. 29.

(4) *Archives génér. de méd.*, t. XVI, p. 290.

(5) Le colchique agit dans l'érysipèle à la manière du sumac vénéneux, médicament avec lequel il présente plus d'un trait d'analogie. Une tradition, populaire dans ma ville natale, m'a même une fois déterminé à l'employer *extérieurement* (à la 15e dilut., très étendue d'eau et en lotions de quelques minutes, répétées plusieurs fois par jour) dans un cas de brûlure (au front), après *Arnica* et *Rhus.* Le résultat de cet essai fut tout à fait extraordinaire et des plus satisfaisants. La cicatrisation dont le travail, nonobstant les deux médicaments que je viens de nommer, restait complètement stationnaire depuis deux semaines, s'opéra en quelques jours.

(6) Voyez, pour cette pathogénésie, la *Matière médicale pure* de M. le docteur Roth, t. II, p. 290.

surtout la nuit. En résumé, la pathogénésie du colchique est à consulter toutes les fois qu'il s'agit d'un des états pathologiques indiqués en tête de ce groupe , comme correspondant respectivement par des nuances spéciales à chacun des médicaments qui le composent.

Le camphre est l'antidote du colchique, qui est lui-même l'antidote du thuya et de tous les analogues de ce dernier.

Sambucus nigra. *Sureau.* — Espèce du genre *Sambucus*, de la famille des Caprifoliacées, de la pentandrie monogynie de Linné. — Le sureau, arbre commun en France et dans presque toutes les parties de l'Europe où on le cultive ordinairement pour former et soutenir les haies, ne croît bien que dans les bonnes terres, un peu humides. Il peut atteindre alors de 20 à 25 pieds de hauteur. Ses fleurs, les baies qui leur succèdent, ses feuilles, la seconde écorce de ses tiges et sa racine, sont douées de propriétés toxiques plus ou moins prononcées. Aussi les bestiaux et même les chenilles respectent-ils son feuillage. Ses baies ont fait périr des poules et des paons. Expérimenté sur des chiens, le suc de ses feuilles a provoqué chez ces animaux des vomissements et des déjections alvines. Enfin, on trouve dans les auteurs plusieurs observations d'empoisonnement par le sureau (1). Des vomissements ; des évacuations séreuses ; une grande faiblesse, des sueurs (surtout au front) ; la pâleur et l'altération des traits du visage ; une sorte d'état comateux (le troisième jour), et définitivement un amaigrissement considérable, tels ont été les symptômes constatés en pareils cas.

Applications empiriques. — Les médecins allopathes ont employé tour à tour et séparément les fleurs du sureau, ses baies et la seconde écorce de ses tiges. Cette dernière, considérée comme *hydrogogue*, fut particulièrement vantée, d'abord par Hippocrate, et depuis par Sydenham et par Boerhaave, contre l'*hydropisie.* Hippocrate recommande aussi les baies dans quelques *affections de l'utérus.* Quant aux fleurs, il est *universellement* admis qu'elles sont *sudorifiques* (2). Au moins, à l'exception de Cullen qui les déclare à peu près inertes (3), aucun médecin de l'ancienne école

(1) Bartholin, *Act. Hafn.*, t. 1, p. 164. — *Ephem. nat. cur.,* déc. II, an. 9, p. 48, etc.

(2) Murray, *Appar. med.,* t. IV, p. 19.

(3) *Mat. medic.*, t. II, p. 559.

ne leur a-t-il contesté cette vertu. « Leur réputation comme sudo-rifique, disent MM. Mérat et Delens, est des plus répandues. On les donne en infusion, miellée ou sucrée, dans tous les cas où l'on veut exciter la diaphorèse, surtout dans les éruptions cutanées qui sortent mal, comme la rougeole, la variole, et autres exanthèmes, dans les maladies attribuées à la répercussion de la transpiration, telles que le rhumatisme, la goutte, les névralgies, etc. On prescrit encore cette infusion pour faire avorter certains états morbides à leur début, comme le coryza, le rhume, le catarrhe, l'angine, et même la pleurésie, la péripneumonie, etc. On la prescrit avec plus d'efficacité encore dans la répercussion des éruptions cutanées, dans la dernière période des phlegmasies muqueuses, etc.

. . . .

« Mais c'est à l'état sec qu'elles produisent surtout la sueur, et qu'elles portent leur effet médicateur à la périphérie du corps : fraîches, elles y sont moins aptes et retiennent quelque chose de l'action purgative et émétique de l'écorce et des feuilles. En fomen-tation, et même entières et en sachet, on les applique sur les engorgements froids, les douleurs locales, les parties œdéma-teuses, etc., comme résolutives et discussives (1). » Ajoutons que les fomentations de fleur de sureau ont encore été préconisées, et non sans quelque raison peut-être, contre l'*érysipèle*, le *phlegmon*, le *rhumatisme aigu*, *la goutte* (2), enfin contre les *tranchées uté-rines* et les *spasmes de la vessie*. Mais, en définitive, les faits qui témoignent de leur utilité dans ces derniers cas sont rares et peu concluants.

Applications homœopathiques (3). — Ce que j'ai dit de la pathogé-nésie du colchique (p. 462) n'est malheureusement que trop appli-cable à celle de *Sambuc.*, encore plus incomplète que ne l'est celle-là. Cependant, ayant plusieurs fois essayé le sureau sur moi-même avec assez de succès, j'ai été conduit par là à l'employer assez souvent sur d'autres, pour qu'il me soit possible de présenter à son égard quelques aperçus généraux d'une certaine utilité.

La teinture mère du sureau, que nous employons en homœopa-thie, contient probablement tous les principes médicamenteux de

(1) *Dict. univ. de mat. méd.*, t. VI, p. 198.

(2) Quarin, *Math. medendi inf.*, p. 219.

(3) Voyez, pour la pathogénésie du *Sambucus*, la *Matière médicale pure* de M. Roth, t. I, p. 259.

ce végétal, attendu qu'on la prépare avec le suc des fleurs et des feuilles réunies. Cette teinture, et par conséquent les dilutions qu'elle fournit produisent sur l'homme sain quelques symptômes analogues à ceux de l'ipécacuanha. Voilà pourquoi j'ai dit (p. 341) que le sureau mériterait peut-être d'être mentionné (mais en dernière ligne) parmi les médicaments composant le groupe dont celui-là est le type. Mais, à tout prendre, *Sambuc.* est plus voisin, par son action générale, de *Colch.*, qu'il ne l'est d'*Ipeca*.

Sambucus, autant que j'en puis juger par mes observations personnelles, convient particulièrement aux enfants débiles et nerveux, transpirant aisément, sensibles aux courants d'air, disposés à l'enchifrènement, à l'angine suffocante (*faux croup*) et à l'œdème du scrotum. Chez les adultes, il réussit surtout aux personnes bilieuses, lymphatico-nerveuses, pâles, maigres, de taille élancée, sujettes aux sueurs nocturnes, avec adypsie, et aux rhumatismes, ayant habituellement le pouls fréquent et dépressible, prédisposées congénialement à l'hydropisie ou plutôt à l'œdème des membres. Les douleurs rhumatismales ou névralgiques qu'il fait cesser ont plutôt leur siége dans les bras, notamment aux coudes, à la face antérieure de l'avant-bras et au bout des doigts que dans les membres inférieurs. Ces douleurs, brûlantes au coude, engourdissantes à l'avant-bras et sécantes à l'extrémité des doigts, suivent le trajet des nerfs, s'exaspèrent par le repos et vers les onze heures du soir. Un mouvement continuel du membre affecté les dissipe momentanément; mais la pression les calme peu. Le froid ou les excès de table sont les causes qui les occasionnent le plus souvent : la chaleur artificielle ni ne les aggrave ni ne les diminue. Elles coïncident, lorsqu'elles sont intenses ou lorsqu'elles se prolongent un certain temps, avec des infiltrations partielles, circonscrites et indolentes de la peau, d'où résultent çà et là, au poignet, à l'avant-bras et quelquefois aussi au scrotum, à la fesse, etc., de larges tumeurs rénitentes, rosées, aplaties et pruriantes. *Samb.* m'a plusieurs fois réussi à dissiper très rapidement (en un jour ou deux au plus, par exemple) ces divers symptômes.

Quant à l'efficacité de ce médicament dans l'*ascite*, j'avoue que, sans la nier absolument, je la crois très douteuse. Du moins, malgré d'assez nombreux essais, n'ai-je jamais rencontré de cas qui témoignassent en sa faveur. J'ai même vu, chez un homme atteint d'*albuminurie* avec œdème des malléoles et du scrotum, *Samb.* dé-

terminer sinon une véritable aggravation, ce qui aurait pu me
sembler de bon augure, tout au moins une complication assez
fâcheuse. Il provoqua de la suffocation et des douleurs dans les
bras, sans améliorer aucun des symptômes préexistants. Dans certains cas, *Samb.* peut être avantageusement alterné avec *Zinc.* et
Colch. — Je crois, sans trop oser l'affirmer, que *Camph.* en est
l'antidote. Son action n'a d'ailleurs pas assez de durée pour que
ce point ait beaucoup d'importance.

Arsenicum album. — Voyez page 186.

Drosera rotundifolia. *Drosera*, anciennement *Rorella*, *Ros
solis*, etc. — Espèce du genre *Drosera*, placé par de Jussieu dans
la famille des Capparidées, mais dont on a fait depuis le type
d'une famille particulière, celle des Drosérées, de la pentandrie
trigynie de Linné.

Le drosera est une petite plante annuelle, indigène, et assez
commune dans les environs de Paris. Elle est dépourvue de tiges,
à feuilles radicales, recouvertes de cils ou de poils glanduleux
dont chacun sécrète et porte constamment à son sommet une goutte-
lette d'un liquide visqueux et limpide (d'où le nom de *Ros solis*
ou *Rosée du soleil*), autrefois très recherchée des alchimistes qui
lui supposaient des vertus merveilleuses. Cette plante est sans
odeur; mais le suc qu'on exprime de ses feuilles fraîches est âcre,
mordicant, assez acide pour agacer les dents et faire trancher le
lait (1), assez irritant pour qu'on ait eu l'idée de l'employer à titre
d'épispastique (2). Le drosera croît dans les prés humides, au
bord des marécages. Les bestiaux n'y touchent point parce qu'ils
ont l'instinct qu'il leur est funeste. Suivant Barrich, il affecte
particulièrement les moutons d'une toux mortelle (3) : circonstance
qui aurait dû paraître d'autant plus étrange aux médecins allopathes, que c'est précisément, comme nous allons le dire, dans
les affections des voies aériennes qu'ils ont essayé, et quelquefois
avec succès, d'utiliser les propriétés médicinales du drosera.

Applications empiriques. — Le drosera a été conseillé dans
l'ophthalmie, la *goutte sereine, certaines névralgies,* les *fièvres in-*

(1) Murray, *Appar. med.*, t. III, p. 501.
(2) Mérat et Delens, *Dict. de mat. méd.*, t. II, p. 690.
(3) *Act. Hafn.*, t. IV, p. 462.

termittentes et les *hydropisies* (1). Mais c'est principalement dans l'*angine avec toux spasmodique et raucité de la voix*, dans l'*asthme* et les *anciennes affections catarrhales du larynx et des bronches* qu'on l'a vu réussir. Deux médecins allemands du dernier siècle, Heermann et Siegesbeck, en furent les principaux apologistes. Le premier (2), qui en faisait une panacée contre les maladies de poitrine, y compris la *phthisie tuberculeuse*, mérite peu de crédit. Quant à Siegesbeck, ses indications me semblent tellement heureuses à l'égard du drosera, qu'on serait tenté d'y voir les effets d'une faculté intuitive, d'une sorte de seconde vue. Comment, en effet, ce praticien est-il parvenu à découvrir que le drosera convenait surtout dans les *fièvres catarrhales* ÉPIDÉMIQUES, *avec toux spasmodique?* dans certains *catarrhes chroniques des bronches* et quelques *fièvres malignes* (3)? Ces *fièvres catarrhales épidémiques* dont parle Siegesbeck ne sauraient être autre chose que la *coqueluche* et la *grippe*, dont nous allons dire quelques mots à l'occasion des indications cliniques déduites par Hahnemann des symptômes purs du drosera (4).

Applications homœopathiques. — Bien que très incomplète encore, la pathogénésie du drosera nous offre pourtant un ensemble de phénomènes assez caractéristiques, et dans lesquels il est facile de retrouver l'image des principales maladies contre lesquelles l'expérience clinique a déjà constaté l'efficacité de cette plante. Ainsi les symptômes 9, 10, 11 et 12, recueillis par Hahnemann, de même que les symptômes 26, 27 et 28, constatés par ses disciples, nous expliquent comment cette substance a pu réussir dans l'*amaurose*, dont elle est, dans certains cas (même dans l'*amaurose mercurielle*), un des plus puissants modificateurs. Certaines *douleurs musculaires, lancinantes, rongeantes ou crampoïdes*, semblant siéger quelquefois dans la cavité des os longs, et se manifestant surtout la nuit, ont pu être guéries ou soulagées par le drosera en vertu des symptômes 71, 72, 74, 75, 77, 78, 79, 80, 81, 82, 83, 84, 85, 86, 87, 88, 89, 94, 96, 99, 101, etc., de

(1) Bulliard, *Plantes vénéneuses*, Paris, 1798. p. 305.
(2) *Dissert. de Rosa solis.* Erfurth, 1715.
(3) *Dissert. de Rorella.* Vittenberg, 1716.
(4) Voyez, pour la pathogénésie de *Drosera*, la *Matière médicale pure* de Hahnemann, Paris, 1834, t. II, p. 226.

Hahnemann; de même qu'en vertu des symptômes 21, 22, 43, 47, 48, 91, 92, 93, 94, 97, 98, 99, 107, 110, 111, 113, 114, 120, 122, 123, 124, 125, etc., de ses disciples. Une espèce de *fièvre intermittente quotidienne* a son image exacte dans les symptômes 118, 119, 120, 121, 122 et 126, de même que dans les symptômes 135, 136, 137, etc.

Mais ce sont surtout les symptômes de la *coqueluche* que la pathogénésie du drosera nous présente de la manière la plus tranchée. Aussi, Hahnemann nous dit-il qu'il suffit d'une seule dose de ce médicament pour opérer, dans l'espace de sept à neuf jours, la guérison complète d'une coqueluche épidémique, « pourvu, ajoute-t-il (en note), qu'on se garde bien de donner une seconde dose immédiatement après la première, et qu'on s'abstienne rigoureusement, par dessus tout, de donner aucune autre substance médicinale quelconque; car on ne manquerait pas d'empêcher par là le bon effet de cette première dose, et même de produire des accidents graves, comme l'expérience m'en a convaincu. » Les opinions de Hahnemann, touchant la répétition des doses, se modifièrent beaucoup, comme on le sait, depuis l'impression de sa *Matière médicale pure*. Aujourd'hui tous les homœopathes répètent dans la coqueluche, tous les jours, et même plusieurs fois par jour, les doses du drosera. Mais quel que soit le mode d'administration qu'ils adoptent, tantôt ils obtiennent les succès rapides annoncés par Hahnemann, et tantôt aussi ils échouent complétement (pas un d'eux qui n'en convienne), et se voient forcés de recourir à un autre médicament. Or, à quoi tient cette singulière inconstance des résultats? Sans aucun doute (car nous nous trouvons ici en présence d'une loi générale à laquelle n'échappe aucune espèce de maladie) les tempéraments, les idiosyncrasies individuelles peuvent y être pour quelque chose. Mais la plus grande raison, selon moi, du contraste observé dans les effets d'un même médicament administré dans une même maladie, est que la prétendue identité de cette dernière n'est souvent qu'illusoire. Ainsi, sans parler des affections sporadiques dues aux intempéries de l'air, et qui, en raison de la forme spasmodique qu'elles affectent quelquefois, sont journellement confondues avec la coqueluche épidémique, rien ne nous garantit que celle-ci ait, à chacune de ses invasions, la même nature intime et soit due à la même cause. Aussi bien, tous les bons observateurs en tête desquels je placerai Ros·nstein :

reconnaissent-ils que presque chaque épidémie de coqueluche se présente avec un génie particulier, de telle sorte qu'il s'en faut de beaucoup que cette maladie ait chaque année la même intensité, la même opiniâtreté, et, jusqu'à un certain point, la même marche et les mêmes symptômes. Une hypothèse, qui me paraît au moins très plausible, va nous servir à expliquer ces différences.

Il en est certainement de la coqueluche comme de la peste, comme du choléra asiatique, comme de la fièvre jaune, comme de toutes les épidémies : elle a quelque part, en Europe, en France peut-être, son foyer, ou, plus vraisemblablement encore, ses foyers multiples. Son miasme générateur n'est pas autre chose que l'effluve de quelque végétation paludéenne, en détritus ou même vivante, plus ou moins abondante chaque année, suivant les éventualités climatériques, et transportée au loin, comme les miasmes de toutes les autres épidémies, par les courants atmosphériques. Cette vapeur miasmatique, qui se meut le plus habituellement, en sens inverse du mouvement de rotation du globe, c'est-à-dire de l'est à l'ouest, et en même temps du sud au nord (conformément au cours des vents alisés), occupe probablement les couches supérieures de l'atmosphère, et ne s'abaisse que de loin en loin, en raison des oscillations du baromètre ; d'où résulte que, sans que sa marche soit pour cela autre que nous l'indiquons, elle peut, comme la *nuée cholérique*, n'infecter que de distance en distance les localités au-dessus desquelles elle plane, tout en respectant quelquefois les points intermédiaires. J'ajoute enfin, comme je l'ai déjà fait pressentir, que tandis que le miasme cholérique arrive des bords du Gange, c'est, dans ma conviction, tout près de nous que se forme le miasme de la coqueluche. Quant à la nature paludéenne que j'attribue à celui-ci, je suis d'autant porté à la supposer telle, que le drosera, qui guérit, je ne puis dire, toutes les coqueluches épidémiques, mais au moins la plus fréquente d'entre ces dernières, est lui-même, comme je l'ai déjà fait remarquer, sinon, à proprement parler, une plante paludéenne, du moins une herbe surtout commune aux environs des marécages. Or, telle est la prévoyance de la nature, ou, pour mieux dire, du Créateur, que c'est toujours, nous l'avons dit déjà, à la source des maux qui nous déciment qu'il faut chercher les remèdes qui les guérissent : proposition dont la réciproque n'a pas besoin d'être démontrée.

Mais si l'on admet, comme nous l'avons établi, et comme cela est en effet infiniment probable, que les maladies épidémiques, connues sous le nom de *coqueluche*, émanent de foyers multiples, ou, si l'on veut, de végétations marématiques plus ou moins différentes, comment s'étonnera-t-on qu'un même médicament ne guérisse pas indistinctement ces maladies d'origine, et, partant, de nature diverse? Voilà pourtant toute la question.

Peut-être maintenant me demandera-t-on de préciser les nuances symptomatiques capables de faire distinguer sûrement la coqueluche que le drosera guérit de celles qu'il ne guérit point. Malheureusement je suis forcé de décliner ici mon insuffisance; et, sans même essayer de résoudre une question de pathologie assez subtile pour avoir pu échapper à la sagacité infinie de Hahnemann, je me tiens pour satisfait de l'avoir posée.

Au surplus, la coqueluche épidémique n'est pas, à beaucoup près, la seule affection des voies aériennes contre laquelle on ait vu réussir le drosera. L'*asthme*, l'*angine de poitrine*, l'*angine chronique*, et même la *phthisie laryngée*, ont été traités avec succès par ce médicament.

Le camphre détruit les effets trop violents du drosera (1).

---

(1) Si j'en juge par mes expériences personnelles, la *Ményanthe* (ou *Trèfle d'eau*) serait de tous les médicaments celui dont l'action physiologique se rapprocherait le plus de celle du *Drosera*. Mais en général les phénomènes produits par ce dernier se manifestent avec plus d'intensité que n'en présentent ceux qui résultent de la ményanthe. — L'*obscurcissement de la vue*, un des premiers symptômes que produisent ces deux médicaments, se développe sous l'influence de l'un comme de l'autre de la même manière. C'est une sorte de *papillotage* ou de *brouillard blanc* assez intense quelquefois pour empêcher presque complétement d'y voir, et revenant par accès irréguliers, et de durée variable, *surtout au grand air*, *en marchant*, et sans autre sensation. Ce phénomène, chez moi, était tellement prononcé (par le drosera comme par la ményanthe) que, me trouvant sur le boulevard et n'y voyant plus, je n'osai point le traverser dans la crainte d'être écrasé par les voitures. — Quant aux *douleurs* du drosera et de la ményanthe, je leur ai trouvé aussi le même caractère. Enfin l'action de *ces deux* médicaments sur les voies aériennes ne m'a paru différer que par l'intensité. — *Ményanthes* est un médicament peu employé, et qui ne le sera jamais beaucoup. J'en ai retiré quelque avantage dans un cas d'*amaurose*; mais je crois qu'il est peu d'états pathologiques rappelant ses symptômes, dans lesquels il ne puisse être avantageusement remplacé par *Drosera*. Cette opinion n'est d'ailleurs fondée, je le répète, que sur mes propres impressions, dont je suis naturellement toujours porté à me défier.

Nitri acidum. — Voyez page 138.

Ferrum metallicum. — Voyez le groupe dont ce médicament est le type.

Mercurius corrosivus. — Voyez page 131.

Platina. — Ce médicament, ayant avec le thuya des rapports plus tranchés que ceux qu'il présente avec le zinc, il n'en sera question qu'à l'occasion du groupe dont celui-là est le type.

GROUPE XV.

TYPE : ACONITUM NAPELLUS. — ANALOGUES : COCCULUS — CANNABIS INDICA — CHAMOMILLA VULGARIS — CONIUM MACULATUM — DULCA-MARA.

Les cinq médicaments que je mentionne ici comme analogues de l'aconit n'ont pourtant avec lui que des rapports très éloignés. L'aconit est, à proprement parler, un médicament sans analogues. La coque du Levant, le chanvre, la camomille, etc., ont à la vérité sur le cerveau, sur les organes des sens, l'appareil locomoteur et la peau une action qui, à certains égards, se rapproche plus ou moins de la sienne ; mais aucun d'eux n'agit même approximativement, comme il le fait, sur le cœur et l'appareil vasculaire sanguin : la *fièvre inflammatoire idiopathique* est un phénomène qui appartient en propre et exclusivement à l'aconit (1).

Il ne sera donc ici question que de ce dernier, les cinq médicaments qui lui sont improprement, et à défaut d'autres, annexés comme analogues, se rattachant beaucoup mieux à d'autres groupes, dans lesquels ils ont été ou seront ultérieurement étudiés.

Il est facile de comprendre, d'après cela, pourquoi je m'abstiens d'énumérer ici les *maladies correspondantes* au groupe *Aconitum.*

(1) Il est cependant une substance dont l'action me paraît se rapprocher beaucoup de celle d'*Aconitum*, et qui positivement partage avec lui la propriété de produire, et partant de faire cesser la fièvre inflammatoire : c'est l'*Actæa spicata*, plante indigène du genre *Actæa*, de la famille des Renonculacées. Je me réserve de publier dans la suite un certain nombre d'expériences auxquelles je me suis livré à l'égard de ce végétal, uniquement connu des homœopathes par la pitoyable mystification à laquelle on essaya de le faire servir.

Ces maladies sont uniquement celles que ce dernier peut guérir, et, par conséquent, on les trouvera indiquées dans son histoire.

Aconitum napellus. *Aconit nopel.* — Espèce du genre *Aconitum*, de la famille des Renonculacées, section des Helléboracées, dont on a fait depuis peu une famille à part (1), de la polyandrie trigynie. — L'aconit est une plante vivace, herbacée, dont la tige, rameuse, glabre, cylindrique, atteint de 80 centimètres à 1 mètre de hauteur. Elle a des feuilles vertes, luisantes, pétiolées, profondément incisées, de manière à former cinq ou sept lobes, linéaires, élargis supérieurement et marqués d'une ligne ; de belles fleurs bleues en longs épis terminaux ; des fruits composés de trois capsules ailées. Sa racine est un rhizome qui, par son volume et sa forme, ressemble à un petit navet, d'où le nom *napel* ou de *napellus*, diminutif de *napus*.

En raison de la beauté de ses fleurs et nonobstant ses propriétés vénéneuses, l'aconit est cultivé dans quelques jardins, comme plante d'agrément. Mais ainsi que l'indique assez sa désignation générique, dérivée du mot grec ἀκόνη, rocher, il appartient essentiellement à la végétation des montagnes. Aussi croît-il spontanément dans les lieux humides et couverts de presque toutes les régions montagneuses de l'Europe centrale ou septentrionale, notamment dans le Jura, en Suisse, en Allemagne et en Suède, où Murray dit l'avoir rencontré dans les environs de Fahlune (2).

L'aconit a peu d'odeur ; mais ses feuilles, ses tiges et surtout sa racine, ont, lorsqu'on les mâche, une saveur qui, très faible d'abord, ne tarde pas à devenir âcre et mordicante. De légers élancements commencent par se faire sentir au bout de la langue ; la bouche se remplit de salive ; puis les lèvres, les gencives et le palais sont comme frappés d'une sorte d'engourdissement qui semble atteindre jusqu'à la base de la langue (3). Il paraît d'ailleurs qu'il suffit de manier pendant un certain temps les feuilles et les racines fraîches du napel pour ressentir dans la main une impression à peu près analogue. Au dire de Bichat, la peau de cette

(1) Spach, *Hist. des plantes phanérogames*, Paris, 1839, t. VII, p. 336.
(2) *Appar. med.*, t. III, p. 5.
(3) Reinhold, *De Acon. nap. dis.*, 1779 (dans *Silloge selectiorum opusculorum*, de Baldinger, Gottingue, 1779, t. II).

partie devient alors ardente, rougit, et si le contact est suffisamment prolongé, se couvre de vésicules (1).

Plusieurs chimistes ont entrepris, mais avec des résultats variables et peu concluants, d'analyser l'aconit. MM. Trutten, Stei-
nacher, Trommsdorff et Pallas y ont trouvé une fécule verte, du
chlorhydrate d'ammoniaque, du phosphate et du carbonate de
chaux, de la potasse, et enfin une substance gazeuse, odorante,
que l'on supposa d'abord constituer le principe actif de ce végétal (2). Depuis, MM. Geiger et Hesse y ont constaté la présence
d'un alcaloïde, déjà signalé par M. Brandes, et auquel ces chimistes donnèrent le nom d'*aconitine*. C'est une matière blanche,
grenue, ayant l'aspect de la delphine ou de la vératrine, inaltérable à l'air, incristallisable, fixe et partant inodore, peu soluble
dans l'eau, très soluble au contraire dans l'éther et surtout dans
l'alcool, d'une saveur amère, mais sans âcreté et ne causant pas
dans la bouche la sensation d'engourdissement qu'y produit la
mastication des feuilles ou de la racine de l'aconit (3). A cela
près de quelques essais d'un médecin de Londres, M. le docteur
Turnbull, qui a beaucoup vanté la teinture d'aconitine employée extérieurement dans les névralgies et certaines affections des yeux et
des oreilles (4), cette substance est restée jusqu'à présent sans usage.

L'aconit passe généralement pour être funeste à toutes les espèces animales. La vérité est qu'expérimenté sur des loups, des
chiens, des chats et des rats, il a toujours, même à doses assez peu
considérables, déterminé en quelques jours, et quelquefois en quelques heures, la mort de ces animaux (5). Au dire de Scopoli, la décoction de sa racine tue les punaises, et, mêlé à du beurre ou à du
lait, fait périr les mouches, non moins bien que le ferait une solution arsenicale (6). Agit-il d'ailleurs avec une égale énergie sur
les animaux herbivores et sur les carnassiers? J'avoue que je ne

(1) *Cours manuscrit de matière médicale*, cité par Mérat et Deleus.

(2) *Journ. génér. de méd.*, t. XXXI, p. 467.

(3) *Journ. de pharm.*, t. XX, p. 165.

(4) *On the medical properties on the natural osder Ranunculacæ*, London,
1835. — *Bull. de thérap.*, t. XX, p. 19.

(5) Voy. Wepfer, *Hist. de Cicut.*, etc., cap. II, p. 176 et 180. — D'Hilfeld, *Exper.
circ. ven.*, p. 23. — Reinhold, *Dissert. cit.* — Larrey, *Mém. de chir. mil.*, t. III,
p. 126. — Orfila, *Méd. lég.*, t. II, p. 54. — Pereira, *Arch. génér. de méd.*, juin
1832, etc.

(6) *Flora carniolica*, p. 550.

le pense pas. A la vérité, quelques auteurs, et entre autres Courten, cité par Murray (1), prétendent avoir vu des bœufs et des chèvres empoisonnés par des feuilles fraîches de cette plante. Mais, d'un autre côté, Linné affirme que les chevaux mangent, sans en être incommodés, les mêmes feuilles desséchées et mêlées à d'autres herbes (2) ; ce qui, jusqu'à un certain point, nous explique les assertions contradictoires entre elles et quelque peu aventurées du professeur Giacomini. « Les animaux, dit ce dernier, respectent l'aconit, lorsqu'il s'en trouve dans les pâturages. Il agit comme un poison violent sur *toutes* les espèces animales. Cependant, on prétend (mais qui? le professeur de Padoue aurait bien fait de nous le dire) que *les chevaux, les chèvres et les moutons le mangent impunément* (3).» En dernière analyse, ma conviction intime, basée d'ailleurs, je le confesse, sur des analogies spéculatives beaucoup plus que sur des faits patents, est que l'aconit affecte les animaux herbivores ou granivores moins violemment qu'il ne le fait des carnassiers.

Quant à la puissance délétère de ce végétal, relativement à l'homme, elle est généralement reconnue. Bon nombre d'empoisonnements par l'aconit, suivis de mort ou d'accidents graves, figurent en effet dans les annales de la science. Au XVIe siècle, cette redoutable substance fut plusieurs fois, dans un but scientifique et humanitaire, mais assurément peu moral, expérimentée sur des condamnés à mort. Matthiole raconte deux faits de ce genre, dans l'un desquels il joua lui-même un des principaux rôles, sans trop s'apercevoir que ce rôle était à peu près celui du bourreau. En 1524, à Rome, sous le pontificat, et par ordre de Sa Sainteté Clément VII, le commentateur de Dioscoride accepta la mission d'administrer, en personne, la racine d'aconit à deux condamnés, et de constater les effets qu'elle produirait sur ces malheureux. Or, une heure et demie après qu'un des deux larrons (*sic*) avait avalé environ une drachme de la racine, il n'en éprouvait absolument rien encore, lorsque enfin, et à l'instant où l'expérimentateur impatient se disposait à renouveler la dose, éclatèrent les désordres suivants : Abattement extrême, sueur froide au visage, gêne de la respiration, forte dyspnée, imminence

(1) *Loc. cit.*, p. 9.
(2) *Flora suecica*, p. 186.
(3) *Traité phil. et expérim. de mat. médicale*, etc., p. 286.

de suffocation, mouvements convulsifs des membres, vomissements
bilieux, déjections involontaires, stupeur, froid cadavéreux, intumescence vultueuse de la face, et enfin... mort par apoplexie.
L'autre condamné fut plus heureux : soit qu'il fût doué d'une constitution plus forte (ou plus faible) que ne l'était celle de son
compagnon de crime et de supplice, soit que les vomissements lui
vinssent plus vite en aide, il en fut quitte pour des vertiges, du
délire, des spasmes au visage, une paralysie obscure des membres, etc., au prix de quoi il eut la vie sauve (1).

Ces étranges expériences (qui, au surplus, étaient très fréquentes
au moyen âge, et ne choquaient nullement les mœurs de cette
époque) furent à peu près dans les mêmes conditions, et avec les
mêmes résultats, renouvelées à Prague en 1561, par ordre de l'em-
pereur régnant. Mais qu'y gagnait la science? Peu de chose assurément, si l'on en juge par les applications thérapeutiques de
l'aconit, jusqu'à l'époque où Hahnemann fit connaître, autrement
que par des meurtres, les véritables propriétés de cette précieuse
substance, ou tout au moins jusqu'aux essais empiriques de Stoerk.
Toutefois, en procédant, mais plus tard, à l'autopsie des individus
accidentellement empoisonnés par l'aconit, on découvrit que, *dans
les cadavres* de ces individus, les ventricules du cerveau étaient
remplis de sérosité, les poumons et le cœur droit gorgés de sang,
l'estomac et les intestins plus ou moins enflammés, mais jamais
ulcérés ; d'où l'on conclut que l'aconit agissait à la façon des *poisons âcres*, attendu que « les narcotiques n'enflamment pas l'estomac
et que les corrosifs l'ulcèrent (2). »

Applications empiriques. — Théophraste, Dioscoride, Pline, et
plusieurs autres écrivains de l'antiquité, font mention de l'aconit
et le recommandent dans différentes maladies. Mais comme on ne
sait pas au juste quelle était la plante qu'ils nommaient ainsi (3),
il s'ensuit que l'histoire médicinale de celle qui nous occupe ne
remonte pas au delà des expériences et des observations cliniques
que Stoerk publia sur ce sujet en 1762.

Ce travail de Stoerk (4), dont les écrits sur la même matière,

(1) *Comm. in Diosc.*, t. I, p. 408.
(2) Mérat et Delens, *ouvr. cit.*, t. I, p. 59.
(3) Voyez le remarquable *Mémoire* de MM. Encontre et De Candolle, *sur
l'Aconit des anciens*, 1813, in-8.
(4) *Experiment. et observationes circa usum internum Stramonii, Hyoscyami*

de Manghin, de Reinhold, de Collin, de Jean Razoux, etc., ne sont, à proprement parler, que les commentaires et la continuation, ne pouvait manquer de produire, en raison de la renommée de son auteur, une certaine sensation dans le monde médical. Ce petit ouvrage offrait d'ailleurs par lui-même un piquant intérêt. N'était-il pas curieux, en effet, pour tous les médecins, qu'un des plus redoutables poisons qu'on connût, si redoutable qu'on eût pensé commettre un crime en l'essayant même dans des cas désespérés, se trouvât être tout d'un coup un remède *inoffensif chez tous les malades, pourvu qu'on eût la précaution de ne le prescrire qu'à faibles doses, en commençant*, un médicament précieux, héroïque, inestimable, s'il était administré à propos, autant du moins qu'on en pouvait juger par les résultats presque merveilleux que le célèbre médecin de Vienne affirmait en avoir obtenus.

Après s'être assuré, par diverses expériences, que la poudre d'aconit, soit appliquée à la peau ou même à la surface d'ulcères fongueux, soit enfin introduite entre les paupières et le globe oculaire, n'avait point la *causticité* qu'on lui avait attribuée jusqu'alors, Stoerk s'était décidé à l'essayer intérieurement, d'abord sur lui-même. Il s'était procuré, à cet effet, une certaine quantité d'extrait d'aconit, trituré avec du sucre en poudre, dans la proportion de 2 grains d'extrait pour 2 gros de véhicule : 6 grains de ce mélange, pris le matin à jeun le premier jour, 8 grains le second jour, et 10 grains le troisième, ne lui avaient produit, assure-t-il, aucune espèce d'effet (1). Mais, le quatrième jour, la dose ayant été doublée, des sueurs générales avaient eu lieu. Ces sueurs n'avaient pu, d'ailleurs, être attribuées qu'au médicament, attendu qu'elles avaient cessé toutes les fois qu'on en avait à dessein suspendu l'usage pendant un jour ou deux, pour se reproduire invariablement toutes les fois qu'on l'avait repris; d'où l'expérimentateur avait conclu, en vertu d'une fausse théorie qu'un heu-

---

et Aconiti, Vindebonæ, in-8. Traduit en français par Lebègue Depresle. Paris, 1763, in-12.

(1) Ce qui n'est pas de nature à beaucoup nous surprendre : tous les homœopathes savent en effet que l'action des médicaments se manifeste d'autant plus rapidement qu'ils sont pris à dilution plus haute. Il n'est donc pas étonnant qu'un extrait grossièrement trituré avec du sucre n'ait pas agi sur-le-champ. D'ailleurs Stoerk était-il un observateur bien attentif et surtout bien minutieux ? Nous avons le droit d'en douter.

reux hasard sembla pourtant justifier, que l'aconit étant un excellent *sudorifique*, il devait en conséquence spécialement réussir dans les maladies habituellement *jugées par les sueurs*.

Voilà donc comment Stoerk, ce grand chercheur de spécifiques, bien qu'il ne se préoccupât ni des virtualités morbides, ni des virtualités médicamenteuses, en était venu à essayer l'aconit d'abord contre des *rhumatismes*, puis contre des *tumeurs*, qu'il n'hésite point à nommer *squirrheuses*, mais sur la nature desquelles je crois sincèrement qu'il s'abusa.

Quoi qu'il en soit, à l'époque où Stoerk publia son travail, il avait déjà administré l'aconit à quatorze malades, dont huit étaient radicalement guéris, et dont les six autres étaient, dit-il, en voie de guérison. Malheureusement ses observations sont presque toutes écourtées, incomplètes, plus ou moins entachées de polypharmacie, et, partant, médiocrement concluantes. Ce qu'il y a pour nous toutefois de remarquable, c'est que, tout en guérissant sous l'influence de l'aconit, la plupart de ses malades présentaient, durant le cours du traitement, plusieurs des symptômes propres à ce médicament : ce qui s'explique assez, du reste, par l'énormité des doses. Ainsi, Stoerk constate : 1° chez presque *tous* ses sujets, des *sueurs générales, continuelles* (ce dont il s'applaudit), sueurs qui, néanmoins, diminuent à mesure que la guérison approche ; 2° chez deux d'entre eux (*observ.* 2 et 4), des démangeaisons sur tout le corps, principalement aux parties génitales, suivies d'une éruption de taches rouges et de pustules accompagnées de douleurs brûlantes, et se terminant par la desquamation, etc. Mais, en définitive, répétons-le à sa louange, tous ces malades recouvrent assez rapidement la santé, ce qu'il est d'autant moins possible d'attribuer à quelques purgatifs donnés intercurremment, on ne sait trop dans quelles intentions, que la plupart d'entre eux avaient été déjà plusieurs fois purgés sans le moindre succès.

Voici, d'ailleurs, le résumé des huit observations rapportées par Stoerk :

1° Un homme de trente et quelques années : *rhumatisme dans tout le côté droit*, succédant à une fièvre tierce, *guérie* depuis peu de temps, et si douloureux, que le malade ne peut remuer ni la main ni le pied ; toute espèce de remèdes essayés en vain : sueurs très abondantes au début de l'action de l'aconit, et qui diminuent progressivement : guérison radicale en cinq semaines.

2° Un homme de vingt-sept ans, tourmenté depuis six semaines d'une *douleur sciatique* des plus vives, *qui s'est jetée sur le bras,* sans abandonner la cuisse. Prurit aux environs des parties génitales ; éruptions de pustules rouges remplies d'une humeur âcre ; douce moiteur continuelle ; guérison en cinq semaines.

3° Jeune homme de dix-neuf ans, atteint depuis trois ans d'une *fièvre quarte* que le quinquina n'a pu déraciner ; amaigrissement considérable ; apparence cachectique ; pendant toute la durée de la fièvre, tous les membres, toutes les articulations et l'épine dorsale sont le siége d'une douleur extrêmement violente, à laquelle se joint une sensation de brûlure vers les extrémités ; sueurs et selles copieuses, sous l'influence de l'aconit ; guérison en un mois.

4° Une femme de quarante-trois ans, éprouvant dans le bras et le pied droit des douleurs telles qu'elles lui font jeter les hauts cris jour et nuit ; *purgée* par l'extrait d'aconit ; éruptions, vers le sixième jour, de larges pustules rouges pruriantes, et en même temps cessation complète et définitive des douleurs.

5° Un homme de trente et quelques années, atteint depuis neuf mois de la *goutte la plus cruelle :* toutes les articulations rouges, enflées, sont le siége des plus vives douleurs ; une foule de remèdes ont été déjà administrés en vain ; amélioration marquée dès les premières doses d'aconit ; réduction très considérable des tumeurs articulaires au bout de quinze jours ; guérison complète en trois mois.

6° Une femme de quarante-trois ans : douleurs erratiques dans les membres et les jointures, et qui ont fini par se fixer dans les articulations des mains et des pieds, actuellement déformés par des nodosités et des *concrétions terreuses* (cette dernière appréciation est-elle bien exacte ?) qui empêchent de remuer ces parties et de fléchir les doigts ; cessation des douleurs et réduction des nodosités sous l'influence de l'aconit ; guérison totale en trois mois.

7° Un homme de quarante et quelques années : *ankylose du coude gauche* (??) ; toute cette articulation forme une tumeur considérable, siége de douleurs aiguës ; par l'usage de la poudre d'aconit, la tumeur se dissipe, les douleurs cessent, et l'articulation recouvre tout son mouvement ; guérison en quinze jours.

8° Enfin, une femme de trente-quatre ans : vives douleurs de

rhumatisme dans la cuisse et le pied droit ; guérison en trois semaines.

Quant aux affections présentées par les six individus dont la
cure n'était point achevée lorsque Stoerk publia son ouvrage, elles
consistaient principalement en *tumeurs* de différentes espèces, ayant
résisté à divers traitements, notamment à l'usage de l'extrait de
ciguë, mais dont l'aconit paraissait devoir opérer la résolution
entière, puisque la plupart étaient déjà considérablement dimi-
nuées sous l'action de ce médicament.

« Il résulte de ces expériences, dit Stoerk, que l'aconit est un
médicament *qui ne cause aucun mal et qui a beaucoup de vertu et
d'efficacité* (singulière assertion, qui, à cette époque, ne blessait
aucune théorie!). Il fait ce que ne peuvent faire les autres remèdes
les plus actifs. Y a-t-il une matière âcre qui s'attache aux jointures,
aux tendons et aux os, qui irrite les nerfs et cause de très grandes
douleurs, ce remède lui donne de la fluidité, la met en mouvement, et la chasse du corps par les urines, les selles, les sueurs
ou la *transpiration insensible.* »

Tel est l'empire de l'*humorisme* sur l'esprit de Stoerk, que, dans
les cas mêmes où la guérison, s'opérant sous ses yeux, sans qu'il
lui soit possible de constater ni diarrhée, ni diurèse, ni sueurs
pour entraîner la *matière peccante,* comme on disait alors, il trouve
encore moyen de se retrancher, avec sa théorie, dans l'hypothèse
équivoque d'une *transpiration insensible.* « L'aconit, poursuit-il,
ramollit les *tumeurs squirrheuses* (assertion pour le moins hasardée), les *nodus,* les *concrétions articulaires,* et quelquefois il les
dissipe tout à fait ; il calme et fait cesser les plus violentes douleurs, etc., etc. » Cependant Stoerk convient qu'il a plusieurs fois
employé l'aconit sans succès, notamment contre des tumeurs qui
furent ultérieurement réduites par la ciguë : circonstance qui ne
surprendra personne.

En résumé, ce qui, de ces conclusions du médecin de Vienne, fut
le plus généralement accepté du public médical, c'est que l'aconit
était doué d'une sorte de spécificité contre *certaines tumeurs* de
nature indéterminée, et surtout contre le *rhumatisme articulaire
aigu;* bien que, même dans cette dernière maladie, Rode l'accuse
de ne pas toujours prévenir les recrudescences (1), et que Stoll

(1) *Méd. chir. bibl.,* t. II, p. 1, p. 120.

l'ait vu complétement échouer dans úne épidémie de rhumatismes articulaires (1).

Quoi qu'il en soit, à l'exemple de Stoerk et sur la foi de son livre, un assez grand nombre de médecins allemands ou suédois, et quelques médecins français, employèrent bientôt l'aconit dans des cas pathologiques semblables ou plus ou moins analogues à ceux contre lesquels il le préconisait, et ils eurent assez souvent lieu de s'en applaudir. Ce fut ainsi qu'on vit ce médicament réussir tour à tour dans les maladies suivantes : *Douleurs articulaires*, quelquefois avec *nodus ou contractures des muscles fléchisseurs, chaleur fébrile générale et froid dans les parties entreprises* (2) ; *rhumatisme à la tête; hémicranie* (datant de onze ans, et rebelle à tous les moyens employés jusqu'alors) (3); *fièvre rhumatismale* (4); *tumeur* (au côté gauche du cou, et contre laquelle avait échoué la ciguë) (5); *tumeur volumineuse au cou* (gênant la respiration et la déglutition) (6); *paraplégie* (à la suite d'une frayeur) (7); *paralysie du bras droit et de la jambe du même côté* (précédée de convulsions)(8); *épilepsie* (chez une femme, qui présentait une telle déformation du crâne, qu'on avait de la peine à comprendre comment cette malade pouvait vivre) (9); *toux, asthme, goutte et paralysie du bras gauche* (chez un même sujet) (10); *névralgies faciales; sciatique* (11); *œdème* (consécutif à certaines fièvres intermittentes) (12); enfin, *hydropisie ascite* (13).

---

(1) *Ratio medendi,* pars III, p. 167.

(2) Collin, *Observat.,* pars II, cas. 2, 3, 5 et 7. — Rosenstein, *Litt. in Haller. Epist.,* t. V, p. 174. — Rode, *loc. cit.* — Razoux, *Dissert. epistol. de Cicut., Stram., Hyoscyam.* et *Aconit.*; Nîmes, 1784, in-8°, p. 319. — Reinhold, *Dis. cit.,* p. 37, etc.; etc.

(3) Vogel, *in* Murray, *op. cit.,* t. III, p. 18.

(4) Guérin et Ehrhart, *in* Reinhold, *Dis. cit.*

(5) Collin, *loc. cit.,* cas 6.

(6) Guérin, *in* Murray, *loc. cit.*

(7) Collin, *loc. cit.,* p. 143.

(8) *Id., id.,* p 186.

(9) Guding, *in* Murray, *loc. cit.*

(10) *Id., id.*

(11) Bergius, *Mat. méd.,* t. II, p. 509; Murray, *op. cit.,* p. 16.

(12) Guding, *in* Murray, *loc. cit.*

(13) Un cas assez curieux de cette espèce se trouve consigné dans la biographie de Marcus Crassus, par Plutarque, qui s'exprime ainsi : « Irode étant tombé

Au commencement de ce siècle, quelques médecins proposèrent de nouvelles applications de l'aconit. Le docteur Busch, de Strasbourg (1), et Baumes (2), entre autres, en vantèrent les bons effets dans la première période de la *phthisie pulmonaire;* Quadri le donna dans la *pleurésie;* Borda, Tommasini et plusieurs de ses élèves le préconisèrent dans la *pneumonie* et dans quelques autres maladies inflammatoires (3).

Aussi bien, les rasoriens modernes, que je soupçonne fortement de s'être inspirés, touchant l'action thérapeutique de l'aconit, des nombreux succès obtenus par les homœopathes à l'aide de ce médicament, le comptent-ils au nombre de leurs *hyposthénisants vasculaires artériels.* « Les anciens, dit M. Giacomini, s'en tenant à l'observation pure et simple (ce qui valait au moins, pour le dire en passant, les spéculations de Rasori), placèrent l'aconit au nombre des poisons froids, et, en cela, ils virent mieux que leurs successeurs, qui se laissèrent guider par des théories. Voilà précisément où conduisent les théories et les systèmes qui n'ont pas pour base l'observation rigoureuse des faits et la logique la plus sévère. » Les coryphées de tous les systèmes tiennent exactement le même langage. « Or, c'est précisément cette observation, continuée depuis plusieurs siècles et dans des pays différents, qui nous autorise aujourd'hui à regarder l'aconit comme un puissant remède hyposthénisant vasculaire. Ses effets sur les animaux et sur l'homme bien portant (contre-vérités choquantes!), l'efficacité des moyens hyposthénisants et cardiaques à les détruire (autre erreur!), les tristes résultats donnés dans ces cas par les remèdes antiphlogistiques, enfin la nature hypersthénique des maladies guéries ou soulagées par l'aconit, sans donner lieu à aucune espèce d'évacuation, tout cela constitue à nos yeux une preuve péremptoire à laquelle souscriront, nous n'en doutons pas, les esprits droits et éclairés, ainsi

---

malade d'hydropisie, Fraate, son fils, qui voulait se défaire de son père, lui donna l'aconit; mais le mal s'étant emparé du poison, l'un détruisit l'autre et le malade éprouva du soulagement. Fraate prit alors un parti plus expéditif, il l'étrangla. » — Il reste à se demander à présent si l'aconit administré par Fraate à son père était bien celui dont nous nous occupons ?

(1) *Recherches sur la nat. et le trait. de la phthisie pulmonaire,* in-8°. Strasbourg, an ix.

(2) *Traité de la phthisie pulmonaire,* 2e édit., 1805, 2 vol. in-8°, t. II, p. 115.

(8) *Giornale della Societa med.-chir. di Parma,* t. VII, p. 200.

que l'avaient déjà fait des hommes transcendants (1). Eh! sans
doute, Stoerk, Van Swieten et Barthez (car ce sont là « les hommes
transcendants » dont parle spécialement notre auteur), procédant
ob usu in morbis, avaient conclu de leurs observations que l'aconit
agissait *dans les phlegmasies* à la façon des *antiphlogistiques*, ce
qui, à certains égards au moins, était, de la part de ces grands
praticiens, une remarque judicieuse. Mais qu'avec M. Giacomini
on prétende tirer la même conclusion de l'*expérimentation pure*
de l'aconit chez l'homme et chez les animaux, c'est prouver
qu'on est, touchant l'action physiologique de ce médicament,
dans l'ignorance la plus profonde (2).

Applications homœopathiques. — De tous les médicaments employés par les homœopathes, l'aconit est certainement celui dont
ils font le plus fréquent usage. Or, sans contester que cet agent
thérapeutique soit en effet un des plus utiles et des plus précieux
de notre matière médicale, ma conviction est que le plus grand
nombre des praticiens homœopathistes en abusent journellement :
je me réserve de dire bientôt en quoi et pourquoi.

M. Jahr, qui s'est livré avec une minutieuse conscience au dépouillement de tous les faits cliniques publiés par les disciples de
Hahnemann, donne, des maladies que l'aconit aurait guéries ou soulagées, l'énumération suivante :

« *Inflammations locales aiguës;* inflammations rhumatismales et
arthritiques, avec gonflement; *affections des personnes pléthoriques, d'un caractère vif, constitution bilieuse et nerveuse, yeux et
cheveux bruns ou noirs, teint fortement coloré*, etc. *Congestions
sanguines actives*, névralgies et accès de spasmes, principalement
chez les jeunes gens (et surtout chez les jeunes filles), d'un *tempérament sanguin*, et menant une vie sédentaire; *suites fâcheuses
d'un refroidissement dans un froid sec* (vent d'est), ou par un courant d'air; *affections par suite d'une frayeur* ou d'une colère; accès
de convulsions; tétanos? trismus (3)? *Accès d'évanouissement;*
de catalepsie? brûlures; éruptions miliaires; *miliaire pourprée;*

_____

(1) *Trait. de mat. méd. et de thérap.*, p. 289.

(2) Voyez, pour la pathogénésie de l'*Aconit*, la *Matière médicale pure* de
Hahnemann, t. I, p. 204, ou la *Mat. médic.* de M. Roth, t. I, p. 355.

(3) Je crois que M. Jahr aurait pu sans scrupule supprimer ici le point d'interrogation.

roséole; rougeole; période éruptive de la petite vérole ; *inflamma-*
tions érysipélateuses ; éruptions urticaires; *fièvres inflammatoires,*
même avec symptômes bilieux ou nerveux ; fièvre catarrhale, avec
un caractère inflammatoire; somnambulisme? somnolence comateuse? *Aliénations mentales avec idées fixes de mort prochaine ;*
congestions cérébrales avec vertiges; apoplexie sanguine; *céphal-*
algies congestives, catarrhales, nerveuses, etc.; migraine; *encé-*
phalite; hydrocéphale aiguë ; *ophthalmies aiguës,* même celles par
l'introduction de corps étrangers ; *prosopalgies et odontalgies*
congestives et nerveuses ; *angines aiguës,* phlegmoneuses ou catarrhales; angine; scarlatine; dentition difficile avec fièvre; *souf-*
frances bilieuses; vomissement des femmes enceintes ou hysléri-
ques; vomissements divers; hématémèse; ictère; *hépatite;* entérite;
péritonite ; métrorrhagies et règles trop copieuses, par suite de
pléthore ; péritonite puerpérale; métrite; *flueurs blanches; hernies*
incarcérées; catarrhe ordinaire et grippe dans la période inflammatoire; *croup, première période;* coqueluche, première période;
accès d'asthme congestif; asthme de Millar; laryngite et bronchite
aiguës; *pleurésies;* pneumonie; hémoptysie; affections du cœur;
palpitations, etc. (1). »

Ainsi donc, suivant M. Jahr, tel serait le bilan actuel de la
science touchant les cas pathologiques auxquels correspond le plus
spécialement l'aconit. Or, comme ce bilan me semble présenter
plusieurs inexactitudes, il est de mon devoir de les signaler. Inutile, d'ailleurs, d'observer que M. Jahr (il a trop d'esprit pour ne
pas le comprendre) ne saurait se considérer comme étant ici personnellement en but à ma critique. Tout le monde sait, en effet,
que les indications données par ce consciencieux écrivain ne sont
que les déductions scrupuleuses, soit de préceptes formulés par
Hahnemann, soit d'observations cliniques publiées tant en Allemagne qu'en France ; observations parmi lesquelles peut-être plusieurs n'offraient point toutes les garanties désirables sous le rapport du diagnostic, mais dont M. Jahr se trouvait en quelque
sorte forcé d'accepter les conclusions sans contrôle.

En tête de la liste des affections pathologiques contre lesquelles,
étant du reste indiqué par l'ensemble des symptômes, l'aconit aurait le plus de chance de réussir, M. Jahr a cru devoir mentionner

(1) *Nouv. Manuel de méd. homœopath.,* 5ᵉ édit., Paris, 1850, t. I, p. 17.

les *inflammations locales aiguës* : indication singulière, très obscure, au moins très vague, peu compatible, à mon avis, avec l'esprit général de la doctrine hahnemannienne, et qui pourtant, de
toute évidence, a sa source dans ce passage de Hahnemann lui-
même : « L'aconit est le premier et le plus puissant de tous les
moyens curatifs dans le croup, dans plusieurs espèces d'angine
(nous reviendrons bientôt sur ces deux points), de même que *dans
les inflammations locales aiguës des autres parties du corps*, là surtout où, avec de la soif et un pouls fréquent, on rencontre une
impatience inquiète, une agitation que rien ne peut calmer, et
une gesticulation semblable à celle que produit l'aconit (1). »

Commençons par noter qu'aux termes de ce passage, la soif,
la fréquence du pouls, l'agitation inquiète, etc., ne seraient pas
même des conditions indispensables à l'opportunité de l'aconit,
puisque, suivant Hahnemann, il convient *là surtout* où ces conditions existent, ce qui incontestablement signifie qu'il peut
convenir encore, au moins dans certains cas, là où elles n'existent point. En conséquence, réduite à sa plus simple expression,
la phrase de Hahnemann devient celle-ci : *L'aconit est le plus
puissant de tous les moyens curatifs dans les inflammations locales
aiguës.* Mais qu'est-ce qu'une *inflammation locale aiguë?* J'avoue
que les notions que j'ai puisées dans les écrits de Hahnemann, et
sur la *nature dynamique*, et sur la VIRTUALITÉ des maladies, me
font trouver une pareille question passablement embarrassante.
Ah! combien de fautes, en se donnant la peine de résoudre lui-
même cette question ardue, le fondateur de l'homœopathie n'eût-il
pas évitées à ses disciples! Ces derniers n'en trouvant point la solution dans les ouvrages du maître, et, en désespoir de cause, la ré-
solurent conformément à leurs anciens préjugés. Une inflammation
locale, se dirent-ils avec Broussais, c'est toute espèce de maladie.
Donc, l'aconit étant l'*antiphlogistique* par excellence, il est à prescrire dans tous les cas où les broussaisiens emploient les émissions
sanguines, c'est-à-dire dans tous les cas imaginables. Or telle est,
j'en ai l'intime conviction, la véritable cause de l'excessive popularité dont l'aconit a joui jusqu'à présent, et des abus flagrants
qu'il s'en fait tous les jours.

Cependant je reconnais avec Hahnemann, comme avec les mé-

(1) *Mat. méd. pure* t. I, p. 205.

decins de toutes les écoles, qu'il existe réellement des maladies auxquelles, à défaut d'une dénomination plus rigoureusement exacte, celle d'*inflammations locales* peut d'autant mieux convenir qu'elle en exprime incontestablement le caractère saillant. Telles sont, d'une part, les lésions traumatiques, et d'autre part les phlegmasies qu'on voit journellement se développer sous l'influence des modificateurs physiques (chaleur, froid, courants d'air, etc.), sans que rien dans leur manifestation puisse faire soupçonner l'action d'une cause *virtuelle*, interne ou externe.

A la vérité, les lésions traumatiques, pour peu qu'elles soient intenses, manquent rarement de donner lieu à des phénomènes généraux, qui ne permettent pas de les considérer bien longtemps comme des affections purement locales. D'un autre côté, les prétendues inflammations locales que déterminent les modificateurs physiques ne sont guère, au fond, et si l'on y regarde d'un peu près, que des affections primitivement générales, et qui même, en se localisant, ne se dépouillent jamais complétement des signes généraux qui leur sont propres.

Voilà donc deux espèces très distinctes de maladies habituellement considérées comme *inflammations locales*. Or, desquelles Hahnemann a-t-il prétendu parler, lorsqu'il a dit de l'aconit, que ce médicament était le plus puissant de tous les moyens propres à combattre ces inflammations? De celles de la seconde espèce, on n'en saurait douter, car bien que M. Jahr nomme la *brûlure* parmi les maladies auxquelles peut convenir l'aconit, nous savons tous que cet agent n'est que très rarement d'une grande utilité dans les lésions traumatiques.

C'est donc surtout dans les phlegmasies *primitivement générales* et *secondairement locales*, ou mieux *localisées*, qu'il peut être opportun de recourir à l'aconit. Et c'est, en effet, là ce qui ressort des considérations générales, si justes dans leur ensemble, présentées par Hahnemann sur ce médicament.

« C'est précisément, dit-il, dans les cas où les partisans de l'allopathie se glorifient le plus de leur méthode, c'est dans les *grandes fièvres inflammatoires aiguës*, où ils s'imaginent pouvoir seuls sauver le malade par de hardies et fréquentes saignées, et pensent par là l'emporter de beaucoup sur ceux de l'homœopathie, qu'ils se trompent le plus grossièrement. Là, en effet, l'homœopathie déploie plus que partout ailleurs son immense supériorité, puisqu'elle n'a pas besoin de verser une seule goutte de sang, ce précieux suc vital auquel l'allopathie fait si inconsidérément éprouver des pertes énormes, souvent irréparables, pour triompher de ces fièvres dangereuses et ramener la santé, parfois en aussi peu d'heures qu'il faut de mois à la médecine vulgaire pour rétablir complétement ceux que ces procédés affaiblissants n'ont pas conduits au tombeau, il est vrai, mais ont du moins laissés en proie à des souffrances chroniques consécutives qui sont son propre ouvrage (1). »

Mais de ce que l'aconit ait la propriété d'enrayer les *grandes fièvres inflammatoires aiguës*, s'ensuit-il qu'il soit réellement, comme le dit Hahnemann, le plus puissant de tous les moyens propres à combattre toutes les inflammations locales que précède ou accompagne la fièvre. J'avoue que cela me paraît au moins très contestable. Aussi bien, M. Jahr, nonobstant son indication générale touchant l'opportunité de l'aconit dans les inflammations locales aiguës, s'est-il fait un devoir de spécifier celles de ces inflammations auxquelles l'aconit est, suivant lui, le plus particulièrement approprié. C'est ainsi qu'il mentionne en première ligne l'*encéphalite*, l'*ophthalmie*, l'*angine*, l'*hépatite*, la *pleurésie*, etc., et en seconde ligne, l'*entérite*, la *péritonite*, la *métrite*, la *pneumonie*, etc., etc. L'aconit, suivant M. Jahr, ne serait donc pas également efficace dans toutes les phlegmasies locales; et, je suis bien convaincu que sur ce point, tous les homœopathes partagent l'opinion de M. Jahr.

Mais avant de passer outre, résumons franchement la question : Est-il vrai, oui ou non, que dans tous les cas où il existe une maladie locale ou paraissant telle, se manifestant par l'ensemble des phénomènes qu'on a l'habitude de considérer comme les signes pathognomoniques de l'inflammation, à savoir, la douleur, la chaleur, la rougeur et le gonflement, est-il vrai, disons-nous, que le meilleur moyen de combattre cette maladie soit invariablement l'aconit? Or, à cela, je n'hésiste point à répondre non.

Je serais, il est vrai, assez porté à croire qu'administré à temps, c'est-à-dire dans la période initiale, et avant la manifestation des symptômes inflammatoires locaux, l'aconit pourrait chez beaucoup de malades, et peut-être même dans beaucoup de maladies, prévenir l'apparition de ces symptômes; mais je crois en même temps que lorsque ces derniers existent et ont acquis déjà un certain

(1) *Mat. méd. pure*, loc. cit.

degré d'intensité, il peut arriver très fréquemment que, soit en raison de l'idiosyncrasie du sujet, soit en raison de l'organe envahi, une foule d'autres médicaments soient, suivant les cas, de beaucoup préférables à l'aconit, dont l'administration risquerait même alors de faire perdre un temps précieux.

En dernière analyse, je pense qu'on peut établir en principe, que même dans les phlegmasies franches, l'aconit n'est le plus souvent indiqué que dans les cas où le symptôme général, c'est-à-dire la fièvre, domine le symptôme local. C'est ce que me semblent avoir parfaitement apprécié, relativement au catarrhe aigu des voies aériennes, MM. Wurmb et Gaspar, médecins de l'hôpital homœopathique de Léopolstat à Vienne :

« La réaction fébrile qui accompagne le catarrhe aigu, disent ces auteurs, est souvent analogue à celle que produit l'aconit sur l'homme bien portant. Quand la fièvre est si forte, *qu'elle domine pour ainsi dire l'affection locale*, le doute sur le choix de ce médicament ne doit pas exister, quoique l'irritation des membranes muqueuses ne soit pas son domaine.

»Nous n'avons pas trouvé de médicament plus souvent indiqué dans le catarrhe aigu que l'aconit. Ordinairement à la suite de son administration, la fièvre se calmait le lendemain, et les symptômes catarrhaux ne se prolongeaient pas au delà de trois ou quatre jours. » Enfin, MM. Wurmb et Gaspar, abondant dans mon sens, ont grand soin d'ajouter : «Il n'est pas besoin d'avertir que le catarrhe qui peut être dominé par l'aconit n'a jamais un haut degré d'intensité (1). »

Ce que les médecins de Vienne ont observé de l'inefficacité de l'aconit dans le catarrhe intense, M. Tessier l'a constaté à *fortiori*, ce qui devait être, dans la pneumonie aiguë. Subjugué par l'autorité de Hahnemann, M. Teissier, à l'époque de ses débuts en homœopathie, se croyait toujours obligé d'ouvrir le traitement de la pneumonie par quelques doses d'aconit ; mais cet habile médecin ne tarda point à reconnaître l'impuissance, en pareils cas, de ce médicament. Aussi trouve-t-on la réflexion suivante imprimée à la suite de la première observation de pneumonie rapportée dans

---

(1) *Études de clinique homœopathique*, par MM. les docteurs Wurmb et Gaspar., et publiées par M. le docteur Roth dans le 3ᵉ vol. du *Journ. de la Soc. gallicane de médecine homœop.*, p. 425.

son ouvrage (1) : « On a vu dans cette observation que l'aconit n'avait produit d'autre effet que de faire tomber le pouls de 120 à 100. *Je n'en ai presque jamais constaté d'autre résultat dans la pneumonie à sa période d'état.* On affirme que ce médicament suffit pour juguler une pneumonie au début. Je ne l'ai jamais vu. Il est juste d'ajouter que les pneumonies au début sont rares dans les hôpitaux. »

Ainsi, la bronchite et la pneumonie sont, à leur période d'état, des phlegmasies dans lesquelles il n'y a très peu à compter sur l'action de l'aconit. Or, quant à moi, j'ose affirmer qu'il en est de même de la pleurésie, de l'entérite, de l'hépatite et de la plupart des inflammations locales aiguës, contre lesquelles on a généralement préconisé ce médicament.

Mais le *croup*, contre lequel Hahnemann recommande l'aconit comme « le plus puissant de tous les moyens curatifs », serait-il donc une exception parmi ces maladies ? Quelques homœopathes le soutiennent encore, et je persiste à n'en rien croire. Consultons, en effet, dans la *Matière médicale pure* de Hahnemann, la pathogénésie de l'aconit. Je trouve bien, je le reconnais sans peine, entre les effets généraux de ce médicament et les symptômes généraux du croup une certaine analogie. Aussi, me garderai-je de constater que l'aconit (ce dont, toutefois, je n'ai aucune raison d'être convaincu) puisse prévenir le croup, s'il est administré à temps, c'est-à-dire avant l'apparition du phénomène local (pseudo-membranes) qui caractérise cette dangereuse maladie. Mais dès l'instant où bien positivement existe ce formidable symptôme, dont on chercherait en vain l'image dans la pathogénésie de l'aconit, compter encore exclusivement sur les vertus antiphlogistiques de ce dernier, est s'exposer, je le déclare, à une amère déception. Je dirai plus, et je ne saurais trop insister sur ce point : ouvrir, lorsque les choses en sont là, le traitement par l'aconit, dans l'intention d'en corroborer plus tard les effets à l'aide d'un autre agent, est perdre un temps précieux, dans une affection où les minutes sont à compter, où une heure d'imprudente expectative peut être cause d'une catastrophe.

Au surplus, l'angine couenneuse ne serait-elle donc, comme le

(1) *Recherches cliniques sur le traitement de la pneumonie et du choléra*, in-8. Paris, 1850, p. 11.

pensent encore quelques prétendus homœopathes, imbus des préjugés de leur première éducation médicale, qu'une inflammation
simple et seulement très aiguë de la muqueuse pharyngienne,
laryngienne ou trachéale? Les vrais disciples de Hahnemann ne
sont point de cet avis. Tous, au contraire, pensent avec moi, que
le croup est, aussi bien que la coqueluche épidémique, la scarlatine, la rougeole, etc., une affection essentielle, *sui generis*, do-
minée par un symptôme qui lui appartient en propre, symptôme
indépendant des résultats habituels d'une phlegmasie simple,
même suraiguë, et qui ne peut être sûrement conjurée que par des
moyens spéciaux, et dont la virtualité correspond à la sienne.

Cela est tellement vrai qu'il m'est une fois arrivé de voir le
croup, c'est-à-dire la formation de fausses membranes au pharynx,
se développer sans aucune fièvre initiale ni concomitante. Or,
est-il présumable que dans ce cas l'aconit eût arrêté les progrès du
mal? Je n'ai aucune raison de l'admettre.

Est-ce à dire, néanmoins, qu'on n'ait jamais vu d'enfants crou-
peux, traités seulement par l'aconit et cependant ne pas succomber? Eh! mon Dieu, toutes les méthodes, y compris les
émissions sanguines, comptent des succès de ce genre. Je dirai
même, en ce qui concerne l'aconit, auquel je me garde bien
d'ailleurs de dénier une certaine action sur la gorge et les autres
parties des voies aériennes, qu'en apaisant la fièvre, en calmant
l'anxiété, et surtout en faisant cesser les contractions spasmodiques de la glotte, il a pu souvent favoriser la résolution du croup et
en réduire les dangers au point de sauver la vie aux malades; mais
je n'en persiste pas moins à soutenir, sur la foi de l'expérimentation, comme sur la foi de l'expérience clinique, que dans l'immense majorité des cas, l'aconit est dans l'angine couenneuse, à sa
période d'état, un agent insuffisant, et partant inopportun. Telle
est du moins, nonobstant mon respect sans borne pour l'autorité
de Hahnemann, ma profonde conviction.

Quant à la maladie connue sous le nom de *faux croup* ou d'*asthme
de Millar*, que M. Jahr cite également parmi les affections susceptibles de réclamer l'emploi de l'aconit, tout le monde sait aujour-
d'hui que ce n'est point une phlegmasie ni simple ni spéciale, mais
seulement une névrose, que des phénomènes congestifs compliquent, à la vérité, quelquefois. L'asthme de Millar atteint, du
reste, des enfants frêles, nerveux et cacochymes, bien plutôt que

des enfants vigoureux, sanguins et disposés par conséquent aux congestions inflammatoires. Aussi plusieurs médicaments, tels que *Caust*, *Coral. rubr.*, *Coff.*, *Opium*, etc., sont-ils presque toujours dans cette maladie, même à son début, de beaucoup préférables à *Aconit*.

Je ne disconviens point, toutefois, que celui-ci ait pu, dans certains cas, se montrer efficace contre des accès de dyspnée, avec ou sans toux, mais complétement apyrétiques, de même qu'on l'a vu réussir dans des affections à caractère franchement névralgiques, c'est-à-dire sans être accompagné d'aucun trouble appréciable de l'appareil vasculaire sanguin ; affections qui avaient pour siége la tête, la face, la nuque, les muscles pectoraux, les bras, les cuisses (sciatique), etc., et qui, presque toujours reconnaissaient pour cause l'impression plus ou moins prolongée d'un vent âpre, sec et froid. Je possède de par-devers moi plusieurs faits de cette espèce, des plus significatifs, et parmi lesquels on me pardonnera de rapporter le suivant, en raison de l'intérêt tout particulier qu'il me paraît présenter.

M. X... a quarante-deux ans. Il est de haute taille, de complexion athlétique, de tempérament sanguin. D'un caractère très doux, égal, insouciant et en même temps aventureux, il a parcouru toutes les régions de la terre : sa vie est un tissu d'incidents, et partant d'émotions. On le traite depuis deux ans pour un *ané-vrisme au cœur ;* tel est du moins le diagnostic porté par plusieurs célébrités médicales de Russie, d'Allemagne et d'Angleterre, sur l'étrange maladie dont il est atteint.

Cette maladie s'est déclarée à la suite d'un voyage en traîneau que M. X... fut obligé de faire, en 1850, dans le nord de la Russie, en plein hiver, c'est-à-dire par une température de 30 à 35 degrés au-dessous de zéro, et durant lequel, n'osant se fier qu'à lui-même pour la direction de son attelage à travers les neiges, il resta, nuit et jour, presque sans interruption, pendant plusieurs semaines, le haut du corps exposé au vent. M. X..., on le pense bien, avait eu le soin de se couvrir des plus épaisses fourrures. Mais nonobstant cette précaution, il n'était pas possible qu'il supportât impunément une aussi rude épreuve. Aussi lui attribue-t-il, et je partage complétement son opinion, le fâcheux état dans lequel il se trouve aujourd'hui et que je vais essayer de décrire.

M. X... a, au premier abord, toutes les apparences d'une santé parfaite : physionomie calme, teint naturel, parole libre, coloration normale des lèvres qui ne sont nullement injectées : aucun signe, en un mot, qui puisse faire soupçonner une affection organique du cœur. Cependant il éprouve à cet organe des élancements aigus, alternant avec de violentes palpitations qu'accompagnent une vive anxiété, beaucoup de sécheresse à la gorge, et un bruissement dans la tête, surtout marqué dans l'oreille gauche. Il y a même eu de loin en loin, lors des plus forts paroxysmes, imminence d'apoplexie cérébrale, avec perte de connaissance ; accidents auxquels la saignée ne remédiait qu'avec lenteur et toujours incomplétement, puisqu'ils se reproduisaient au bout d'un temps donné. Tout le côté gauche de la poitrine, y compris le dos et l'épaule, sont telle-ment endoloris, qu'on peut à peine y toucher. Enfin, depuis plusieurs mois, le malade, qui a perdu le sommeil, n'ose plus se coucher dans son lit, et passe ses nuits dans une grand fauteuil.

Notons d'ailleurs, et ce point est d'une grande importance, que pendant toute la durée d'un séjour de six à sept mois dans un pays chaud (l'Égypte), tous les phénomènes morbides que je viens de rapporter s'étaient rapidement et si complétement dissipés, que M. X... avait pu se croire guéri, et qu'ils ne se sont reproduits qu'à l'instant où ce malade vint affronter de nouveau la température de l'Europe septentrionale.

Lorsque je le vis pour la première fois, il n'était point, me dit-il, dans ses grandes douleurs, bien qu'il souffrît encore énor-mément. Après avoir écouté son récit, j'essayai de constater méthodiquement et à l'aide des procédés habituels, la nature de son mal ; or, voici le résultat de mes investigations :

En posant la main sur la partie antérieure et supérieure gauche du thorax, c'est-à-dire de manière à couvrir le mamelon, on per-çoit dans cette région un battement irrégulier, tumultueux par moments, coupé de rares intermittences. Ce battement est si fort qu'il soulève et agite le vêtement, de telle sorte qu'on peut l'aper-cevoir et en suivre les phases à plusieurs pas de distance. Le sen-timent d'afflux ou de refoulement du sang vers la tête est d'ailleurs, au dire du malade, en rapport constant avec sa violence. Si, au contraire, on applique la main au-dessous des insertions costales du muscle grand pectoral, c'est-à-dire sur la région précordiale proprement dite, on ne sent que les pulsations normales et par-faitement régulières du cœur. L'auscultation successivement pratiquée à ces deux points donne à peu près des résultats semblables, c'est-à-dire qu'on perçoit en haut un bruit sourd, comme de frottement, et la sensation tactile d'un mouvement spasmodique, qui heurte et repousse l'oreille; en bas, les bruits normaux du cœur. Enfin, si l'on applique une main sur le grand pectoral, tandis que l'autre interroge le pouls, soit à l'artère radiale, soit à la carotide gauche, soit même au cœur, on reconnaît tout de suite qu'il n'existe aucun isochronisme entre les prétendues *palpitations* accusées par le malade et perçues par la première des deux mains, et les véritables pulsations du cœur et des artères. Donc, à n'en pas douter, et nonobstant les déclarations formelles de dix allopathes célèbres, y compris M. le docteur Clarke, médecin de la reine d'Angleterre, dont je lis avec surprise la consultation dans laquelle il exprime un semblable diagnostic, tous ces médecins se sont trompés. M. X..., et je le lui déclare avec l'accent de la plus entière conviction, M. X... n'est nullement atteint d'un anévrisme au cœur, mais tout simplement d'une *névrose*, autrement dit d'un *spasme du muscle grand pectoral* (1).

Assurément cette maladie est loin d'avoir la gravité de celle qui a été diagnostiquée; mais en suis-je bien pour cela beaucoup plus sûr de la guérir? Au fond, de quoi s'agit-il? Évidemment d'une affection musculaire, *rhumatismale*, dirais-je si le mot était moins vague, due à l'impression, sur une nature forte et sanguine, d'un vent âpre et glacé. Les muscles de l'épaule, de la poitrine et de la région dorsale correspondante au cœur; probablement aussi les muscles intercostaux de la partie supérieure du côté gauche; enfin, le cœur lui-même bien, que d'une manière moins prononcée, tels sont les organes entrepris. Le spasme du grand pectoral n'est qu'un épi-phénomène, très singulier, sans doute, mais qui ne me paraît pas fournir une indication spéciale. Enfin, quant au reflux du sang vers la moitié gauche du cerveau, sans aucun trouble dans le rhythme des battements artériels (le pouls est à 65), je me l'explique par la compression exercée soit sur les artères, soit sur les gros troncs veineux du cou, à chaque contraction spasmodique des muscles sous lesquels ces vaisseaux s'engagent.

(1) De tous les médecins consultés par M. X..., un seul, M. Bouillaud, s'était trouvé du même avis : circonstance dont je ne fus instruit qu'après avoir exprimé mon opinion personnelle.

Quoi qu'il en soit, ce fait pathologique, incontestablement curieux dans son ensemble (et c'est là une des raisons qui m'ont déterminé à le rapporter avec quelques détails), est peut-être sans antécédent dans les annales de la science. Les homœopathes n'auront donc pas de peine à comprendre mes hésitations à l'égard du médicament dont il réclamait l'emploi. Je conseillai d'abord *Spigel.* : suspension des élancements, avec persistance du spasme, quelques heures de sommeil dès la première nuit (ce qui n'était pas arrivé depuis six mois), mais accablement, perte de l'appétit, bouche amère et légère céphalalgie étourdissante le lendemain, tels furent les effets de ce médicament. L'action de *Colch. autumn.*, donné trois jours après *Spigel.*, est un peu plus avantageuse. Le malade accuse moins de sécheresse à la gorge ; absence de céphalalgie ; six ou sept heures de bon sommeil pendant la nuit ; cessation totale des élancements ; suspension, pendant plusieurs heures, du spasme du grand pectoral ; mais la douleur de l'épaule persiste, et l'appétit ne revient pas ; ce qui n'empêche pas M. X... de se trouver déjà au comble de la félicité. Cela se conçoit d'autant mieux, que non seulement sa position est déjà devenue incomparablement plus tolérable qu'elle ne l'était, mais qu'il entrevoit dans l'homœopathie une ancre de salut, lorsque l'ancienne médecine, qui n'est jamais parvenue à le soulager pendant un quart d'heure, ne lui offrait en perspective qu'un martyre que la mort seule (qu'il désirait souvent) semblait devoir terminer.

Cependant, le cinquième ou sixième jour du traitement, M. X... ayant reçu des nouvelles fâcheuses, il survint une recrudescence subite de tous les accidents (spasmes, élancements, congestion à la tête, bruissement terrible dans l'oreille gauche), et le colchique cette fois resta impuissant. Mais heureusement j'avais eu le temps de réfléchir et de me fixer sur le choix du meilleur médicament à prescrire. La nature de la maladie, sa cause (l'impression d'un vent âpre et glacé), la constitution du malade (sanguin, athlétique), tout, si ce n'est l'absence de fièvre, indiquait *Aconitum.* Je le donnai donc, et ce fut un coup d'éclat. Le lendemain, M. Clarke et ses collègues (qui, pour le dire en passant, nous taxent si souvent et si gratuitement d'ignorance en matière de diagnostic), auraient vainement cherché sur M. X... les moindres traces de l'*anévrisme au cœur* qu'ils avaient reconnu chez ce malade.

Aujourd'hui M. X.., est à Londres; je ne le tiens point pour guéri; je suis même malheureusement persuadé qu'il est sous l'imminence d'une rechute; mais en même temps je suis convaincu qu'en insistant sur l'aconit (en y joignant peut-être intercurremment quelque autre modificateur, tel que le lycopode, etc.) et en venant habiter un climat plus doux que ne l'est celui de l'Angleterre, il est susceptible de recouvrer une santé parfaite.

Au surplus, si j'ai rapporté le fait dont on vient de lire le récit, comme exemple de maladie apyrétique, considérablement améliorée, sinon radicalement guérie par l'aconit, il me semble que l'indication de ce médicament dans bon nombre d'affections le plus souvent fébriles, je l'avoue, mais pouvant aussi exister sans fièvre, ressort assez clairement de la pathogénésie que nous en possédons. Assurément les 1344 symptômes d'*Aconit.*, collationnés par M. le docteur Roth d'après quarante et un observateurs, et arbitrairement énoncés par ordre de régions et d'organes, ne nous offrent point l'image exacte de la maladie qu'est susceptible de produire cette substance. Cependant, si l'on apporte une attention suffisante à la lecture de cette pathogénésie informe, on y reconnaît, du moins, que si la fièvre inflammatoire est, comme tout le monde le sait, un des symptômes qui la dominent, plusieurs autres symptômes semblent néanmoins indépendants de celle-ci, qu'ils précèdent même ordinairement dans l'ordre chronologique, et marquent en quelque sorte, en dehors du mouvement fébrile, la sphère d'activité de l'aconit, c'est-à-dire la virtualité de ce médicament. Tels sont, entre autres, plusieurs phénomènes moraux, tels que la disposition à s'effrayer, la recherche de la solitude, une fausse appréciation de la durée, etc., qui souvent apparaissent immédiatement après l'ingestion du toxique; presque tous les symptômes de la tête et des sens; quelques uns des fosses nasales, de la bouche, de la gorge, de l'estomac, du rectum, de l'anus, de la vessie, des organes génitaux, de la région lombaire, de l'épaule, des extrémités inférieures, etc. (1).

(1) Voyez, dans la pathogénésie de l'*Aconit*, publiée par M. Roth (*loc. cit.*), et qui comprend naturellement celle que nous a laissée Hahnemann, les symptômes 26, 27, 28, 34, 38, 55, 63, 89, 101, 102, 106, 107, 114, 125, 134, 135, 138, 149, 154, 164, 165, 170, 212, 220, 226, 228, 234, 244, 252, 261, 265, 268, 305, 334, 340, 342, 349, 359, 406, 427, 434, 463, 468, 484, 491, 538, 608, 632, 649, 666, 688, 689, 693, 698, 932, 1043, 1149. La plupart de ces symptômes se sont

Il n'est donc pas surprenant que, chez des sujets à la constitution desquels s'adapte l'aconit, ce médicament se soit montré utile dans certaines *aliénations mentales* (d'origine récente, et le plus souvent consécutives à une peur) ; dans le *délire*, qui précède ou accompagne certaines fièvres aiguës ; dans l'*ophthalmie* et la *surdité* congestives et récentes ; dans l'*aménorrhée*, ou, pour mieux dire, dans la suspension subite du flux menstruel, par suite d'une peur, etc., etc.

Hahnemann le recommande expressément dans la *rougeole* et la *pourpre miliaire*, maladies contre lesquelles il déploierait souvent, suivant lui, une efficacité « tenant presque du miracle. » Or, je n'ai rien à objecter à cela, relativement à la *miliaire pourprée*, attendu que, sur ce point, je l'avoue, mon expérience personnelle ne m'a pas encore suffisamment édifié ; mais, en ce qui concerne la *rougeole*, je ne crains point d'affirmer que, dans la très grande majorité des cas, *Pulsat.* est de beaucoup préférable à *Aconit.*

De toute évidence, les affections inflammatoires du cœur et des artères, et peut-être même de tout le système vasculaire sanguin, rentrent plus que toutes les autres dans la sphère d'activité de l'aconit.

Enfin, rien ne me paraît plus juste, à l'égard de ce médicament, que l'indication générale de M. Jahr : « *Suites fâcheuses d'un refroidissement dans un froid sec* (vent d'est). » Vraiment oui, le vent âpre et froid des montagnes sur lesquelles croît justement l'aconit.

« Les acides végétaux et le vin, dit Hahnemann, détruisent les effets de cette substance. Le même résultat a lieu de la part d'autres médicaments qui correspondent palliativement ou homœopathiquement aux symptômes fâcheux qu'il détermine parfois lorsqu'on en a pris une très forte dose, ou qu'il n'a point été choisi d'une *manière homœopathique* (1). »

produits dans les trois premières heures qui ont suivi l'ingestion du médicament, tandis que chez la plupart des expérimentateurs, y compris Stoerk, ainsi qu'on doit s'en souvenir, ce n'est qu'à partir du deuxième ou du troisième jour de l'expérience que les symptômes du cœur et le mouvement fébrile ont commencé à se manifester. Il ne faudrait point d'ailleurs attacher à ce fait plus d'importance qu'il n'en a ; mais il me semble toutefois qu'il mérite d'être pris en considération.

(1) *Loc. cit.*, p. 204.

GROUPE XVI.

TYPE : CONIUM MACULATUM. — **ANALOGUES** : CHAMOMILLA VULGARIS
— PHOSPHORI ACIDUM — SENEGA — CANTHARIS (1).

CARACTÈRES COMMUNS.

Ce groupe établit, en quelque sorte, entre celui qui le précède et celui qui le suit, une transition qui, j'en ai la certitude, paraîtra d'autant plus logique, qu'on apportera plus d'attention à comparer l'action générale des médicaments dont il est composé, d'une part à celle de l'aconit et de ses analogues, dont *Conium* et *Chamom.* font partie, ce qu'il importe de ne pas oublier, et, d'autre part, à celle du thuya et des substances annexées à ce dernier. *Aconit.* nous représente l'inflammation franche ou l'inflammation aiguë ; *Conium*, la subinflammation ou l'inflammation chronique, avec stase du sang dans les parenchymes, induration et même ulcération des tissus, préalablement indurés ; *Thuya*, enfin, je ne dirai point la dégénérescence, mais au moins l'hypertrophie, à marche lente et progressive, de certains éléments constitutifs de nos organes, de certains tissus.

Conium et ses analogues, dont la puissance modificatrice semble proportionnelle au degré de vitalité qu'ils rencontrent dans les divers sujets, conviennent principalement, en conséquence, dans des affections *primitivement* inflammatoires, et aux personnes *primitivement* douées d'une certaine activité vitale, aux individus de constitution sanguine et nerveuse, vifs, impressionnables, irritables, expansifs, très accessibles à la douleur, et la supportant impatiemment. Peut-être, enfin, faudrait-il ajouter, pour compléter autant que possible ces indications générales (que je déclare d'ailleurs fondées sur l'expérience), que ces médicaments ont surtout chance de réussite aux malades qui joignent, aux conditions physiologiques que je viens d'énumérer, une notable prédominance dans l'ensemble

---

(1) J'ai quelques raisons de penser que *Jatropha Curcas* et *Solanum nigrum* devront être ajoutés, dans la suite, aux analogues de *Conium*.

de leur organisme, non pas du système lymphatique (ce qui serait émettre, à mon avis, une contre-vérité), mais de certaines glandes, spécialement des testicules et des glandes mammaires.

MALADIES CORRESPONDANTES.

Inflammations chroniques du système vasculaire — parotidite — orchite — mammite — ovarite (subaiguës, avec gonflement circonscrit ou non circonscrit, induration et même ulcération des organes affectés, le plus habituellement à la suite d'une contusion) — *ulcères chroniques* (à bords rouges et largement indurés) — *carie — cataracte* (traumatique) — *glaucôme — hémorrhagies passives — catarrhe chronique* (des narines, des bronches, de l'urètre, du vagin) — *pneumonie hypostatique — toux convulsive — accidents inflammatoires ou nerveux consécutifs à la morsure de reptiles venimeux* (?) — *hystérie — tétanos — névroses diverses.*

Conium maculatum. *Cicuta major* de Lamarck, *grande Ciguë, Ciguë officinale.* — Espèce du genre *Conium*, de la famille des Ombellifères, de la pentandrie digynie. — La grande ciguë est une plante herbacée, bisannuelle, qu'on reconnaît aux caractères suivants : Racine charnue, ayant la forme et le volume d'un petit navet, chevelue, blanche, marquée de stries circulaires, laissant écouler, lorsqu'on l'incise, un suc blanc, laiteux, amer, âcre, dont le contact endolorit et fait gonfler la langue. Tige élevée de 2 à 4 pieds, creuse intérieurement, glabre, lisse, rameuse, marquée vers sa base de nombreuses taches d'un rouge brun, d'autant plus apparentes que la plante est plus jeune (d'où le nom spécifique de *maculatum*). Feuilles bipinnées, à folioles ovales, écartées, pinnatifides à leur sommet, glabres, d'un vert foncé, surtout à leur face supérieure ; ombelles pourvues d'une collerette de trois à cinq folioles réfléchies, et les ombellules d'un involucelle composées de trois à cinq folioles aiguës. Fleurs blanches, à pétales inégaux, à bords réfléchis en dedans. Semences globuleuses à bords rugueux et comme tuberculeux.

Il peut être de quelque importance pour le médecin de connaître ces caractères du *Conium maculatum*, attendu que cette plante a quelquefois été confondue avec le cerfeuil cultivé ; méprise d'où sont résultés des accidents plus ou moins fâcheux. Mais ce qui distingue nettement la grande ciguë des cerfeuils est l'absence, chez ces derniers, de taches à la tige, d'involucres aux fleurs, de rugosités aux semences ; ajoutons, d'ailleurs, que les cerfeuils ont la tige renflée aux articulations, les feuilles velues, enfin les semences allongées et non globuleuses.

La grande ciguë, que l'on rencontre dans la plupart des contrées de l'Europe, croît de préférence dans les terrains gras et pierreux, parmi les décombres, au bord des fossés vides, à la lisière des bois, etc. Elle abonde surtout en Espagne, dans le midi de la France, en Sicile et en Grèce, notamment entre Mégare et Athènes, ce qui ne nous permet aucun doute relativement à l'identité de cette plante avec celle dont se servaient les Athéniens pour faire périr leurs condamnés.

Toutes les parties de ce végétal exhalent une odeur fétide qu'on a comparée à celle du cuivre ou de l'urine de chat, et que la dessiccation augmente plutôt qu'elle ne la diminue.

Il me paraît résulter du rapprochement des expériences faites sur des animaux d'espèces différentes, par un assez grand nombre de physiologistes ou de toxicologistes, que la grande ciguë est incomparablement plus délétère pour les carnassiers qu'elle ne l'est pour les herbivores. Ainsi, bien qu'au dire de Linné (1) elle empoisonne les bœufs (ce qui n'est nullement prouvé), il est généralement connu de nos jours que les lapins, et surtout les chevaux, les moutons et les chèvres, la mangent impunément (2); tandis que, au contraire, d'assez faibles doses de la même substance ont suffi pour faire périr des chiens et des loups (3). Quant aux effets toxiques de la grande ciguë chez l'homme, la mort de Socrate et celle de Phocion en témoignent suffisamment. Il est toutefois indubitable que les propriétés toxiques ou médicinales (ce qui revient au même) du *Conium maculatum* sont d'autant moins intenses, que ce végétal a été recueilli dans un climat moins chaud. Voilà pourquoi quelques expérimentateurs du nord de l'Europe ont pu croire, en se basant sur les effets de la grande ciguë de leur pays,

(1) *Wastgola resa*, p. 98.
(2) Gmelin, *Flora sibirica*. Petropoli, 1747, t. I, p. 203.
(3) Giacomini, *Trait. de mat. méd.*, p. 471.

à la complète innocuité de cette plante dans tous les pays du monde.

Applications empiriques. — L'emploi médicinal de la grande ciguë paraît remonter à la plus haute antiquité : c'est elle, suivant Ehrhart (1), contrairement, il est vrai, à l'opinion de Haller (2), qu'Hippocrate, Dioscoride et Galien désignent sous le nom de χώνειον. Arétée (3), et d'autres médecins après lui, recommandent de l'employer extérieurement comme moyen de combattre le *stimulus vénérien*. Pline lui attribue la propriété de guérir les *douleurs*, les *tumeurs*, les *abcès* et les *ulcères de mauvais caractère* (4). Avicenne (5) et Sérapion proposent un emplâtre de ciguë pour résoudre les *tumeurs des mamelles et des testicules*, et pour *empêcher une sécrétion trop abondante du lait*.

A une époque plus rapprochée de nous, c'est-à-dire dans le courant du xve siècle, plusieurs praticiens, parmi lesquels Ehrhart (6) cite Ettmüller, Paré, Ray et Lémery, recommandent la grande ciguë, mais seulement en applications externes, dans les *engorgements glanduleux*, les *tumeurs indurées*, *squirrheuses* ou *carcinomateuses*, les *loupes* et les *obstructions des viscères*. Reneaulme, médecin de Blois, l'employait à l'intérieur dans les *engorgements squirrheux du foie, de la rate et du pancréas* (7). Enfin, Jean Wier la préconisait surtout (également à l'intérieur) contre la *teigne*, les *dartres* et la *gale répercutée* (8).

Cependant, malgré tous ces auteurs, et plusieurs autres encore, tels que H. de Heers, Nathlauw, etc., cités par Sprengel (9), la grande ciguë était tombée dans un oubli presque complet, lorsque, dans la seconde moitié du dernier siècle, Stoerk la remit en honneur et lui donna une grande célébrité (10).

(1) *Dissert. medic. de Cicuta.* Strasb., 1763, in-4°.

(2) *Hist. stirp. helv.*, n. 966, note *a*.

(3) *De morbis acutis*, lib. II, cap. 11.

(4) Lib. XXVI, cap. 22 et 24.

(5) Lib. II, tract. 2, cap. 671.

(6) *Dissert. cit.*

(7) *Curationes*, obs. 3 et 4.

(8) *Journ. génér. de méd.*, t. XXXVIII, p. 439.

(9) *Hist. de la médecine.* Paris, 1815, t. V, p. 477.

(10) Voyez les trois Mémoires successivement publiés par Stoerk, à savoir : *Libellus quo demonstratur cicutana non solum usu interno, tutissime exhiberi posse, sed esse semel remedium valde utile in multis morbis*, etc., Vindebonæ,

Guidé par les travaux des auteurs que nous avons nommés, et surtout peut-être par les observations de Wier, Stoerk essaya d'abord la ciguë extérieurement. Il en fit des sachets qu'il appliquait sur la partie malade, après les avoir trempés un moment, pour les amollir, dans de l'eau ou du lait bouillants, et il assure qu'à l'aide de ce moyen il parvint à arrêter les progrès de la gangrène, à calmer les douleurs de la goutte, et même à ramollir des nodus (chez un homme de soixante ans), à soulager des rhumatismes des plus invétérés, enfin à résoudre des tumeurs scrofuleuses, des indurations glanduleuses aux mamelles, et à guérir même des cancers du plus mauvais caractère (1). Encouragé par ces succès, le médecin de Vienne se prépara un extrait de ciguë par le même procédé qu'il employa plus tard (voy. p. 476) à la confection de l'extrait d'aconit. Il l'essaya sur un petit chien d'abord, puis sur lui-même; et, s'étant ainsi convaincu que cet extrait n'était pas tellement délétère qu'on ne pût le prendre sans danger, même en quantité minime, il en fit des pilules qu'il administra, à doses progressives, à ceux de ses malades auxquels ce médicament lui paraissait le mieux convenir. Or, Stoerk prétend avoir guéri de cette façon : 1° un *squirrhe* de la parotide, contre lequel tous les *fondants*, y compris le sublimé corrosif, avaient été inutilement employés; 2° deux *ulcères cancéreux* à la mamelle droite, avec dureté dans les glandes des aisselles et des aines; 3° deux *squirrhes* à la mamelle droite, dont l'un s'abcéda pendant le traitement, ce qui ne l'empêcha pas de guérir; 4° une *tumeur rénitente*, très dure, survenue à la mamelle, six semaines après les couches; 5° un *cancer*, s'étendant depuis l'angle de la bouche jusqu'à l'oreille (chez un homme qui, après avoir éprouvé, dit Stoerk, une amélioration énorme, n'eut pas la patience de persévérer jusqu'à la guérison complète, et mourut entre les mains d'un barbier); 6° un *tubercule* à la mamelle, consécutif à une contusion; 7° une *induration*

1760, in-8°; *Libellus secundus, quo confirmatur*, etc., Vind., 1761, in-8°; *Libellus quo confirmatur*, etc., Vind., 1765, in-8°.

(1) Voy. le premier Mémoire cité. — Stoerk voulut aussi essayer sur lui-même le suc de la racine fraîche; mais s'en étant mis deux gouttes sur la langue, celle-ci enfla, devint roide et douloureuse, au point qu'il n'aurait pu articuler un mot. Cependant, s'étant rincé la bouche avec de l'eau aiguisée de jus de citron (antidote de *Conium* comme d'*Aconit.*), tous ces symptômes se dissipèrent en quelques heures.

énorme de la mamelle gauche, qui était rouge, livide, etc., avec respiration courte et toux sèche (chez une dame qui, à l'instant où elle touchait à la guérison, mourut d'une attaque d'apoplexie pour avoir bu du vin); 8° un *squirrhe ulcéré* au cou, avec sécrétion abondante d'une matière ichoreuse et très fétide; 9° deux *squirrhes* (chez un même sujet) aux glandes sublinguales; 10° un *cancer de la mamelle gauche,* s'étendant depuis le bord de la mâchoire inférieure jusqu'au ventre (chez une femme qui, à l'instant où tout faisait présager une guérison prochaine et complète, fut prise, *à la suite d'un coup de vent qu'elle éprouva (sic),* de douleurs très aiguës dans le ventre, et d'une diarrhée que rien ne put arrêter, et qui la conduisit au tombeau (1); 11° des *glandes squirrheuses* au cou, aux aisselles, aux aines, et en même temps un *squirrhe ulcéré* donnant un pus ichoreux, âcre, corrosif, à la mamelle gauche; 12° une *induration squirrheuse,* avec *ulcération* des glandes sublinguales et des glandes du cou, en même temps qu'il existait sur la clavicule un squirrhe si dur, qu'on pensa qu'il était cartilagineux; 13° un *squirrhe* récent à la mamelle; 14° une *induration squirrheuse* du testicule gauche, accompagnée de trois *excroissances carcinomateuses* à la verge, et d'un gonflement prodigieux de cet organe (le mercure fut employé pour achever la guérison); 15° deux *ulcères fistuleux* au cou, dont les sinus s'étendaient à la langue, au sternum, entre l'œsophage et la trachée-artère, jusqu'au cartilage xiphoïde et aux vertèbres des lombes, chez une femme de trente-six ans (guérison en trois semaines par l'usage combiné des pilules et des fomentations de ciguë); 16° une *induration squirrheuse* (?) *du foie,* accompagnée d'ictère; 17° plusieurs *tumeurs abdominales,* consécutives à des accès de fièvre quarte (2); 18° deux cas de *cataracte* double; 19° enfin des *scrofules* (auxquelles l'auteur ajoute l'épithète de *squirrheuses*) et un ulcère de même nature à la cuisse gauche, chez une femme de vingt-cinq ans.

Dans les deux mémoires publiés par Stoerk, ultérieurement à son premier travail (1761 et 1765), et formant le supplément de celui-ci, figurent un assez grand nombre d'observations ayant pour objet des maladies plus ou moins différentes de celles auxquelles

---

(1) Était-ce bien au *coup de vent* qu'il convenait d'attribuer les accidents?

(2) Ehrhart (*Diss. cit.*) rapporte aussi plusieurs observations de tumeurs abdominales consécutives à des accès de *fièvre quarte* et guéries par la ciguë : ce point est donc à noter.

ce praticien avait d'abord appliqué la ciguë. Je citerai entre autres : 1° des *tubercules squirrheux* dans le vagin, avec leucorrhée âcre ; 2° un *ulcère horrible* à la face, et qui avait résisté jusque-là à tous les moyens connus ; 3° une *leucorrhée* âcre, corrosive, datant de dix années, avec insomnie et dureté près de l'anus ; 4° une *affection dartreuse*, avec démangeaison, chaleur mordicante et exhalation d'une sérosité âcre ; 5° un cas d'*asthme*, avec toux, angoisse, dyspnée, etc. ; 6° un *état scorbutique* général ; 7° deux cas de *cataracte ;* 8° deux cas d'*amaurose*, datant l'un d'un an, l'autre de quatre ; 9° deux cas d'*aménorrhée*, avec pouls intermittent, vertiges, etc. ; 10° un cas d'*épilepsie*, avec accès toutes les cinq ou six semaines.

Stoerk eut, dans le célèbre de Haën, un contradicteur passionné. Celui-ci prétendit, par exemple, avoir administré la ciguë, sans aucun succès, à plus de cent vingt femmes atteintes de cancer (1). Mais l'animosité connue de ce médecin contre Stoerk me porterait aisément à suspecter son témoignage. Tandis que les disciples de Stoerk, tels que Ehrhart, Collin, etc., avaient peut-être la faiblesse (j'ai lieu de le présumer) de passer sous silence une partie de leurs revers, de Haën, aveuglé par de mesquines rancunes, semblait faire, au contraire, ostentation des siens (2).

Quoi qu'il en soit, si la ciguë eut de violents détracteurs, elle eut aussi de chaleureux et nombreux partisans. Ainsi, parmi les praticiens qui déclarent avoir obtenu de bons effets de ce médicament, on peut citer Locher (3), Fréd. Hoffmann (4), Collin (5), Cullen (6), Quarin (7), Ehrhart (8), Decotes (9),

---

(1) *Ratio medendi*, t. VIII, pars II, *Epistol. de Cicut.*

(2) Alibert dit aussi (*Élém. de thérap.*) avoir traité par la ciguë plus de cent femmes atteintes de cancer ; mais pour quiconque est, comme je le suis, pénétré de la profonde nullité de cet écrivain, dont je ne suis jamais parvenu à m'expliquer la renommée, son témoignage en cette matière comme en toute autre n'est pas de grande valeur.

(3) *Observationes practicæ,* trad. par Lebègue de Presle. La Haye, 1764, p. 195.

(4) *Usage des bains de ciguë.* La Haye, 1764.

(5) *Annus medicus.*

(6) *Mat. méd.*, art. *Ciguë.*

(7) *Tentamen de Cicuta.* Francofurti, 1779.

(8) *Diss. cit.*

(9) Anc. *Journ. de méd.*, t. XVI, p. 35.

Marteau (1), Vincent (2), Dupuy de la Porcherie (3), Gasc (4),
Hufeland (5), Hallé (6), Valentin (7), Bridault (8), Lespine (9),
Récamier (10), etc., etc. Il s'ensuit que le nombre des observations relatives à l'emploi du *Conium*, qui ont été publiées depuis
Stoerk jusqu'à nos jours, est très considérable. J'ai la certitude,
pour mon compte, d'en avoir lu tant en substance qu'en extraits,
trois ou quatre centaines au moins, et je suis loin d'avoir la prétention de connaître toutes celles qui existent. Malheureusement
la plupart de ces observations, pour ne pas dire toutes, sont tellement incomplètes, qu'il serait impossible d'en déduire, même
approximativement, les véritables conditions pathologiques qui
indiquent l'emploi de la ciguë. Voici, toutefois, la liste des maladies
contre lesquelles on a vu cette substance réussir quelquefois, et
échouer souvent sans qu'on se soit jamais trop demandé le pourquoi de son efficacité ou de son impuissance : *Maladies cancéreuses, scrofules, tumeurs diverses* (le plus souvent situées au
cou, aux mamelles, aux aisselles, aux aines, à l'hypogastre, aux
pieds) ; *obstructions ; ulcères non cancéreux* (à la face, à la
cuisse, etc.) ; affections considérées comme *syphilitiques* (ce que
je crois peu fondé) ; *dartres ; teigne faveuse ; phthisie pulmonaire ;
asthme ; leucorrhée ; scorbut ; cataracte* (à la suite de contusions du
globe oculaire) ; *ophthalmie* dite *séreuse ; héméralopie ; amaurose ;
hydropisie ; aménorrhée ; épilepsie, rachitis, hémorrhoïdes, polype
nasal, vomissements, névralgies diverses, surdité, goutte, cystite
chronique*, avec *strangurie* (11). Dans ces derniers temps, enfin,
quelques allopathes aventureux ont essayé la grande ciguë contre
la *grippe* et la *coqueluche*, et prétendent en avoir retiré, dans ces

(1) Anc. *Journ. de méd.*, t. XIV, p. 121.

(2) *Id.*, t. XV, p. 522.

(3) *Id.*, t. XXII, p. 219.

(4) *Recueil périod. de la Soc. de méd. de Paris*, t. XXIII.

(5) *Trait. de la malad. scroful.*, p. 236.

(6) Nouv. *Journ. de méd.*, t. VIII, p. 106.

(7) *Annal. de la Soc. de méd. prat. de Montpellier*, t. IV.

(8) *Id.*, t. VI.

(9) *Journ. génér. de méd.*, t. XXXVIII, p. 437.

(10) *Recherches sur le traitement du cancer par la compression.* Paris, 1829,
2 vol. in-8°.

(11) L'ordre suivant lequel ces maladies sont énoncées exprime la proportion
numérique des observations relatives à chacune d'elles.

deux cas, des avantages marqués, ce qui n'est rien moins qu'invraisemblable.

Classée parmi les médicaments *stupéfiants* des médecins de l'école de Paris, la grande ciguë figure au nombre des *hyposthénisants lymphatico-glandulaires* de l'école rasorienne.

Applications homœopathiques. — Nous devons à Hahnemann la pathogénésie de la grande ciguë. On peut lire cette pathogénésie dans le second volume de sa *Matière médicale pure* (p. 127), ou dans le second volume de son *Traité des maladies chroniques* (p. 130); mais comme en la transportant dans ce dernier ouvrage, Hahnemann lui a donné une extension considérable, fruit de nouvelles expériences et de nouvelles recherches bibliographiques, c'est là surtout qu'il convient de l'étudier.

Envisagée dans son ensemble, l'action primitive de la grande ciguë est, contrairement à l'opinion des rasoriens, *hypersthénisante*, dans l'ordre physiologique, c'est-à-dire chez l'homme sain, et par conséquent, conformément aux conjectures des médecins de cette école, *hyposthénisante* dans l'ordre pathologique, c'est-à-dire dans certaines maladies essentiellement inflammatoires. Remarquons d'ailleurs, en passant, que le *Conium* partage cette propriété générale avec tous les végétaux toxiques comme elle originaires des contrées méridionales, et qui, comme elle également, agissent plus fortement sur les animaux carnassiers que sur les herbivores. Hahnemann, avec ce tact infini qui lui était propre, semble avoir, relativement à la ciguë, déduit *à priori*, ou si l'on veut de simples observations physiologiques et cliniques, la loi générale que je rappelle ici. Ainsi rien de plus remarquable à mes yeux que les considérations suivantes : « La grande ciguë, dit Hahnemann, est un des médicaments dant on a le plus de peine à bien distinguer les effets primitifs des effets consécutifs. Parmi ses symptômes, il s'en trouve plusieurs, opposés à certains égards, qui ne peuvent être considérés que comme des effets alternants, ou peut-être comme des effets consécutifs, passagers et suspendus pendant quelque temps par une nouvelle agression du remède. Quant aux tristes accidents qui suivent l'emploi prolongé de la ciguë à hautes doses, et que nous apprenons à connaître d'après l'issue malheureuse des traitements mis en usage par Stoerk, Lange, Andrea, Ehrhart, Greding, Baylies, Reismann, Collin et Tartreux, ce sont de véritables effets consécutifs produits par la réaction de la vie, à laquelle des doses si élevées et si fréquemment répétées de ciguë avaient porté une atteinte profonde. On doit y voir une résolution de toute cohérence des fibres, accompagnée d'inflammation asthénique et de la sensibilité la plus pénible. Il paraît que le contraire a lieu pendant l'effet primitif de la ciguë, *qui semble supposer une roideur, une condensation, une constriction des fibres, avec gonflement des glandes* et diminution des sens, comme le confirment quelques cas d'engorgements glandulaires au sein et aux lèvres, à la suite de contusions et de cataracte dépendante d'un coup, que j'ai traités et guéris homœopathiquement (1). »

Ainsi, dans la pensée de Hahnemann, comme dans la mienne, l'emploi de la ciguë suppose, pour être rationnel, c'est-à-dire réellement homœopathique : 1° une certaine rigidité primitive de la fibre, chez le malade ; 2° un caractère primitivement inflammatoire dans la maladie, ainsi que je l'ai dit déjà. Et voilà précisément pourquoi le *Conium* réussit principalement aux personnes vives, alertes, sanguines, en même temps que chez elles tout le système glanduleux offre un développement relativement considérable, et dans les affections généralement douloureuses, le plus souvent peut-être consécutives à des chocs, à des efforts, dont l'impression a fort bien pu, du reste, ne pas laisser toujours un souvenir très précis.

Au surplus, il est bien évident que dans des maladies anciennes, dont on n'a plus sous les yeux que les symptômes secondaires, les conditions qui indiquent le *Conium* peuvent très bien, et je dirai même doivent être le plus souvent justement opposées à celles que je viens de décrire. C'est là l'effet naturel du contraste qui, toujours, existe entre les effets primitifs et les effets secondaires de toute maladie, naturelle ou médicamenteuse, qui persiste un certain temps.

En dernière analyse, voici touchant l'action générale de *Conium* le résumé de ma pensée :

Ce médicament est aux glandes et au réseau capillaire ce que l'aconit est au cœur et au système artériel. Le *Conium* (dans beaucoup de cas au moins) peut donc être considéré comme *l'aconit des maladies chroniques.* Aussi bien n'est-ce pas sans

(1) *Mat. méd.*, t. II, p. 126.

avoir mûrement réfléchi que j'ai placé celui-là, comme on doit s'en souvenir, en tête des analogues de l'aconit, tout en signalant entre ces deux médicaments (voy. p. 471) une différence radicale.

Voici, d'après Hahnemann, les symptômes particuliers qui, en outre des considérations précédentes, indiquent le mieux l'emploi de la grande ciguë :

Tristesse; hyponchondrie; anxiété; mauvaise humeur et morosité; découragement; irritabilité; promptitude à s'effrayer; propension au dépit; *répugnance pour le travail*; propension à oublier et faiblesse dans la tête; vertige en regardant autour de soi comme si le malade allait tomber sur le côté; pesanteur de tête; accès de céphalalgie déchirante obligeant à se coucher; élancements au sommet de la tête; céphalalgie lancinante chronique; *chute des cheveux*; prurit sous les yeux et après s'être frotté; ardeur cuisante; sentiment de froid dans les yeux, en marchant au grand air; orgelet à la paupière; myopie; presbytie; points obscurs et lignes colorées devant les yeux; éblouissements par la lumière du jour; élancements dans l'oreille, en marchant au grand air; déchirements et élancements dans les oreilles et aux parties environnantes; élancements tiraillants dans l'oreille, avec gonflement des parotides; accumulation du cérumen; *bruissements dans les oreilles;* bourdonnements et *tintements dans les oreilles;* écoulement du pus par le nez; prurit à la face; boutons pruriteux à la face; dartres à la face; ulcères rongeants à la face; *chaleur à la face;* sécheresse et dépouillement des lèvres; douleurs tiraillantes dans de bonnes dents, en marchant au grand air; douleur lancinante dans les dents; déglutition involontaire; grattement dans la gorge; excréation, plénitude dans la gorge; *éructations fréquentes toute la journée;* éructations bruyantes, ayant le goût des aliments; soda; faim canine; le pain n'a pas de saveur; ardeur dans la gorge après avoir mangé; nausées chez les femmes enceintes; acides dans l'estomac; pesanteur d'estomac, en mangeant; douleur constrictive à l'estomac; spasme d'estomac; élancements dans l'hypochondre gauche; plénitude dans le bas-ventre, le matin en s'éveillant; constriction de l'hypogastre; tortillement et fourmillement à la région ombilicale; sentiment de cuisson dans le ventre; gargouillements dans le ventre; tranchées avec émission de vents; *constipation, avec envie inutile d'aller à la garde-*

robe, *selle dure*, tous les deux jours seulement ; diarrhée ; selle couverte de sang ; le jet de l'urine s'arrête tout à coup et ne reprend qu'au bout de quelques instants ; pression sur la vessie, comme si l'urine voulait s'échapper tout de suite ; *urine blanche*, trouble, *épaisse* ; *douleur incisive dans l'urètre*, *en urinant* ; érection insuffisante et peu prolongée ; impuissance et défaut d'érections ; coït sans énergie ; accablement après l'acte vénérien ; *spasmes de l'utérus* ; pincements dans la matrice ; pression de haut en bas et élancements dans le vagin ; élancements dans les grandes lèvres ; *prurit au pudendum* ; règles trop peu abondantes (1), pendant les règles ; pression vers le bas et tiraillements dans les cuisses ; flueurs blanches âcres, excoriantes.

Éternuments fréquents ; obturation des narines ; obstruction du nez, le matin ; enchifrènement depuis des années ; sensation pénible de sécheresse dans le nez ; *toux*, surtout chez les sujets scrofuleux ; asthme en marchant ; asthme, le matin, en s'éveillant ; *asthme le matin ;* élancements dans le sternum ; secousses dans la poitrine ; pression au-dessus des hanches ; tension à la nuque ; douleurs cuisantes dans les vertèbres inférieures du cou ; pression brûlante sur les épaules ; sueur dans le creux des mains ; douleur tiraillante dans les hanches ; lassitudes dans les genoux ; crampes aux mollets ; *froid aux pieds* et aux mains ; propension des pieds à se refroidir ; inquiétudes dans les jambes ; prurit à la peau ; fréquentes taches rouges pruriteuses sur le corps ; taches brunes sur le corps ; éruption ortiée à la suite des grands mouvements du corps ; anciennes dartres humides ; agitation, surtout dans les jambes ; paroxysmes d'hypochondrie et d'hystérie ; hypochondrie par continence, chez les célibataires ; élancements çà et là dans tout le corps ; *malaise au grand air ;* affaiblissement subit en marchant ; courbature dans les membres ; endolorissement de la peau ; lassitude générale, surtout dans les jambes ; lassitude, le matin, dans le lit ; sentiment de malaise dans tous les membres, comme à la suite d'un excès de fatigue ; somnolence pendant la journée ; somnolence le soir avec occlusion des paupières ; sommeil tardif, le

(1) L'aconit produit au contraire la surabondance des règles et même de véritables métrorrhagies ; mais en se transformant avec le temps, la maladie qui donne lieu à ces dernières produit justement un phénomène opposé, c'est-à-dire les *règles peu abondantes* auxquelles correspond alors *Conium.*

soir, au lit ; sommeil troublé par des rêves ; beaucoup de rêves pendant la nuit ; sommeil non réparateur ; douleurs nocturnes.

Si l'on compare cette énumération de symptômes à la pathogénésie d'*aconitum*, on reconnaît aisément qu'un très grand nombre des états morbides auxquels correspond *Conium* ne sont pas autre chose que les états morbides à la forme aiguë desquels correspond l'aconit. Aussi la grande ciguë est-elle fréquemment indiquée après que ce dernier a épuisé son action ; c'est-à-dire lorsque la fièvre inflammatoire n'existe plus. Peut-être aussi, dans quelques circonstances, *Conium* pourrait-il convenir après *Arnica ;* mais ceci n'est, de ma part, qu'une simple conjecture.

Tous les acides végétaux, tels que le vinaigre et le jus de citron, détruisent si promptement les effets de la ciguë dynamisée, qu'il suffit de quelques feuilles de salade mangées pendant le traitement, pour faire reparaître instantanément, ainsi que j'ai eu plusieurs fois l'occasion de l'observer, des douleurs récemment dissipées par cet agent thérapeutique.

Coff. crud. et *Nitr. acid.* ont été aussi indiqués comme antidotes de *Conium.*

Chamomilla vulgaris. — Voyez le groupe dont ce médicament est le type.

Phosphori acidum. *Acide phosphorique.* — Cet acide qui paraît exister à l'état libre dans quelques substances animales, forme en grande partie, combiné avec la chaux (phosphate calcaire) la charpente osseuse des animaux vertébrés. On peut l'obtenir directement en brûlant du phosphore dans une soucoupe de porcelaine, sous une cloche placée sur le mercure, renfermant de l'air ou de l'oxygène sec. Il se dépose alors sur les parois de l'appareil, sous forme de flocons neigeux d'une grande blancheur, qui, exposés à l'air libre, en absorbent rapidement l'humidité et se résolvent en autant de gouttelettes. Cet acide est sans odeur, mais d'une saveur très prononcée. Chauffé dans un creuset de platine, il se solidifie d'abord et prend l'aspect du verre, puis se ramollit au-dessous de la chaleur rouge, entre en fusion à cette température, et enfin se volatilise. Il corrode alors le verre et les vases de terre en se combinant avec les oxydes qui entrent dans leur composition. En raison de sa déliquescence, il ne peut être conservé solide que dans des flacons hermétiquement bouchés. Suivant M. Devergie, l'acide phosphorique, à fortes doses, « exerce sur l'économie animale la même action, et développe les mêmes symptômes que l'acide sulfurique concentré (1). » Baumes, considérant que cet oxyde jouit de la propriété de dissoudre le phosphate de chaux des os, attribue à son excès dans l'économie la *carie scrofuleuse*, le *rachitisme*, etc. (2), opinion que je me serais abstenu de mentionner, sans le contraste piquant qu'elle offre avec l'efficacité connue de l'acide phosphorique précisément dans les maladies que cet auteur lui attribue.

Applications empiriques.—Les observations de maladies guéries ou améliorées par l'emploi de l'acide phosphorique sont peu nombreuses. M. L.-J. Bayle, qui s'est efforcé de réunir dans le second volume de sa *Bibliothèque de thérapeutique* toutes celles qui avaient été publiées à l'époque où parut cet ouvrage (1830), n'en rapporte cependant que cinq en tout, à savoir, trois de Lentin (3), une de Lutzelberger (4), et une de Wolff (5). Une *carie de l'os frontal, guérie* par l'usage exclusif (interne et externe) de l'acide phosphorique, tandis que le malade prenait extérieurement de la ciguë et de l'assa fœtida ; une *carie de la première fausse côte, guérie* par l'usage exclusif (interne et externe) de l'acide phosphorique ; enfin une *phthisie pulmonaire*, avec haleine fétide, maigreur extrême, fièvre hectique, etc., *améliorée* (6) par l'usage interne du même médicament : tels sont les faits observés par Lentin. Dans l'observation de Lutzelberger, il s'agit d'un *épuisement total, par suite d'une ménorrhagie puerpérale*, avec froid général, pâleur cadavéreuse, facies hippocratique, pouls tremblotant et presque imperceptible, sueur froide et visqueuse, etc., chez une femme accouchée depuis six jours et naturellement très délicate. Administré en désespoir de cause, l'acide phosphorique arrêta sur-le-

(1) *Médecine légale*, t. III, p. 294.

(2) *Traité sur le vice scrofuleux*, 2ᵉ édit., 1805, in-8°, p. 32.

(3) *Diss. de acido phosphori carici ossium domitore*, pars I, p. 391 (*Comment. Gutting.*, t. XIII).

(4) *Journal d'Hufeland* et *Biblioth. méd.*, t. XXI, p. 245.

(5) *Journal d'Hufeland*, nov. 1821.

(6) Le malade, dit l'auteur, ressentit promptement les bons effets de ce traitement : l'haleine perdit sa mauvaise odeur, la fièvre et l'expectoration se modérèrent, et le malade recouvra ses forces, au point qu'il se promenait tous les jours dans la ville ; mais la rougeole étant survenue, il périt.

champ l'hémorrhagie qui durait encore, bien que déjà la malade parût littéralement exsangue, ranima le pouls et la chaleur vitale; bref, opéra en peu de jours une guérison tellement inattendue, qu'elle sembla miraculeuse (1). Quant à l'observation du docteur Wolff, elle est moins intéressante : il s'agit simplement d'un panaris avec carie, dans lequel des applications externes d'acide phosphorique auraient singulièrement favorisé la reproduction de la phalange ulcérée, d'où l'auteur conclut à des effets iatro-chimiques, ou pour mieux dire, purement chimiques, que nous ne saurions admettre.

Mais indépendamment des faits collationnés par M. Bayle, il existe encore, touchant les applications empiriques du médicament qui nous occupe, quelques autres documents qui me paraissent dignes d'être au moins indiqués. Ainsi, M. Harles dit avoir donné l'acide phosphorique avec beaucoup de succès dans la *croûte serpigineuse* des enfants, accompagnée de fièvre hectique (2) ; Goeden, dans le *typhus contagieux* (3); Baumes, dans l'*angine de poitrine* (4); M. Sumerling, de Stralsund, l'a de nouveau recommandé en 1830) contre la *phthisie*, les *hémorrhagies passives*, la *carie* et le *rachitisme*, la *fièvre nerveuse* avec tendance au prolapsus, et les *sueurs symptomatiques*; enfin, un autre médecin de Stralsund, Hacké, et après lui M. Alphonse Leroy fils, l'ont administré en injections (très étendu) dans le *cancer utérin*. Au dire de ces médecins, ces injections auraient modifié promptement la fétidité de la suppuration, et produit plus de soulagement que n'eussent fait en pareils cas tous les narcotiques (5).

Applications homœopathiques. — L'acide phosphorique est indiqué, dit Hahnemann, lorsqu'on observe les symptômes suivants :

Mal de tête le matin; impossibilité de supporter le bruit et la

---

(1) Lutzelberger dit avoir encore employé plusieurs fois avec succès l'acide phosphorique dans des hémorrhagies asthéniques de plusieurs autres parties du corps.

(2) *Journal d'Hufeland.*

(3) Mérat et Delens, *Dict. univ. de mat. méd.*, t. V, p. 294 (d'après l'ouvrage de Goeden, *Von der Arzneikraft der phosphoneaesve gegen den ansteckenden Typhus*, in-8°, Berlin, 1814, et dont il n'existe pas, malheureusement, de traduction française).

(4) *Annal. clin.*, t. XXII.

(5) Mérat et Delens, *loc. cit.* — Voyez, pour la pathogénésie de *Phosphori acidum*, les *Maladies chroniques* de Hahnemann, t. III, p. 286.

conversation ; croûtes sur le dos du nez ; pesanteur du nez ; ardeur
aux joues ; boutons au menton ; boutons au front et au menton ;
ardeur à l'hypogastre ; miction la nuit ; douleur au foie pendant
les règles ; âpreté au larynx ; grattement dans le larynx, qui excite
à tousser ; respiration courte et impossibilité de parler longtemps ;
faiblesse de la poitrine après avoir parlé ; éruption boutonneuse
aux bras ; sueur aux pieds ; dartres ; cors aux pieds ; sueur pendant la nuit.

Si l'on compare ces indications, tant sous le rapport de leur
nombre que de leur importance, à celles qui , dans le *Traité des
maladies chroniques*, figurent en tête de la plupart des autres pathogénésies, notamment de celles du soufre, de la chaux, du lycopode, de la sépia et du charbon végétal, on est d'abord surpris que
Hahnemann ne leur ait pas donné une extension plus considérable.
Serait-ce donc que ce grand praticien ne connaissait point toutes
les applications avantageuses qui pouvaient être faites de l'acide
phosphorique ? Cela n'est guère supposable. La pathogénésie de ce
médicament est une de celles qui composent la *Matière médicale
pure.* Hahnemann l'employait donc depuis longtemps lorsqu'il a
publié ses *Maladies chroniques*, d'où je me sens très porté à conclure que, s'il a cru devoir borner à celles que nous venons de
rapporter les indications pratiques relatives à l'acide phosphorique,
c'est qu'en effet, en dehors de ces indications, l'emploi de *Phosph.
acid.* n'était que rarement opportun.

Cependant il est très vrai qu'on a vu ce médicament, lorsque
d'ailleurs un certain nombre de symptômes l'indiquaient, produire
les résultats les plus satisfaisants dans plusieurs des maladies
contre lesquelles s'en est servi l'empirisme : par exemple, dans les
hémorrhagies passives (des bronches ou de l'utérus), dans la *fièvre
typhoïde*, les *maladies des os* (principalement chez les vieillards),
les *pertes séminales*, avec épuisement général, par suite d'onanisme ou d'excès dans le coït. Je m'en suis servi moi-même avec
succès : 1° (après *Puls.*) dans une *hémoptysie* très opiniâtre,
avec symptômes de pneumonie, au début, chez une femme
de quarante ans, nerveuse, d'humeur inquiète, épuisée par une
longue maladie dans laquelle elle avait été saignée plusieurs fois,
à la grande honte de la *méthode jugulante*, attendu que les émissions sanguines n'avaient fait qu'augmenter la faiblesse sans diminuer seulement la toux ; 2° dans un cas de *pneumonie hypostatique*,

chez une femme de soixante ans, dont je commençais à désespérer. J'ajoute enfin qu'on a eu raison de dire que l'acide phosphorique convenait principalement aux personnes de *constitution primitivement robuste*, mais accidentellement épuisées par des pertes d'humeur, des excès, de fortes maladies aiguës, un chagrin ou une longue suite d'émotions morales.

Le camphre et le café cru passent pour être les antidotes de ce médicament.

Senega, ou mieux *Polygala senega, Polygala de Virginie*. — Plante vivace, ligneuse, du genre *Polygala*, autrefois placé dans la famille des Pédiculaires, mais dont on a fait depuis le type d'une famille nouvelle, celle des Polygalées, de la diadelphie octandrie. — Le polygala croît dans la Virginie, la Pensylvanie, le Maryland et dans quelques autres États de l'Amérique septentrionale, dont il paraît être originaire. La racine est la seule partie de cette plante qu'on ait cherché à utiliser en médecine. Elle est d'un gris rougeâtre extérieurement, blanche intérieurement, ridée, rugueuse, bizarrement contournée, en petites souches agglomérées ou en morceaux simples, ayant le volume d'un tuyau de plume d'oie. Son odeur est faiblement aromatique. La saveur en est fade d'abord, puis âcre, piquante, irritante. Elle cause, si on la mâche, de la chaleur à la gorge, excite la salivation et provoque la toux : dernière circonstance, qui pour les médecins allopathes, doit offrir un contraste assez étrange avec l'emploi thérapeutique que font de cette substance le très petit nombre d'entre eux qui la connaissent et s'en servent. La racine du polygala n'est au reste connue en Europe que depuis environ un siècle. Aussi Murray nous dit-il que de son temps elle était encore très rare dans les officines, et qu'il était difficile de s'en procurer (1).

On ne connaît point les effets du senega chez les animaux. Cependant M. Bretonneau, qui dit l'avoir expérimenté, prétend qu'il provoque chez eux le vomissement et irrite les membranes muqueuses : mais ces vagues observations sont pour nous d'un médiocre intérêt.

Applications empiriques. — L'introduction de la racine de polygala dans la thérapeutique paraît être due à Tennent, médecin

_____

(1) *Apparat. medic.,* t II, p. 439.

écossais, qui habita pendant longtemps la Virginie, et qui publia, de 1735 à 1741, trois écrits sur ce sujet (1). Tennent, ayant appris que les Indiens se servaient avec avantage du sénéga, pour combattre les accidents produits par la morsure du crotale, chercha et trouva bientôt l'occasion de constater l'exactitude de ce fait. Or, comme ces accidents consistent principalement, en outre de la vive douleur locale occasionnée par la morsure du reptile, dans une excessive dyspnée, de la toux et de l'hémoptysie, avec pouls dur et fréquent ou quelquefois fréquent et faible, il en conclut que le polygala pourrait bien également réussir dans la *pneumonie* et la *pleurésie* dues aux causes ordinaires ; ce dont, en effet, il ne tarda point à se convaincre. Cependant Tennent commençait par saigner au moins une fois ses pneumoniques et ses pleurétiques, après quoi seulement il leur prescrivait le sénéga, sous l'influence duquel on voyait constamment, disait-il, se dissiper alors la stase du sang dans les poumons et même l'*hydropisie de poitrine*, si ce symptôme existait. Quoi qu'il en soit, il n'eut pas plutôt adressé son ouvrage (*Essays on the pleurisy*) à la Faculté des sciences de Paris, que Leméry, de Jussieu, Duhamel, Perceval et surtout Bouvard, mirent en vogue sa méthode, et en obtinrent des succès (2). Mais ce qui résulta de l'expérience de ces praticiens, c'est que nonobstant l'opinion de Linné, qui s'était guéri lui-même d'une pneumonie à l'aide seule du sénéga (3), ce médicament ne convenait réellement que dans les formes subaiguës, chroniques, des inflammations pulmonaires. Cependant, Desbois de Rochefort, tout en partageant cette opinion et en ne conseillant le polygala qu'à titre de *bon expectorant* dans le *catarrhe chronique* des voies aériennes, déclare qu'il a vu cette racine produire de très bons effets dans la *phthisie aiguë* (4). Enfin, la *fièvre rhumatismale*, les *hydropisies*, la *cataracte commençante* (5) et le *croup* (6), sont encore des maladies contre lesquelles le polygala fut essayé avec plus ou moins de succès.

(1) 1° *Physical disquisitions*, Lond., 1735 ; 2° *Essays on the pleurisy*, Philad., 1736 ; 3° *Epistle to Richard Mead, concerning the efficacy of the seneca snakeroot*, Edinb. 1772.

(2) Voy. *Mémoires de l'Acad. des sc. de Paris*, ann. 1777, p. 37 et 135.

(3) *Amœnit. acad.*, t. IV, p. 35.

(4) *Mat. méd.*, t. II, p. 4.

(5) Voy. Murray, *Appar. med.*, loc. cit.

(6) Valentin, *Rech. hist. et prat. sur le croup*, p. 571 ; et Bretonneau, *Traité*

Applications homœopathiques. — La pathogénésie du polygala sénéga semble justifier en partie les applications empiriques de ce médicament (1). Et les homœopathes, en effet, s'en servent à peu près dans les mêmes affections pathologiques, contre lesquelles le recommandaient Tennent, Bouvard, etc., c'est-à-dire dans l'engouement du parenchyme pulmonaire, le catarrhe chronique, etc. J'ignore toutefois jusqu'à quel point on pourrait compter sur son efficacité contre les suites de la morsure des reptiles venimeux, les faits de ce genre ne se présentant qu'assez rarement à l'observation des médecins d'Europe. Mais ce qui me paraît démontré par l'expérience, c'est que de même que la grande ciguë et l'acide phosphorique, le sénéga s'adapte particulièrement à la constitution des personnes primitivement douées d'une certaine activité physique et morale. Je n'ai, pour mon compte, obtenu de l'avantage de son emploi que dans de très anciennes affections de la poitrine, chez des femmes de taille élancée, amaigries, mais conservant encore beaucoup de vivacité d'esprit et une grande force morale. Je l'ai vu, par exemple, amener une amélioration surprenante chez une dame de quarante ans, présentant les conditions dont je parle, et dont la maladie offrait pour principaux symptômes : douleurs contusives, pressives, parfois crampoïdes, très anciennes dans la poitrine, dont la paroi antérieure était sensible au toucher (des deux côtés également); ces douleurs quelquefois diminuaient et d'autres fois augmentaient au grand air; murmure respiratoire obscur, faible, sans râle, au sommet des deux poumons; point de matité notable à la percussion; dyspnée en marchant et surtout en montant; bouillonnement de sang dans la poitrine, revenant par accès, au point de produire la syncope; toux catarrhale, peu fréquente et avec expectoration filante, médiocrement abondante; crachements de sang vermeil de loin en loin; pouls variant habituellement de 70 à 80 pulsations par minute; *accès de palpitations, pendant lesquels le rhythme du cœur n'était plus qu'un frémissement presque insaisissable, et qui se prolongeaient dans certains pas pendant des nuits entières et même davantage;* règles apparaissant à époque

de la diphthérite, p. 241. — M. Bretonneau reconnaît surtout au sénéga la propriété d'augmenter la fluidité des sécrétions muqueuses et de prévenir ainsi la formation des pseudo-membranes.

(1) Voy. le *Manuel de médecine homœopathique* de M. Jahr. Paris, 1850, t. II, p. 671.

fixe, abondantes et durant de six à sept jours (les palpitations se
manifestaient principalement à la suite des règles ou à l'occasion
de quelque émotion morale); facies ordinairement naturel, etc.
Nul doute, au reste, que le sénéga ne comporte beaucoup d'autres
applications. *Arnic.*, *Bellad.*, *Bryon.* et *Camph.* seraient, d'après
M. Jahr, les antidotes de ce médicament.

Cantharis. — *Meloe vesicatorius* de Linné, *Cantharis vesicatoria*
de Geoffroy, *cantharide des boutiques*, etc. Insecte du genre *Meloe*
de la famille des Epispastiques de M. Duméril. — Ce coléoptère, qui
abonde surtout dans le midi de l'Europe, se montre dans nos climats, aux mois de mai et de juin. Les arbres sur lesquels on le
rencontre principalement sont le frêne, le lilas, le troène., le sureau, etc. L'odeur qu'il exhale est fétide et dangereuse, et son
ingestion dans l'économie est, comme on le sait, plus dangereuse
encore.

Les cantharides ont joui et jouissent encore aujourd'hui dans les
annales de l'ancienne médecine d'une triste célébrité. Les maladies
qu'on prétend avoir soulagées ou guéries par leur administration à
l'intérieur, sont : l'*incontinence d'urine*, la *dysurie*, la *strangurie*,
l'*hématurie*, l'*hydropisie*, la *lèpre*, et surtout quelques névroses,
telles que la *cardialgie*, le *vomissement spasmodique*, le *hoquet*, la
chorée, l'épilepsie, et enfin la *rage* (1). Jusqu'à présent les homœopathes se sont peu servis des cantharides(2), dont l'action générale
me semble se rapprocher beaucoup de celle du sénéga.

(1) Voy., dans le *Dict. de matière médicale* de MM. Mérat et Delens, l'article
Meloe, article réellement intéressant sous le point de vue historique.

(2) Il en existe pourtant une pathogénésie, résumée par M. Jahr, *ouvr. cit.*,
t. I, p. 179.

GROUPE XVII.

TYPE : THUYA OCCIDENTALIS. — **ANALOGUES :** PLATINA — BISMUTHUM — CASTOREUM (1).

—

CARACTÈRES COMMUNS.

Vive sensibilité au froid ;

Fièvre avec prédominance de froid, frissons partant du dos et suivis de chaleur au visage (avec ou sans soif), tristesse anxieuse, ordinairement vers le soir ou pendant la nuit ;

Manque habituel de chaleur vitale ;

Froid au dos, tout le long de la colonne vertébrale ;

Insomnie ou réveil fréquent pendant la nuit, occasionnés par un froid général ou seulement des extrémités ;

Insomnie sans cause appréciable ou avec agitation ;

Soubresauts en s'endormant ; rêves lascifs ou effrayants ;

Accablement moral ; découragement ; difficulté de penser ;

Vertiges ;

Sensation de plénitude dans la tête ;

Céphalalgie compressive ou crampoïde, ou ulcérative, principalement au vertex ;

Chute des cheveux au sommet de la tête ;

Prosopalgie semi-latérale, tiraillante, rongeante ou crampoïde ;

Odontalgie aggravée par les boissons froides, soulagée par l'eau chaude ;

Sécheresse de la bouche et de la gorge ; goût fade dans la bouche ; aphthes sur la langue et aux gencives ; altération de l'appétit ; gonflement des glandes sublinguales et des autres glandes salivaires ;

Spasmes ou douleurs crampoïdes à l'estomac ou dans les intestins ;

Ballonnement ou plutôt tension du bas-ventre ;

(1) J'ai tout lieu de penser que la *Scille maritime* et très probablement plusieurs *résines* devront être ajoutés, par la suite, aux analogues de *Thuya*.

Douleurs engourdissantes dans les viscères abdominaux ;

Violentes coliques spasmodiques rarement suivies de selles copieuses ;

Émission, le matin surtout, de flatuosités abondantes, le plus souvent inodores ;

Selles normales ou retardées, ou (plus rarement) diarrhéiques, ou enfin moulées et sanguinolentes ;

Fréquents besoins d'uriner, comme si la vessie se contractait spasmodiquement ou comme si un obstacle l'empêchait de se distendre ;

Spasmes de la vessie ;

Élancements dans l'urètre ; gonorrhée sycosique ;

Pesanteur de l'utérus ; spasmes de l'utérus ; induration, prolapsus et déviation de l'utérus ; végétations polypeuses ou fongueuses dans ce viscère ;

Leucorrhée sycosique ;

Règles avancées ou (mais beaucoup plus rarement) retardées, pâles, de courte durée, s'écoulant difficilement, avec mouvement fluxionnaire très prononcé vers la matrice, et qui occasionne l'abaissement de cet organe ;

Battements ou tiraillements (quelquefois incessants) dans les ligaments suspenseurs de l'utérus, symptômes ordinairement augmentés, et, dans quelques cas rares, suspendus pendant l'écoulement des règles ;

Pertes utérines (par le platine et le castoréum seulement) ;

Absence de volupté ou volupté tardive pendant le coït (chez les sujets des deux sexes) ;

Exaltation des désirs vénériens (beaucoup plus rarement par le thuya que par ses analogues) ;

Désirs vénériens avec absence d'érection ; impuissance ; stérilité ;

Obturation des narines ;

Enrouement ;

Sensation de corps étrangers dans le larynx, la trachée et la poitrine ;

Gêne de la respiration ;

Toux convulsive, habituellement la nuit, avec expectoration, rare et difficile, de matières épaisses ou fongueuses ;

Palpitations de cœur ;

Douleurs engourdissantes, tensives, rongeantes, crampoïdes, tressaillantes, à la nuque, au dos, aux reins, dans les épaules, les hanches, etc., avec prédominance habituelle de ces symptômes dans le côté gauche du corps, dans l'appartement plutôt qu'à l'air libre, pendant le repos plutôt qu'en se livrant à un exercice modéré;

Catarrhes, ulcères ou excroissances d'apparence sycosique aux parties génitales, à l'anus, ou, plus généralement, susceptibles de se manifester à la surface de toutes les muqueuses ou de la peau.

MALADIES CORRESPONDANTES.

Affections catarrhales et rhumatismales — furoncle — acné — variole — sycosis ulcéreux et végétant — couperose (?) — Boutons d'Alep et de Bogdad (?) — plique (?) — granulations folliculeuses — tumeur folliculeuse — condylomes — polypes fongueux et fibreux — verrues — cors — phlegmasia alba dolens — éléphantiasis des Grecs (?) — éléphantiasis des Arabes (?) — hypertrophie des popilles (?) — induration et hypertrophie des testicules, de l'utérus et des ovaires — productions cornées (?) — onyxis (?) — ichthyose (?) — gonorrhée et leucorrhée sycosiques — prolapsus et déviations de l'utérus — dysménorrhée — impuissance — stérilité — éclampsie — hystérie, etc.

Les médicaments du groupe *Thuya* correspondent spécialement aux manifestations internes et externes de la *sycose*. Mais qu'est-ce que la sycose?

Cette maladie, à laquelle quinze ou vingt lignes au plus sont consacrées dans le *Dictionnaire des sciences médicales* (1), ne joue qu'un rôle insignifiant et très obscur dans l'ancienne pathologie. Ce n'est pourtant pas que la sycose ou *maladie des fics*, comme la nomme Hahnemann, soit une affection nouvelle; elle était vaguement connue dès la plus haute antiquité, et par conséquent bien des siècles avant l'invasion de la syphilis en Europe.

Celse, à l'occasion des ulcères, s'exprime ainsi : « Il en est un qui a reçu des Grecs le nom de *sycose*, en raison de la ressemblance qu'il offre avec une figue; ici la chair fait excroissance, et c'est même le caractère générique de cette maladie, dont il

(1) T. LIII, p. 534.

existe deux espèces : la première est constituée par un ulcère dur
et rond, la seconde par un ulcère humide et inégal. Celui qui est
dur laisse suinter une humeur gluante ; celui qui est humide fournit un écoulement plus abondant d'odeur fétide. L'un et l'autre se
manifestent aux parties garnies de poils, mais l'ulcère calleux et
rond principalement à la barbe, l'ulcère humide au cuir chevelu (1). »

Paul d'Égine, Aétius, Galien, etc., donnent le nom de *sycosis*
à une tumeur des paupières, mais dont chacun d'eux fait une description différente, sans doute d'après les exemples qu'ils avaient
sous les yeux en écrivant. Il n'est donc pas certain que le *sycosis*
de ces auteurs soit la *sycose* de Celse.

Hahnemann donne le nom de *sycose* ou *miosme sycosique* au
principe générateur des excroissances qui se forment à la peau ou
aux membranes muqueuses, lorsque ces excroissances ne dépendent point des miasmes psorique ou syphilitique, distinction que
le fondateur de l'homœopathie ne nous enseigne d'ailleurs aucun
moyen d'établir.

M. le docteur Petroz, qui a lu au Congrès homœopathique de 1852
un excellent mémoire sur la sycose, se montre à peu près, sur cette
matière, de l'opinion de Hahnemann, avec cette différence, toutefois,
qu'il ne semble point reconnaître au miasme syphilitique le pouvoir
d'engendrer isolément, c'est-à-dire sans le concours de la sycose,
les excroissances ou les ulcères d'apparence sycosique. « Toute espèce de tumeur, dit-il, se formant au-dessous de l'épiderme, dans
l'épaisseur du derme, dans le tissu papillaire et la matière grise
de Malpighi, doit être considérée comme un produit de la sycose,
quand elle ne reconnaît pas pour cause la variole ou le virus syphilitique : dans les cas où ce dernier existe, *c'est à sa complication
avec la sycose* qu'est due la formation de l'excroissance (2). »

Aux termes de cette définition, les dermatologistes modernes, qui
pour la plupart, il faut le dire, n'observent guère des maladies que
les efflorescences cutanées, auraient donc souvent décrit, sous des
noms différents, les manifestations diverses d'un seul et même
principe morbide. Aussi est-ce dans cette hypothèse d'identité de

---

(1) Lib. VI, cap. 3.

(2) *Mémoire sur la sycose*, dans le *Journ. de la Soc. gallic. de méd.
homœop.*, t. II, p. 362.

principe que, parmi les affections corrélatives au groupe *Thuya*, j'ai mentionné (toutefois sous forme dubitative, l'expérience clinique pouvant seule ici prononcer en dernier ressort) un assez grand nombre de maladies que les dermatologistes considèrent comme très distinctes, qu'ils ne classent même pas toujours dans une même catégorie, et qui ne sont cependant pour moi que des variétés symptomatiques de la sycose.

« Les productions sycosiques, dit M. Petroz, sont les soulèvements de l'épiderme par les papilles hypertrophiées, assises sur un point induré par une inflammation chronique (1).

» La forme de ces excroissances varie beaucoup ; ces différences dépendent de la contexture plus ou moins serrée des parties sur lesquelles elles se montrent. Dans les parties exposées à l'air, où le derme est formé de lames plus serrées, comme elles le sont à la peau des mains et dans quelques parties du visage, les excroissances offrent une remarquable différence d'avec celles qui se produisent là où le derme a moins d'épaisseur et de densité, comme aux parties sexuelles, à la marge de l'anus, aux membranes muqueuses qui reçoivent l'impression immédiate de l'air.

» Lorsque la sycose porte ses effets sur les parties pileuses et très vasculaires dont les papilles s'hypertrophient facilement, comme au bord des lèvres, le bouton sycosique prend une forme particulière qui le fait souvent confondre avec le bouton cancéreux ; aussi l'excision de ces boutons est ordinairement suivie de guérison, tandis que celle du cancer l'est de récidive (2). »

Enfin, M. Petroz ajoute un peu plus loin :

« Les excroissances sycosiques varient dans leur forme ; il est très difficile de trouver pour elles un mode de classification, ce qui serait à peu près inutile pour établir le traitement. Cependant l'ulcère sycosique de Celse doit être considéré comme la sycose à son état aigu (3). »

(1) Je suis même très porté à penser qu'une inflammation chronique, ou qu'une cause purement mécanique d'irritation, peut à la longue et sans l'intervention d'aucun miasme, déterminer l'hypertrophie dont il s'agit. Je doute, en conséquence, que le durillon, le cor, et même la verrue soient *toujours* des symptômes sycosiques.

(2) La sycose étant en définitive tout aussi bien que le cancer une affection générale, il ne serait pas absolument impossible qu'elle repullulât comme ce dernier : l'expérience à cet égard ne nous a pas dit son dernier mot.

(3) *Mémoire cité*, p. 362.

Peut-être ne serait-il pas aussi inutile que le suppose M. Petroz de classer les efflorescences sycosiques, en tenant un compte rigoureux des symptômes internes ou externes, généraux ou particuliers, qui précèdent ou accompagnent chacune d'elles. N'oublions point en effet que l'unité des miasmes auxquels nous les rapportons toutes jusqu'à présent n'est encore qu'une ingénieuse hypothèse. Or n'est-il point supposable que la sycose a, comme la psore, une essence multiple; en d'autres termes, qu'il y a des variétés de sycose, comme je crois fermement qu'il y a des variétés de psore. La distinction de ces variétés ne saurait donc être sans intérêt, surtout dès l'instant où l'on admet, et M. Petroz l'admet avec nous, qu'il existe PLUSIEURS *substances antisycosiques* (1).

La sycose est-elle, comme le dit Hahnemann, une maladie vénérienne? Je ne le pense pas. Qu'elle puisse se transmettre par le coït, cela n'est pas douteux; que les parties génitales soient en outre les organes où ses manifestations extérieures éclatent le plus habituellement, je le reconnais également; que le virus syphilitique l'éveille et provoque (ainsi que le font d'ailleurs un grand nombre d'agents toxiques) l'explosion de ses symptômes cutanés ou muqueux, c'est démontré par l'expérience. Mais de tout cela ne résulte point que la sycose, connue, comme je l'ai dit déjà, dix ou douze siècles au moins avant l'apparition de la syphilis, n'ait son existence indépendante de toutes relations sexuelles, de tout acte vénérien. Cela est si vrai, qu'on l'a maintes fois constatée chez les animaux, ainsi que M. Petroz en rapporte un exemple (2).

Un mot à présent, et avant de clore ces généralités, sur la thérapie de la sycose.

Si l'hypothèse d'un miasme sycosique nous donne une raison plausible d'une multitude de phénomènes pathologiques, jusqu'alors inexpliqués; si, par conséquent, cette hypothèse fut, de la part de Hahnemann, un trait de génie, quelle prodigieuse sagacité ne fallut-il pas à ce grand médecin pour découvrir, dans le thuya, le remède par excellence, sinon comme Hahnemann lui-même le pensait, le *spécifique* de la sycose!

(1) *Mém. cité*, p. 374. M. Petroz regarde, entre autres, comme antisycosiques: l'*Acide nitrique*, la *Silice*, le *Cuivre acétique*, l'*Ergot de seigle*, la *Sabine* et l'*Armoise*. Je manque par-devers moi de documents capables de me faire admettre entre ces médicaments et *Thuya* une véritable analogie.

(2) *Id.*, p. 368.

Au temps des *signatures*, on aurait pu voir, dans les callosités résineuses des tiges et des feuilles du thuya d'Occident, une indication de ce végétal dans la maladie des fics et des verrues ; mais le temps des signatures est passé, Dieu merci ! Hahnemann, d'ailleurs, eût-il été le contemporain de Sérapion ou de Dioscoride, que son génie l'eût certainement mis au-dessus des croyances puériles et des superstitions scientifiques de ce premier âge de la médecine. Je me demande, toutefois, s'il ne faudrait pas voir autre chose qu'une simple signature dans cette hypothèse *à priori*, qu'une substance capable, comme l'est la résine fournie par quelques conifères, d'imprimer aux sucs végétaux une modification toute spéciale, pourrait bien agir d'une manière à peu près semblable sur les fluides animaux. Quoi qu'il en soit de ce rapprochement auquel je me garde bien d'attacher plus d'importance qu'il n'en mérite, il est pour moi hors de doute que plusieurs résines doivent agir dans la sycose à la façon du thuya : on trouvera quelques pages plus loin (à l'histoire du *Castoreum*) sur quoi et jusqu'à quel point est fondée cette conjecture.

Thuya occidentalis. *Thuya d'Occident.* — Espèce du genre *Thuya*, de la famille des Conifères, de la monoécie monadelphie. — Le thuya d'Occident est un arbre résineux, à petites feuilles imbriquées, toujours vert, croissant dans les lieux frais et un peu humides, à la Virginie et au Canada, dont il paraît être originaire. On ne le rencontre en Europe que dans quelques jardins où il est cultivé comme plante d'ornement. Son bois passe pour être presque incorruptible ; ce qui fait que, dans les pays où il croît spontanément, on s'en sert à confectionner des cercueils. On a retiré de ses feuilles, par la distillation, une sorte d'huile essentielle, analogue à l'essence de térébenthine, très fluide, légère, transparente, légèrement ambrée ou incolore, si elle est soumise à une nouvelle distillation, d'une odeur forte qui se rapproche de celle de la tanaisie, d'une saveur légèrement âcre et comme camphrée. Plusieurs médecins d'Édimbourg et de Berlin emploient, dit-on, cette essence comme *anthelminthique*, à la dose de quelques gouttes sur du sucre (1).

Applications empiriques. — Elles sont à peu près nulles, et c'est

(1) *Journ. de pharmacie,* t. II, p. 156.

aveć raison que Hahnemann (1) a pu dire que personne, avant lui, n'avait fait sérieusement usage du thuya en médecine. Cependant Parkinson recommande de manger les feuilles et les jeunes pousses de cette plante sur du pain beurré, *comme moyen de pousser à l'expectoration des humeurs tenaces et viciées* (2). Suivant Herzmann (3), le thuya serait *résolutif, dessiccatif, carminatif* et *sudorifique*, très vague appréciation qui, toutefois, n'est pas absolument dépourvue de justesse. Kalm nous apprend qu'au Canada on se sert extérieurement des feuilles contuses de cet arbre pour calmer les *douleurs rhumatismales,* et il ajoute que la décoction de ces mêmes feuilles est vantée contre la *toux* et les *fièvres intermittentes* (4). Enfin Boerhaave, se fondant sans doute sur ce fait que la décoction de thuya excite la vessie et provoque de fréquentes envies d'uriner, la recommande dans l'hydropisie (5).

Applications homœopathiques. — La découverte des vertus antisycosiques du thuya me paraît constituer un fait tellement capital en thérapeutique, qu'à elle seule, suivant moi, elle eût suffi pour immortaliser son auteur. Mais Hahnemann a tant fait pour la science et l'humanité, que c'est à peine si cette découverte lui est comptée dans ses titres de gloire.

Les symptômes purs du thuya, rapportés par Hahnemann (6), sont au nombre de 334, qui, réunis aux 300 notés par ses élèves, forment un total de 639; mais, depuis, les membres de la Société de Vienne ont soumis ce médicament à de nouvelles expérimentations, d'où est résultée une pathogénésie qui, fondue avec les observations de Hahnemann et de ses élèves, ne comprend pas moins de 2,088 symptômes (7).

A en juger par mon expérience personnelle, d'ailleurs infiniment trop restreinte, je m'empresse de reconnaître, pour qu'il me soit permis d'y puiser la généralisation d'un principe, que je suis porté

---

(1) *Mat. médicale pure,* t. III, p. 739.

(2) Murray, *Apparat. med.,* t. I, p. 31.

(3) *Mat. médic.,* t. II, p. 565.

(4) *Resa,* t. III, p. 289.

(5) *Element. chem.,* t. II, p. 68.

(6) *Loc. cit.*

(7) Voyez, pour cette pathogénésie, mise en ordre par M. le docteur Cb.-J.-D. Moor, le *Bulletin de la Société de médecine homœopathique,* année 1847, p. 116.

à penser que le thuya convient surtout aux personnes lymphatico-sanguines ou sanguines, ou brunes, à cheveux noirs, à fibre sèche et peu chargées d'embonpoint. Quoi qu'il en soit, les symptômes qui me semblent particulièrement indiquer l'emploi de cet agent thérapeutique sont les suivants :

Abattement moral ; découragement, porté jusqu'au dégoût de la vie ; difficulté de penser ; accablement général, *avec froid,* surtout dans l'après-midi et le soir ; vertiges en marchant, en étant assis et même couché ; *céphalalgie engourdissante,* augmentée en se baissant, principalement *le matin au réveil ;* afflux du sang vers la tête ; pesanteur à l'occiput ; céphalalgie pressive avec sensation perforante au vertex, comme si un clou était enfoncé dans cette partie ; *extrême endolorissement de tout le cuir chevelu,* mais surtout aux régions pariétale et temporale gauches ; prurit rongeant au cuir chevelu ; chute des cheveux *au vertex ; ulcère chronique au cuir chevelu, à bords non relevés, mais largement indurés, à fond grisâtre, donnant un pus ichoreux et fétide ;* prurit aux yeux ; tressaillements dans les globes oculaires ; douleur pressive au fond des orbites ; *myopie ;* petits tubercules rouges au bord libre des paupières ; orgelet ; prurit rongeant aux sourcils ; *bouton sycosique au milieu du sourcil ;* élancements pressifs dans les oreilles, le soir au lit ; déchirement saccadé dans les oreilles ; douleur crampoïde à l'oreille externe ; croûtes douloureuses dans le nez ; *enchifrènement ;* coryza fluent à l'air ; ulcérations dans les narines ; sécrétion, dans les fosses nasales, d'un mucus *épais,* verdâtre, et quelquefois fétide ; *épistaxis ; polypes dans le nez ;* chaleur au visage, avec froid au reste du corps ; sueur au visage ; *douleur fouillante aux pommettes,* soulagée momentanément par une légère pression, mais qu'on aggrave en se couchant sur la partie entreprise ; tressaillement des lèvres ; petites pustules aux lèvres, qui saignent aisément si l'on y touche ; végétations sycosiques aux lèvres ; *odontalgie rongeante* dans les dents cariées, aggravée par le contact des boissons froides ; gonflement des glandes salivaires ; *sécheresse de la bouche ;* afflux abondant d'une salive fade, douceâtre, et quelquefois amère ; ulcérations dans la bouche ; douleur d'excoriation dans la gorge, avec besoin continuel d'avaler ; diminution de l'appétit ; altération du goût ; renvois à vide ; rapports ; *spasmes de l'estomac ;* anéantissement après le repas ; élancements dans les hypochondres ; *douleur constrictive à l'hypo-*

gastre ; émission très fréquente, le matin surtout, de flatuosités le plus souvent inodores ; mouvement dans le ventre comme par un être vivant; *battements, après avoir marché, dans la fosse iliaque droite ;* retard et insuffisance des garderobes : selles volumineuses, dures et enduites de sang : élancements dans le rectum ; cuisson à l'anus, même dans l'intervalle des garderobes ; *végétations sycosiques à l'anus ; fréquentes envies d'uriner ; verrues à la couronne du gland et au prépuce ; condylomes aux parties sexuelles de l'homme et de la femme ;* gonorrhée sycosique (voyez p. 295) ; désirs vénériens, avec érections et impossibilité d'éjaculer pendant le coït ; absence de volupté (dans les deux sexes) pendant le coït ; *cuisson aux parties génitales de la femme pendant l'émission de l'urine ;* tubercules dans l'épaisseur de la muqueuse du vagin ; *prolapsus et antéversion de l'utérus ; fongosités dans l'utérus ; polypes utérins ; stérilité ;* règles retardées ou *habituellement avancées de sept à huit jours,* et, dans ce cas, peu abondantes et ne durant qu'un jour ou deux ; *leucorrhée épaisse.*

Enrouement ; grattement ou fourmillement dans le larynx ; sensation de corps étrangers dans le larynx et la trachée ; *toux avec expectoration de mucosités jaunâtres ;* toux violente, convulsive, excitée par l'inspiration de l'air frais, avec céphalalgie étourdissante, flatuosités abondantes dans les intestins et expectoration de fongosités polypeuses, dans lesquelles on peut reconnaître, en les divisant, des follicules muqueux hypertrophiés (1) ; gêne de la respiration ; élancements dans la poitrine ; palpitations de cœur en se couchant sur le côté gauche ; teinte bleuâtre de la peau sur les clavicules ; *roideur douloureuse du cou et du dos ;* gonflement des ganglions cervicaux ; douleur de brisement dans le dos, le matin, après avoir quitté le lit ; *déchirement pulsatif dans les membres supérieurs,* aggravé à la chaleur du lit ; froid glacial des mains ou seulement du bout des doigts ; *verrues à la face dorsale des mains ;* pesanteur des membres inférieurs ; *froid aux pieds et aux genoux, même la nuit, dans le lit ;* élancements dans les jambes ; gonflement rouge du bout des doigts, des orteils et des coudes-pied ; *furoncles çà et là ;* extrême sensibilité de la peau de tout le corps ; *sueur abondante aux aisselles ; ulcères arrondis, à bords largement indurés, à fond grisâtre, aux fesses, au pé-*

(1) Petroz, *Mém.* cité, obs. VI.

rinée, ou dans le voisinage des parties génitales; fièvre avec froid glacial tout le long de la colonne dorsale, frissons secouants ; soif ou absence de soif et chaleur au visage, dans l'après-midi et surtout vers le soir ou même la nuit ; agitation, la nuit, qui empêche de s'endormir ; insomnie avec froid aux pieds et aux jambes jusqu'aux genoux ; douleurs rhumatismales ou névralgiques, tressaillantes, spasmodiques ou crampoïdes qui forcent à quitter le lit ; sommeil troublé par des rêves sinistres de combats, de sang, de mort, ou *lascifs;* prédominance des douleurs dans le côté gauche du corps.

M. le docteur Bœnninghausen a publié, en 1848, une note pleine d'intérêt sur les bons effets du thuya dans la variole (1). D'après cet auteur, dont les travaux sont si justement estimés des homœopathes, l'emploi de ce médicament présenterait l'avantage non seulement d'atténuer les symptômes de la petite vérole et d'abréger considérablement les phases de cette maladie, mais encore de prévenir les cicatrices des pustules et de rendre même beaucoup plus prompte la disparition des taches rouges qui leur succèdent. Enfin le thuya, qui a déjà rendu de grands services à la médecine vétérinaire, paraît être d'une merveilleuse efficacité contre le *farcin.*

Des expériences réitérées, et dont je puis garantir les résultats, m'ont prouvé que le meilleur antidote de *Thuya occident.* était *Colchicum.*

Platina. *Platine.* — Métal ayant, à cela près d'une teinte un peu plus grisâtre, la couleur et l'éclat de l'argent ; plus mou que ce dernier, s'il est parfaitement pur ; d'une ténacité qui égale presque celle du fer ; ne pouvant être fondu qu'à la flamme d'un mélange explosif d'oxygène et d'hydrogène ; inaltérable à l'air, inoxydable à toute température ; enfin d'une pesanteur spécifique de 21,80, c'est-à-dire le plus pesant de tous les corps connus. Ce métal, dont la découverte paraît remonter à la fin du xvie siècle, ne se rencontre guère dans la nature qu'à l'état d'alliage (avec l'iridium, l'osmium, le palladium et le rhodium). On le trouve dans les sables de la rivière Pinto, au Choco, à Quito, au Pérou, et surtout près de Carthagène, dans l'Amérique méridionale. Enfin

(1) Voy. *Journ. de méd. homœopath.,* t. IV, p. 680.

il y a quinze ou seize ans qu'on l'a découvert en Sibérie et dans les sables aurifères des monts Ourals.

Personne avant Hahnemann n'avait employé le platine en médecine; ce qui se conçoit d'autant mieux, que personne n'aurait pu supposer des propriétés médicamenteuses à ce métal, qui ne paraît en effet n'en acquérir qu'à la condition expresse d'être dynamisé. Cependant plusieurs des sels dont il est la base ont été essayés à titre d'*altérants*. Le perchlorure, entre autres, a été préconisé contre la *mélancolie*, mais surtout contre certaines *affections syphilitiques* anciennes, rebelles au mercure, et qui probablement étaient de nature sycosique (1). Le docteur Ferd. Hoefer, qui a surtout recommandé ce sel dans les cas de cette espèce, et qui l'a expérimenté sur lui-même à fortes doses, a constaté que ses effets toxiques se manifestaient avec plus d'intensité dans l'appartement qu'à l'air libre; circonstance assez remarquable, en cela qu'on la retrouve d'une manière très prononcée dans la plupart des symptômes purs du platine métallique (2).

Ce métal, suivant Hahnemann, convient surtout dans les cas où l'on rencontre les symptômes suivants (3) :

« Défaut d'appétit; rapports après avoir mangé; constipation en voyage; émission de liqueur prostatique; induration de la matrice; lassitude dans les jambes; froid aux pieds; enchifrènement. »

Mais c'est surtout dans certaines affections de l'utérus et dans les névralgies que le platine a été jusqu'à présent employé avec le plus de succès. Or, plus on approfondira la nature et la marche de ces maladies, plus on reconnaîtra qu'elles se rapprochent de celles auxquelles correspond le thuya. Au moins cette conviction, chez moi, repose-t-elle sur des observations cliniques, assez nombreuses déjà pour être concluantes. Une circonstance, qui me semble en outre propre à la fortifier, c'est que *Colchic.* est, ainsi que je m'en suis positivement assuré, le plus sûr antidote de *Platina*, comme il est le plus sûr antidote de *Thuya*, de *Bismuth* et de *Castoreum*.

_____

(1) Voy. *Dict. des sc. méd.*, t. XLIII, p. 171. et Coxe, *Améric. dispens.*, p. 472.

(2) *Gazette médicale*, 8 nov. 1840.

(3) Voy. pour la pathogénésie de ce médicament les *Maladies chroniques* de Hahnemann, t. III, p. 315.

Bismuthum. — Voyez p. 239.

Castoreum. — Produit animal fourni par le *Castor fiber*, mammifère amphibie, du genre *Castor*, de l'ordre des Rongeurs. — Ce petit quadrupède, dont la taille est à peu près celle du chat domestique, et dont les mœurs curieuses sont connues de tout le monde, était autrefois assez commun dans presque toutes les contrées de l'Europe, et particulièrement dans le midi de la France. Mais la poursuite ardente dont il était l'objet de la part des chasseurs a fini par le faire disparaître complétement de nos climats, et on ne le rencontre plus que dans les régions encore inhabitées de la Sibérie, et surtout de l'Amérique septentrionale. La substance connue en droguerie sous le nom de *castoréum* est sécrétée par une double rangée de glandules agglomérées sous la peau de l'abdomen de cet animal (chez le mâle comme chez la femelle), et qui vient s'accumuler dans deux vessies accolées l'une à l'autre, à parois minces, loculées intérieurement, et qu'il porte dans une sorte de cloaque commun à l'anus et aux parties génitales, que l'humeur dont il s'agit semble spécialement avoir pour objet de lubrifier. Ce sont ces deux poches, encore unies par leur conduit excréteur, toujours très inégales entre elles, aplaties et ridées, qu'on trouve dans le commerce sous le nom de *castoréum*, bien que cette désignation ne s'adapte en réalité qu'à la substance qu'elles contiennent.

Celle-ci, jaune et de consistance sirupeuse, lorsqu'elle est fraîche, fauve ou rougeâtre, et de consistance de cire dure lorsqu'elle est sèche, a une odeur forte, pénétrante, fétide, comme empyreumatique, qui rappelle à la fois celle du musc et celle du bouc; une saveur amère et âcre. Les chimistes, qui ont fait l'analyse du castoréum, le considèrent généralement comme une résinoïde: circonstance qui, ainsi qu'on le verra bientôt, n'est pas pour nous sans intérêt.

Applications empiriques. — Connu dès la plus haute antiquité, vanté par Galien, Celse, Arétée, Pline, Alexandre de Tralles, Dioscoride, et surtout Aétius, le castoréum, que tous les auteurs de matière médicale ont rangé dans la classe de leurs *antispasmodiques*, paraît en effet s'être surtout montré salutaire dans les affections spasmodiques de l'utérus et des voies aériennes. Voici, d'ailleurs, la liste des maladies contre lesquelles il aurait été administré avec succès : *Hystérie*, *aménorrhée*, *leucorrhée*, *suppression des lochies*, *blennorrhée*, *éruptions cutanées difficiles*, *fièvre lente maligne*, *fièvres adynamiques* (à leur dernière période), *sciatique*, *rhumatisme goutteux*, *pityriase* (employé extérieurement), etc. (1). MM. Trousseau et Pidoux donnent, à l'égard de ce médicament, deux indications qui ne manquent pas d'une certaine justesse : « C'est surtout, disent ces auteurs, dans l'aménorrhée s'accompagnant de gonflement douloureux et tympanitique du ventre, que nous avons vu le castoréum réussir. Il s'agit des cas où l'utérus congestionné ne laisse échapper que quelques gouttes de sang, avec une espèce de *ténesme utérin*. » Et plus loin : « Les coliques auxquelles il paraît convenir sont surtout celles qu'on nomme nerveuses, et qui semblent avoir leur siége dans l'intestin grêle. Elles s'accompagnent de pâleur, de sueurs froides, de résolution subite des forces, comme par une cause qui irait droit au foyer de la vie. Ces coliques sont sans évacuation et arrivent subitement, après des émotions vives, le refroidissement de la région abdominale ou des pieds, comme lorsqu'un individu a été exposé longtemps à une pluie froide; elles constituent une des espèces de la passion iliaque, de la colique appelée par quelques auteurs *colique de miserere* (2). » Ajoutons enfin que les accoucheurs, se fondant sur l'influence qu'exerce le castoréum sur l'utérus, se sont servis de ce médicament soit à titre d'antispasmodique dans l'*éclampsie*, soit comme moyen de hâter l'accouchement, en excitant ou en réveillant les contractions de la matrice, soit en vertu du même principe, pour provoquer l'expulsion du placenta, après la rupture accidentelle du cordon ombilical.

Applications homœopathiques. — La pathogénésie du castoréum, vaguement esquissée par MM. Hartlaub et Trinks (3), est presque entièrement à faire. Aussi les homœopathes n'ont-ils jusqu'à présent employé cette substance que dans quelques cas de *vomissements chez des femmes enceintes*. Mais ayant personnellement expérimenté le castoréum, je fus tellement frappé de l'analogie que présentaient plusieurs de ses symptômes avec ceux du thuya, que je ne pus m'empêcher de penser que ces deux médicaments devaient être ap-

---

(1) Mérat et Delens, *Dict. de mat. méd.*, t. II, p. 140.

(2) *Traité de thérapeutique*, t. II, p. 232.

(3) Voy. le *Manuel de médecine homœopathique*, par M. Jahr, t. I, p. 197.

propriés à des maladies de même nature, ce que d'ailleurs me faisait déjà conjecturer l'histoire empirique du castoréum. En conséquence, je saisis avidement la première occasion qui me fut offerte de vérifier cette hypothèse, en prescrivant ce dernier dans une affection évidemment sycosique, c'est-à-dire dans un cas de végétations fongueuses et pédiculées, à la marge de l'anus, et considérées comme syphilitiques, bien qu'elles eussent résisté à l'emploi du mercure (à doses allopathiques). Le résultat fut lent, mais pourtant significatif; car, indépendamment d'une amélioration générale très prononcée chez la malade (1), les excroissances s'affaissèrent et se réduisirent de plus de la moitié en deux ou trois semaines. *Thuya*, qui probablement eût amené un résultat plus prompt, acheva la guérison; mais les propriétés antisycosiques du castoréum ne m'en restèrent pas moins démontrées. Or, je ne tardai point à trouver, dans l'histoire naturelle du castor, l'explication du fait curieux qui venait de m'éclairer sur ce point, et cette explication, la voici :

L'écorce des pins et de plusieurs autres arbres résineux forme à peu près exclusivement la nourriture habituelle des castors (2).

Je ne saurais dire de quel intérêt fut pour moi cette découverte. D'une part, elle m'offrait la confirmation des vertus thérapeutiques que j'avais cru de prime abord apercevoir dans le

(1) Chez une jeune femme hystérique, brune, exaltée, lascive, chez laquelle les règles avançaient habituellement, étaient abondantes et s'accompagnaient presque toujours de fortes tranchées, de spasmes abdominaux et autres symptômes nerveux. Cette malade, qui avait eu des granulations au col de l'utérus, pour lesquelles on l'avait pendant longtemps cautérisée une fois la semaine, présentait en outre un abaissement notable avec antéversion de cet organe.

(2) Tous les naturalistes s'accordent à cet égard. Le castoréum, en grande partie, comme nous l'avons dit, composé de résine, n'est donc que le produit en quelque sorte dynamisé de la nourriture habituelle du castor. Cela est si vrai, que les propriétés physiques et médicinales du castoréum de Sibérie diffèrent un peu de celles du castoréum d'Amérique; ce qui tient à ce que les animaux d'où provient celui-là se nourrissent plus spécialement d'écorce de bouleau que d'écorce de pin. Il resterait à savoir si le *Thuya occidentalis* fait partie (ce qui est du reste au moins probable) des arbres résineux dont les castors du Canada rongent l'écorce. Il ne m'a pas été possible d'éclaircir ce fait. Quoi qu'il en soit, l'identité chimique des résines avec l'élément dominant du castoréum me paraît incontestable. Aussi a-t-on remarqué que l'acide *carbolique* obtenu par Rung de la distillation des goudrons et des résines présentait exactement l'odeur du castoréum. (*Annuaire de chimie.* Paris, 1845, p. 521.)

castoréum ; et, d'autre part, elle m'ouvrait un aperçu général et très clair sur les propriétés médicinales des résines : ce qui m'a précisément déterminé à présenter ces dernières, ou tout au moins un certain nombre d'entre elles, comme devant très probablement faire partie des analogues du thuya.

Le colchique d'automne est, ainsi que je l'ai dit déjà, l'antidote du castoréum.

GROUPE XVIII.

TYPE : CHAMOMILLA VULGARIS. — ANALOGUES : GRATIOLA OFFICINALIS — HELLEBORUS NIGER — VIOLA TRICOLOR.

CARACTÈRES COMMUNS.

Des quatre médicaments qui composent ce groupe, les homœopathes ne connaissent guère que la camomille. La plupart d'entre eux ne se sont du moins servis jusqu'à présent, que dans un très petit nombre de cas, de la gratiole, de l'hellébore et de la pensée sauvage. Or, je suis convaincu que plus ils approfondiront l'action physiologique de ces trois derniers, plus ils reconnaîtront avec moi que les maladies que produit chacun d'eux ne sont à proprement parler que des variétés de la maladie de la camomille.

Un trouble particulier des fonctions cérébrales, et plus généralement de tout le système nerveux ; une exaltation douloureuse de la sensibilité, bientôt suivie d'une dépression considérable de la vitalité et d'un certain désordre des facultés mentales : tels sont les phénomènes qui dominent dans les manifestations de cette maladie, pour laquelle les nosologistes, s'ils avaient eu à s'en occuper, auraient été forcés d'établir une classe à part, intermédiaire aux affections organiques et aux névroses pures.

MALADIES CORRESPONDANTES.

Fièvre nerveuse — démence — delirium tremens — spasmes — convulsions — tétanos — odontalgie — inflammations des membranes muqueuses — inflammation et induration des glandes lymphatiques — gastralgie — affections bilieuses (consécutives à de violentes émotions morales) — *coliques venteuses* — *métrite* — *métro-péritonite* — *fièvre puerpérale*, etc.

Chamomilla vulgaris, ou mieux **Matricaria chamomilla**. *Camomille des champs*. — Espèce du genre *Matricaria*, de la famille des Radiées, de la syngénésie polygamie superflue. — Cette plante, qui est très commune dans presque toutes les contrées de l'Europe, où on la rencontre au bord des chemins, dans les champs en jachère, dans les terrains pierreux, etc., se distingue à ses tiges rameuses, hautes au plus d'un demi-mètre ; à ses feuilles d'un vert pâle, tripinnées, à découpures capillaires, glabres, comme au reste toutes les autres parties de la plante ; à ses fleurs blanches, à disque jaune, ordinairement nombreuses, offrant un calice imbriqué, scarieux et nu, et auxquelles succèdent de petites graines ovoïdes, dépourvues d'aigrettes. Ces fleurs, fraîches ou sèches, exhalent une odeur douce, aromatique, rappelant un peu celle de la fourmi, et due à la présence d'une huile essentielle qui paraît exister non seulement dans les autres matricaires, mais encore dans toutes les espèces du genre *Anthemis* : on leur trouve, si on les mâche, une saveur amère.

« Les insectes et les autres animaux, dit M. Giacomini, fuient les endroits où croît la camomille. On prétend même qu'on peut aller impunément au milieu des guêpes sans crainte d'en être piqué, en tenant à la main une certaine quantité de fleurs de cette plante. Nous ne connaissons pas d'autres faits relatifs à l'action de la camomille chez les animaux (1). » Nous sommes forcé d'avouer également notre ignorance sur ce point ; encore devons-nous ajouter que M. Giacomini se trompe peut-être en affirmant que la camomille des champs jouit de la propriété d'éloigner les insectes, attendu que cette observation n'a été faite qu'à l'égard de la matricaire (*Matricaria parthenium*), plante bisannelle dont l'odeur, beaucoup plus forte que ne l'est celle de l'espèce qui nous occupe, est réellement fétide et très désagréable.

Applications empiriques. — L'emploi thérapeutique de la camomille paraît remonter au temps les plus reculés. Une foule d'auteurs, parmi lesquels on doit citer surtout Ray, Lange, Morton, Fréd. Hoffmann, Heister, Schulz, Pringle et Miller, la mentionnent et lui reconnaissent une grande efficacité, principalement dans la

(1) *Traité de thérapeutique*, p. 247.

cardialgie, le *vomissement noir*, les *coliques venteuses*, la *suppression des règles et des lochies*, les *suites de couches*, l'*hystérie*, la *strangurie*, le *rhumatisme* et les *fièvres intermittentes*. Malheureusement l'incertitude où nous sommes, touchant l'espèce dont a prétendu spécialement parler chacun des auteurs qui ont vanté la camomille, ajoute encore au vague de leurs indications relativement à cette plante. Les uns, en effet (mais le plus petit nombre), avaient coutume de se servir de la camomille des champs, les autres de la matricaire; la plupart, enfin, de la camomille romaine (*Anthemis nobilis*). Or, bien que ces trois plantes aient indubitablement beaucoup d'analogie entre elles sous le rapport de leurs propriétés médicinales, il serait pourtant téméraire de glorifier exclusivement l'une d'elles des succès obtenus tantôt à l'aide de l'une, tantôt à l'aide de l'autre. Cette façon cavalière de procéder ne convient qu'aux auteurs modernes de matière médicale allopathique, et nous nous faisons un devoir de la leur abandonner (1). Au surplus, tout le monde sait que la camomille des champs est, de temps immémorial, un remède populaire, dont les matrones de tous les pays gorgent à tout hasard les nouvelles accouchées, les enfants nouveau-nés, les femmes dont les règles ont été supprimées, n'importe par quelle cause (les matrones n'y regardent pas de si près), etc., etc. On sait également que, loin de protester contre ces abus dont les conséquences peuvent être déplorables, les allopathes les tolèrent, si même ils ne les encouragent, comme si pour eux, ainsi que l'observe Hahnemann, la camomille était toujours une substance salutaire, uniquement saine, jamais nuisible ou du moins de nulle importance (2).

Applications homœopathiques. — Nous avons vu déjà la camomille figurer dans quatre groupes différents, c'est-à-dire parmi les

(1) Murray lui-même (*Appar. med.*, t. I, p. 143), ordinairement si précis, commet cette bévue. Évidemment il confond, dans son histoire de la matricaire, qu'il a bien soin de nous spécifier comme une plante annuelle, tout ce que rapportent les auteurs qu'il cite de la véritable matricaire (*Matricaria parthenium*), plante bisannuelle, et de la camomille romaine (*Anthemis nobilis*), plante vivace et assez différente d'ailleurs des matricaires, pour que les botanistes l'aient placée dans un autre genre. MM. Mérat et Delens (*Dict. de matière médicale*, art. ANTHEMIS et MATRICARIA) sont peut-être de tous les auteurs modernes, ceux qui procèdent le plus clairement à l'historique des camomilles.

(2) Voy., pour la pathogénésie de la camomille, la *Matière médicale pure* de Hahnemann, t. II, p. 5.

analogues de la pulsatille, de l'ipécacuanha, de l'aconit et de la grande ciguë. C'est qu'en effet l'action de ce médicament, essentiellement polychreste, présente avec celle de ces quatre substances des points d'analogie plus ou moins évidents, ce dont il est aisé de se convaincre en comparant attentivement sa pathogénésie à la leur. Mais indépendamment de ces rapports, la camomille offre un ensemble de phénomènes qui lui appartiennent exclusivement, et dont il faut surtout chercher la caractéristique dans le genre de modification, toute particulière, qu'elle imprime à l'innervation, c'est-à-dire à la sensibilité générale et à certaines fonctions du cerveau ; modification de laquelle semblent procéder subsidiairement les altérations organiques si variées qu'elle peut produire, et auxquelles on l'a si souvent opposée avec succès.

« La camomille, dit Hahnemann, paraît surtout diminuer beaucoup l'excès de sensibilité à la douleur (1), et les effets par trop violents de cette dernière sur le moral. Voilà pourquoi elle apaise une foule de maux auxquels sont sujets les buveurs de café, et ceux qui ont été traités par des palliatifs narcotiques. Voilà pourquoi aussi on ne doit pas l'employer chez les personnes qui supportent la douleur avec patience et résignation, remarque que je consigne ici comme étant de la plus grande importance (2). »

Ainsi que l'observe judicieusement Hahnemann, la camomille convient souvent aux affections des buveurs de café, par la grande raison qu'entre les effets de ce dernier et ceux qu'elle produit sur l'homme sain, existe une sorte d'antagonisme, c'est-à-dire de similitude négative, d'autant plus digne d'être étudiée par les homœopathes qu'elle implique évidemment, touchant les antidotes, une loi générale du plus haut intérêt (3). Il est donc curieux de constater (ce que nous laisserons au lecteur le soin de faire) les ressemblances et les dissemblances que présentent respectivement, comparés les uns aux autres, les symptômes du café et ceux de la camomille. Mais ce qu'il y a de certain, c'est que ces deux médicaments, fréquemment employés dans des maladies généralement

(1) Chez les malades, bien entendu, car la camomille produit justement chez l'homme sain cette surimpressionnabilité dont parle Hahnemann.

(2) *Loc. cit.*

(3) La camomille, ainsi qu'on doit s'en souvenir, n'est pas seulement l'antidote du café, mais encore celui de *Causticum* et de la plupart des analogues de ce dernier, dont le café fait partie.

considérées comme identiques, s'excluent pourtant rigoureusement lorsque cette identité est réelle : ce que l'on conçoit d'ailleurs beaucoup plus aisément qu'on ne se l'explique.

« Il m'est arrivé rarement, dit Hahnemann, de pouvoir employer la camomille comme moyen curatif. Ordinairement, lorsque les symptômes en indiquaient l'usage, il se trouvait, d'après le récit des malades, que ce n'étaient point des symptômes primitifs de la maladie, mais des symptômes de la camomille elle-même dont on avait fait abus, de sorte que je n'avais qu'à employer les antidotes de cette dernière pour mettre fin à la maladie artificielle qu'elle avait provoquée (1). » Nonobstant cette réflexion de Hahnemann, je crois l'utilité de la camomille, en thérapeutique, proportionnelle à l'abondance avec laquelle la nature produit cette plante, en France surtout, où, au reste, le peuple en abuse beaucoup moins qu'il ne paraît le faire en Allemagne. Quoi qu'il en soit (et tous les homœopathes savent aujourd'hui à quoi s'en tenir sur ce point), la camomille est certainement un des médicaments qui dominent la thérapie d'un très grand nombre des maladies particulières aux femmes enceintes, aux nourrices et aux petits enfants. Comme son action est de courte durée, elle paraît surtout convenir dans les affections récentes et aiguës. Cependant il est certaines maladies chroniques (des voies aériennes et de l'utérus, par exemple) dans lesquelles elle est susceptible de déployer une grande efficacité. Les circonstances qui en indiquent alors l'emploi ressortent surtout des conditions morales (humeur continuellement sombre, découragée, colère) dans lesquelles se trouvent les malades. Au surplus, ce médicament est trop connu des homœopathes, pour que je m'arrête à spécifier les symptômes propres à les déterminer à le prescrire.

Caust., *Coccul.*, *Nux vom.*, *Ignat.*, *Pulsat.*, etc., sont, suivant les cas, les antidotes de *Cham.*

Gratiola officinalis. *Gratiole*, vulgairement *Herbe à pauvre homme.* — Espèce annuelle du genre *Gratiola*, de la famille des Scrofulariées, de la décandrie monogynie.

La gratiole, qui croît communément en Europe, dans les prés humides, au bord des étangs, sur les berges des rivières, etc., est une plante inodore, mais d'une saveur amère, et douée de propriétés toxiques qui la font respecter instinctivement des bes-

(1) *Loc. cit.*

tiaux, et qui se traduisent chez l'homme par de violentes coliques, de la diarrhée, des selles sanguinolentes, l'inflammation des entrailles, l'ictère, le tremblement des membres, les convulsions, les crampes, l'exaltation et le désordre des fonctions génitales (1), et par la mort enfin, si la dose a été assez considérable.

Applications empiriques. — C'est surtout dans les affections cérébrales apyrétiques (*manie, hypochondrie*, etc.) et dans le *delirium tremens*, que la gratiole paraît avoir été employée avec le plus de succès (2). Mais après avoir joui pendant assez longtemps d'une certaine célébrité (comme *drastique, hydragogue*, etc.), cette plante est aujourd'hui tombée dans un oubli si complet, que la plupart des médecins allopathes ignorent même qu'elle existe.

Applications homœopathiques. — Bien que MM. Hartlaub et Trinks aient depuis assez longtemps publié une pathogénésie de la gratiole officinale (3), cette substance, au dire de M. Jahr, « n'a été employée jusqu'à présent que contre des *affections hypochondriaques*, quelques cas de *gastralgie* et quelques espèces de *constipations*. » Or, à cela, un certain nombre d'observations personnelles me permettent d'ajouter ce renseignement, qui est loin d'être sans intérêt, que c'est dans des cas très voisins de ceux où la camomille serait franchement indiquée, qu'on aura surtout la chance de voir réussir la gratiole. A certains égards au moins, cette dernière serait, à mes yeux, comme la *camomille des maladies chroniques*, expressions figurées dont je croirais superflu de mieux préciser le sens. Ainsi, dans les névroses (*manie, gastralgie, entéralgie, nymphomanie, delirium tremens*, etc.), de même que dans les névralgies (*migraine, odontalgie, sciatique*, etc.), *dues à l'abus prolongé du café*, la gratiole pourra souvent, ainsi que me l'a prouvé l'expérience, rendre les plus grands services. Je l'ai assez ordinairement prescrite après *Causticum*, bien que ce dernier m'ait semblé en être l'antidote (4).

(1) M. Bouvier a observé quatre cas de *nymphomanie*, chez des femmes auxquelles des herboristes avaient fait prendre en lavement une décoction de gratiole fraîche. (*Journ. génér. de méd.*, t. LIV, p. 259.)

(2) Voy. Murray, *App. medic.*, t. I, p. 352. Mérat a extrait du *Journal d'Hufeland* (juin 1840) une observation remarquable de *delirium tremens* guéri par la gratiole, observation publiée en allemand par le docteur Mukebeck.

(3) Voy. le résumé de cette pathogénésie dans le *Manuel* de M. Jahr.

(4) Peut-être même la gratiole ne m'a-t-elle réussi après *Caust.*, que parce que ce dernier avait été administré à dose trop forte ou pendant trop longtemps. Il est

Helleborus niger. *Hellébore noir.* — Espèce indigène du genre *Helleborus*, de la famille des Renonculacées, section des Helléboracées (dont quelques botanistes font une famille à part), de la polyandrie polygynie. — Cette plante, qui fleurit en décembre, dans les serres, ce qui lui a fait donner le surnom de *rose de Noël*, croît spontanément sur les Alpes, les Pyrénées, les montagnes de l'Auvergne, etc. Elle ne paraît différer que très peu par ses caractères botaniques, de même que, probablement par ses propriétés médicinales, de l'*Helleborus orientalis* dont se servaient autrefois les médecins de la Grèce, et qui jouissait parmi eux d'une grande célébrité. Toutes les parties de l'hellébore noir exhalent une odeur désagréable, mais peu prononcée; la saveur en est amère, un peu âcre et très persistante.

Applications empiriques. — La plus grande confusion régnant dans les auteurs à l'égard des hellébores, il est très difficile d'y démêler ce qui se rappporte spécialement à chacun d'eux (1). Tout ce qu'on peut dire de positif sur ce sujet, c'est que la racine de l'espèce qui nous occupe, vantée tour à tour comme *drastique*, *hydragogue*, *anthelminthique*, *emménagogue*, etc., s'est principalement montrée salutaire dans les *maladies mentales* et dans quelques névroses, telles que l'*éternument spasmodique*, le *tremblement des membres*, les *convulsions*, etc. (2).

Applications homœopathiques. — « Je conclus de différentes observations, dit Hahnemann, qu'il faut regarder comme le premier des principaux effets de l'hellébore noir, la stupeur, l'émoussement du

d'ailleurs très difficile (tous les praticiens le reconnaîtront), notamment dans les gastralgies, de saisir la nuance qui peut faire opter entre *Caust.* et *Grat.*, d'autant plus que, chez certains sujets au moins, *Caust.*, de même que *Coff. crud.*, remédie parfaitement aux désordres fonctionnels provoqués par l'abus du café torréfié.

(1) Voy. dans l'*Encyclopédie méthodique* l'article ELLÉBORISME de Pinel; dans l'*Apparatus medicaminum* de Murray, t. III, p. 43, le chapitre *Elleborus*, dans lequel l'auteur me paraît déployer autant de sagacité que d'érudition; la *Matière médicale* de M. Barbier, t. III, p. 135, etc.

(2) Telle était déjà l'opinion de Dioscoride (voy. sa *Mat. med.*, lib. IV, cap. 151). Mais Dioscoride, de même qu'après lui Galien et tous les humoristes, loin de reconnaître à l'hellébore une action spéciale sur les centres nerveux, n'attribue qu'aux évacuations provoquées par les fortes doses de cette plante les avantages assez souvent obtenus de son emploi. — Voy., pour la pathogénésie de l'hellébore noire, la *Matière médicale pure* de Hahnemann, t. II, p. 47. — Voy. aussi la *Dissertation historique et médicale sur l'helléborisme*, par S. Hahnemann, dans on ouvrage: *Études de médecine homœopathique*. Paris, 1850, p. 155 à 228.

sensorium commune, l'état dans lequel, avec une bonne vue, on ne voit qu'incomplétement et l'on ne fait attention à rien ; où, avec une ouïe saine, on n'entend pas clairement ; où avec des organes gustatifs bien constitués, on ne trouve de goût à rien ; où l'on est toujours ou souvent sans penser ; où l'on se souvient peu ou point du passé, même de ce qui vient d'arriver ; où rien ne réjouit ; où l'on ne fait que sommeiller légèrement ; où l'on ne peut goûter un sommeil véritable et rafraîchissant ; enfin, où l'on veut travailler sans avoir l'attention ou les forces nécessaires pour le faire (1). »

L'action de l'hellébore noir sur les voies digestives, les organes sexuels, les voies aériennes, l'appareil locomoteur et la peau, offre avec celle de la camomille sur ces différents organes des rapports évidents. Enfin, la même analogie existe encore entre la fièvre qu'il produit (fréquentes alternatives de froid et de chaleur sèche) et celle que provoque *Cham.*

Mais c'est surtout dans l'*épilepsie congéniale* chez les enfants à la mamelle que la pathogénésie d'*Helleb. nig.* est à consulter. Je me rappelle avoir vu, une fois entre autres, l'emploi de ce médicament couronné d'un plein succès dans un cas de cette espèce. Il s'agissait d'une petite fille de cinq semaines, paraissant bien conformée, tetant avidement, mais habituellement constipée depuis le jour de sa naissance. Sa mère, femme de vingt-huit ans, brune, d'apparence robuste, mais irritable, attribuait la maladie de son enfant à une peur qu'elle-même avait, disait-elle, éprouvée vers la fin de sa grossesse. J'ignore jusqu'à quel point cette explication était fondée, attendu que l'année précédente cette dame avait déjà perdu un petit garçon ayant exactement présenté les symptômes que je constatai sur sa petite fille et qui était mort dans une convulsion. La petite malade éprouvait en moyenne, chaque jour, cinq ou six crises, durant chacune de une à trois minutes, à peu près constamment suivies de sommeil, et dont voici les caractères : Immobilité subite, sans roideur prononcée, du corps ; léger renversement de la tête en arrière ; mouvement répété d'oscillation, de droite à gauche, de la langue, qui sortait un peu de la bouche ; fixité des yeux et convulsion en haut des globes oculaires quand la crise était forte ; pas de changements dans le pouls ; quelques cris aigus, suivis d'assoupissement lorsque le spasme arrivait à sa fin. J'ajoute que pendant ces crises, l'enfant conservait si bien le

(1) *Loc. cit.*

sentiment, qu'une légère secousse, un bruit quelconque, celui par exemple d'une porte qu'on fermait, suspendait inopinément les accidents et en abrégeait ainsi de beaucoup la durée. *Cham.*, que je prescrivis d'abord à la nourrice, fut sans effet. *Helleb.*, au contraire, administré directement à la petite malade, la guérit radicalement en deux ou trois jours. — *Camph.* serait, d'après Hahnemann, l'antidote d'*Helleb. nig.*

Viola tricolor. — Voyez p. 449.

GROUPE XIX.

TYPE : ATROPA BELLADONA. — ANALOGUES : AGARICUS MUSCARIUS — LACHESIS — CEDRON — DATURA STRAMONICUM — OPICUM — ARNICA MONTANA — CLEMATIS ERECTA — RUTA GRAVEOLENS — TABACUM — AURUM — CAMPHORA — CANNABIS INDICA — HYOSCYAMUS NIGER — BRYONIA ALBA.

CARACTÈRES COMMUNS.

L'action générale des médicaments qui composent ce groupe paraît avoir pour sphère élective, ou tout au moins pour point de départ, l'encéphale et plus spécialement peut-être la périphérie du cerveau. Quelques traits saillants des effets primitifs de la plupart d'entre eux ont vaguement frappé les médecins allopathes, qui les ont réunis sous les dénominations impropres de *narcotiques*, de *stupéfiants*, de *narcotico-âcres*, etc. L'analogie qu'ils ont entre eux est d'ailleurs évidente. Tous, en effet, produisent, mais avec des nuances, une intensité et surtout une coordination spéciales pour chacun d'eux, les phénomènes suivants :

Embarras du cerveau ; mouvement congestif du sang vers cet organe, avec sifflement dans les oreilles ; flamboiement devant les yeux, etc. ; céphalalgie gravative, distensive, avec élancements profonds, comme par des lames acérées, précédée ou suivie, selon l'espèce du médicament, comme aussi peut-être en raison de la dose à laquelle il est pris, d'une sorte de torpeur de tout l'appareil cérébral, avec absence de douleur proprement dite;

Exaltation fébrile, portée même, dans certains cas, jusqu'au délire furieux, des facultés intellectuelles, avec obtusion des sens et diminution de l'excitabilité et de la mobilité des muscles soumis à la volonté; ou au contraire : engourdissement des facultés mentales avec exaltation de la myotilité ;

Trouble plus ou moins intense des fonctions cérébrales (tristesse, délire, coma, syncope, illusions des sens, hallucinations, avec spasmes cloniques ou toniques, etc.) se manifestant par accès, comme par bouffées, à intervalles très variables, susceptible d'affecter une forme régulièrement périodique, avec absence de fièvre ou avec fièvre violente (au moment où à la suite de l'accès), sueur abondante, etc.;

Insomnie nocturne, avec agitation, soubresauts des tendons, affluence d'idées tristes ou gaies, incohérentes, absurdes, se succédant avec une excessive rapidité, images et visions fantastiques, plaisantes ou hideuses, etc., tantôt précédée, tantôt suivie d'un état de somnolence comateuse, jour et nuit ;

Pouls plein, large, dur, fréquent ou de rhythme normal, ou petit et très fréquent (par les doses toxiques);

Chaleur ardente de tout le corps ou seulement de la tête avec froid aux extrémités; chaleur générale avec sueur précédée ou suivie de froid général ;

Eruption à la peau de taches rouges, lisses, scarlatineuses, ou brunâtres, très persistantes (surtout par le lachésis), ou parfaitement semblables à de larges éphélides, au visage et aux mains (par le tabac, par exemple), ou enfin d'une sorte de miliaire à vésicules rouges proéminentes, disposées par groupes plus ou moins larges, pruriantes, mais ordinairement éphémères (surtout par le camphre);

Yeux rouges, injectés, proéminents, comme s'ils allaient sortir de leurs orbites, quelquefois convulsés, distors, avec pupilles dilatées et photophobie ; ou caves, enfoncés, avec pupilles contractées et insensibles à la lumière; ophthalmie;

Visage animé, rouge, vultueux, tuméfié, brûlant, ou pâle et sans expression ;

Sécheresse ardente de la bouche et de la gorge, avec bouche amère, soif ou absence de soif; ou, en même temps, soif ardente et horreur des liquides, comme dans l'hydrophobie ; ou enfin, soif avec impossibilité de boire, par suite de la contraction de la gorge, ainsi que cela a lieu très fréquemment dans la plupart des névroses cérébrales;

Gonflement inflammatoire des amygdales, de toute la gorge, et souvent même de toutes les parties molles du cou, avec besoin continuel d'avaler et douleur tensive qui s'étend jusqu'aux régions parotidiennes;

Goût désagréable dans la bouche; répugnance pour les aliments; dégoût; nausées; envies de vomir; vomissements violents (beaucoup plus rarement); pression à l'estomac; éructations bruyantes qui soulagent; hoquet spasmodique; tension de la région épigastrique, qui est douloureuse au toucher;

Ballonnement du ventre; constipation douloureuse; constipation indolente comme par inertie de l'intestin (surtout par l'opium); ou diarrhée violente, aqueuse, subite, ordinairement pendant la nuit, avec tranchées horriblement douloureuses; émission de flatuosités abondantes;

Pression sur la vessie; strangurie, avec émission goutte à goutte d'une urine rouge et trouble; émissions abondantes d'urine aqueuse (principalement pendant ou après les accès); émission involontaire de l'urine;

Dysménorrhée, avec pression à la région de l'utérus; métrorrhagie; règles de très longue durée; *écoulement leucorrhéique ou gonorrhéique* (surtout par *Clematis, Camphora* et *Cannabis*); gonflement douloureux des mamelles et autres glandes;

Accès de dyspnée pendant la nuit, avec angoisse; toux spasmodique;

Tremblement des membres et de tout le corps; crampes; contracture des muscles; sensation de brisement dans toutes les articulations (surtout à la suite des accès).

MALADIES CORRESPONDANTES.

Méningite (cérébrale et rachidienne) — *encéphalite* — *hydrocéphale* — *fièvre intermittente pernicieuse* — *fièvre typhoïde* (période de délire)—*aliénations mentales* — *épilepsie* — *hydrophobie* — *convulsions* — *tétanos* — *accidents divers causés par la morsure des serpents venimeux* — *céphalalgie congestive ou nerveuse* — *otite* — *otalgie* — *surdité* — *ophthalmie* — *amaurose* — *cataracte* — *parotidite* — *névralgie faciale* — *stomatite* — *odontalgie* (avec gonflement des gencives et de la joue) — *amygdalite — angines — glossite — bégaiement — hoquet — spasmes gastriques et intestinaux — colique des peintres — constipation — choléra sporadique — hernie étranglée — dysurie — spasme de l'utérus — métrite — nymphomanie — hystérie — dysménorrhée — suppression subite des règles ou des lochies* (à la suite d'une émotion de peur ou autre) *— métrorrhagie* (active ou passive) *— gonflement et induration des seins — grippe — coqueluche — asthme périodique* (à accès nocturnes) *— faux croup — folie musculaire — tremblement des ivrognes — exanthèmes érysipélateux, scarlatineux, etc.*

Atropa belladona. *Solanum maniacum, furiosum, lethale* des anciens ; Στρύχνος μανιχὸς, de Dioscoride (bien que tous les auteurs ne soient pas d'accord sur ce point); en français, *Belladone.* —Espèce du genre *Atropa,* de la famille des Solanées, de la pentandrie monogynie, dont le nom générique vient d'Atropos, celle des Parques qui tranchait le fil de la vie, et le nom spécifique de l'usage ou étaient autrefois les dames italiennes, soit, comme le disent MM. Debreyne (1), Mérat et Delens (2), etc. , de se laver le visage, lorsqu'elles se trouvaient trop de teint, avec l'eau distillée de cette plante, soit, ce qui est peut-être plus vraisemblable, de se faire à l'aide du suc de ses baies un teint artificiel. La belladone, que l'on rencontre dans presque toutes les contrées d'Europe , croît de préférence sur le penchant des collines et dans les terrains secs. Comme il est important pour le praticien de la connaître, en raison des accidents que cause assez fréquemment, surtout parmi les habitants des campagnes, l'ingestion de ses baies, en voici la description exacte :

Racine vivace, blanchâtre, charnue, épaisse. Tige herbacée , verte, pubescente, dressée, cylindrique, rameuse, haute de 60 à 120 centimètres. Feuilles alternes, ovales, grandes, aiguës, entières, géminées, inégales, glabres ou légèrement pubescentes, d'un vert foncé. Fleurs axillaires, grandes, solitaires, pédonculées, d'un rouge brun ou d'un violet foncé , ayant un calice campaniforme à cinq divisions, une corolle à cinq lobes égaux, cinq étamines plus courtes que la corolle, un style terminé par un stigmate aplati, reposant sur un ovaire à deux loges polyspermes appliquées sur un disque hypogyne jaunâtre. Ces fleurs apparaissent

(1) *Des vertus thérapeutiques de la belladone*, in-8, 1852.
(2) *Dictionn. de mat. méd.,* t. I, p. 489.

pendant les mois de juin, de juillet et d'août; les fruits qui leur succèdent, en automne, sont des baies globuleuses, ayant la forme et l'aspect de cerises de moyenne grosseur, d'abord vertes, puis rouges, puis enfin noires en parfaite maturité, et contenant alors, avec un grand nombre de petites graines réniformes, un suc violet, d'une saveur douceâtre. Les tiges et les feuilles de cette plante exhalent une odeur vireuse, désagréable, mais en somme peu prononcée.

L'analyse chimique de la belladone n'a pas donné jusqu'à présent de résultats bien précis et d'un véritable intérêt; cependant on attribue généralement ses propriétés délétères, dont nous allons parler, à l'existence d'un alcaloïde découvert par M. Brandes, et auquel il a donné le nom d'*atropine*. Celle-ci se présente, à l'état de pureté, sous la forme de petits prismes à éclat soyeux; elle est d'une saveur amère, soluble dans 500 parties d'eau froide, et susceptible de former des sels en se combinant avec les acides.

La belladone a été expérimentée sur des animaux de plusieurs espèces, dans des conditions diverses et avec des résultats différents « Il paraît, dit M. Giacomini, qu'il n'y a que les chèvres seulement qui peuvent tolérer impunément les effets de la belladone; les autres animaux en sont plus ou moins affectés, ou bien ils en périssent (1). » Or, ceci n'est pas exact. Nous lisons, en effet, dans le *Journal de pharmacie* (2), qu'un lapin fut exclusivement nourri, pendant huit jours, de feuilles de belladone, sans en paraître en rien incommodé, et sans qu'on ait même constaté sur ce rongeur la dilatation de la pupille. Des carnassiers, au contraire (des chiens et des chats), se montrèrent plus accessibles à l'action du toxique. Daries, Rossi, etc (3), virent par exemple des applications externes de belladone produire chez ces animaux une dilatation marquée de la pupille. Enfin, des chiens à qui Orfila avait fait avaler 15 grammes d'extrait de la plante qui nous occupe en moururent au bout de vingt-quatre heures (4). Mais, à la vérité, 15 grammes de cet extrait forment une dose énorme, et sans aucune proportion avec celles qu'on a vues tuer des hommes en moins de vingt-quatre heures. Que devons-nous donc conclure de ces

(1) *Traité de thérapeutique*, p. 536.
(2) Tome X, p. 85.
(3) Daries, *De atropa belladona*. Lipsiæ, 1776, p. 37.
(4) *Toxicologie*, t. II, p. 231.

faits? D'abord, cela n'est pas douteux, que la belladone est plus délétère pour les animaux carnassiers qu'elle ne l'est pour les herbivores, puisque les chèvres et les lapins paraissent la manger tout à fait impunément. Mais, alors, cette substance serait-elle simplement, comme la noix vomique, un *poison hypersthénisant*, c'est-à-dire d'autant plus redoutable pour les animaux, y compris l'homme, que ces derniers auraient la fibre plus sèche, plus résistante, en un mot, et suivant l'expression vulgaire qui rend ici fidèlement ma pensée, *la vie plus dure?* Dans ce cas la belladone tuerait plus promptement ou en moindre dose les animaux carnassiers qu'elle ne le fait des hommes; ce qui pourtant n'est pas (1). L'énergie de ce poison ne serait donc pas, ainsi qu'on serait d'abord tenté de le croire, uniquement proportionnelle à la force, ou, si l'on veut, à la résistance vitale prise dans son ensemble et dévolue par la nature, dans une mesure donnée, à chaque espèce animale et à chaque individu.

Qu'on ne s'y trompe pas : les considérations que je présente ici ont une grande portée, parce qu'elles impliquent une loi générale; et je ne puis m'empêcher de penser que je rends à l'art de guérir un service réel en donnant la solution d'un des plus importants problèmes qui aient été posés en thérapeutique depuis Hahnemann. Or cette solution la voici :

La puissance délétère de la belladone est exactement proportionnelle, dans chaque espèce comme dans chaque individu, au degré de développement et d'activité fonctionnelle de l'organe sur lequel porte le plus spécialement son action, c'est-à-dire du cerveau.
Voilà donc qui nous explique :

1° Pourquoi, de tous les animaux, l'homme est le plus accessible à l'action de la belladone.

2° Pourquoi, parmi les hommes, ceux qu'elle affecte le plus vivement à l'état sain, ou aux maladies desquels (par une extension légitime de la loi des semblables) elle a le plus de chance de remédier, sont précisément ceux dont les facultés cérébrales ont le plus de tendance à s'exalter, ou dont l'encéphale, et par consé-

---

(1) Orfila rapporte (*loc. cit.*) qu'ayant fait avaler d'abord à un *petit* chien *trente* baies mûres de belladone, cet animal n'en avait absolument rien éprouvé d'appréciable. Or, on a vu des accidents formidables, et même la mort, résulter chez l'homme de l'ingestion de ces fruits à semblable dose.

quent la tête, ont relativement un volume plus considérable, ce qui est particulièrement, comme on le sait, le fait des enfants.

Et maintenant, veut-on des faits à l'appui de ce que j'avance? Je n'en citerai qu'un seul, mais il me semble capital : Les *idiots*, ainsi que Hufeland en a rapporté un exemple remarquable (1), ont, se portant bien, dans l'inertie et l'incomplet développement de leur cerveau, une sorte d'immunité contre les effets toxiques de la belladone, qu'ils peuvent manger presque aussi impunément que le feraient des animaux d'un ordre inférieur.

Au surplus, bien que les exemples d'empoisonnement par la belladone fourmillent dans les annales de la science, nous sommes forcé de reconnaître que les accidents plus ou moins graves, ou pour mieux dire, plus ou moins alarmants, occasionnés le plus habituellement par les baies de cette plante, ne se sont qu'assez rarement terminés par la mort (2).

M. Debreyne a tracé le tableau suivant des effets toxiques de la belladone :

« Nausées; vomissements; sécheresse de la bouche et de la gorge ; soif ; dysphagie ; anxiété ; lipothymie ; cardialgie ; coliques; constipation; embarras de la tête; céphalalgie; éblouissements; vertiges; pâleur de la face; hébétude ; yeux rouges, saillants, hagards; pupilles immobiles et fortement dilatées; trouble et même abolition permanente de la vue; délire le plus souvent gai, mais devenant quelquefois furieux; loquacité; chant; ris; danse; stupidité; apparence d'ivresse; manie; folie; fureur; gesticulations variées; contorsions extraordinaires ; mouvements fréquents des bras et des mains; mouvements convulsifs; trismus; roideur tétanique, soit de l'épine, soit des membres ; marche chancelante ; faiblesse musculaire générale ; hallucinations les plus singulières et les plus diverses; exaltation mentale; articulation pénible; voix frêle, enrouée, croupale; aphonie ; somnolence ; coma ; léthargie ; somnambulisme; pouls fréquent,

---

(1) *Journ. prat.*, 1822.

(2) On trouve cependant dans l'*Hist. de l'Acad. roy. des sciences* (année 170 3, p. 96), l'observation d'un enfant de quatre ans, mort en moins de vingt-quatre heures pour avoir mangé, dans un jardin, quelques baies de belladone.—Plusieurs des cent quatre-vingts soldats, également empoisonnés par des baies de cette plante, et dont M. E. Gaultier-Claubry a rapporté la curieuse observation (*Journ. gén. de méd.*, t. XLVIII, p. 53), en moururent aussi.

fort vif ou rare, faible et irrégulier ; respiration courte, précipitée ou irrégulière et oppressive, stertoreuse ; sueurs abondantes ; aversion pour tout liquide ; chaleur cutanée ; éruption scarlatineuse ; taches gangréneuses ; incontinence d'urine ; dysurie ; ischurie ; enfin, syncopes ou convulsions ; soubresauts des tendons ; rire sardonique ; tuméfaction et insensibilité de l'abdomen ; pouls petit ; filiforme, misérable ; froid des extrémités ; chute des forces ; prostration ; mort (1). »

Ayant lu, d'une part, le plus grand nombre des observations d'empoisonnements par la belladone, publiées depuis un demi-siècle, et d'autre part, ayant eu moi-même l'occasion d'observer deux cas de ce genre, il m'eût été facile assurément de rédiger, en dehors des faits d'expérimentation pure recueillis par Hahnemann et ses disciples, cette sorte de pathogénésie de la belladone à doses toxiques, que j'ai cru pourtant devoir emprunter textuellement à l'ouvrage de M. Debreyne. C'est que j'avais la certitude, qu'en procédant ainsi, je ne laisserais aucun prétexte à la défiance des médecins allopathes qui, lisant mon ouvrage, et désireux de s'édifier sur la loi de similitude, s'aviseraient de comparer les effets de la belladone, décrits par un des leurs, et non par un disciple de Hahnemann, aux symptômes saillants des maladies contre lesquelles, entre les propres mains des praticiens de leur école, ce médicament a déployé le plus d'efficacité.

Tout naturellement, les médecins allopathes ne s'accordent pas plus entre eux sur le meilleur moyen de combattre l'empoisonnement par la belladone, qu'ils ne s'accordent sur tout autre point de thérapeutique. Les émétiques à hautes doses (2), les purgatifs, les dérivatifs aux extrémités inférieures, l'eau vinaigrée (3), le café, l'opium, les bains frais ou tièdes ; enfin, et par-dessus tout,

---

(1) *Ouvr. cit.*, p. 17.

(2) Bien que Baldinger dit avoir vu un individu, déjà en voie de rétablissement d'un empoisonnement par la belladone, mourir en un instant après avoir pris une forte dose de tartre stibié.

(3) Parmi les cent quatre-vingts militaires empoisonnés par la belladone, dont M. E. Gaultier a rapporté l'histoire, celui qui se rétablit le plus promptement fut un sergent qui, pour apaiser l'ardeur à la gorge qu'il éprouvait, avait eu l'idée de manger trois ou quatre pommes vertes ; mais ce fait isolé, qui prouve peu de chose en faveur de l'acide malique comme antidote du poison dont il s'agit, ne prouve absolument rien à l'égard du vinaigre.

comme de raison, les saignées générales et locales, tels sont les agents principaux qui, en pareille occurrence, ont été préconisés (1).

« Presque tous les auteurs, dit Hahnemann, citent le vinaigre comme antidote de la belladone, mais seulement par voie de conjecture, et en se copiant les uns les autres. Cependant il n'y a rien de moins fondé que cette assertion. L'expérience enseigne, au contraire, que le vinaigre exaspère encore les fâcheux effets des hautes doses de belladone.

» L'opium apaise les accidents paralytiques et les douleurs de ventre que cause la belladone ; mais il ne le fait que d'une manière antipathique et palliative. Très probablement aussi il enlève la somnolence produite par elle, quand on le donne à très petites doses.

» Cependant le moyen le plus sûr et le plus prompt de faire cesser homœopathiquement l'état de stupeur, l'aliénation mentale et la rage provoquées par la belladone, consiste à faire prendre une ou deux faibles doses de jusquiame; quant à l'ivresse, elle cède au vin, comme je l'ai éprouvé ainsi que Tragus et Moibanus (2). »

J'avoue que je n'ai point essayé la jusquiame comme antidote de la belladone; mais en ce qui concerne l'opium, il ne m'est pas possible d'être complétement de l'opinion de Hahnemann. Au moins, me suis-je trop positivement assuré par l'expérience que l'opium et la belladone, tous deux à doses infinitésimales, se neutralisaient réciproquement, pour admettre qu'à doses massives ils n'agissent, seulement l'un par rapport à l'autre, que d'une manière antipathique et palliative. Ces deux médicaments ont le même champ d'action, et si les phénomènes qu'ils produisent respectivement se manifestent suivant un ordre inverse, je me réserve de démontrer dans un travail spécial dont je m'occupe depuis quelques mois, qu'il en est à peu près de même de tous les antidotes homœopathiques, relativement aux substances dont ils détruisent les effets.

Peut-être la belladone à doses massives n'aurait-elle de meilleur antidote qu'elle-même à doses infinitésimales. C'est en effet, comme je crois avoir eu déjà l'occasion de le dire, ce qui a lieu pour le haschisch (chanvre indien à hautes doses), dont le chanvre en di-

(1) Voy. Debreyne, *ouvr. cit.*, p. 49; Trousseau et Pidoux, *Traité de thérapeutique*, t. II, p. 53, etc., etc.

(2) *Mat. méd.*, t. I, p. 494.

lution fait cesser les symptômes; mais en définitive le fait reste à vérifier.

Au surplus, j'ai la conviction que dans l'immense majorité des cas, sinon même dans tous les cas d'empoisonnements par la belladone, l'infusion de café noir est au moins suffisante pour conjurer le danger (1).

Applications empiriques. — Comme il n'est pas prouvé que la description, d'ailleurs très vague, que nous ont laissée Théophraste et Dioscoride de la plante dans laquelle les auteurs modernes ont cru reconnaître la belladone, ne s'applique pas plutôt à la mandragore, l'histoire thérapeutique de celle-là chez les anciens est pour nous sans intérêt, et ne commence à revêtir un certain caractère d'authenticité que vers la fin du xvıe siècle ou le commencement du xvııe, c'est-à-dire vers l'époque où furent publiés les écrits de J.-M. Faber (2), de J.-J. Mardorf (3) et de Melchior Frick (4). Mais, à partir de cette époque, l'emploi thérapeutique de la belladone prit assez rapidement une extension considérable, et l'on peut dire aujourd'hui, qu'il est peu de médicaments dont on se soit servi davantage. Les maladies suivantes sont celles dans le traitement desquelles on a le plus souvent reconnu son éfficacité :

Manie ; folie ; épilepsie ; chorée ; convulsions ; tétanos ; hydrophobie ; scarlatine ; ophthalmie ; kératite ; iritis ; procidence de l'iris ; staphylôme ; taies centrales ; cataractes centrales ; nyctalopie ; amaurose ; gastralgie ; hoquet spasmodique ; constriction spasmodique de la gorge et du larynx ; aphonie ; coqueluche ; toux nerveuses ; sternalgie ; névralgie faciale ; névralgies en général ; constriction spasmodique de l'anus, de l'urètre et du col utérin ;

_____

(1) J'ai même vu cette infusion, chez l'un des deux individus empoisonnés par la belladone que j'ai été appelé à soigner, exciter d'abord des vomissements, ce que probablement n'eût pas fait la titillation de la gorge, recommandée en pareil cas, et provoquer ainsi l'expulsion de ce qui pouvait rester dans l'estomac de mon malade, d'un demi-gramme environ d'extrait de belladone pris, depuis quatre ou cinq heures, par suite de la bévue d'un pharmacien qui, en remplissant l'ordonnance du médecin, avait lu *un gramme* au lieu d'*un grain.*

(2) J.-M. Faber, *Strychnomania, explicans solani furiosi historiam*, etc. Aug. Vindel., in-4°, 1677.

(3) J.-J. Mardorf, *Dissert. de maniacis nuperis giessensibus a solano furioso,* in-4°. Giessæ, 1691.

(4) M. Friccius, *Paradoxa de venenis.* Aug. Vindel., 1710.

incontinence d'urine; hernie étranglée; dystocie; hystérie; éclam-psie; engorgement (squirrheux?) des seins et de plusieurs autres glandes; orchite; épididymite; fièvre pernicieuse (avec violente céphalalgie (1) ; enfin, dans ces derniers temps, l'*iléus* et la *colique de plomb* (2).

A la vérité quelques-unes de ces maladies n'ont été traitées à l'aide de la belladone, par les médecins de l'école classique, que depuis un petit nombre d'années et uniquement, cela n'est pas douteux, à l'exemple des homœopathes. Mais ces plagiats inavoués, tout en compromettant la sincérité de leurs auteurs, n'en sont pas moins un hommage rendu, bon gré, mal gré, à la vérité de notre doctrine : je n'aurai donc garde de m'en plaindre, d'autant plus que le temps approche où l'opinion publique en fera justice.

Au surplus, il s'en faut bien que tous les médecins allopathes acceptent ou seulement connaissent les traditions de leur école, touchant les bons effets qu'a si souvent produits la belladone dans les maladies que j'ai nommées. Mais parmi ces dernières, il en est deux surtout, à l'égard desquelles les vertús curatives ou préven-tives du médicament qui nous occupe passent encore pour de pures chimères aux yeux de leurs érudits : je veux parler de la *rage* et de la *scarlatine*.

« Pendant la dernière moitié du siècle dernier, disent MM. Trous-seau et Pidoux, la belladone fut regardée comme un spécifique de l'hydrophobie, et Murray (*Apparat. med.*, t. I, p. 639) nous a fait connaître le résultat des nombreuses expériences tentées à ce sujet. Il est malheureusement vrai qu'aucune de ces expériences n'est concluante et que la plupart sont apocryphes. De nos jours on a acquis la triste conviction de l'inutilité des moyens divers vantés jusqu'ici dans le traitement de la rage (3). »

Or, à cette déclaration, pour le moins hasardée, de MM. Trous-

---

(1) Je ne connais qu'une seule observation de ce genre dans les annales de l'ancienne médecine ; encore cette observation, qui est de M. Ducros (de Marseille). est-elle assez récente (1827). Mais on peut lire dans la *Revue médicale* (août 1838, p. 260) l'extrait d'un travail du docteur Graves, publié en anglais (*Dublin journal*, etc.), et dans lequel ce médecin recommande la belladone dans des cas à peu près semblables : les homœopathes n'ont, au reste, rien à apprendre, à cet égard, ni de M. Ducros, ni de M. Graves.

(2) Voy. Debreyne, *ouvr. cit.*

(3) *Traité de thérapeutique*, t. II, p. 64.

seau et Pidoux, contentons-nous d'opposer quelques réflexions très sages de M. L.-J. Bayle, qui résume en ces termes les observations rapportées par Murray :

« La belladone a été donnée à *cent quatre-vingt-deux* malades, qui tous avaient été mordus par des chiens enragés. Sur ce nombre, *cent soixante-seize* l'avaient été depuis peu de temps, et n'offraient aucun symptôme d'hydrophobie; chez les *six* autres la rage était confirmée : l'*un* de ces derniers était en proie à l'horreur de l'eau, à des convulsions et à d'autres symptômes cérébraux très violents. Voici les résultats du traitement : Les *cent soixante-seize*, récemment mordus, furent préservés (Munch et ses fils); des *six* enragés, *quatre* furent guéris, et deux succombèrent (Munch, Bucholz, Neimecke). Il est permis, sans doute, d'avoir des soupçons sur l'exactitude de tous ces essais; on peut objecter aux observations de Munch qu'il n'est pas prouvé que tous les chiens fussent enragés; mais à moins qu'il fût certain que Munch est un imposteur, ce que rien n'autorise à avancer, il faudrait être bien sceptique pour rejeter tous les résultats des recherches de cet auteur. Pourquoi donc, dira-t-on, ce mode de traitement n'a-t-il pas été adopté? Par une raison bien simple, c'est que parmi les médecins qui ont été dans le cas de soigner des personnes mordues par des chiens enragés, aucun n'a fait des essais suivis avec la belladone, soit parce qu'on ignorait les travaux de Munch, soit parce qu'on était dominé par quelque idée systématique, et qu'on rejetait d'avance comme faux tout ce qui pouvait la contrarier. D'après cela, je pense qu'il est de la plus haute importance de répéter les essais de Munch (1). » Telle est aussi mon opinion. Eh bien! quel est, à la connaissance de MM. Trousseau et Pidoux, le médecin qui a sérieusement répété ces essais? Je certifie que ces messieurs n'en pourraient citer aucun. Presque toujours, en effet, à cela près de la cautérisation de la plaie faite par l'animal enragé (précaution insignifiante, car l'absorption du virus doit être instantanée), ce n'est qu'à la suite de plusieurs accès, c'est-à-dire seulement à l'instant où l'hydrophobie n'offrait presque plus aucune chance de guérison, que les allopathes ont mis en œuvre contre cette terrible névrose les moyens d'ailleurs plus ou moins absurdes qu'ils ont coutume de lui opposer (2). Et voilà sur quoi se fonde « la triste

---

(1) *Bibliothèque de thérapeutique*, t. II, p. 502.

(2) Encore, indépendamment des faits cités par Murray, est-il plusieurs exem-

conviction de MM. Trousseau et Pidoux, touchant l'inutilité des moyens divers vantés jusqu'ici dans le traitement de la rage! » Quant à moi, je déclare, que n'ayant aucune raison de considérer comme apocryphes les observations de M. Munch, ministre protestant, qui jouit toute sa vie, dans son pays, d'une considération méritée, non plus que celles de ses deux fils, médecins honorables, non plus enfin que celles de Bucholz et de Neimecke, je tiens pour démontrée l'efficacité curative, mais surtout prophylactique de la belladone dans l'hydrophobie (1). J'ajouterai néanmoins

ples de *rage confirmée* guérie, soit par la belladone (Richter, Hufeland, etc.), soit par le mercure (Daniel, Johnston, Buchan, etc.). Voyez, à cet égard, *Journal gén. de méd.*, t. LXX, p. 266, et l'article RAGE du *Dictionnaire des sciences médicales.*

(1) Voici, touchant cette vertu prophylactique de la belladone, une communication qui m'a été faite par un de mes clients, un des hommes les plus considérés de la Russie, et qui est aussi digne, par la noblesse de son caractère que par la distinction de son esprit, de la haute position qu'il occupe.

« Monsieur,

» Vous avez désiré une relation plus circonstanciée d'un cas dont je vous ai succinctement entretenu, et qui constate, à ce qu'il me semble, l'effet prophylactique de la belladone dans l'hydrophobie. Voici le cas :

» J'ai passé l'été de l'année 1850 à Oranienbaum, campagne à dix lieues de Saint-Pétersbourg. Par une belle matinée, je me promenais avec ma femme dans la forêt de sapins attenante au bourg d'Oranienbaum. Nous étions accompagnés de notre chienne, la *King's Charles* que vous avez vue chez moi. Déviant un peu de notre sentier, elle rencontra un petit chien chétif qui, venant du bourg, courait en ligne droite, tête et queue baissées. Elle fut mordue par ce chien, qui ensuite continua sa route sans changer d'aspect. Je conçus les plus grandes appréhensions, le malheureux chien m'ayant semblé présenter toutes les apparences de la rage, quoique encore dans un degré peu développé. En conséquence, arrivé un demi-quart d'heure après à la maison, j'administrai à notre chienne une goutte de la solution n. 3. de *Belladona.* Après six semaines environ, la chienne, couchée tranquillement aux pieds de ma femme, se leva avec précipitation et se mit à courir par la chambre ; elle se jeta bientôt sur des pots de fleurs, et en avala quelques unes, surtout du réséda. On voulait l'attraper ; mais elle s'évada dans le jardin, qu'elle parcourut dans tous les sens en arrachant de l'herbe. Cet accès dura plus de cinq minutes, après quoi elle retourna dans les chambres, et resta tout à fait tranquille : c'était vers la fin d'août. Au commencement d'octobre, quand nous fûmes rentrés en ville, le même accès se répéta : c'était déjà dans des chambres closes. La chienne se mit à les parcourir toutes, haletante comme la première fois ; elle s'attaqua de nouveau aux plantes disposées dans deux pièces, et tout le réséda de ma femme fut sa victime. On tâchait inutilement de se saisir d'elle ; elle sautait que, dans le cas surtout où l'explosion des accès a confirmé l'existence de la maladie, il peut se faire que, soit en raison des symptômes particuliers qu'elle affecte, soit en raison de la constitution des individus, soit peut-être enfin en raison du climat où les faits s'accomplissent, plusieurs des analogues de la belladone, tels que le cédron ou le lachésis, de même qu'encore le mercure et l'arsenic, à l'égard desquels nous nous sommes déjà expliqué sur ce point, peuvent mériter la préférence sur le médicament qui nous occupe (1).

tantôt sur les chaises, tantôt sur les fenêtres. Cependant, après cinq ou six minutes, elle se calma : elle est restée depuis parfaitement bien portante.

» Je pense, monsieur le docteur, que les accès que la chienne a subis, et qui tous les deux ont eu lieu dans la matinée, c'est-à-dire dans la même partie de journée où elle fut mordue, n'ont pu être que les symptômes d'une rage naissante, qui fut aussitôt vaincue par la réaction qu'avait dû provoquer dans l'animal le bienfaisant remède qui lui fut administré. Du reste, ce serait aux hommes de l'art à rechercher des occasions pour continuer des expériences qui pussent décider de la portée de cette hypothèse.

» Agréez, je vous prie, monsieur, les assurances de la plus haute considération avec laquelle j'ai l'honneur d'être

» Votre très humble et tout dévoué serviteur,

» Alexandre Stcherbinine,
» *Conseiller d'État actuel de Russie.*

» *Nice Maritime,* le 3 mars 1853. »

(1) Il paraît qu'en Russie on a recours, contre la rage des animaux, à un expédient prophylactique dont l'infaillibilité est, dit-on, généralement reconnue.

Lorsque, dans une meute, un chien vient à être pris de la rage, loin de séquestrer les autres pour les empêcher d'être mordus, on les met tous en liberté, et on les excite contre le malade sur lequel ils se jettent, et qu'ils ne tardent pas à mettre en pièces. Plusieurs d'entre eux sont mordus; mais on ne s'en inquiète nullement, pourvu qu'ils aient avalé un peu du sang de l'animal enragé. Aussi a-t-on grand soin de frotter avec la chair encore sanglante de ce dernier la gueule à ceux des chiens qu'on soupçonne de n'y avoir pas touché. Aucun d'eux, dans ce cas, qu'ils aient ou non été mordus, ne devient enragé. — Le même procédé isopathique est usité à l'égard des hommes, avec cette différence que c'est un peu de son propre sang qu'on fait avaler le jour même, ou le lendemain de l'accident, à celui qui a été mordu par un animal enragé.

Ces faits étranges, et qui me semblent du plus haut intérêt, m'ont été communiqués par un homme sérieux, d'un esprit éminent, très digne de foi à tous égards,

Parlons maintenant de la scarlatine.

L'idée d'administrer la belladone contre cette maladie, au double titre d'agent curatif et prophylactique, fut une des premières et des plus éclatantes déductions du principe de similitude. Ce fut en 1801 que Hahnemann publia cette belle découverte (1). Contraints de se rendre à l'évidence des faits, les allopathes s'en emparèrent, mais sans être frappés de la loi générale qu'elle impliquait : la belladone devint seulement à leurs yeux un spécifique de plus. A voir de quel style embarrassé les écrivains allopathistes modernes racontent cette découverte, on sent que s'il ne leur est pas possible d'en contester l'honneur au fondateur de l'homœopathie, ils s'en dédommagent de leur mieux en s'efforçant d'en atténuer la valeur. « Il nous reste à parler, disent MM. Trousseau et Pidoux, de la propriété remarquable qu'a la belladone de préserver de la scarlatine. Hufeland est celui qui a le plus contribué à accréditer cette idée, qui d'ailleurs appartient à Hahnemann ; il affirme qu'en administrant la belladone aux personnes soumises à la contagion de la scarlatine, elles ne la contracteront pas dans ce moment. Les journaux allemands fourmillent de faits qui semblent confirmer cette singulière idée. Quelque imposantes que soient les autorités qui vantent la vertu prophylactique de la belladone dans le cas qui nous occupe, nous avouerons que nous ne pouvons que rester dans le doute, attendu que nous ne savons jusqu'à quel point les praticiens dont nous récusons ici presque entièrement les conclusions avaient justement apprécié tous les effets des influences épidémiques (2). »

J'avoue que les raisons sur lesquelles se fondent les doutes de MM. Trousseau et Pidoux me paraissent, pour le moins, très obscures ; mais voici, en revanche, qui est très clair :

« *Deux mille vingt-sept* enfants ou adultes ont pris la belladone au milieu d'épidémies plus ou moins violentes de scarlatine. Sur

---

qui a habité pendant vingt-cinq ans l'intérieur de la Russie, et d'autant mieux informé des faits dont il s'agit, qu'il porte lui-même à la main gauche une cicatrice de la morsure d'un loup enragé, dont le traitement que je viens de décrire lui aurait épargné les terribles conséquences. Plusieurs Russes m'ont d'ailleurs certifié l'exactitude des mêmes faits.

(1) *Sur les moyens de traiter et de prévenir la fièvre scarlatine*, à la suite de l'*Organon de l'art de guérir*, 3ᵉ édit. Paris, 1845, p. 547.

(2) *Traité de thérapeutique*, t. II, p. 72.

ce nombre, *dix-neuf cent quarante-huit* ont été préservés de cette maladie; soixante-dix-neuf en ont été atteints (1). »

Tels sont donc les faits qui, sans parler de ceux beaucoup plus nombreux encore, et non moins concluants, qu'on a publiés depuis ces vingt dernières années, tant en Allemagne qu'en France, *semblent*, aux yeux de MM. Trousseau et Pidoux, confirmer la vertu prophylactique de la belladone dans la véritable scarlatine (2). Enfin, quant aux praticiens que nos deux auteurs soupçonnent de n'avoir pas *justement apprécié tous les effets des influences épidémiques*, et dont, en conséquence, *ils récusent presque entièrement les conclusions*, ils se nomment Hahnemann, Hufeland, Rhodius, Schenk, Masius, Gumpert, Wolf, Benedik, Berndt, Zeuch, Kunstmann, Genecki, Maisier, Velsen, etc. , etc. Serait-ce donc que MM. Trousseau et Pidoux auraient inventé l'art d'observer en médecine, et que tous les livres, à l'exception du leur, ne fussent bons qu'à être jetés au feu? Ah! grâce au moins pour ceux de Hahnemann. Défier ce grand médecin sur le terrain de l'observation! MM. Trousseau et Pidoux n'ont donc pas lu, ou n'ont donc pas compris une seule ligne de ses ouvrages (3)!

Applications homœopathiques. — La belladone est trop bien connue des homœopathes pour que je m'étende longuement sur son emploi thérapeutique. La pathogénésie de ce médicament nous explique assez comment il a pu réussir dans toutes les maladies contre lesquelles les tâtonnements de l'empirisme sont parvenus à découvrir son efficacité (voy. p. 548). Mais ce qui ressort de plus évident de l'action physiologique de la belladone, c'est qu'elle doit dominer surtout la thérapie des affections cérébrales, idiopathiques ou symptomatiques (comme dans la fièvre typhoïde), dans lesquelles l'exaltation vitale (délire, convulsions, etc.) *pré-*

---

(1) A.-L.-J. Bayle, *Biblioth. de thérap.*, t. II, p. 504.

(2) « La propriété que j'ai reconnue dans la belladone, donnée à la plus petite dose, tous les six ou sept jours, d'être un préservatif de la *véritable* scarlatine, telle que l'ont décrite Sydenham, Plenciz et autres, a été tournée en ridicule par une foule de médecins qui, ne connaissant pas cette maladie particulière aux enfants et la confondant avec la miliaire pourprée, importée de Belgique depuis 1801, voulaient appliquer aussi à cette dernière mon moyen, qui naturellement échouait contre elle, etc. » Hahnemann, *Mat. méd.*, t. I, p. 492.

(3) Voyez, pour la pathogénésie de la belladone, la *Matière médicale pure* de Hahnemann (*loc. cit.*).

cède un ordre de phénomènes contraires (coma, paralysie, etc.).
Tous les homœopathes sont d'ailleurs fixés sur la forme des névroses cérébrales, des ophthalmies, des angines, etc., à laquelle
elle correspond le plus spécialement. Rappelons toutefois ici, comme
point capital, qu'en vertu de la loi physiologique que nous avons
signalée (p. 545), la belladone convient particulièrement aux personnes dont l'encéphale, et par conséquent le crâne, présentent
un développement relativement considérable, ce qui surtout a lieu
chez les enfants.

Opium, Camph. et *Hep. sulph.* sont, suivant les cas, les antidotes de ce médicament.

Agaricus muscarius. *Amanita-muscaria* de Persoon, *Agaric
mouche* ou *moucheté, Amanite, fausse Oronge.* — Espèce du genre
Agaricus, Linn., ou *Amanita,* Pers., de la famille des Champignons, de la cryptogamie de Linné.—Ce champignon, très commun
dans le nord de l'Europe, où il croît dans les prairies et les bois
humides, se reconnaît aux caractères suivants : Volva incomplète;
pédicule plein, écailleux, bulbeux, blanc, muni d'un collier; cha-
peau d'un beau rouge, moucheté ou gris, ou blanc, d'où l'on a fait
trois variétés dont les propriétés paraissent être les mêmes, à chair
jaune, à feuillets blancs, légèrement visqueux, et portant à son
sommet les débris blancs de la volva, ce qui distingue particulièrement cette espèce d'amanite de la véritable oronge, champignon
comestible avec lequel on l'a confondue quelquefois.

L'agaric moucheté a peu d'odeur, bien qu'on ait prétendu qu'il
devait à sa fétidité la propriété qu'on lui attribue de faire périr les
mouches (d'où le nom vulgaire d'*Agaric-mouche*) et même les punaises de lit (1). Ce qu'il y a de plus positif, c'est qu'il est vénéneux;
mais encore en faudrait-il manger, je le présume, une assez grande
quantité, pour que les accidents qu'il détermine allassent jusqu'à
la mort. Je me rappelle avoir vu dans mon enfance un pâtre et
toute sa famille empoisonnés par ce champignon. Lorsqu'on entra
dans la chaumière de ce pauvre homme, on le trouva juché sur une
échelle appuyée à la muraille, le visage rouge, les yeux injectés,
et débitant avec une emphase grotesque un interminable sermon,
tandis que sa femme, ses deux filles et ses trois garçons dansaient

(1) Murray, *App. med.,* t. V, p. 556.

en chantant au pied de l'échelle : aucun d'eux n'en mourut (1).

La fausse oronge est, pour quelques peuplades du Nord, ce que sont, pour les Orientaux, le haschisch et l'opium; c'est-à-dire que les Samoyèdes, les Ostiaks, les Kamtschadales, etc., en mangent pour se procurer une sorte d'ivresse, pleine de visions fantastiques, et qui paraît être pour eux sans graves inconvénients.

Applications empiriques. — *L'épilepsie*, le *tremblement des membres* (surtout chez les épileptiques), les *taies de la cornée*, l'*induration des amygdales et de quelques autres glandes;* enfin (par l'usage externe) les *ulcères calleux*, telles sont à peu près les seules maladies contre lesquelles l'agaric ait été essayé avec plus ou moins de succès par les médecins allopathes (2).

Applications homœopathiques. — Très peu nombreuses jusqu'à présent. Pour mon compte, je ne crois pas avoir prescrit l'agaric à plus de cinq ou six malades en tout, presque toujours après *Bellad.*, avant ou après *Laches.* De toute évidence, c'est dans les cas auxquels semblent, au premier coup d'œil, correspondre l'un ou l'autre de ces deux médicaments (*Bellad.* et *Laches.*), que la pathogénésie d'*Agaric.* est à consulter (3). *Camph.*, et surtout *Nitr. acid.*, sont les antidotes d'*Agaric. muscar.*

Lachesis. Venin du *Trigonocéphale lachesis* ou *Trigonocéphale à losanges*, *Vipera lanceolata* de Daudin, *Vipère fer de lance, grande*

---

(1) Je n'oserais affirmer que les champignons mangés par ce pâtre et sa famille étaient bien des amanites; mais c'est d'autant plus probable, que ce cryptogame est très commun dans le pays où se passa la scène dont il s'agit (un village de la Haute-Saône), où il est connu du vulgaire sous le nom de *champignon fou.*

(2) Murray, *loc. cit.* — Voyez, pour la pathogénésie de l'agaric, les *Maladies chroniques* de Hahnemann, t. I, p. 214.

(3) Un jour, à une partie de campagne, à laquelle je me trouvais en société nombreuse, une jeune fille, dont j'étais le médecin, fut prise, par suite de fatigue ou peut-être de contrariétés, d'un violent accès de convulsions. Je l'avais vue déjà plusieurs fois dans cet état. Ces accès, lorsqu'ils étaient abandonnés à eux-mêmes, se prolongeaient toujours très longtemps, et étaient invariablement suivis d'un état comateux qui durait plusieurs heures. La belladone, au contraire, les arrêtait constamment en quelques minutes. Dans la circonstance où je parle, je devais donc, sans hésiter, recourir à ce médicament; mais, par malheur, le hasard voulut que, dans la boîte homœopathique que j'avais sur moi, le tube de belladone se trouvât vide. Je songeai alors à *Agaricus*, dont j'introduisis un ou deux globules dans la bouche de la malade. Or, le résultat fut *exactement* celui que, en pareils cas, j'obtenais habituellement de *Bellad.*

Vipère jaune des Antilles. — Ce serpent, dont on fait depuis quelques années le type d'un genre (*Trigonocephalus*), est encore
considéré par plusieurs naturalistes comme constituant simplement
une espèce du genre *Coluber* de Linné, ou *Vipera* des auteurs
modernes. Bien que d'une extrême fécondité dans les pays qu'il
habite, il paraît n'avoir été rencontré, jusqu'à présent, que dans
trois îles de l'archipel des Antilles, dont il est le fléau, à savoir :
à la Martinique, à Sainte-Lucie et à Bécouïa. C'est au moins un
des plus redoutables de tous les serpents venimeux. Peut-être les
accidents généraux et presque toujours mortels causés par sa morsure ne diffèrent-ils pas essentiellement de ceux que produit la
morsure de la vipère d'Europe (*Coluber Berus*, Linn., ou *Vipera
Berus*, Daud.) ; mais ils sont incomparablement plus intenses et
se développent avec une rapidité qui, le plus souvent, ne laisse
qu'à peine le temps de les combattre. On sait toutefois que le
Cédron, dont nous nous occuperons un peu plus loin, est aujourd'hui
considéré, par le très petit nombre de médecins qui le connaissent,
comme un remède infaillible contre les suites de la morsure du
lachésis.

Il est aujourd'hui généralement reconnu que le venin des serpents, de même que les virus variolique, syphilitique, rabiéique,
si funestes lorsqu'ils sont inoculés, peuvent être impunément avalés par les animaux et par l'homme lui-même : circonstance qui
confirme la puissance de la dynamisation ; car les mêmes substances, raréfiées par les procédés hahnemanniens, recouvrent,
ainsi que le savent tous les homœopathes, leur virtualité toxique,
quel que soit le mode de leur introduction dans l'économie.†

On conçoit que je n'ai rien à dire des applications empiriques
du venin de lachésis, puisque ces applications sont absolument
nulles (1). L'honneur d'avoir introduit dans la thérapeutique ce

---

(1) Le P. Labat (*Voyage*, t. I, p. 470, et t. IV, p. 406) parle des vertus médicinales de la *graisse* du lachésis, qui serait, dit-il, très efficace dans la *consomp-
tion*, les *névralgies*, les *rhumatismes*, etc. Mais ces vagues indications sont pour
nous d'autant moins intéressantes, qu'en définitive il n'y a pas de rapport entre la
graisse du lachésis et le venin de ce reptile. A plus forte raison serait-il ici hors de
propos de mentionner les merveilles attribuées autrefois au *bouillon de vipère*, à sa
gelée, à son *eau distillée*, à son *huile fétide*, etc., ignobles préparations pour lesquelles
on se servait habituellement, en Europe, de la vipère d'Égypte (*Vipera Haja*, de
Daudin). Ce qui toutefois n'est pas sans quelque rapport avec le sujet qui nous

puissant modificateur appartient donc exclusivement à M. Cons-
tantin Héring, qui le premier s'en est servi pour combattre les
maladies, après avoir établi, conformément à la méthode de Hahnemann, une longue liste de ses effets physiologiques, et c'est assurément là le plus grand service que ce médecin ait rendu à l'homœopathie (1).

Applications homœopathiques. — La pathogénésie du lachésis présente, ainsi que tous les homœopathes ont dû en faire la remarque, la
plupart des symptômes que produit la belladone, mais avec quelque
différence dans l'ordre chronologique de leur manifestation, et avec
un caractère de persistance qui tend à faire supposer que le lachésis
correspond à des maladies chroniques dont la belladone nous offri-
rait en quelque sorte la forme aiguë. Il est reconnu, d'ailleurs,
que les conditions physiologiques qui, soit chez l'homme sain, soit
chez les malades, favorisent spécialement l'action de l'un ou l'autre
de ces médicaments, ne sont pas les mêmes pour tous les deux. « Il
paraît, dit M. Héring, que le lachésis convient surtout aux *tempéraments mélancoliques* (chez lesquels l'expérimentation produisit
aussi le plus grand nombre de symptômes), puis aux *colériques*.
Pour les personnes phlegmatiques et lymphatiques, il convient
bien aussi, mais surtout lorsque ces personnes se rapprochent du
tempérament *mélancolique*, ayant les yeux de couleur foncée, avec
disposition à la paresse et à la tristesse. Pour les personnes sanguines, ayant le teint coloré et la peau fine, délicate, très impressionnables, *Laches.* ne convient guère, si toutefois la maladie n'a
pas changé leur caractère en lui imprimant une nuance cholérique
ou mélancolique. Chez les femmes cholériques, *Lach.* convient

occupe, c'est l'idée qu'ont eue quelques médecins du siècle dernier de combattre
la *rage confirmée* (maladie dont le lachésis présente au moins plusieurs symptômes) par l'inoculation du venin, ou, pour mieux dire, par la morsure de la vipère
commune. Demathis rapporte (*Anc. Journ. de médecine*, t. LXI, p. 365) une
expérience de ce genre, tentée par lui en 1783, sur un chien enragé. L'animal
mourut à la vérité, mais, suivant l'auteur, des suites de la morsure du reptile, et
guéri de la rage, attendu qu'il le vit boire plusieurs fois, et sans répugnance, de
l'eau qui lui fut présentée. La même expérience a été renouvelée sur l'homme,
mais sans plus de succès, en 1831, à l'hôpital de la Charité (*Revue médicale*, t. III,
p. 394).

(1) Voyez, dans le *Journal de la médecine homœopathique*, t. V, p. 364, cette
longue pathogénésie du lachésis, traduite et mise en ordre par M. le docteur
C.-J. de Moor, d'Alost (Belgique).

souvent, et dans ce cas même, à des personnes aux cheveux roux
et couvertes d'éphélides (1). » L'expérience de chaque jour me
semble pleinement confirmer ces réflexions de M. Héring, et je
pense en outre, avec cet auteur : 1° que les personnes maigres,
affaiblies, épuisées, sont celles qui ont le plus d'avantage à espérer du lachésis, lorsque du reste, cela se comprend, les symptômes
l'indiquent ; 2° que ce médicament convient plutôt, généralement,
aux maladies aiguës des enfants et aux maladies chroniques des
vieillards. Au surplus, tous les homœopathes savent que, dans un
assez grand nombre d'états pathologiques, tels que les affections
cérébrales (méningite, aliénation mentale, imbécillité, etc.),
l'érysipèle, les angines, les névroses cérébrales, certaines névralgies, etc., le lachésis peut souvent être alterné chez un même sujet,
et suivant les phases de la maladie, avec la belladone, l'agaric,
l'opium, etc.

Le cédron dynamisé est l'antidote du lachésis.

Cédron — Fruit d'un arbre jusqu'à présent inconnu des botanistes français, ayant, au dire de M. Hellert, quelque ressemblance
avec notre grand amandier, et qui croît en Amérique dans les environs de Panama (2). Ce fruit, qui a le volume d'une noix d'acajou, est de forme anguleuse, irrégulièrement prismatique, noirâtre
et rugueux extérieurement, brunâtre, ou d'un jaune sale intérieurement, tellement dur, qu'on est obligé de se servir d'une râpe pour
le diviser, inodore, et d'une excessive amertume.

M. Petroz possédait déjà, depuis un an ou deux, quelques uns
de ces fruits, et s'en était servi comme *antipériodique*, lorsqu'au mois de décembre 1848, M. le ministre de l'instruction
publique, en ayant reçu de notre consul à Panama plusieurs échan-
tillons, accompagnés de vagues renseignements sur leur emploi
médicinal, consulta l'Académie de médecine, qui nomma,
pour procéder à l'examen de leurs propriétés, une commission
composée de MM. Chevallier, Mérat, Honoré et Duméril (3).

---

(1) *Journal de la médecine homœopathique*, t. V, p. 760.

(2) *Journ. de la Soc. gallic. de méd. homœopath.*, t. I, p. 366. Mérat, avec qui
j'eus, en 1850, un entretien au sujet de ce fruit, ne put me donner aucun
renseignement sur le végétal qui le produit.

(3) Voy. le *Bulletin de l'Acad. de méd.*, séances des 14 février 1848, 30 janvier 1849, et 17 février de la même année.

Or, jusqu'à présent le rapport de cette commission n'a pas été publié.

Applications empiriques. — Elles se réduisent explicitement pour nous au fragment suivant, extrait d'un des procès-verbaux de la *Société gallicane de médecine homœopathique* : « A son arrivée à Panama, il (M. Hellert) put se procurer le même fruit (le cédron), présenté comme un antidote infaillible contre les morsures des serpents venimeux du pays, voisin de l'équateur. Il lui était réservé d'en faire bientôt l'expérience sur lui-même. Dans une de ses courses dans la cordillère du Véraguas, et en déplaçant un bloc de roche, il fut mordu à la jambe droite par un *serpent corail* (le plus venimeux de l'isthme de Panama). Pendant les quelques secondes qu'il lui fallut pour tirer son antidote du sachet qu'il portait suspendu sur sa poitrine, il fut pris de violentes douleurs au cœur et à la gorge ; mais à peine avait-il mâché et avalé une petite portion de cédron, de la grosseur d'une petite fève environ, que les douleurs cessèrent comme par enchantement. Il lui restait de l'oppression et un anéantissement général. Il appliqua aussitôt une autre petite portion mâchée du même fruit sur la plaie, et, au bout d'un quart d'heure au plus, il ne ressentait plus rien qu'une légère colique, qui disparut après avoir mangé un peu. Cette colique fut suivie presque immédiatement d'une forte évacuation de matières ayant l'aspect de lait caillé, blanches, tirant légèrement sur le jaune (1). »

Treize mois plus tard, six naturels, en déblayant un terrain près de Panama, furent mordus également par un serpent corail. Sur les six, deux seulement prirent du cédron et furent sauvés ; tandis que les quatre autres, victimes de leur imprévoyance, expirèrent au bout de cinq minutes dans des convulsions affreuses.

Enfin, M. Hellert nous apprend qu'il eut plusieurs fois l'occasion d'expérimenter le cédron sur lui-même et sur d'autres, contre les fièvres d'accès endémiques à Panama, et toujours avec le plus prompt succès, tandis que, dans les mêmes circonstances, les résultats du sulfate de quinine étaient souvent problématiques.

C'est sur la foi de ces simples documents que M. Petroz, et moi-

---

(1) *Journ. de la Soc. gallic.*, etc., *loc. cit.*

même à son exemple, nous avons employé le cédron dans quelques cas de névroses intermittentes, contre lesquelles nous l'avons trouvé deux ou trois fois d'une merveilleuse efficacité, lorsqu'un grand nombre de médicaments avaient été déjà administrés sans succès.

PATHOGÉNÉSIE DU CÉDRON. — Première observation. — M. G. B..., Valaque d'origine, vingt-quatre ans; peau blanche, cheveux bruns; peu d'embonpoint; constitution délicate; actuellement bien portant.

L'expérimentation a été faite avec dix gouttes de la sixième dilution dans un verre d'eau, dont M. B... prit d'abord une cuillerée seulement chaque matin pendant quatre jours, et une cuillerée matin et soir le cinquième jour, après quoi il cessa d'en prendre. Or, ce ne fut qu'à partir du lendemain, c'est-à-dire le sixième jour de l'expérience, que se manifestèrent les symptômes suivants :

30 *août* 1851. — A trois heures, frissons par tout le corps, avec malaise et envie de se coucher; les frissons se renouvellent par le mouvement; mains, pieds et nez froids; à plusieurs reprises, chaleur fugace de la face; et enfin, vers les six heures du soir, face constamment chaude, animée, avec cuisson aux yeux, surtout en les fermant. Lèvres sèches, avec besoin de les humecter souvent. Mal de tête, surtout au fond des orbites, forçant à fermer les yeux, et s'étendant jusqu'à l'occiput. Pendant cet état de congestion de la tête, les frissons persistent toujours; les mains, les pieds et le nez continuent à être froids; urine d'un rouge foncé.

31 *août.* — Malaise avec grande faiblesse; manque d'appétit; urines rouges; point de selle.

1er *septembre.* — Même état que la veille; le soir, une selle peu copieuse.

2 *septembre.* — Faiblesse: coliques venteuses, le matin, avec émission de vents fétides. Après avoir parlé, la salive devient blanche et épaisse comme de la crème. A trois heures, renouvellement de l'accès de la veille, mais beaucoup plus faible.

3 *septembre.* — Faiblesse; cependant, retour de l'appétit; douleurs lancinantes, passagères, dans les articulations, et principalement dans le coude droit.

4 *septembre.* — Absence presque totale de symptômes.

5 *septembre*. — Légers frissons, seulement vers les trois heures. Aucun symptôme à noter ni le lendemain, ni les jours suivants.

DEUXIÈME OBSERVATION. — Madame T..., vingt-sept ans; tempérament sanguin; constitution délicate; disposée aux congestions cérébrales, bien que la tête soit plutôt petite que volumineuse; humeur vive et gaie; caractère indécis; très sensible aux médicaments. — Dix gouttes de la sixième dilution dans un verre d'eau; une cuillerée matin et soir, pendant deux jours seulement.

Premier jour, à neuf heures du matin. — Douleur dans le coude et l'avant-bras droit, comme si l'on s'était heurté, et qui dure un quart d'heure. Douleur oppressive dans la poitrine, qui s'étend jusque dans le dos de temps en temps, avec besoin fréquent de soupirer et de respirer profondément. Pression à la tempe droite, causant une douleur sourde dans tout le côté droit de la tête. Ces symptômes persistent une partie de la matinée, mais ont à peu près complétement disparu vers midi.

Vers les six heures du soir (immédiatement après dîner), froid général; frissons dans le dos; froid glacial aux pieds; mains brûlantes; sensation dans les yeux comme si l'on avait beaucoup pleuré.

Cessation, pendant cette première journée d'expérimentation, de fréquentes envies d'uriner existant depuis une semaine environ.

Deuxième jour. — Douleur dans le bras droit, comme la veille (à neuf heures du matin); ventre ballonné; borborygmes dans le côté gauche du ventre. Le soir, vers les six heures et demie, une demi-heure après dîner : frisson dans le dos et dans les jambes; pâleur très insolite des mains; rougeur du visage; tête lourde; pandiculations vers les sept heures; froid général toute la soirée; augmentation du mal de tête, à l'air libre (vers les neuf heures); douleur pressive au-dessus des yeux comme par un cercle qui serrerait le front; absence de soif pendant les frissons; chaleur sèche pendant la nuit.

Troisième jour (le médicament est suspendu depuis la veille au soir). — Aucun symptôme à noter pendant la matinée. Vers les cinq heures de l'après-midi : prurit picotant, insupportable à la langue, et qui force de frotter sans cesse cet organe contre le palais; en même temps goût ferrugineux dans la bouche, ce qui provoque un afflux abondant de salive acide; goût acide; coliques pendant le dîner; inutiles envies d'aller à la garderobe. A six heures et demie : accès fébrile semblable à celui de la veille, mais plus intense, avec prurit aux yeux, que le frottement ne fait cesser que pour un instant ; douleurs de courbature dans les épaules ; abondante émission d'urine aqueuse.

Quatrième jour. — Dans la matinée, douleur au talon (lequel ?), comme si un abcès allait s'y former. Ce symptôme, qui n'existe que pendant la marche, dure en tout environ une heure, après quoi il cesse pour ne plus se reproduire.

Vers les six heures : accès fébrile semblable à celui de la veille, mais beaucoup moins prononcé.

Cinquième jour. — Constipation ; accès du soir moins violent que celui de l'avant-veille, mais beaucoup plus que celui de la veille.

Huitième jour. — Douleurs de reins et de dos, en se levant le matin. Le soir, vers les cinq heures et demie : picotement à la langue ; prurit aux yeux ; frissons, une demi-heure plus tard, avec chaleur au visage ; mains pâles, pieds et bout du nez froids.

Vingt-deuxième jour. — Léger frisson vers les neuf heures du soir.

Ainsi, l'accès fébrile du soir s'est reproduit (un jour plus fort, un jour plus faible) pendant plus de trois semaines consécutives, et pendant vingt jours au moins après la cessation du médicament. Diverses incommodités, telles que douleur contusive au coude ou d'abcès au talon, se sont également manifestées périodiquement chaque matin, vers les neuf heures, mais seulement pendant la première semaine. Enfin, à partir du second jour de l'expérience, l'appétit a sensiblement diminué, les garderobes ont été plus rares, et la céphalalgie, qui consistait le plus habituellement dans une pression au sommet de la tête, bien que très légère pendant la journée et assez forte seulement à l'instant du frisson, ne cessait pourtant jamais d'une manière absolue ; peut-être restait-il aussi constamment un peu de bouffissure du visage.

TROISIÈME OBSERVATION. — Mademoiselle Marie C..., dix-sept ans ; lymphatico-nerveuse ; peau blanche et fine, cheveux cendrés ; visage pâle ; formes arron-dies ; de petite taille ; développement considérable du cou et de toute la tête ; extatique ; excessivement impressionnable à l'action de tous les médicaments ; actuellement atteinte d'une névrose du cœur, contre laquelle le cédron (une seule cuillerée d'un verre d'eau dans lequel on en a fait dissoudre 4 globules de la sixième dilution) est administré à titre d'agent curatif; médication intempestive qui ne produit aucun bien, et donne lieu aux symptômes suivants :

Premier jour. — Vers les six heures du soir (la cuillerée de potion a été prise à neuf heures du matin) : frissons, bientôt suivis de céphalalgie frontale, gravative, s'irradiant aux deux régions pariétales, avec rougeur des yeux, prurit aux faces internes et externes des paupières; froid glacial des mains et du *bout du nez*, au milieu même de la réaction fébrile (le pouls est à 80), tandis que le reste du visage est rouge et brûlant; enfin, trouble de la vue; dilatation de la pupille; coloration en rouge des objets; bouche sèche, avec salive épaisse, visqueuse; constriction à la gorge, qui permet à peine d'avaler la salive; anxiété; agitation; malaise général.

Nuit agitée; absence de sommeil, avec affluence d'idées confuses jusqu'à cinq heures du matin (la malade avait toujours eu jusqu'alors de bonnes nuits).

Deuxième jour. — Aucuns symptômes autres que ceux de la maladie préexistante à noter, jusqu'à cinq heures et demie de l'après-midi, heure à laquelle se manifeste un accès parfaitement semblable à celui de la veille, et qui se serait très probablement reproduit le lendemain, et peut-être même les jours suivants, si une petite dose de lachésis n'en eût prévenu le retour.

Réflexions. — Les quelques expériences qui viennent d'être rapportées nous offrent-elles la caractéristique générale du cédron? C'est ce que je ne saurais dire. Toujours est-il qu'elles ont suffi pour me suggérer quelques heureuses applications de ce médicament. C'est ainsi qu'elles ne me laissèrent aucun doute sur son opportunité dans certaines fièvres d'accès, avec prédominance des symptômes cérébraux, et ayant leurs paroxysmes vers les cinq ou six heures de l'après-midi. D'autre part, j'induisis de la latitude et des conditions climatériques propres au pays qui produit le cédron, que ce dernier devait surtout convenir aux habitants des contrées chaudes et humides, où règnent endémiquement certaines fièvres pernicieuses plus ou moins semblables à celles qu'on observe à Panama, et c'est en effet là ce que l'expérience a pleinement justifié.

Au commencement de l'été de 1851, un de mes amis, M. Demler, professeur à l'école d'état-major, se rendant pour affaires à la

Martinique, où il devait séjourner plusieurs mois, je le munis, pour son usage, d'un petit flacon de teinture alcoolique de cédron, à la sixième dilution, en lui indiquant la manière dont il devrait, dans l'occasion, en faire usage. Or, si M. Demler n'eut heureusement pas à recourir personnellement à mon *fébrifuge*, il ne laissa pas que de l'utiliser pour d'autres personnes, jusqu'à la dernière goutte. Mon petit flacon, sorti de la pharmacie Catellan, mais dépouillé de son étiquette, qui l'eût certainement fait conspuer des allopathes de la Martinique, courut toute la colonie sous le titre honteux de *remède secret*, qui, suivant l'habitude, lui ouvrit toutes les portes, et opéra de telles merveilles, d'abord chez plusieurs enfants, puis chez des adultes, qu'un médecin de Saint-Pierre adressa sur ce sujet, à la *Gazette médicale* de Paris, une note dans laquelle on me fit l'honneur de me nommer, mais en altérant étrangement l'orthographe de mon nom (1). Enfin j'ai appris depuis que plusieurs médecins valaques, auxquels j'avais fait passer, par l'obligeante entremise d'un de mes malades, M. de Calinesko, quelques doses de cédron dynamisé, avaient eu l'occasion de les employer avec le plus grand succès dans des fièvres intermittentes accompagnées, lors des accès, d'accidents cérébraux, fièvres qu'on m'a dit être très fréquentes et très opiniâtres dans toute la Valachie, mais principalement dans les environs de Bucharest, où elles se montrent surtout pendant les chaleurs.

La belladone et le lachésis sont presque également, ainsi que me l'a prouvé l'expérience, les antidotes du cédron.

Datura stramonium. *Stramoine, Pomme épineuse, endormie,* vulgairement *Herbe aux sorciers* (en raison de l'usage qu'en faisaient, dans leurs réunions, ces pauvres imbéciles, pour se procurer des visions fantastiques qu'ils tenaient ensuite fermement pour des réalités). — Espèce indigène du genre *Datura*, de la famille des Solanées, de la pentandrie monogynie. — La stramoine, que quelques botanistes croient être originaire de l'Amérique septentrionale, est aujourd'hui commune dans la plupart des contrées

(1) Je ne saurais même affirmer aujourd'hui que ce soit plutôt dans la *Gazette médicale* que dans la *Gazette des hôpitaux* qu'ait été imprimée cette note, ayant égaré le numéro du journal qui la contenait. Tout ce dont je me souviens, c'est que l'auteur de ce petit rapport, tout en l'honneur des vertus *fébrifuges* du cédron, m'y nommait très innocemment, je n'en doute pas, M. le docteur *Peste*.

de l'Europe, où elle croît dans les terres sablonneuses, au bord des
chemins, près des villages, etc. C'est une plante annuelle, herbacée, qu'on reconnaît aux caractères suivants : Tige rameuse, dont
la hauteur varie de 1 à 5 pieds. Feuilles ovales, grandes, sinuées
et pétiolées. Fleurs blanches ou violettes, très grandes, apparaissant aux mois de juillet et d'août ; calice tubuleux, renflé, penta-
gonal, à cinq divisions ; corolle infundibuliforme, à tube très long,
et présentant cinq angles, trois plis et cinq pointes ; stigmate en
fer à cheval. Capsule ovoïde, de la grosseur d'un œuf de poule,
hérissée de piquants, contenant des graines brunâtres, réniformes,
à surface inégale. Toutes les parties égales de ce végétal exhalent
une odeur vireuse et nauséabonde, et sont d'une saveur amère et
âcre, qui se perdent en grande partie par la dessiccation. Toutes
également (mais surtout les semences) sont douées de propriétés
délétères. A en juger par les observations d'empoisonnements causés par le *Stramonium*, qu'on trouve dans les auteurs (1), les signes
généraux de ces sortes d'intoxication ne différeraient que très peu
de ceux auxquels peut donner lieu la belladone. On a remarqué,
toutefois, que la première de ces deux plantes semblait agir sur le
cerveau plus violemment encore que ne le faisait la dernière, et
déterminait un délire plus furieux (2), ce que paraissent en effet
confirmer les relations d'empoisonnements dont il vient d'être
question.

Applications empiriques. — Les maladies contre lesquelles la
pomme épineuse a été employée avec le plus de succès sont :
l'*aliénation mentale*, l'*épilepsie*, l'*asthme*, les *névralgies*. Ce qui est
digne de remarque, c'est que Stoerk, à qui l'on doit l'introduction
de cette substance dans la thérapeutique, fut, ainsi qu'il le déclare (3), déterminé à l'essayer dans les aliénations mentales, par
cette raison qui, de son temps, devait sembler pour le moins très
étrange, qu'un des effets physiologiques de la stramoine consiste
précisément dans un désordre notable et plus ou moins persistant
des facultés mentales. Stoerk avait donc entrevu la grande loi des

---

(1) Voy. *Ephemer. natur. curios.*, déc., t. III, ann. III, p. 302. — *Annales de
littérature médicale étrangère*, par J.-F. Kluyckens, t. I, p. 384. — *Essays
and observations physical and litterary*, vol. II, p. 272. — *Journ. univ. des
sciences médic.*, t. XLVI, p. 227, etc.

(2) Orfila, *Toxicologie*, t. II, p. 299.

(3) Voy. *Libellus qua demonstratur stramonium*, etc.

semblables. Au surplus, les aliénations mentales contre lesquelles cet écrivain, et après lui Schemalz, Razoux, Reef, Wedenberg, Meza (1), Maret (2), Bergius (3), Greding (4), Schneider (5), Bernard (6), etc., etc., ont vu surtout l'emploi de la stramoine couronné de succès, étaient, pour la plupart, des *manies*, dont quelques unes chez les femmes récemment accouchées; puis, en moins grand nombre, des *mélancolies* et des *démences* compliquées ou non de divers symptômes d'autres maladies cérébrales.

D'après MM. Mérat et Delens, les professeurs Elletore et Brera de Pavie, auraient communiqué à Harles des faits en faveur de l'usage du *Stramonium* dans l'*hydrophobie* (7).

Applications homœopathiques. — « Durant son action primitive, dit Hahnemann, le *Datura stramonium* ne provoque aucune douleur proprement dite ; car on ne peut donner ce nom aux sensations très désagréables qu'il détermine chez la personne qui l'expérimente sur elle-même. Des sensations ayant le véritable caractère de douleur ne se manifestent que pendant l'état consécutif, par la réaction de l'organisme, qui, à l'influence stupéfiante de la pomme épineuse, oppose une exaltation morbide de la sensibilité proportionnée à la dose de cette dernière. L'effet primitif de la pomme épineuse est aussi d'accroître la mobilité des muscles soumis à la volonté, et de supprimer toutes les sécrétions et les excrétions, état dont le contraire survient pendant l'effet secondaire, c'est-à-dire qui se trouve alors remplacé par la paralysie des muscles et la surabondance des sécrétions et des excrétions. Par la même raison, quand on la fait prendre à dose convenable, elle calme quelques mouvements musculaires spasmodiques, et rétablit les évacuations supprimées, dans plusieurs cas où prédomine l'absence de toute douleur (8). » D'où Hahnemann conclut que la pomme épineuse ne pouvant guérir homœopathiquement que les états morbides

---

(1) Murray, *App. med.*, t. I, p. 456.

(2) *Gazette de santé* de 1779, p. 143.

(3) *Materia med.*, t. I, p. 125.

(4) *Adversaria medico-practica*, t. I, p. 259.

(5) Voy. Guislain, *Traité de l'aliénation*, t. I, p. 360.

(6) *Bulletin des sciences médicales*, t. II, p. 340.

(7) *Dict. univ. de mat. méd.*, t. II, p. 596. — Voyez, pour la pathogénésie de la stramoine, la *Matière médicale pure* de Hahnemann, t. III, p. 285.

(8) *Mat. méd.*, t. III, p. 283.

correspondant à ses effets primitifs, ne saurait convenir ni dans les paralysies complètes, ni dans les diarrhées invétérées, ni enfin dans les cas où de violentes douleurs constituent en grande partie la maladie.

Peut-être ne faudrait-il pas prendre ces indications dans un sens trop absolu, car il en est du *Stramonium* comme de tous les autres médicaments : il suffit souvent que la maladie ait présenté à son début l'ensemble de leurs symptômes primitifs, pour que, bien que ces symptômes aient cessé d'exister, et soient même remplacés par des phénomènes opposés, ils soient cependant encore susceptibles de la guérir. Il ne faudrait donc pas toujours regarder l'existence de symptômes opposés aux symptômes primitifs de *Stramonium*, de la diarrhée par exemple, comme une contre-indication formelle à l'emploi de ce médicament.

Tout le monde sait, d'ailleurs, que l'absence de douleurs proprement dites, coexistant avec une mobilité exagérée des muscles soumis à la volonté, constitue un état très fréquemment observé chez les maniaques, les déments et les autres espèces d'aliénés. Aussi « quelle efficacité curative, à nulle autre comparable, nous dit Hahnemann, n'a pas l'application homœopathique de la pomme épineuse dans les maladies mentales caractérisées par des désordres moraux analogues à ceux qu'elle produit! » Or, ces maladies sont surtout la nymphomanie des femmes en couches, et plus encore certaines monomanies religieuses, avec scrupules de conscience exagérés et ridicules, idée fixe qu'on a commis quelque péché irrémissible (dont on cherche pourtant en vain à se souvenir), qu'on est possédé du démon, etc.; enfin les hallucinations.

Au surplus, les maladies dans lesquelles les homœopathes ont employé le *Stramonium* sont nominalement les mêmes, pour la plupart, que celles contre lesquelles ils ont coutume de recourir à la belladone (1). Ajoutons que l'emploi successif, dans une même maladie, de ces deux médicaments dont la caractéristique spéciale

---

(1) Je ne sache pas pourtant que le *Stramonium* ait été employé dans la scarlatine; mais il est évident, d'après ses symptômes purs, qu'il correspond au moins à certaines nuances de cette maladie. Les médecins allopathes eux-mêmes ont constaté, parmi ses effets toxiques, *des taches rouges lisses, analogues à celles de la scarlatine.* — Voyez, à cet égard, le *Traité de thérapeut.* de MM. Trousseau et Pidoux, le *Dict. de mat. méd.* de Mérat et Delens, etc.

n'est pas toujours bien facile à saisir, est un fait très fréquent dans la pratique.

Les acides végétaux, le tabac, et surtout le camphre, sont les principaux antidotes de la pomme épineuse.

Opium. — Suc concrété de plusieurs espèces de plantes du genre *Papaver*, dont on a fait le type de la famille des Papavéracées, principalement des *P. somniferum album*, pavot blanc, *P. somniferum nigrum*, pavot noir ou à fleurs pourpres, enfin *P. orientale*, pavot d'Orient. Toutes ces plantes, que l'on croit originaires de l'Asie, sont aujourd'hui naturalisées dans presque toutes les contrées de l'Europe. On les cultive même en grand depuis quelques années, dans le midi de la France, non plus seulement comme autrefois pour extraire l'huile de leurs graines, mais pour en retirer un opium indigène, qui a cours aujourd'hui dans le commerce de la droguerie, et qui paraît jouir, en effet, de toutes les propriétés médicinales de l'opium du Levant (1). Celui-ci, qui est depuis des siècles, à Smyrne, à Constantinople et en Egypte, l'objet d'une industrie aussi lucrative pour ceux qui l'exercent que funeste aux malheureux qui en consomment les produits, nous est expédié en masses de 4 à 500 grammes et de formes diverses, suivant le lieu spécial de leur provenance. Il est brun, noirâtre ou rougeâtre, à cassure luisante lorsqu'il est pur, d'une odeur vireuse, d'une saveur amère et nauséabonde. Il se dissout aisément dans l'eau et dans l'alcool, et brûle si aisément au feu, en laissant échapper une fumée blanche et très épaisse, qu'on peut le fumer comme du tabac, ce que font en effet les Turcs.

Presque tous les peuples de l'Orient font, comme on le sait, un usage journalier de l'opium, qui leur tient lieu, en quelque sorte, des boissons alcooliques que le Coran leur interdit. C'est pour eux un excitant agréable, qui leur procure des sensations et des rêves

(1) Voyez, dans le *Bulletin de l'Académie impér. de médecine*, t. XVII, p. 278 et 450, le rapport de M. Bouchardat sur un travail de M. Aubergier, ayant pour titre : *Mémoire relatif à la préparation de l'opium indigène.* — On regrette, en lisant ce mémoire, qu'un homme du mérite de M. Aubergier n'ait pas fait de son temps, de ses capitaux et de son intelligence, un emploi meilleur que celui de naturaliser dans notre pays une industrie que les progrès incessants de l'homœopathie doivent rendre prochainement aussi stérile au point de vue scientifique que désastreuse au point de vue commercial.

voluptueux, les exalte momentanément, leur donne au besoin du courage, même celui de braver la mort, mais qui parfois aussi les enivre au point de les rendre furieux, de les pousser à des meurtres, etc. Cette exaltation factice n'est d'ailleurs, ainsi que l'ivresse du vin, que de courte durée. Ceux qui ont eu l'imprudence de s'y abandonner ne tardent point à subir les tristes effets de la réaction qui la suit. Ils sont alors affaissés, frileux, blêmes, bouffis, tremblants, sans courage, faibles, stupides. La vie leur serait insupportable ou tout au moins très pénible, jusqu'à ce que la santé chez eux ait repris son équilibre, s'ils ne se hâtaient de retourner à la taverne pour rendre quelque animation à leurs sens émoussés, à leur imagination presque éteinte, en prenant derechef leur nombre accoutumé de pilules d'opium.

L'idée généralement accréditée, et fondée peut-être, que cette substance prise à haute dose est susceptible de causer la mort sans douleur, en a fait depuis longtemps l'agent de la plupart des suicides. Voici, dans ce cas, les phénomènes qui précèdent la mort : Peu après l'ingestion du poison dans l'estomac, surviennent des nausées, des envies de vomir, mais rarement des vomissements. L'individu tombe dans un état d'affaissement, de somnolence, et quelquefois même d'assoupissement si profond, que c'est en vain qu'on l'appelle et qu'on le stimule : il paraît insensible à tout excitant. Il est étendu, immobile, prostré, la figure pâle, la peau froide, l'expression de la physionomie calme. Le coma est-il moins prononcé, le malade a le regard fixe, les pupilles plus souvent contractées que dilatées (symptôme opposé à celui que produisent les doses toxiques de belladone) et insensibles à la lumière. Si on lui adresse la parole, il ne répond pas ou ne répond qu'après avoir été fortement stimulé : ordinairement ses réponses sont justes. Le pouls est développé, dur, fréquent, ou petit, serré, et dans ce cas plus fréquent encore. Quelques légers tremblements des membres ont lieu de temps en temps ; d'autres fois, mais bien plus rarement, ce sont des convulsions générales, ou des accès de tétanos, se succédant à intervalles de plus en plus courts, à mesure que la mort approche, avec gonflement de la face et du cou, yeux fixes, proéminents, écume à la bouche, oscillations de la langue, tension et dureté de l'abdomen, teinte bleuâtre, momentanée de la peau, comme dans l'épilepsie. Enfin, le pouls s'affaiblit ; la respiration, haute, pénible, entrecoupée de longs soupirs, se ralentit de plus en plus ; une matière visqueuse s'échappe de la bouche et des narines; le froid du corps devient cadavéreux et le malade expire. L'ipécacuanha, le camphre, et surtout le café fort, à doses répétées coup sur coup et donné en lavements si la déglutition est impossible, enfin les frictions sur le corps et au besoin un bain chaud, tels sont les meilleurs moyens à mettre en œuvre contre ces sortes d'empoisonnements qui ne sont d'ailleurs qu'assez rarement mortels, si l'art obvient à temps.

Applications empiriques. — « Il n'est pas de médicaments, disent MM. Trousseau et Pidoux, dont on ait mieux constaté les effets que ceux de l'opium (1). » C'est-à-dire qu'en dépit des faits les plus fréquents et les plus désastreux, les allopathes s'accordent sur ce point, que l'opium calme la douleur et procure du sommeil. Or, c'est en se fondant sur ce double principe, d'une fausseté monstrueuse, que les médecins de l'école classique ont fait pendant des siècles et font encore aujourd'hui de l'opium un abus si révoltant que l'histoire de ce médicament est, à elle seule, la condamnation et la honte de l'ancienne thérapeutique. Comme la douleur et l'insomnie sont des manifestations communes à l'immense majorité des maladies, il n'y en a presque point contre lesquelles on n'ait préconisé l'opium, à l'exception toutefois de celles précisément que caractérisent l'obtusion de la sensibilité et un sommeil comateux, dans lesquelles cette substance se fût montrée héroïque. La *démence*, l'*épilepsie*, le *tétanos*, la *chorée*, le *delirium tremens*, quelques autres *névroses*, les *névralgies*, l'*asthme*, la *diarrhée aiguë*, la *dyssenterie*, les *hémorrhagies utérines* (2), sont d'ailleurs les états pathologiques dans lesquels les vrais observateurs (car il y en eut dans tous les temps) ont reconnu que l'opium était quelquefois réellement efficace, parce que, en effet, suivant moi, il pouvait se faire que dans ces différents cas, il se trouvât fortuitement homœopathique. Mais quand on voit, et cela de nos jours encore, dans les salles de la Pitié, de la Charité et de plusieurs autres hôpitaux de Paris, de malheureux phthisiques gorgés d'opium dans le but insensé de leur procurer du sommeil (3), le bon sens et la conscience se révoltent en face de ces énormités; le cœur soulevé de dégoût, on se sent prêt à demander hautement

(1) *Traité de thérapeutique*, t. II, p. 24.
(2) Voy. Murray, *App. med.*, t. II, p. 215.
(3) Voy. *Bulletin de l'Acad. de méd.*, t. XVIII, p. 290.

l'interdiction des prétendus médecins qui les commettent officiellement. En résumé, il n'existe peut-être dans toute l'ancienne littérature médicale qu'un seul écrit sur l'opium qui soit digne d'être lu : c'est un opuscule du célèbre Stahl (1), dans lequel ce grand médecin, s'il ne reconnaît pas tous les avantages qu'une main sage et habile pouvait retirer de l'emploi d'une substance dont il s'était trop explicitement déclaré l'adversaire, signale au moins les conséquences aussi funestes que jusqu'alors inaperçues du prodigieux abus qui s'en faisait autour de lui (2).

Applications homœopathiques. — Hahnemann considère l'opium comme celui de tous les médicaments dont les effets physiologiques sont le plus difficiles à apprécier; mais il est à croire que ce jugement tient beaucoup à la manière dont il a expérimenté cet agent.

« Le résultat primitif des doses faibles et modérées, dit-il, pendant l'action desquelles l'organisme se laisse affecter d'une manière en quelque sorte passive par le médicament, paraît être d'exalter pour un court espace de temps l'irritabilité et l'activité des muscles soumis à la volonté, mais aussi de diminuer pour un temps plus long celles des muscles qui n'obéissent point à la volonté, d'exalter l'imagination et le courage, mais aussi d'émousser et de stupéfier les sens extérieurs, le sentiment général et la conscience de soi-même. Pendant l'effet consécutif, l'organisme, par sa réaction active, produit un état absolument inverse : défaut d'excitabilité et d'activité des muscles volontaires, absence d'idées, émoussement de l'imagination, avec poltronnerie et hypersthénie du sentiment général (3). »

Ces considérations, qui ne sont que la reproduction presque littérale de celles que Hahnemann a présentées touchant l'action générale de la pomme épineuse, mettent en relief quelques uns des points d'analogie qui existent entre cette dernière et la substance qui nous occupe actuellement, de même que les principales différences qui existent entre l'action générale de ces deux médicaments et la belladone. Mais en circonscrivant à l'absence de toute dou-

---

(1) *Dissert. de impostura opii.* Halæ, 1707, in-4°.

(2) Voyez, pour la pathogénésie de l'opium, la *Matière médicale pure* de Hahnemann, t. III, p. 198. — On verra bientôt pourquoi je n'accorde que très peu d'importance à cette pathogénésie.

(3) *Loc. cit.*, p. 190.

leur jointe aux quelques phénomènes qui viennent d'être signalés d'après lui, la sphère des symptômes primitifs de l'opium, Hahnemann me paraît atténuer outre mesure la valeur médicinale de cet agent héroïque. N'oublions point, en effet, que le fondateur de l'homœopathie considère exclusivement les symptômes primitifs des médicaments comme étant ceux à l'aide desquels doit être déterminée leur homœopathicité dans les maladies de l'homme. Il nous est donc permis de nous demander dans quel but Hahnemann s'est donné la peine de grossir sa pathogénésie de l'opium d'une assez longue liste de symptômes qui n'étaient à ses yeux que des phénomènes secondaires, autrement dit, suivant son expression, que de pures et simples réactions de l'organisme, dont nous n'avions que faire, et je dirai plus, qui n'étaient propres qu'à nous induire en erreur. Car enfin, de deux choses l'une : ou les symptômes dans lesquels Hahnemann ne croit voir que de simples phénomènes de réaction organique appartiennent bien réellement en propre à l'opium, et dans ce cas le nombre des maladies dans lesquelles ce dernier se trouverait homœopathique devient immédiatement assez considérable ; ou les symptômes propres à l'opium se réduisent réellement au petit nombre de ceux que mentionne Hahnemann, qui, opinant dans le sens de cette dernière hypothèse, déclare nettement que peu d'états pathologiques naturels offrant l'image de ces symptômes, l'opium ne saurait être que *rarement* utile dans nos maladies (1). Eh bien ! je crois sincèrement qu'ici Hahnemann est tombé dans une grave erreur. Les maladies auxquelles peut correspondre l'opium sont indubitablement beaucoup plus nombreuses qu'il ne paraît l'avoir pensé. Elles comprennent toutes celles qui, présentant pendant un laps de temps plus ou moins court, et quelquefois même insaisissable, l'image des symptômes primitifs de l'opium, affectent en se développant l'image des symptômes beaucoup plus nombreux que Hahnemann tient, à tort ou à raison, pour des effets secondaires de ce médicament et pour ainsi dire indépendants de sa virtualité.

En définitive, il en est certainement de l'opium comme du café, comme du chanvre (*Cannabis indica*), dont nous parlerons bientôt), etc., etc., qui eux, aussi bien que lui, n'ont guère que des effets primitifs plus ou moins agréables, ou si l'on veut, négatifs,

(1) *Mat. méd.*, t. III, p. 197.

ce qui ne les empêche pas de guérir *homœopathiquement* des affections très douloureuses, ainsi que le démontre surabondamment l'expérience de tous les jours.

Mais l'opinion bien positivement erronée (une masse imposante de faits cliniques me le démontre) qu'a émise Hahnemann touchant l'action physiologique, et, partant, thérapeutique de l'opium, ne tiendrait-elle pas tout simplement à ce que ce grand observateur ne l'a expérimenté qu'à doses massives et non en dilutions? Demandez aux buveurs de café et aux mangeurs de haschisch, s'ils se doutent seulement des phénomènes pénibles et douloureux que développent parfois si instantanément ces deux substances dynamisées, que nous n'hésitons point (et Hahnemann avec nous) à ranger ces phénomènes au nombre de ceux qui leur appartiennent en propre (1). Or, qu'on expérimente l'opium dynamisé, et l'on verra, comme j'en ai fait l'expérience, et contrairement à cette assertion de Hahnemann, que de tous les médicaments l'opium est le seul qui ne provoque en propre aucune douleur, apparaître incontinent, et comme autant d'effets primitifs, cette série de phénomènes pénibles, quelques-uns même horriblement douloureux dans lesquels Hahnemann n'avait cru voir que des réactions de l'organisme. Et la meilleure preuve de ce que j'avance, c'est que l'opium s'est montré salutaire et parfois d'une admirable efficacité contre les états pathologiques suivants (2) :

Stupeur; évanouissement; céphalalgie; délire; tremblement de tout le corps, vomissement, diarrhée, subits, avec froid général ou chaleur mordicante à la peau, suppression instantanée des règles, etc, à la suite d'une violente impression de peur ou de dégoût; fièvres aiguës, avec sommeil comateux, jour et nuit, ronflement la bouche entr'ouverte; vulsion des membres et chaleur brûlante du corps, qui est en sueur; céphalalgie gravative et pressive de dehors en dedans, comme si la tête était fortement comprimée par un lien, au niveau des bosses frontales, en avant et

---

(1) Une tristesse anxieuse, de l'irritabilité, des accès de larmes sans motifs, des douleurs névralgiques aiguës, etc., ne sont-ils pas des symptômes qui, de l'aveu même de Hahnemann, indiquent le mieux l'emploi du café, dont l'*effet primitif* nous offre pourtant des phénomènes tout opposés ?

(2) Plusieurs des observations qui suivent me sont, à la vérité, exclusivement personnelles ; mais j'en certifie sur l'honneur la véracité.

immédiatement au-dessus de l'insertion des oreilles, sur les côtés, avec somnolence continuelle, pouls plein, sans fréquence, visage un peu pâle, légère chaleur à la peau, fonctions digestives à peu près normales, datant déjà de plusieurs semaines chez une dame de soixante ans, obèse, à peau blanche, marquée d'éphélides. —Céphalalgie chronique (datant de plus de six années), pressive, mêlée d'élancements sourds presque continuels, mais devenant intolérable, soit lorsque le malade se trouvait pendant un certain temps dans un appartement chaud ou dans une réunion nombreuse, soit lorsqu'il essayait de se livrer à un travail d'esprit quelconque, occupant surtout le front, avec légère rougeur habituelle de la peau de cette partie, aspect maladif et comme sénile du visage, amaigrissement de tout le corps; alourdissement sans véritable envie de dormir, excessive tristesse, pouls lent et régulier, sommeil à peu près naturel pendant la nuit, mais longues insomnies vers le matin, fonctions digestives normales, chez un jeune homme de vingt-six ans, à qui au premier aspect on en eût donné quarante au moins (avec le concours de *Coff.* et de *Silic.*). Il y avait eu dans le principe, pendant plusieurs mois, de la constipation et une somnolence continuelle.—Fièvre intermittente, chez une dame de dix-huit ans, mère depuis deux ans, de petite taille, pâle, avec des yeux bruns et des cheveux cendrés, médiocrement impressionable, mais douée d'une prodigieuse activité d'esprit et d'une grande énergie de caractère, enfin chlorotique. Cette maladie, qu'on attribuait à quelques mois de séjour dans un pays humide, durait depuis près d'une année et présentait les symptômes suivants : tous les jours, à *midi précis*, survenait une syncope de quelques minutes, suivie d'une céphalalgie terrible à laquelle succédaient une fièvre violente et des sueurs qui se prolongeaient jusque vers les quatre heures après minuit et ne cessaient complétement qu'après le soleil levé. Lorsque (ce qui était assez rare) la syncope manquait, elle était remplacée par un court accès de vomissements, et en même temps de diarrhée, phénomènes auxquels succédaient également la céphalalgie (qui durait une heure et allait ensuite en s'atténuant jusqu'au soir), le mouvement fébrile et les sueurs pendant la nuit. Les règles étaient d'ailleurs supprimées, les palpitations si fréquentes et si violentes au moindre mouvement, qu'il fallait les plus grandes précautions pour transporter la malade de sa chambre à l'entrée de son jardin où elle aimait à respirer l'air. Enfin, les membres inférieurs, jusques et y compris le bassin, étaient le siége d'un œdème très considérable (résultat peut-être des doses énormes de fer, de quinquina et de sulfate de quinine, dont on avait inutilement gorgé la malade). L'accès manqua dès le second jour de l'administration de l'opium, et la guérison totale eut lieu en moins d'un mois. — Accès de convulsions, précédés d'une période de stupeur ou de coma. — Épilepsie chronique, principalement lorsque les accès sont suivis d'un sommeil prolongé. — Tétanos. — Insomnie chronique, la maladie ayant débuté par une période plus ou moins longue d'un état contraire. — Insomnie avec avec pleurs continuels chez un enfant de trois mois, délicat mais sanguin et assez bien portant du reste, non constipé, et présentant cet état presque depuis le jour de sa naissance. — Névralgie, horriblement douloureuse, intermittente, à longues périodes (de huit jours à un mois), occupant tantôt l'une, tantôt l'autre des régions temporales, avec tendance à la constipation durant l'intervalle des accès, lesquels étaient habituellement annoncés (la veille ou l'avant-veille) par un mouvement des intestins, comme si tous les organes de l'abdomen fussent tombés dans le bassin, et par plusieurs selles molles, énormes et rendues coup sur coup (l'opium ne guérit point, mais produisit une amélioration notable). — Diarrhée subite (après une émotion morale ou un refroidissement), accompagnée de tranchées tellement aiguës que le malade poussait des cris perçants. — Inertie chronique des intestins. — Constipation alternant avec une diarrhée si douloureuse, qu'on aurait pu croire à des attaques de choléra. — Enfin, pertes utérines, ou plutôt : règles se prolongeant pendant quinze jours et plus, et séparées à peine par une semaine d'intervalle, avec tristesse anxieuse, insomnie, etc., chez une dame impressionnable, amaigrie, frileuse, mais non précisément hystérique.

Plumbum est, ainsi que l'a démontré l'expérience, l'antidote d'*Opium* dynamisé, et peut-être cette circonstance est-elle de nature à jeter quelque lumière sur l'action physiologique de ce dernier.

Arnica montana. — Voyez p. 65.

Clematis erecta ou **recta** des anciens botanistes. *Flammula Jovis* des officines, *Clématite.* — Plante vivace, sarmenteuse, qui croît dans les haies, sur les collines du midi de la France, de la

Suisse, etc., du genre *Clematis*, de la famille des Renonculacées, de la polyandrie polygynie. — Les feuilles fraîches, et même les fleurs de la clématite sont âcres, irritantes et susceptibles de produire, par un contact un peu prolongé, la rubéfaction de la peau et une éruption vésiculeuse à la surface de cette membrane; mais elles perdent en grande partie cette propriété par la dessiccation.

Applications empiriques. — Stoerk, qui employa dignement une grande partie de sa vie à chercher, mais malheureusement sans méthode, des remèdes aux maladies réputées incurables, essaya la clématite à peu près dans les mêmes cas pathologiques où il avait expérimenté déjà la ciguë, la pomme épineuse, l'aconit, etc. L'opuscule dans lequel il consigna le résultat de ses observations cliniques (au nombre de 24) parut en 1769 (1), et tend à prouver que l'extrait de clématite (préparé avec la plante sèche), pris intérieurement, peut être très salutaire dans certains cas de *céphalalgie chronique*, de *mélancolie*, de *syphilis secondaire* (*ulcères vénériens, bubons, douleurs ostéocopes*), de *tumeur fongueuse*, et même de *cancer ulcéré, aux lèvres et aux mamelles, d'excroissances fongueuses diverses à la face dorsale des mains;* enfin d'*exanthème humide chronique*, ainsi qu'il en rapporte un exemple (*cas* 13), mais en termes trop vagues, pour qu'il nous soit possible de spécifier la maladie dont il entend parler. Quoi qu'il en soit, la pathogénésie de la clématite, si incomplète qu'elle soit encore, suffit pour nous expliquer les avantages qu'il obtint de cette plante dans les différents cas où, sur la foi seule du hasard (ce qui ne laisse pas que d'être très surprenant), il s'avisa de la prescrire (2).

Applications homœopathiques. — La clématite est un médicament énergique, et que son action de longue durée semble surtout approprier au traitement de certaines maladies chroniques; mais elle est encore peu connue et assez rarement employée par les homœopathes. Cependant, indépendamment de plusieurs états morbides plus ou moins analogues à ceux dans lesquels la donnait Stoerk, les maladies qu'ils ont traités avec le plus de succès à l'aide de cette plante sont, conformément à sa pathogénésie, des

---

(1) *Libellus quo demonstratur herbam veteribus dictam flammulam Jovis posse tuto et magna cum utilitate*, etc. Vindobonæ, in-8°.

(2) Voyez, pour la pathogénésie de la clématite, les *Maladies chroniques* de Hahnemann, t. II, p. 101.

ophthalmies chroniques ; des odontalgies congestives, opiniâtres, et à paroxysmes nocturnes ; d'anciennes gonorrhées ; l'orchite chronique et quelques névroses.

Le camphre passe pour être l'antidote de ce médicament.

Ruta graveolens. *Rue odorante*. — Arbuste du genre *Ruta*, dont on a fait le type de la famille des Rutacées, de la décandrie monogynie, très commun dans le midi de la France. —La rue, dont les feuilles sont, comme celles de la clématite, irritantes et rubéfiantes, si on les manie un certain temps, jouissait autrefois d'une grande célébrité en médecine : c'était tout à la fois un excitant, un sédatif, un carminatif, un vermifuge, un antispasmodique, un antiaphrodisiaque, un emménagogue, et, qui plus est, un abortif ; enfin, d'après Murray, un antidote universel (1) : ce qui fait que, de nos jours encore, les dames romaines sont persuadées qu'elles peuvent conserver impunément dans leurs chambres les fleurs les plus odorantes, pourvu qu'elles y aient en même temps, pour neutraliser les émanations de celles-ci, un rameau de la plante qui nous occupe (2).

Applications empiriques. — L'épilepsie, l'*hystérie*, l'*hydrophobie* (3), la *faiblesse de la vue* (causée par des excès de lecture), l'*ozène*, les *hémorrhagies nasales*, les *ulcères fétides des gencives*, les *coliques flatulentes* (chez les femmes hystériques), l'*inertie des intestins*, etc., telles sont les principales maladies contre lesquelles on a tour à tour préconisé la rue odorante, qui, d'ailleurs, est aujourd'hui tombée dans un oubli presque absolu parmi les allopathes (4).

Applications homœopathiques. — La rue, dont la pathogénésie nous présente, à beaucoup d'égards, une image obscure des effets de la belladone, s'est en effet montrée salutaire dans des maladies où l'ensemble des symptômes avait pu d'abord faire songer à celle-là. C'est ainsi qu'on a vu certaines ophthalmies, ou mieux

(1) *App. med.*, t. III, p. 115. — Hélie, *De l'action vénéneuse de la rue et de son influence sur la grossesse*. (Annales d'hygiène, 1838, t. XX, p. 180.)

(2) Mérat et Delens, *Dictionn. de mat. méd.*, t. VI, p. 141.

(3) *Bull. des sc. méd.* de Férussac, t. XIII, p. 356. — Les Russes, principalement, croient à cette efficacité de la rue contre l'hydrophobie. Quelques faits curieux, mais non concluants, m'ont été transmis à cet égard.

(4) Voyez, pour la pathogénésie de la rue, la *Matière médicale pure* de Hahnemann, t. III, p. 523.

encore l'amblyopie amaurotique, avec légère injection des vaisseaux de la sclérotique, papillotage, etc., consécutive à la fatigue
des yeux, par suite de travaux fins ou de lecture à la lumière artificielle, céder rapidement à l'usage de *Ruta*. Ce médicament a
encore rendu quelques services dans des névralgies intermittentes,
partant des yeux, se ramifiant aux régions sus-orbitaires et pariétales, en suivant le trajet des rameaux nerveux, où les malades
éprouvaient des douleurs sécantes ou dilacérantes des plus aiguës.
Je m'en suis personnellement servi avec avantage dans un cas de
cette espèce, après *Arnica*. Enfin, c'est souvent encore lorsque ce
dernier a épuisé son effet, que *Ruta* peut être utile contre des
douleurs consécutives à d'anciennes lésions traumatiques, et affectant une forme périodique.

Le camphre est l'antidote de la rue dynamisée.

Tabacum. *Tabac.* —Médicament énergique, dont les symptômes
primitifs présentent d'incontestables rapports avec ceux de la belladone, et que les allopathes ont essayé, avec plus ou moins de
succès, dans la plupart des maladies nominales contre lesquelles
celle-ci s'est montrée si souvent efficace (1). Mais bien que
MM. Hartlaub et Trinks aient publié une pathogénésie du tabac,
dont on peut lire le résumé dans le *Manuel* de M. Jahr, les homœopathes ne se sont que très rarement jusqu'ici servis de ce médicament. Quelques expériences personnelles m'ont pourtant déterminé
à le prescrire deux ou trois fois, et intercurremment, dans des névroses, mais, je dois l'avouer, sans aucun profit pour les malades;
ce qui sans doute ne saurait prouver autre chose que son inopportunité dans les cas dont il s'agissait. En revanche, il est une application curieuse du tabac, et dont j'ai obtenu quatre ou cinq fois
au moins les résultats les plus tranchés. Je veux parler de l'usage
de ce médicament dans le *lentigo*. Mais il faut alors le continuer,
avec des interruptions convenables, et à doses faibles et variées,
pendant plusieurs semaines, et même pendant des mois entiers.
J'ai vu, entre autres, une fille de la campagne, dont les mains et
le visage étaient couverts d'éphélides, et dont plus des trois quarts

(1) Voyez, dans le *Dictionn. de mat. méd.* de MM. Méral et Delens, l'article
Nicotiana, où se trouvent assez heureusement résumés la plupart des faits relatifs
à l'usage médicinal du tabac.

s'éteignirent sans retour sous l'influence de *Tab*, bien que ce fût en été, c'est-à-dire pendant la saison où ces taches sont toujours le plus apparentes.

Camph., *Coff.*, *Ipec.*, etc., seraient, d'après MM. Hartlaub et Trinks, les antidotes de *Tabac*.

Aurum metallicum. *Sol*, *Rex metallorum* des alchimistes, *Or métallique*. — « Les médecins modernes, dit Hahnemann, regardent l'or métallique comme totalement dépourvu de vertus curatives. Il ne pourrait pas, se disent-ils, se dissoudre dans notre suc gastrique. Telle est leur conjecture, et l'on sait que, dans tous les temps, les conceptions théoriques ont tenu lieu de convictions en médecine. Les anciens partageaient aussi cette manière de voir : Fabricius, par exemple, Monardes, Alston, Gmelin, Brassavola, F. Plater, Cardan, Duret, Camerarius, Conring, Lemery, A. Sala, Schrœter, etc. Tous ont tort : l'or possède de grandes vertus médicinales, que rien ne peut remplacer (1). » On verra tout à l'heure que, depuis l'époque où Hahnemann écrivait ces lignes, l'évidence des faits a contraint l'opinion des allopathes eux-mêmes à s'amender beaucoup, touchant la complète inertie qu'ils avaient jusqu'alors attribuée à l'or métallique.

Applications empiriques. — Les rares indications positives, touchant l'usage interne de l'or, soit en limaille, soit en feuilles minces, dans plusieurs maladies, sont tellement spécieuses, et je dirai même tellement rationnelles, qu'il m'est impossible de ne pas les rapporter à l'intuition des extatiques que les malades consultaient autrefois, par l'intermédiaire des prêtres, dans les temples d'Esculape. S'il est, par exemple, jusqu'à un certain point admissible que le hasard seul ait conduit Dioscoride et ses contemporains à considérer l'or, pris à l'intérieur, comme un des meilleurs moyens de combattre les effets toxiques de l'orpiment et du réalgar, c'est-à-dire la *maladie mercurielle* (2), on se demanderait assurément en vain comment Sérapion le jeune, Avicenne, Albucasis, Jean de Saint-Amand, Zacutus Lusitanus (3), etc., auraient pu découvrir, *à priori*, que l'or était, comme ils l'avancent et le prouvent par des faits, susceptible de déployer quelquefois une grande efficacité

(1) *Maladies chroniques*, t. I, p. 457.
(2) Dioscoride, *Mat. méd.*, lib. V, cap. 60.
(3) Hahnemann, *Maladies chroniques*, t. I, p. 458.

dans la *mélancolie*, les *affections atrabilaires* (ce qui revient probablement au même), l'*épilepsie*, la *chute des cheveux*, la *faiblesse de la vue*, la *fétidité de l'haleine*, les *palpitations de cœur* et la *difficulté de respirer;* maladies contre lesquelles il semble que la pathogénésie du médicament qui nous occupe était seule capable de déterminer les médecins à le prescrire. Au surplus, l'or et ses préparations n'ont presque jamais joué dans l'ancienne thérapeutique qu'un rôle obscur et secondaire, et très probablement que de nos jours il n'en serait plus question depuis longtemps parmi les allopathes, si quelques expériences, évidemment trop circonscrites dans leur objet, mais en même temps très concluantes. n'en eussent de nouveau popularisé l'usage. J'entends parler ici de l'emploi que, depuis vingt-cinq ou trente ans, ont fait du muriate d'or contre certaines *indurations des testicules ou de l'utérus*, des *douleurs ostéocopes* ou d'*anciennes affections cutanées*, considérées comme des *syphilides*, d'abord M. le docteur Chrestien de Montpellier, puis, à son exemple, MM. les professeurs Caizergues, Lallemand, etc. Ces divers praticiens se sont d'ailleurs assurés (et c'est là ce qui ne permet plus désormais aux allopathes de considérer l'or métallique comme une substance inerte) que la simple limaille d'or ne le cédait point en efficacité, au moins dans certains cas, aux chlorures de ce métal, jusqu'alors exclusivement employés (1).

Applications homœopathiques. — L'or, autant que j'en puis juger, d'après mon expérience personnelle, convient surtout aux adultes des deux sexes, à cheveux noirs, à teint basané, olivâtre, disposés à la constipation, tristes, sombres, concentrés, enclins à la misanthropie; ou aux sujets sanguins, avec les cheveux et les yeux noirs, d'humeur vive, inquiète, soucieuse, toujours prêts à se préoccuper et à s'alarmer de l'avenir, à l'instant même où il leur sourit le plus. Les cas où ce médicament s'est jusqu'ici montré le plus efficace sont ceux où existaient un ou plusieurs des symptômes suivants :

Mélancolie que rien ne peut distraire; hypochondrie; dégoût de la vie; propension au suicide; *afflux du sang vers la tête;* ozène; enchifrènement chronique; carie des os du nez et du palais; taches

---

(1) Voyez, à cet égard, une observation de M. Lallemand, publiée en 1827, *Nouvelle Bibliothèque médicale*, t. III, p. 414. — Voyez, pour la pathogénésie de l'or métallique, les *Maladies chroniques* de Hahnemann, *loc. cit.*

noires voltigeant devant les yeux ; odontalgie congestive, surtout la nuit et le matin, avec afflux du sang vers la tête ; taches rouges, sortes de plaques pruriantes, irrégulières, sur tout le visage ; haleine putride ; induration du pancréas et du foie ; constipation opiniâtre ; hernie inguinale ; induration ancienne de la prostate ou des testicules ; prolapsus et induration de l'utérus ; *afflux du sang vers la poitrine ;* accès d'évanouissement, avec bleuissement de la face ; accès de suffocation ; effets fâcheux de l'abus du mercure ; douleurs ostéocopes nocturnes ; accès de tremblement de tout le corps (sans frisson ni froid) chaque soir, en se mettant au lit ; tophus arthritiques.

Bellad., Camph., China et *Merc.*, sont, dit-on, les antidotes d'*Aurum.*

Camphora. *Camphre.* — Sorte de résinoïde ou d'huile essentielle concrète, qui paraît exister dans un grand nombre de végétaux de familles différentes, mais dans lesquels ce principe est toujours d'autant plus abondant, qu'ils ont crû dans un pays plus chaud. — Inconnue des Grecs et des Romains, mais connue des Arabes, qui la nommaient *Kaphur* ou *Kanphur*, dont on a fait *Camphora* et *Camphre*, cette substance, qui est aujourd'hui l'objet d'une branche d'industrie considérable, est blanche, demi-transparente, assez semblable à l'alun de roche avec lequel on la sophistique quelquefois ; plus légère que l'eau qu'elle surnage en tournoyant, jusqu'à ce qu'elle s'en soit entièrement imbibée ; d'une saveur d'abord fraîche, puis chaude, sans amertume, d'une odeur forte, *suî generis,* que tout le monde connaît ; peu soluble dans l'eau, mais très soluble dans l'alcool, l'éther, les huiles fixes et essentielles ; extrêmement volatile à toutes les températures ; enfin, susceptible de cristalliser en hexaèdres et en octaèdres aplatis et à pans inégaux. — Le camphre du commerce est fourni, comme on le sait, par le *Laurus camphora* ou *Laurier camphrier,* grand arbre de la famille des Laurinées, commun dans les régions montagneuses du Japon, de Java, de Sumatra, etc., où il atteint les proportions de notre grand chêne d'Europe. On l'extrait soit directement, en dépeçant le tronc de l'arbre au cœur duquel on le trouve en morceaux compactes (sorte de camphre très estimé, mais qui se consomme entièrement dans le pays et n'est jamais exportée), soit en distillant à vases clos, et suivant divers procédés qu'il serait ici hors de propos de décrire, les branches du même arbre.

Le camphre a été l'objet d'expériences nombreuses sur des animaux de différentes espèces. Supporté à plus fortes doses par les herbivores (des moutons), qu'il ne l'est par les carnassiers (des chiens et des chats), il a souvent produit à la même dose, et chez des animaux d'une même espèce, des effets très dissemblables entre eux, et qui plus est, en apparence opposés; ce qui tient à ce que, en raison des prédispositions individuelles, les effets secondaires de ce médicament succèdent plus ou moins vite à ses symptômes primitifs ou alternent même avec eux. Voilà donc pourquoi Menghini(1), Carminati (2), etc., ont vu le camphre déterminer chez des chiens tantôt une somnolence comateuse, et tantôt une sorte de fureur ayant toutes les apparences d'accès d'hydrophobie, tantôt la torpeur des membres, et tantôt les convulsions, etc. Cette alternance de phénomènes opposés a lieu aussi chez l'homme, ce qui rendra toujours très difficile, je le crains, la détermination exacte des phases successives de la maladie produite par le camphre.

Applications empiriques. — Ne tenant compte que des effets primitifs, toujours très éphémères du camphre, c'est-à-dire du froid local ou général, ainsi que du ralentissement de la circulation qu'il détermine momentanément, les rasoriens ont fait de ce médicament un de leurs *hyposthénisants cardiaco-vasculaires.* Pour les médecins des autres écoles allopathiques, le camphre est tour à tour, ou au besoin tout à la fois, un *sédatif* (bien que Hallé (3) le considère avec raison comme le *correctif* et l'antidote de l'opium, le *sédatif par excellence*), un *antiaphrodisiaque* (nonobstant les expériences de Scuderi (4), qui l'a vu provoquer l'éréthisme des organes sexuels et des pollutions nocturnes), un *résolutif*, un *béchique*, un *vermifuge*, un *antiseptique;* enfin, et par-dessus tout, ce qui d'un certain point de vue ne serait pas absolument injustifiable, un *antispasmodique.* Fréd. Hoffmann est un des auteurs qui a le plus contribué à le faire considérer comme tel. Il le recommande comme un des moyens les plus sûrs qui existent d'apaiser l'anxiété, et de procurer du calme et du sommeil dans les *fièvres*

---

(1) *Comment. Bonon.,* t. IV, p. 201.
(2) *De animalibus mephitibus interitu,* p. 192.
(3) *Mém. de la Soc. roy. de méd.,* 1783, p. 66.
(4) *Opuscoli della Soc. med. chir. di Bologna,* 1827. Gen., p. 85.

aiguës (1). Pouteau le préconise au même titre dans la *fièvre puerpé-*
rale (2). Murray, qui lui attribue la vertu de faire cesser la *stagnation*
des humeurs et les *spasmes*, *de ranimer les forces*, *de pousser à la trans-*
piration, *de prévenir la gangrène et de tuer les vers* (3), le conseille
surtout dans l'*ophthalmie*, l'*angine* et l'*érysipèle* (4). Collin cite
des cas de *rhumatisme* ou plutôt de *névralgie*, avec convulsions
partielles ou générales, ayant pour siége l'épine dorsale, le sacrum,
la cuisse ou le coude-pied, et dans lesquelles le camphre aurait
montré la plus grande efficacité (5). Mais c'est principalement dans
les névroses telles que l'*épilepsie*, l'*hypochondrie*, la *manie*, l'*hys-*
térie, l'*asthme* de Millar, etc. (6), que l'emploi du camphre a été
trouvé salutaire; ce qui ne laisse pas que d'étonner beaucoup les
écrivains allopathistes, attendu que chez les animaux, comme chez
l'homme, on a vu précisément cet agent thérapeutique, à fortes
doses, faire naître des symptômes analogues à ceux de ces maladies, ainsi qu'en fait foi l'histoire de l'empoisonnement volontaire
du docteur Alexandre, d'Édimbourg, qui faillit périr des suites de
son expérience (7); attendu, enfin, qu'on a vu positivement le
camphre déterminer au moins une ou deux fois, chez des sujets
sains, de véritables accès d'épilepsie (8).

Au surplus, de toutes les propriétés médicinales du camphre,
la plus importante peut-être est la vertu prophylactique dont
il paraît jouir à l'égard d'un assez grand nombre de maladies
épidémiques, telles que la *scarlatine* (9), la *rougeole* (10), la
variole et la *peste* (11). Assurément les faits sur lesquels se fondent les auteurs pour la lui accorder ont besoin d'être soumis à
un nouveau contrôle; mais ce qui doit au moins leur donner à nos
yeux une certaine vraisemblance, c'est qu'il nous est aujourd'hui

---

(1) *Dissert. de usu interno camphoræ*, etc. Halæ, 1714, in-4°, § 15.

(2) *Mélanges de chirurgie*, p. 180.

(3) *Appar. med.*, t. IV, p. 485.

(4) *Id.*, *id.*, p. 495.

(5) *Observ. pract.*, cas 7, 9, 12, etc.

(6) Fréd. Hoffmann; *op. cit.*, p. 32. — Sennert, *Prat. méd.*, pars II, sect. 3,
cap. 5, etc., etc.

(7) Alexander's *Experiment. essays*, p. 227.

(8) *Thèses* de la Faculté de Paris, 1824, n° 110, p. 25.

(9) Rosenstein *in* Murray, *loc. cit.*

(10) Tott, *Bulletin des sciences médicales* de Férussac, t. XVI, p. 143.

(11) Haller, *Opuscul. pathol.*, p. 145.

démontré par l'expérience que le camphre est, soit homœopathiquement, soit seulement d'une façon antipathique et palliative,
l'antidote d'un très grand nombre de poisons végétaux. Il ne serait
donc nullement surprenant qu'il agît à l'égard des miasmes épidémiques de la même manière qu'à l'égard de ceux-là : hypothèse
d'autant plus admissible, que les uns et les autres ont, à n'en pas
douter, une origine, et, partant, une nature identique.

Applications homœopathiques. — Le vague qui règne jusqu'à
présent sur les effets purs du camphre, et plus encore sur leur
véritable coordination, en fait pour les homœopathes un médicament de valeur douteuse, et qu'ils n'ont guère employé avec quelque
succès que dans certains cas de céphalalgie nerveuse, de spasmes, de
crampes, d'ophthalmie et d'érythème. Son extrême diffusibilité,
et par conséquent la promptitude de son action, toujours d'ailleurs
très éphémère, nous font espérer qu'il pourra, lorsqu'il sera mieux
connu, être utile au début d'un assez grand nombre d'affections
aiguës, ce que semblent confirmer déjà les applications qu'on en
a faites dans la période invasive du choléra et de la grippe; mais
il n'est pas présumable qu'il soit jamais d'un grand secours dans
les maladies chroniques.

Le camphre est, comme nous l'avons dit, l'antidote de nombreux
médicaments, soit végétaux, soit même minéraux, mais dont l'action porte primitivement, comme le fait la sienne, sur l'appareil
cérébral. Et notons qu'il a cela de commun avec toutes les substances réunies dans le groupe auquel il appartient. Aussi est-ce
surtout parmi les médicaments de ce groupe qu'il convient de
chercher des prophylactiques contre les épidémies ou les névroses,
ce qu'on a déjà trouvé dans la belladone à l'égard de la scarlatine
et de la rage; dans le cédron, à l'égard de la formidable névrose
inoculée par le venin du lachésis, etc. Ajoutons enfin que presque
tous ces médicaments, ayant le même champ d'action, ou se cor-
robent ou se neutralisent réciproquement. C'est ainsi que la belladone est l'antidote du cédron, du lachésis et de l'opium, et réciproquement; le camphre, l'antidote de l'opium, de la rue, du
tabac, et réciproquement, etc. On conçoit, au reste, qu'on n'ait
que très rarement dans la pratique à recourir aux antidotes du
camphre dynamisé, dont les effets s'éteignent d'eux-mêmes en
moins de quelques heures.

Cannabis indica. *Chanvre de l'Inde.* — Variété de notre chanvre d'Europe (*Cannabis sativa*), espèce du genre *Cannabis*, de la famille des Urticées, et dont Hahnemann nous a laissé la pathogénésie (1).

Le *Hachich* ou *Haschisch*, dont les Indiens abusent, comme les Turcs font de l'opium, est préparé de différentes manières, avec les sommités fleuries de cette variété de chanvre qui doit, dit-on, ses propriétés enivrantes à la présence d'une résine ou résinoïde que ne produisent point les chanvres indigènes des pays froids, ou même seulement tempérés. J'ai lieu de croire néanmoins que les propriétés médicinales du *Cannabis indica* dynamisé ne diffèrent pas essentiellement de celles du *Cannabis sativa*, que connaissent les homœopathes. Quelques inductions générales, tirées de l'expérimentation du haschisch, comparées à celles de la même substance en dilutions, m'ont déterminé à m'occuper ici de ce médicament, quoiqu'il soit jusqu'à présent resté à peu près sans usage.

Plusieurs auteurs modernes ont traité longuement du haschisch (2). Presque tous ont été frappés de l'analogie que présentent les effets immédiats de cette substance singulière avec les symptômes de plusieurs formes très connues d'aliénation mentale. En ayant pris moi-même dix ou douze fois au moins à doses différentes, et l'ayant en outre expérimentée sur plus de vingt personnes des deux sexes, j'en puis parler avec connaissance de cause. Or, voici le résumé de mes observations :

Le haschisch, pris avant le repas, excite l'appétit ; pris pendant le repas, il active la digestion sans la troubler. Les boissons alcooliques, la fumée de tabac et surtout le café, en corroborent les effets, qu'atténuent au contraire les acides végétaux, tels que le jus de citron et le vinaigre.

Une sorte de vague et, en même temps, de plénitude au cerveau, sans le moindre sentiment de douleur ou seulement de malaise ; un sifflement dans les oreilles, dégénérant plus ou moins vite en un véritable bouillonnement qui semble soulever la voûte du crâne, en même temps que des bouffées de chaleur montent à la tête, que le visage se colore, que les yeux s'animent et se gonflent :

---

(1) Voy. pour cette pathogénésie, la *Mat. méd. pure* de Hahnemann, t. II, p. 82.

(2) Voy. *Le haschisch*, par F. Lallemand, in-18, 1823 ; — *Du haschisch et de l'aliénation mentale*, par le docteur Moreau (de Tours), in-8°, 1845 ; — Gastinel, *Bulletin de l'Académie de médecine*, Paris, 1848, t. XIII, p. 675, 827, etc.

telles sont les premières sensations perçues. Bientôt le sifflement
d'oreilles ou le bouillonnement du cerveau s'arrêtent : c'est le premier accès qui va avoir lieu. Il éclate inopinément, tout d'un coup.
On veut parler ; mais la langue s'embarrasse ; on oublie ce qu'on
allait dire ; on poursuit néanmoins, mais les mots et les idées
s'embrouillent ; un immense éclat de rire coupe la phrase commen-
cée ; on s'obstine à l'achever, mais en vain : l'idée est déjà bien loin.
Alors on rit de soi-même, on rit de tout, même des choses les
moins risibles, même de rien absolument ; et pendant plusieurs
minutes, ce rire désordonné qui, d'ordinaire, provoque l'accès des
personnes présentes ayant aussi pris du haschisch, devient inextinguible. A la fin, cependant, il s'apaise, mais pour recommencer,
sans la moindre cause apparente, quelques instants plus tard. Au
bout d'un temps donné, la scène change et devient plus piquante.
A moins que la dose n'ait été excessive, on a la conscience très
nette de ce qui se passe en soi, et l'on assiste en quelque sorte,
avec toute sa raison, à la dissolution momentanée de cette raison
elle-même. Tandis qu'une douce langueur s'empare de vous, que
votre myotilité s'engourdit, que vos genoux fléchissent sous le
poids de votre corps, que vous ne pouvez ni surtout ne voulez vous
mouvoir (1), que vous vous êtes, pour ainsi dire, séparé de votre
corps (2), tout s'embellit autour de vous : une lumière éclatante
vous inonde sans vous éblouir ; les plus vulgaires visages vous
semblent séraphiques ; les idées vous affluent et vous abandonnent
avec une si prodigieuse rapidité, qu'il ne vous reste plus aucune
notion de la durée, et qu'il vous semble vivre un siècle en une
minute (3). Viennent enfin (mais non toujours), après les illusions, les véritables hallucinations, qui, le plus souvent, mettent
le comble à votre béatitude (4). Notons d'ailleurs que l'imagina-

(1) Lorsque l'ivresse n'est pas très forte, cet engourdissement des muscles
n'existe pas ; mais il m'a semblé que, dans tous les cas, la sensibilité tactile était
diminuée.

(2) Je n'ai jamais vu de tendances lascives se manifester pendant l'accès du
haschisch, et ce point a, comme on le verra, une valeur négative dont il importe
de tenir compte.

(3) « Voilà pourtant *cent cinquante ans* que nous sommes à table, » me disait,
avec la plus entière conviction et le sérieux le plus comique, une dame à qui j'avais
fait prendre du haschisch.

(4) Il est à remarquer que cette succession de symptômes est exactement celle

tion ne paraît pas être plus spécialement exaltée que ne l'est telle ou telle autre faculté de l'esprit. Ce sont au contraire, ainsi que m'en ont convaincu mes expériences, celles de ces facultés qui, dans l'état normal, sont le plus saillantes ou le plus exercées, qui deviennent, pour chaque mangeur de haschisch, le champ presque invariable de ses aberrations. De là, sous l'empire d'une même cause, des désordres moraux en apparence très divers, et dont le contraste, si l'expérience a lieu en société d'un certain nombre de personnes, ajoute à la bizarrerie. Celui-ci est loquace et bruyant, celui-là contemplatif : l'un débite des vers, l'autre chante, l'autre calcule, poursuit la solution d'un problème d'économie, de psychologie, de médecine, etc., etc. Mais tous, habituellement, sont pleinement satisfaits d'eux-mêmes. Tout ce qu'ils sentent, tout ce qu'ils entendent, tout ce qu'ils voient, tout ce qu'ils disent, bien que la plupart du temps, insignifiant ou absurde, leur paraît nouveau, inouï, prodigieux, sublime, ou du dernier comique. Ils sont en un mot, je le répète, aussi parfaitement heureux qu'il est possible de l'être, je ne dirai pas seulement dans la vie réelle, mais dans le plus beau rêve. Ajoutons toutefois qu'on a vu, mais très rarement, je le suppose, puisque cela ne s'est point offert à mon observation, le haschisch déterminer des folies tristes, le désespoir, et même un délire furieux.

Quoi qu'il en soit, au bout de quelques heures l'exaltation s'apaise, et de la somnolence lui succède. Quelquefois un peu de nausées, des borborygmes, des tranchées, se font sentir; une selle copieuse, demi-liquide, met fin à ces symptômes; le besoin de se coucher devient alors insurmontable. On y cède bon gré, mal gré, et un sommeil profond dissipe en une seule nuit, jusqu'aux moindres traces d'une ivresse qui ne ressemble presque en rien par elle-même, ni surtout par ses suites *immédiates*, à celles que peut produire toute autre substance que le haschisch, et que, je le confesse, je ne saurais m'empêcher de trouver délicieuse, si la raison, plutôt que l'expérience, ne me faisait regarder comme inadmissible que l'on puisse prendre impunément l'habitude de s'y livrer.

Tels sont donc les principaux symptômes du haschisch à hautes

que nous présentent certaines folies aiguës, dans lesquelles il est très rare de voir les hallucinations manifester de prime abord, et sans être précédées d'autres phénomènes anormaux, le désordre de l'esprit.

doses. Mais tant s'en faut que, pris en dilutions, il détermine les mêmes effets. Une série de sensations pénibles et de véritables douleurs, peu différentes au reste, comme je l'ai dit déjà, de celles que Hahnemann a vu produire au chanvre cultivé, résultent de son ingestion dans l'économie sous cette dernière forme. Je citerai entre autres :

Un vague pénible dans l'esprit ; de la tristesse, de l'anxiété ; une sorte de spleen, ou, si l'on veut, de *folie négative* (1), avec absence d'idée, propension au désespoir et au suicide, obscurcissement de la vue, douleur corripiante au sommet de la tête (principalement sur le trajet de la suture sagittale) ; pression et battements sourds à l'occiput ; pâleur du visage ; absence d'appétit ; bouche sèche ou sans cesse remplie d'une salive douceâtre ; envies de vomir, avec sueur au front et au creux des mains ; diarrhée avec tranchées et ténesme ; pression sur la vessie ; éréthisme continuel et très pénible des organes sexuels ; érections nocturnes ; urine brûlante ; toux avec expectoration verdâtre, pendant la nuit ; tremblement des mains ; incertitude des mouvements ; crampes dans les doigts et dans les mollets ; craquement dans les genoux, en marchant ; insomnie, anxiété et tristesse extrême pendant la nuit ; cauchemar et réveil en sursaut ; pouls petit et fréquent (2).

Or, maintenant, supposons que je me fusse contenté d'expérimenter le haschisch à doses massives, n'aurais-je point été en droit d'en dire ce que Hahnemann nous dit de l'opium ; que ce médicament était du très petit nombre de ceux qui ne causaient aucune douleur ? Et le haschisch, eussé-je infailliblement ajouté, en me fondant sur la loi des semblables, ne saurait guère rendre service que dans le traitement de quelques *folies gaies*, maladies assez rares, comme on le sait. Eh bien, en cela, très certainement, j'aurais commis une double erreur.

Mais dira-t-on, d'autre part, que les symptômes que j'ai vu pro-

(1) Même à doses massives, mais insuffisantes pour produire l'effet exhilarant, le chanvre de l'Inde occasionne habituellement un effet opposé, c'est-à-dire une tristesse morose que ne font, tout naturellement, qu'augmenter la gaieté et les folies des autres.

(2) Je cite ici de mémoire, ayant égaré, et, je le crains bien, détruit par inadvertance, une pathogénésie d'ailleurs très courte du haschisch dynamisé, que j'avais écrite autrefois d'après des expériences faites sur moi-même et sur une autre personne.

duire au haschisch dynamisé n'étaient, suivant l'expression de Hahnemann, et de même d'après lui, que tous les symptômes douloureux de l'opium, que de pures et simples *réactions de l'organisme*? Et pourquoi donc alors ne considérerions-nous pas comme tels tous les symptômes des médicaments qui, ainsi que la sépia, le charbon, le lycopode, etc., n'ont été expérimentés qu'en dilutions? Évidemment il s'agit ici d'une subtilité dangereuse que l'exemple du haschisch, expérimenté sous les deux formes, peut concourir à démasquer, et contre laquelle les praticiens ne sauraient trop se mettre en garde. Symptômes propres au médicament ou réactions de l'organisme... c'est là, je le crains bien, une distinction oiseuse. Mais l'important, et je ne saurais le répéter trop souvent, serait de déterminer expérimentalement, pour chacun de nos agents thérapeutiques, la coordination des phénomènes qu'on voit se produire sous leur influence. Malheureusement tout encore est à faire en cela à l'égard du haschisch.

Ainsi que je crois avoir eu l'occasion de le dire quelque part, dans le cours de cet ouvrage, le haschisch dynamisé est l'antidote du haschisch à doses massives, et *Bellad.*, autant qu'il m'a semblé, l'antidote de celui-là.

Hyoscyamus niger. — Voyez p. 427.

Bryonia alba. — Voyez p. 374.

GROUPE XX.

TYPE : FERRUM METALLICUM. — ANALOGUES : PLUMBUM — MAGNESIA MURIATICA — PHOSPHORUS — RATANIA — CARBO ANIMALIS — BOVISTA — PULSATILLA — CHINA — ZINCUM — BARYTA CARBONICA — SECALE CORNUTUM (1).

CARACTÈRES COMMUNS.

Plusieurs des médicaments qui composent ce groupe important, mais encore vaguement déterminé, tels que le fer, le plomb, le muriate de magnésie, le phosphore, le charbon et le zinc, font, ainsi que le démontre l'analyse chimique, partie intégrante du sang humain (2). La plupart d'entre eux, notamment ceux que j'ai nommés, et de plus le tannin, principe immédiat, commun au quinquina, à la ratania et au seigle ergoté, exercent sur la composition de ce fluide une action chimique très remarquable, bien que jusqu'à présent les physiologistes se soient efforcés en vain d'en déduire des conséquences usuelles. Tous enfin, l'expérimentation pure et l'observation clinique s'accordent pour le prouver, agissent *dynamiquement* sur la constitution intime de ce même fluide. Il s'ensuit que lorsque les médecins de l'école classique affirment, avec plus ou moins de raison, que le fer est l'élément générateur du *globule sanguin*, ils ne font que mentionner une vérité contingente, c'est-à-dire le plus saillant d'une série de faits de même espèce qui leur ont échappé, et dont en conséquence ils n'ont pu tenir compte (3).

(1) Il est probable qu'un assez grand nombre de médicaments qui ne figurent point ici parmi les analogues du fer ont pourtant avec lui, dans l'ordre physiologique, et partant thérapeutique, des rapports plus ou moins éloignés. Je citerai entre autres comme tels, le *cuivre*, le *manganèse*, le *soufre*, la *silice*, et peut-être même encore l'*arsenic* et l'*alumine*.

(2) Voy. *Manuel de physiologie*, par J. Mueller, *traduit de l'allemand sur la dernière édition*, par A.-J.-L. Jourdan ; 2e *édition*, *revue et annotée*, par E. Littré, de l'Institut. Paris, 1851 ; 2 vol. in-8°, t. I, p. 102 et suiv.

(3) Ceci nous explique comment la maladie, connue sous le nom de *chlorose*, est susceptible de présenter des nuances très diverses, et comment le fer, par conséquent, ne guérit pas indistinctement tous les chlorotiques, ou du moins ne suffit pas toujours à les guérir sans le concours d'autres agents thérapeutiques.

Au surplus, tout en acceptant provisoirement, et qu'on nous passe cette expression, sous bénéfice d'inventaire, l'hypothèse allopathique, touchant la constitution ou la reconstitution, dans l'ordre pathologique, du globule sanguin sous l'influence de l'élément ferrugineux; et, tout en attribuant en outre au plomb, à la magnésie, au phosphore, au tannin, etc., suivant les cas, et relativement, si l'on veut (supposition purement gratuite), à la fibrine, à l'albumine ou à tel ou tel autre élément du sang, le rôle exclusivement attribué au fer dans la formation du globule : force nous est bien de déclarer qu'au fait général qu'implique l'hypothèse dont il s'agit succède un phénomène contraire, qui constitue en réalité et l'action physiologique définitive, et toute la valeur thérapeutique des médicaments qui nous occupent. En d'autres termes : Si le fer et ses analogues jouissent chacun, suivant un mode spécial, de la propriété de reconstituer le sang altéré d'une certaine façon, ou même encore d'accroître momentanément dans ce fluide, chez l'homme sain, les proportions relatives de l'hématine, de la globuline, de la fibrine, etc., il est également vrai qu'au bout d'un temps donné, les mêmes médicaments produisent justement tout l'opposé, c'est-à-dire l'appauvrissement, la décoloration et la liquéfaction du fluide sanguin. De là tous les symptômes qui leur sont communs, tels que : des congestions sanguines, toujours de courte durée (pendant l'effet primitif), tandis que se manifestent progressivement, durant l'effet secondaire, la décoloration des tissus, la réplétion des veines, l'engourdissement de toutes les fonctions, la sécheresse des muqueuses, les flux muqueux ou purulents, l'empâtement des glandes immédiatement annexées à l'appareil circulatoire, telles que la rate et le foie, les hémorrhagies passives; l'inertie des muscles, non soumis à la volonté, tels que les intestins et l'utérus; l'œdème des membres, des ulcères atoniques, etc., etc.; enfin de ces désordres opiniâtres et plus ou moins bizarres de l'innervation, qui, bien évidemment, procèdent du grand sympathique plutôt que de l'appareil cérébro-spinal (1).

(1) Telles sont, parmi les désordres dont je parle, les fièvres intermittentes. — Cette conjecture (je ne la donne d'ailleurs que pour ce qu'elle vaut, car elle m'est toute personnelle) semble d'autant plus plausible, qu'on étudie davantage les fonctions du grand sympathique. On trouvera surtout dans Mueller (*ouvr. cit.*, t. I, p. 676) d'ingénieux aperçus qui me paraissent la corroborer.

MALADIES CORRESPONDANTES.

Chlorose — anémie — atonie générale (à la suite de pertes de sang, de sperme, etc., ou de maladies aiguës) — *dyspepsie — gastralgie — fièvre typhoïde, choléra* et (dernière période) *lienterie — diarrhée — hypertrophie de la rate, du foie*, etc. — *hémorrhagies passives — inertie de la vessie, de l'utérus*, etc. — *spermatorrhée — impuissance — angines* (avec tuméfaction des amygdales) — *coqueluche et autres affections des voies aériennes* (dernière période) — *névroses viscérales — fièvres intermittentes des marais — hydropisies — névralgies* (chez les sujets chlorotiques ou débilités) — *chorée — ulcères atoniques — œdème — dartre circinale* et autres — *gangrène*, etc.

Ferrum. *Fer, Mars* des alchimistes. — Métal très répandu dans la nature, et connu de temps immémorial. — A l'état de pureté, le fer est d'un gris bleuâtre, très dur, malléable, ductile, d'une texture grenue ou lamelleuse, oxydable dans l'air humide, à toutes les températures, d'une saveur styptique, enfin légèrement odorant.

Différentes préparations ferrugineuses ont été expérimentées sur les animaux avec des résultats presque identiques. Des diverses expériences de cette espèce, qui ne manquent pas d'un certain intérêt, mais qui ne deviendraient réellement significatives qu'à la condition d'être prolongées très longtemps, les plus connues sont celles de Vincent Menghini ; laissons parler cet auteur :

« J'ai pu faire sur les chiens, et varier de diverses façons, beaucoup d'expériences qui ne pouvaient être faites sur l'homme. J'ai mis environ *dix-huit* de ces animaux à l'usage des aliments imprégnés de fer. J'ai toujours trouvé leur sang, après ce régime, plus chargé de particules ferrugineuses qu'auparavant, quoique à divers degrés ; il y en eut six surtout qui me parurent mériter une attention particulière. Deux d'entre eux, qui étaient des chiens de chasse, furent mis à l'usage d'aliments fortement chargés de limaille simplement tamisée ; deux autres, qui n'étaient pas chasseurs, à celui de la mine crue ; le cinquième, à celui du safran de mars, et enfin, le sixième, à celui de la limaille porphyrisée. Les premiers jours, quelques uns ne parurent pas goûter cette nourriture ; d'autres vomirent, quelques autres marquèrent par leurs aboiements, par leur anxiété et leurs gémissements, le trouble intérieur causé par le fer, mais moins ceux qui usaient de la mine. Vers le cinquième jour, ils commencèrent à s'accoutumer à ces aliments ; la faim se faisait sentir, et les excréments avaient pris une couleur noire. Ils en vinrent peu à peu jusqu'à dévorer cette nourriture avec avidité. Ils devinrent plus alertes, plus agiles, plus vigoureux, et commencèrent à souffrir impatiemment leur prison. Leur pouls devint même plus fréquent, et, dans les deux chiens de chasse qui usaient de la limaille brute, dont les yeux étaient plus brillants, le regard plus farouche, et qui étaient plus voraces et plus impatients que les autres, le nombre de pulsations fut augmenté à peu près de seize par minute. Après que tous les chiens que je faisais nourrir eurent achevé leur diète martiale, on les pesa et l'on trouva dans chacun d'eux une augmentation de poids de quelques livres, surtout dans ceux qui avaient usé de la mine de fer. Il n'y eut d'excepté que celui des six derniers, qui usait du safran de mars ; son poids fut, au contraire, diminué d'une ou deux livres, par la raison peut-être que, vers le milieu de la diète, il lui était sorti sur le dos des pustules sordides. Je trouvai pareillement le sang de tous ces dix-huit chiens plus chargé après qu'avant la diète. Mais l'augmentation fut moindre dans ceux qui avaient usé de la limaille brute et du safran de mars ; plus grande dans ceux auxquels on avait donné la limaille porphyrisée, et plus grande encore dans ceux qui avaient fait usage de la mine crue (1). »

Ces expériences, dont les résultats concordent avec les premiers effets des ferrugineux chez l'homme, nous présentent, dans son ensemble, l'action *primitive* de ces médicaments. Leur action *secondaire*, dont un des chiens de Menghini offrit seul quelques traces, est diamétralement opposée à celle-là. Comme les médecins allopathes n'ont, suivant leur habitude, tenu aucun compte de ces effets consécutifs et définitifs du fer, les plus importants, sans aucun doute, de ceux qui appartiennent à ce médicament, ils se sont obstinés, jusqu'à présent, à ne le considérer que comme un *tonique*, ce que semblaient d'ailleurs justifier les résultats qu'ils lui voyaient produire dans les maladies. Le fer, se sont-ils dit, n'est pas un poison ; il fait partie, comme la chimie le démontre, des éléments constitutifs du sang, qui s'appauvrit et se décolore, dans le cas où cet élément ne s'y trouve plus en quantité suffisante. L'usage

(1) *Collect. acad.*, part. étrang., t. X, p. 265.

même intempestif du fer ne saurait donc offrir d'autres dangers que ceux qui sont inhérents à l'abus de tous les autres *toniques.* — Rien de mieux; mais encore ces dangers ne laissent-ils pas que d'être assez redoutables. « L'état des hommes qui vivent dans le voisinage des eaux ferrugineuses, dit Hahnemann, aurait dû suffire déjà pour éclairer sur l'énergie puissante avec laquelle le fer porte atteinte à la santé. Là, où toutes les eaux de la contrée en contiennent ordinairement un peu, tous les habitants portent des marques évidentes de son influence fâcheuse. En effet, on trouve peu de personnes, dans ces contrées, qui puissent résister à l'usage habituel des eaux que la nature leur offre, et qui conserve leur santé. Là, plus que partout ailleurs, on rencontre des maladies chroniques d'une grande importance et d'une espèce particulière chez ceux mêmes au genre de vie desquels on ne peut faire nul reproche sous d'autres rapports. Une faiblesse de tout le corps ou de quelques parties, avoisinant la paralysie, certaines douleurs violentes dans les membres, des affections diverses du bas-ventre, des vomissements d'aliments pendant le jour ou pendant la nuit, des phthisies pulmonaires, souvent accompagnées d'hémoptysie, le défaut de chaleur vitale, la suppression du flux menstruel, l'avortement, l'impuissance, la stérilité, la jaunisse, et beaucoup d'autres cachexies rares, sont là à l'ordre du jour (1). » Si donc le fer, qui est susceptible d'occasionner de semblables désordres, n'a que rarement, ce dont je conviens, causé une mort immédiate (2), il n'en doit pas être moins, pour cela, considéré comme un véritable poison.

Applications empiriques. — Employés en médecine dès la plus haute antiquité, le fer et ses divers composés sont, de tous les médicaments connus (avec l'opium, le mercure, et, plus tard, le quinquina), ceux dont il s'est fait, presque dans tous les temps, le plus fréquent usage. Dioscoride, Pline, Celse, Oribase, Galien, Aétius, Alexandre de Tralles, Paul d'Égine, Cœlius Aurelianus, Avicenne, etc., les recommandent contre les *hémorrhagies*, la *lienterie*, la *diarrhée*, les *engorgements de la rate*, l'*aménorrhée* et les *métrorrhagies, accompagnées de faiblesse générale ;* Etmüller, Sydenham, Van-Swiéten, etc., dans les *cachexies*, la *leucophleg-*

(1) *Mat. méd. pure*, t. II, p. 362.

(2) Il n'est pas impossible, et peut-être même sans exemple, que l'administration intempestive du fer ait causé une mort instantanée par apoplexie cérébrale.

masie et les *affections chlorotiques;* Wepfer et Boerhaave, dans les *hydropisies;* Mead, dans les *fièvres intermittentes* (1), surtout chez les sujets débilités; Jacobi, dans la *leucorrhée;* Zacutus Lusitanus, dans l'*hypochondrie* et l'*hystérie*, avec atonie et relâchement des fibres; Boerhaave, Benevoli, Mellin, Angelus Sala, dans la *céphalalgie*, les *vertiges*, le *rachitisme* et la *prostration des forces occasionnée par des maladies, l'intempérance ou les excès vénériens;* Barbeyrac, dans les *obstructions des viscères;* Wedel, dans les *affections vermineuses*, etc., etc. (2).

Les allopathes modernes n'emploient guère que par exception les ferrugineux dans un bon nombre des maladies qui viennent d'être énumérées; mais, en revanche, ils les prodiguent aveuglément, et lorsqu'ils sont à bout de moyens, dans les *névroses*, telles que l'*hystérie*, la *chorée*, l'*hypochondrie*, la *gastralgie*, l'*asthme*, etc., ou dans les *névralgies*, telles que le *tic douloureux*, la *migraine*, etc. C'est pour eux un remède certain contre la *dyspepsie*, quelle qu'en soit la nature. M. Guersant (3) prétend avoir employé le fer avec succès dans un cas d'*ictère*, ce qui n'est nullement invraisemblable (attendu que l'ictère est un des symptômes fréquents que produit ce métal sur l'homme sain). Enfin, quelques médecins assurent en avoir retiré les plus grands avantages dans le traitement des *affections cancéreuses* (4), ce qui demanderait vérification.

Mais, indépendamment de toutes ces maladies, il en est une dont le fer est, aux yeux des allopathes, le remède par excellence, mieux que cela, le remède unique, en un mot le *spécifique* (bien qu'il ne soit pas rare de trouver en défaut cette prétendue spécificité); tout le monde devine que je veux parler de la *chlorose*, que

---

(1) Voy. Mead, *Mon. et præc. med.,* p. 26. — Boerhaave (*De morb. nerv.,* p. 156) considère également le fer comme un *excellent fébrifuge.* Ces deux auteurs, se fondant d'une part sur leur propre expérience, et, d'autre part, sur les observations de Mercatus, de Lazare Rivière, etc., affirment que les ferrugineux possèdent, au *même degré que le quinquina*, la propriété de résoudre les engorgements viscéraux, particulièrement les hypertrophies du foie et de la rate, si fréquents (sinon constants) dans la fièvre intermittente des marais. Aussi Mead et Boerhaave considèrent-ils le fer comme l'*équivalent du quinquina.*

(2) Voy. F. Gmelin, *Appar. med.,* t. I, p. 303; — Bayle, *Biblioth. de thérap.,* t. IV, p. 249, etc.

(3) Observation citée par M. le professeur Cruveilhier, art. FER du *Dictionn. de méd. et de chir. prat.*

(4) *Bibliothèque médicale,* t. XXIII, p. 449.

beaucoup de médecins des anciennes écoles, prenant évidemment l'effet pour la cause, attribuent encore explicitement à la diminution du fer dans le sang : hypothèse que combat victorieusement la guérison de certaines chloroses par le fer, à doses infinitésimales. N'est-il pas en effet très clair que, dans ce dernier cas, la guérison, ou, comme l'on dit, la *reconstitution des globules sanguins*, ne saurait dépendre de l'action *matérielle* ou *chimique* des quelques décillionièmes de grain du médicament sous l'influence duquel on la voit cependant s'effectuer (1).

Applications homœopathiques. — Le fer est, jusqu'à présent, d'un usage assez peu fréquent en homœopathie : cela tient sans doute à ce que son action physiologique n'est encore que très imparfaitement connue. On l'a vu pourtant réussir dans certaines dyspepsies, dans quelques diarrhées, des hémorrhagies, etc.; puis on l'a recommandé comme moyen de combattre certaine cachexie développée par l'abus du thé de Chine ou du quinquina. Mais ce qui me semble, quant à moi, résulter de l'expérience, c'est que tous les symptômes (teinte terreuse de la peau, dyspepsie, diarrhée, aménorrhée ou ménorrhagie passive, toux, hémoptysie, palpitations de cœur, bruit de souffle au cœur, anhélation au moindre mouvement, névralgies, etc.) que le fer est susceptible de faire cesser dépendent invariablement d'une même maladie générale, la *chlorose*, mais dont la nuance à laquelle correspond spécialement le métal dont nous parlons est encore indéterminée. Voilà pourquoi il est rare que le fer suffise seul à la guérison de cette cachexie; ce qui n'empêche pas que c'est le plus souvent par lui qu'il convient d'ouvrir le traitement.

Le hasard m'a fait découvrir que la créosote était au moins, dans certains cas, un des meilleurs antidotes du fer métallique, contre les effets duquel il convient quelquefois aussi de recourir au quinquina.

Plumbum. — Voyez p. 118.

Magnesia muriatica et **Magnesia carbonica.** — Médicaments peu connus, bien que Hahnemann les ait l'un et l'autre expérimentés, et qui n'ont été employés jusqu'ici, avec quelque succès, que dans certaines cachexies, survenues à la suite de maladies

---

(1) Voyez, pour la pathogénésie du fer, la *Matière méd. pure* de Hahnemann, t. II, p. 363.

longues et douloureuses. J'ai eu l'occasion de voir une fois, en
pareille circonstance, *Magnes. mur.* produire une grande amélioration dans une hydarthrose (du genou gauche), avec émaciation
de la cuisse correspondante, et consécutive à une névralgie erratique, qui, après avoir débuté sous la forme d'une cystite, avec
écoulement par l'urètre (bien positivement non vénérien), avait
envahi successivement l'épaule, le coude gauche, les yeux, et
enfin le genou où elle s'était fixée (1).

Phosphorus. — Voyez p. 275.

Ratania. — Voyez p. 178.

Carbo animalis. *Charbon animal, Charbon d'os.* — Substance
presque inusitée dans l'ancienne thérapeutique, bien que MM. Kunh,
Wagner, Gampert et Giaduron l'aient employée avec succès dans les
affections scrofuleuses (2), et le docteur Schmalz dans le *cancer uté-*
rin (3). — Les symptômes suivants seraient, d'après Hahnemann,
ceux que le charbon animal aurait surtout le pouvoir de calmer :

Grande propension à s'effrayer; vertiges le matin; pression
dans tout le cerveau; pression sur la tête en sortant de table;
éruptions à la tête; bourdonnements d'oreilles; écoulement par
les oreilles; érysipèle à la face; élancements dans les os des pommettes, la mâchoire inférieure et les dents; douleur tiraillante
dans la gencive; saignement des gencives; *pustule purulente* à la
gencive; sécheresse du palais et de la langue; *amertume de la*
bouche; éructations douloureuses; rapports aigres; hoquet en
sortant de table; malaise allant jusqu'à la syncope; nausées la
nuit; faiblesse de la digestion, telle que presque tous les aliments
incommodent; pesanteur d'estomac; *gastralgie;* pesanteur et douleur incisive à la région hépatique; gargouillements dans le bas-
ventre; déplacement de vents; selles fréquentes tous les jours;
élancements à l'anus; fétidité de l'urine; *leucorrhée;* flueurs blanches âcres, brûlantes; obstruction du nez; enchifrènement, induration douloureuse d'une mamelle; ardeur dans le dos; induration

(1) Voy., pour les pathogénésies de ces deux médicaments, les *Maladies chro-*
niques de Hahnemann.

(2) *Revue médicale,* 1835, t. I, p. 247.

(3) *Id.,* 1836, p. 264. — Voyez, pour la pathogénésie du charbon animal, les
Maladies chroniques de Hahnemann, t. I, p. 640.

des glandes du cou, avec douleur lancinante; dartres à l'aisselle; roideur arthritique des doigts; douleur à la hanche, qui fait boiter; tiraillements et élancements dans les jambes; sensibilité à l'impression du grand air; propension aux efforts; engelures; sueur en allant au grand air; sueurs accablantes, surtout aux cuisses; sueur le matin.

Le camphre passe pour être l'antidote du charbon animal.

Bovista. — Voyez p. 164.

Pulsatilla. — Voyez p. 251.

China, du péruvien *Kina*, écorce, ou *Kina-kina*, écorce des écorces, dont nous avons fait *Quinquina*. — Écorce de plusieurs espèces de grands arbres, du genre *Cinchona*, de la famille des Rosacées, qui croissent spontanément au Brésil, à Santa-Fé et au Pérou, principalement dans les environs de Loxa, dans les gorges des Andes, au bord des ruisseaux, etc. (1). Au dire de Humboldt, de 12 à 14,000 quintaux (de 6 à 700,000 kilogrammes!) de cette écorce sont annuellement exportés d'Amérique pour venir, en majeure partie, se transformer chez nous en *sulfate de quinine...* Pauvres malades!

Applications empiriques. — Le quinquina est, comme on le sait, un des *spécifiques* de l'allopathie. Le simple résumé des faits cliniques relatifs à ce médicament formerait à lui seul plusieurs volumes; et, si quelqu'un s'avisait jamais d'écrire impartialement, c'est-à-dire sans préjugés et avec connaissance de cause, un livre de cette espèce, qui certes ne manquerait pas d'une certaine utilité, il nous montrerait dans ses déplorables conséquences une des plus monstrueuses aberrations de l'ancienne médecine. Un engouement qui dure encore, des observations tronquées, en vue de soutenir des doctrines absurdes, des propositions purement théoriques, à chaque instant démenties par l'expérience des faits rendus spécieux à force d'être isolés de leurs conséquences même les plus prochaines; enfin, des maux de toute espèce, les plus graves, les plus incurables, engendrés par une médication qu'on s'obstine à proclamer constamment inno-

(1) La Condamine, *Mém. de l'Acad. des sciences*, 1738, p. 226. — L'histoire naturelle des quinquinas, leurs variétés, et celle des faux quinquinas, ont été exposées avec les plus grands détails par M. Guibourt (*Histoire naturelle des drogues simples*, 4e édition, Paris, 1850, t. III, p. 94 et suiv.).

cente, sinon toujours salutaire (1) : voilà surtout ce que nous trouvons dans l'histoire du quinquina (2). Il n'est pas une seule maladie contre laquelle cette substance n'ait été préconisée ; et au fond cela se conçoit. Le quinquina ayant pour effet immédiat, presque constant, mais aussi très éphémère, lorsqu'il n'est pas réellement indiqué, de ranimer les fonctions vitales, il était naturel qu'on en fît le *tonique* par excellence. Or, à l'époque où le trop célèbre système de Brown avait fait de toutes les affections morbides autant d'*asthénies,* le tonique par excellence se trouvait de mise dans tous les cas. Les malades guérissaient ou succombaient, là n'était pas la question. L'important pour l'honneur du brownisme était qu'on vît apparaître, ne fût-ce même qu'un instant, cet état d'excitation que le quinquina, avons-nous dit, manque rarement de produire : les sophismes de l'école expliquaient et justifiaient les revers. Plus tard, les rasoriens, apparemment, en haine de Brown, leur ascendant légitime, quoi qu'ils en pussent dire, firent, au contraire, du quinquina un de leurs *hyposthénisants vasculaires*, c'est-à-dire un remède propre à combattre les *inflammations franches*, les *artérites aiguës et subaiguës*, etc. (3) : autres sophismes pour le moins aussi absurdes que l'étaient ceux du médecin écossais. Au surplus, il est vrai de dire que, depuis la fin du dernier siècle, le rôle thérapeutique du quinquina s'est singulièrement restreint. Ce n'est plus aujourd'hui qu'un *fébrifuge*, ou, pour parler l'idiome des allopathes modernes, un *antipériodique*. Mais, à ce titre, son infaillibilité est proclamée presque universellement. De là que résulte-t-il ? Que dans toutes

---

(1) « A quelque dose qu'on prenne le quinquina, c'est un médicament non nuisible, double attribut rarement réuni dans les autres substances médicinales. » Mérat et Delens, *Dict. de mat. méd.*, t. V, p. 629.

(2) Voy. Murray, *Appar. med.*, t. I, p. 546.

(3) Voy. Giacomini, *Traité phil. et expérim. de mat. méd.*, p. 336. — Cet auteur fait également du fer un *hyposthénisant,* ce qui, de son point de vue, est d'autant plus incompréhensible, que, suivant l'habitude de son école, il ne tient aucun compte des effets secondaires des médicaments, et que, d'autre part, il ne déduit leurs effets primitifs que de leur action dans les maladies. Or, dire que le fer guérit la chlorose en vertu de son action hyposthénisante ; en d'autres termes, faire de la chlorose une *artérite*, est assurément une absurdité. Telle me paraît être, d'ailleurs, l'opinion d'un autre rasorien, le professeur Speranza, de Parme. Voyez un mémoire de ce dernier, intitulé : *Memoria sull' azione terapeutica del ferro.* Venezia, 1840, in-8°.

les fièvres, névroses ou névralgies intermittentes, l'écorce du
Pérou, ou le sulfate de quinine, sont prescrits à outrance. Le plus
souvent alors, il est vrai, la maladie change de type, semble
même.quelquefois un instant comprimée, ou, plus souvent encore,
devient continue en affectant de nouveaux symptômes. « A la
vérité, dit Hahnemann, le malade ne peut plus se plaindre de
ce que les paroxysmes du mal dont il est atteint reparaissent
comme par le passé, à des jours et à des heures fixes ; mais voyez
son teint blême, sa face bouffie, ses yeux éteints ! Voyez combien
il a de peine à respirer, comme son ventre est dur et tuméfié,
comme ses hypochondres sont gonflés, comme tous les aliments
qu'il prend lui pèsent sur l'estomac ; combien son appétit est
vicié et son goût altéré ; combien ses selles sont mal liées et contraires à ce qu'elles devraient être ; combien son sommeil est
agité, troublé par des songes, et peu réparateur ! Voyez comme il
est languissant, morose, abattu ; combien sa sensibilité est
désagréablement exaltée, combien ses facultés intellectuelles sont
affaiblies ; combien plus, enfin, il souffre que quand il était en
proie à sa fièvre intermittente ! etc. (1). » C'est qu'en effet, chez
cet infortuné, la maladie du quinquina s'est substituée à celle
beaucoup moins grave dont il était atteint, et même (notez ce
point qui dépose contre la fameuse doctrine des substitutions) sans
avoir toujours guéri cette dernière, qui le plus souvent, au contraire, reparaîtra dès que l'autre, au bout d'un temps plus ou
moins long, commencera à s'éteindre. C'est chaque jour que les
homœopathes sont appelés à combattre des empoisonnements de
de cette espèce (2) ; et, tout récemment, il s'en fallut peu que
l'homœopathie ne conquît inopinément en France la position officielle qui lui est réservée, grâce à l'intervention d'un illustre
personnage guéri, à l'aide de quelques globules d'arsenic dynamisé, d'une maladie dont les hautes doses de quinquina avaient
centuplé la gravité (3).

Applications homœopathiques. — Le quinquina paraît être le
premier médicament dont Hahnemann ait cherché à déterminer

(1) *Mat. médic.*, t. III, p. 378.
(2) Nonobstant la prétendue innocuité du quinquina.
(3) Voyez, pour la pathogénésie du quinquina, la *Matière médicale pure* de
Hahnemann, t. III, p. 390.

l'action physiologique à l'aide d'une expérimentation régulière. « Mes premiers essais sur moi-même, dit-il, avec le quinquina, constatant qu'il a la propriété d'exciter une fièvre intermittente, datent de l'année 1790. Ce sont eux qui ont fait briller à mes yeux l'aurore d'une thérapeutique plus rationnelle, en m'apprenant que les médicaments ne peuvent guérir les malades qu'en vertu de la propriété dont ils jouissent de rendre malade l'homme bien portant, et que les seules maladies curables par eux sont celles dont l'ensemble des symptômes a la plus grande ressemblance possible avec la totalité des accidents dont eux-mêmes peuvent provoquer l'apparition (1). » Ceci nous explique l'attention extrême que Hahnemann a mise à recueillir et à comparer entre eux les symptômes du quinquina. Mais ce qui me semble surtout merveilleux dans ce travail, d'un genre alors tout nouveau, c'est l'art avec lequel ce grand homme s'élève des faits en apparence les plus disparates et les plus insignifiants aux inductions générales les plus justes et les plus saisissantes. Personne avant lui, peut-être, n'avait poussé aussi loin en médecine, d'une part, l'esprit d'observation et d'analyse, et, d'autre part, l'esprit de synthèse. Je ne saurais donc m'empêcher de reproduire ici quelques unes des réflexions qui précèdent, dans la *Matière médicale pure*, la pathogénésie du quinquina, ce qui me paraît d'ailleurs d'autant plus opportun que l'édition française de cet ouvrage, épuisée ou sur le point de l'être, ne sera probablement jamais réimprimée.

« .... Nous trouvons, dit Hahnemann, en étudiant les symptômes auxquels le quinquina donne naissance, qu'il ne convient réellement que dans un petit nombre de cas, mais aussi que là l'énormité de son action fait souvent qu'une seule dose très faible suffit pour amener une guérison presque miraculeuse (2). » Hahnemann revient ailleurs plusieurs fois sur ce point, que le quinquina ne convient réellement que *dans un petit nombre de cas*, et nonobstant ce que peut avoir de choquant pour nos adversaires une proposition semblable, je suis parfaitement convaincu qu'il n'en est pas de mieux fondée, par rapport tout au moins aux maladies endémiques en Europe. Et si je fais ici cette réserve, c'est qu'il ne serait pas impossible que dans les contrées de l'Amérique qui pro-

(1) *Mat. méd.*, t. III, p. 376.
(2) *Id.*, *id.*, p. 378.

duisent les cinchonas, l'écorce de ces arbres fût appropriée comme
remède à des maladies plus communes dans ces contrées qu'elles
ne le sont dans les nôtres, où la nature ne nous offre point d'elle-
même le moyen de les combattre.

Après s'être élevé contre le monstrueux abus du quinquina employé à titre de panacée universelle, c'est-à-dire comme agent
propre à combattre indistinctement toutes les maladies dont la
prostration des forces est un des symptômes, Hahnemann ajoute :
« Il est bien vrai que les premières prises de quinquina relèvent
pour quelques heures les forces de l'homme même le plus griève-
ment malade : il se redresse comme par enchantement dans son
lit ; il veut se lever et s'habiller ; sa voix est plus forte et son air
plus résolu ; il se hasarde à marcher et demande avec instance à
manger. Mais quiconque a l'habitude d'observer, ne voit dans
tout cela qu'une surexcitation, une tension non naturelle. Quelques
heures sont à peine écoulées que déjà la maladie a repris une nouvelle force, etc. (1). » Ce phénomène de surexcitation passagère
que le quinquina produit chez l'homme sain comme chez le malade, et sur lequel les médecins ne devaient pas manquer de se
faire illusion, constitue, dans sa manifestation la plus générale,
l'action *primitive* du médicament qui nous occupe, parfaitement
assimilable à l'action *primitive* du fer. Chez l'homme sain comme
chez le malade auquel le quinquina ne convient point, un phénomène opposé succède inévitablement à celui dont il vient d'être
question, à l'exception des cas seulement où les malades se trouvent
déjà, par la nature même de l'affection dont ils sont atteints, dans
un état de débilité, d'atonie générale, analogue par la nuance
toute spéciale qu'il présente à celui où les eût précisément conduits l'usage prolongé et intempestif du quinquina. Ces sortes
de cachexies reconnaissent habituellement pour causes une grande
déperdition d'humeur, une hémorrhagie abondante, une saignée
trop copieuse ; une perte considérable de lait, de salive ou de
sperme ; une forte suppuration, des sueurs excessives ou des purgations répétées ; l'abus des ferrugineux, du thé de Chine, des
boissons alcooliques, du mercure ou de l'arsenic. On peut également les voir se développer (ce qui arrive même fréquemment) à
la suite de maladies aiguës telles que les angines graves, la

_____

(1) *Mat. méd.*, t. III, p. 384.

pneumonie, la rougeole, la scarlatine, la fièvre typhoïde, le choléra. Enfin, rien n'est plus commun que de les observer chez des
femmes récemment accouchées, lorsque l'accouchement a été la-
borieux, que les lochies sont trop abondantes ou restent trop longtemps purulentes. — Un embarras sourd à la tête qui permet à
peine de penser; de l'indifférence pour toutes choses; du découragement, de l'anxiété; l'absence du sommeil pendant la nuit; des
lèvres sèches, fendillées, gercées, brunâtres; un goût fade dans la
bouche; peu de soif, nul appétit; une sorte de plénitude à l'estomac,
même à jeun; de l'empâtement aux hypochondres et surtout au bas-
ventre; des selles fréquentes, blanchâtres, mal liées, en grande partie
composées d'aliments indigérés; l'inertie des organes sexuels;
nul désir pour le coït ou absence de volupté pendant cet acte;
éjaculation sans force d'un sperme aqueux, ténu et de couleur
jaune brun; règles interminables; leucorrhée d'odeur fade ou
comme purulente; tendance aux exsudations hémorrhagiques par
toutes les muqueuses; peau froide de tout le corps; pouls continuellement fébrile, petit, mou et fréquent; sueur au moindre mouvement; sueurs dès qu'on se met au lit, etc.: tels sont les principaux symptômes observés dans ces cachexies qui peuvent s'enter,
pour ainsi dire, comme nous l'avons déclaré, sur un assez grand
nombre de maladies différentes, mais qui, en définitive, ne semblent constituer par elles-mêmes qu'une seule et même maladie.

Aussi bien, n'est-ce guère que chez des malades présentant le
plus grand nombre des symptômes qui viennent d'être énumérés
qu'on a pu voir le quinquina guérir des diarrhées, des gangrènes
humides aux parties extérieures du corps, certaines névralgies,
c'est-à-dire des douleurs dont le simple attouchement ou le
moindre mouvement de la partie renouvelait les accès, qui alors
s'élevaient peu à peu au plus haut degré d'intensité, enfin des sup-
purations du poumon ou de quelque autre viscère important, des
jaunisses, des hypertrophies du foie et de la rate, et des fièvres intermittentes.

« Il faut, dit Hahnemann, qu'une fièvre intermittente ressemble
beaucoup à celle que le quinquina peut susciter chez un sujet
jouissant d'une bonne santé, pour que cette substance soit le véritable remède qui lui convienne (1). » Or, voici les principaux
caractères de cette fièvre quinique :

(1) *Loc. cit.*, p. 386.

Après quelques jours d'un vague malaise, avec embarras à la tête, sécheresse de la bouche, fendillement des lèvres et de la langue, absence d'appétit et de soif, ou soif vive et faim canine, pesanteur à l'estomac et aux hypochondres, la fièvre quinique débute souvent par quelques symptômes accessoires, tels que battements de cœur, éternuments, accès d'anxiété, nausées, etc. Elle présente, comme la fièvre ordinaire des marais, les trois stades marqués de frisson, de chaleur et de sueur ; mais à l'exception des cas où la période de chaleur est accompagnée d'élancements par tout le corps, on observe à peu près constamment l'*absence de soif durant cette période, de même que pendant celle du frisson :* ce qui, en thèse générale, est l'inverse de ce qui a lieu dans la fièvre à laquelle correspond l'arsenic. « Ce qu'il y a de plus commun, dit Hahnemann, dans la fièvre quinique, c'est l'afflux du sang vers la tête, ordinairement avec rougeur et chaleur aux joues, et froid au reste du corps (1). » Ajoutons que dès cette première période, c'est-à-dire avant même que la chaleur générale soit établie d'une manière appréciable, on observe un gonflement notable des veines sous-cutanées.

Quant au type de la fièvre quinique, il est extrêmement variable, et il en est de même de l'heure à laquelle se manifeste le frisson, qui peut même chez certains sujets manquer complétement, de telle sorte que l'accès commence par la période de chaleur sèche.

Il est rare toutefois (et je ne l'ai pour mon compte jamais observé) que le frisson commence le soir, après le coucher du soleil, et surtout pendant la nuit, durant laquelle au contraire a lieu presque invariablement la période de sueur. Enfin, l'hypertrophie, habituellement indolente du foie, et plus encore de la rate, est, comme on le sait, un symptôme à peu près constant, sinon dans la fièvre quinique, du moins dans la fièvre intermittente que guérit le quinquina, et l'on peut suivre jour par jour, à l'aide de la percussion, la diminution progressive de cette hypertrophie, à mesure que la fièvre elle-même s'amende sous l'influence du remède.

Il est d'ailleurs aisé de comprendre pourquoi le quinquina, ainsi que l'observe Hahnemann, ne guérit d'une manière durable la fièvre intermittente dont les symptômes coïncident avec ceux de la maladie quinique, qu'autant que le malade peut changer d'atmos-

(1) *Loc. cit.*, p. 413.

phère pendant le traitement et jusqu'au retour complet de ses
forces. « S'il demeure, dit Hahnemann, au milieu des effluves marécageux, la cause de la maladie continue toujours à agir sur lui,
et le remède ne produit ensuite plus rien, même quand on en
réitère l'emploi, de même que les maux produits par l'abus du
café cèdent rapidement à un moyen convenable pour les combattre,
mais reparaissent inévitablement, lorsqu'on ne discontinue pas
l'usage de la boisson qui les provoque (1).

Le fer, l'ipéca, l'arnica, la belladone, l'ellébore blanc et surtout l'arsenic, sont les principaux antidotes du quinquina, c'est-
à-dire les médicaments à l'aide desquels on combat avec le plus de
succès les désordres (quelquefois pourtant irréparables) causés par
un long usage de ce dernier, à doses allopathiques.

Zincum. — Voyez page 454.

Baryta carbonica. *Carbonate de baryte.* — Médicament à peu
près inconnu des médecins allopathes, bien qu'un petit nombre
d'entre eux l'aient récemment préconisé contre les *affections
scrofuleuses*, les *tumeurs blanches*, etc, à titre de *modérateur de la
circulation*, de *désobstruant*, de *fluidifiant*, etc. (2). MM. Trousseau et Pidoux disent qu'il entre dans la composition de plusieurs
remèdes secrets *contre les dartres* (3), ce qu'expliquerait l'efficacité
très réelle de la baryte dans certaines maladies cutanées. Au surplus, il n'est pas douteux pour moi que cette substance exerce sur
la composition intime du sang et des autres fluides, partant sur
la circulation, les glandes, le système ganglionnaire, etc., une
action générale analogue à celle du fer et des autres médicaments
du groupe où je l'ai placée.

Applications homœopathiques. — La baryte, dit Hahnemann,
est d'un grand secours dans une *multitude* de circonstances. Ce qui
est peut-être exagéré, et surtout lorsque les maladies chroniques
qu'il s'agit de guérir offrent pour symptômes prédominants ceux
qui suivent :

Disposition à pleurer; anxiété au sujet d'affaires domestiques;
mal de tête immédiatement au-dessus des yeux; disposition de la

---

(1) *Loc. cit.*, p. 387.

(2) Voy. Mialhe, *Art de formuler*, p. cxxvii, et Payan, *Mémoire sur l'hydro-
chlorate de baryte dans les maladies scrofuleuses*, Aix, 1844, in-8°.

(3) Voyez, pour la pathogénésie, *Traité de thérapeutique*, t. I, p. 322.

tête à se refroidir ; éruption à la tête ; *calvitie ; éruption sur les oreilles* et derrière ; boutons derrière les oreilles ; éruptions au lobule de l'oreille ; bourdonnements et tintement d'oreilles ; pression dans les yeux ; inflammation des yeux et des oreilles, avec photophobie ; suppuration des paupières ; toiles d'araignée et taches noires devant les yeux ; trouble de la vue qui ne permet pas de lire ; aveuglement par la lumière ; croûte au-dessous du nez ; éruption à la face : secousses isolées dans les dents ; élancements brûlants dans une dent creuse lorsque l'on met dessus un corps chaud ; *sécheresse de la bouche ;* soif continuelle ; rapports après avoir mangé ; rapports aigres ; *afflux d'eau à la bouche ;* nausées habituelles ; *pesanteur d'estomac ,* après avoir mangé ; douleur d'estomac à jeun et après avoir mangé, douleur d'estomac quand on touche à l'épigastre ; selles difficiles, marronnées ; selles dures et insuffisantes ; envies d'uriner et émissions fréquentes d'urine ; *faiblesse des facultés génitales ;* flueurs blanches immédiatement après les règles ; coryza ; sécheresse fatigante du nez ; *toux pendant la nuit ;* engouement muqueux de la poitrine, avec toux, pendant la nuit ; battements de cœur ; *douleur au sacrum ;* roideur du sacrum ; *roideur à la nuque ;* élancements dans la nuque ; douleur dans le muscle deltoïde, en levant le bras ; engourdissement du bras, en se couchant dessus ; engourdissement des doigts ; tiraillements et déchirements dans les jambes ; *sueur fétide des pieds ;* gonflement douloureux au gros orteil ; tressaillements du corps dans la journée ; pesanteur par tout le corps ; défaut de force ; faiblesse générale ; grande disposition à se refroidir ; *verrues ;* délire pendant le sommeil ; convulsions dans les muscles du corps entier, pendant la nuit ; *sueurs nocturnes* (1).

La baryte est, comme le savent tous les praticiens homœopathistes, une des substances les plus fréquemment et les plus heureusement employées dans l'*angine tonsillaire*, lorsque cette maladie, due à l'impression d'un froid humide, présente, comme symptômes concomitants de l'affection locale, un certain nombre de ceux qui viennent d'être énumérés. Enfin, j'ai vu plusieurs fois, dans des conditions générales identiques, le carbonate de baryte déployer une grande activité dans la maladie cutanée décrite par les dermatologistes sous le nom de *Herpes circinatus.*

Mercur. solub. est un des principaux antidotes de *Baryt. carb.*

(1) *Maladies chroniques,* t. I, p. 480.

Secale cornutum. *Seigle ergoté, Ergot de seigle, Blé cornu,* etc.
— Désignations impropres d'une substance sur laquelle les botanistes ne sont point encore fixés , les uns la considérant comme
un produit amorphe, résultat d'une fermentation putride, les autres, et c'est le plus grand nombre, comme un véritable champignon se développant, dans les années humides, sur les semences
de plusieurs graminées, mais le plus habituellement du seigle.

Le seigle ergoté, médicament célèbre dans les fastes de l'école
classique, et réellement héroïque lorsqu'il est administré à propos,
n'a guère été employé jusqu'à présent par les homœopathes, et
nonobstant la pathogénésie qu'en ont publiée MM. Hartlaub et
Trinks (1) , que dans les cas où les allopathes ont la coutume d'en
faire usage, c'est-à-dire contre l'*inertie de l'utérus* (à l'instant de
l'accouchement), la *rétention du placenta*, les *lochies surabondan-
tes*, la *ménorrhagie* et la *leucorrhée* (2). Mais il est hors de doute
que cette substance, dont les rapports avec le fer et le quinquina
me paraissent d'ailleurs évidents, ne comporte d'autres applications que celles qu'on en a faites jusqu'ici (3).

(1) Voyez le résumé de cette pathogénésie dans le *Manuel* de M. Jahr, t. II,
p. 605.

(2) Voy. Bayle, *Bibliothèque de thérapeutique.* Paris, 1835, t. III, p. 373. —
Arnal, *De l'action du seigle ergoté et de l'emploi de son extrait dans les cas d'hémorrhagies internes* (Mémoires de l'Académie de médecine, Paris, 1849, t. XIV,
p. 408 et suiv.).

(3) Il n'est peut-être pas de médicament plus propre que ne l'est le seigle ergoté à démontrer à ceux qui n'y croient point encore, la puissance des doses
infinitésimales. J'eus l'occasion de soigner, il y a huit ou neuf ans, à l'établissement
thermal de Bagnoles, auquel j'étais alors attaché comme médecin, une dame de
cinquante ans, obèse, mais à chairs molles, et atteinte de pertes utérines que rien ne
semblait pouvoir arrêter. Après plusieurs essais infructueux, je conseillai à cette
dame l'ergot de seigle à doses massives. Le résultat fut à peu près nul. La malade
avait l'habitude de se faire traiter par l'homœopathie; elle s'obstinait en conséquence à réclamer des doses infinitésimales, auxquelles je ne croyais point encore.
Mais j'étais à bout de moyens, et, cédant à ses instances, je lui fis venir de Paris
quelques gouttes de la sixième dilution de *Secal. corn.* dans du sucre de lait. Or,
à ma grande surprise, dès la première dose de ce médicament, donné trois jours
avant, je le répète, par grains, sans résultat, la perte s'arrêta *instantanément* et
sans retour.

FIN.

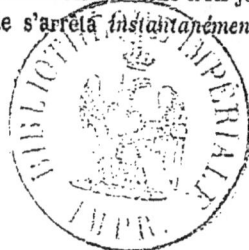

TABLE ALPHABÉTIQUE
DES MATIÈRES.

A

B

39

D

E

F

P

Q

R

S

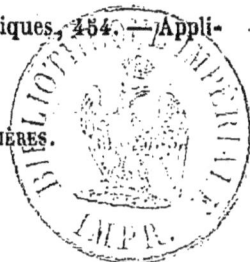

FIN DE LA TABLE ALPHABÉTIQUE DES MATIÈRES.

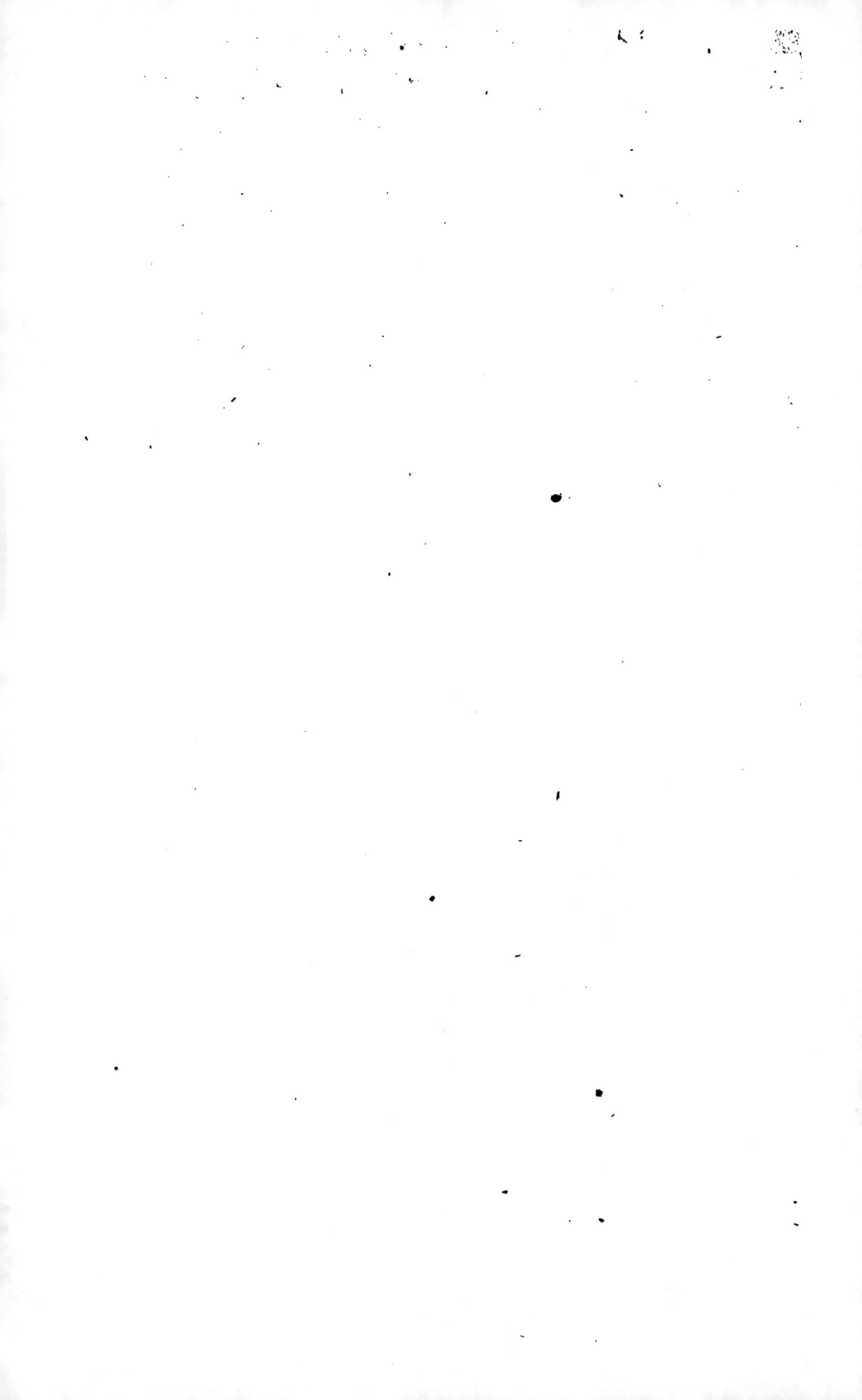

www.ingramcontent.com/pod-product-compliance
Lightning Source LLC
Chambersburg PA
CBHW060841220326
41599CB00017B/2354